I0033027

TRAITÉ

THÉORIQUE ET CLINIQUE

DE

PERCUSSION ET D'AUSCULTATION

DU MÊME AUTEUR

Recherches pratiques sur l'inspection et la mensuration de la poitrine, 1838; 1 vol. in-8°.

Mémoire sur la guérison des perforations pulmonaires d'origine tuberculeuse, 1853.

Études sur les bruits de percussion thoracique (*Archives générales de médecine*, 1855 et 1856).

Note sur un nouveau procédé de mensuration de la poitrine (lue à l'Académie de médecine, 1857).

Recherches cliniques sur l'emploi d'un nouveau procédé de mensuration dans la pleurésie, avec 23 gravures sur bois, 1857.

Note sur la voix soufflée, variété non décrite de la voix thoracique (*Société médicale des hôpitaux*, 1864).

Leçons cliniques (à l'hôpital Cochin) sur les tumeurs des ganglions bronchiques (*Gazette des hôpitaux*, 1864).

Études sur l'auscultation des organes respiratoires (*Arch. de méd.*, 1865).

Études cliniques sur la congestion pulmonaire (*Arch. de méd.*, 1866).

De la vraie pleurodynie (*Union médicale*, 1866).

Dictionnaire de diagnostic médical, 2e édition. 1 vol. grand in-8° avec 970 figures, 1870.

Clinique des maladies aiguës des organes respiratoires, 1 vol. in-8°, avec figures (1872). (Prix Monthyon à l'Institut).

Note sur le Spiroscope, appareil destiné à l'étude de l'auscultation, de l'anatomie et de la physiologie du poumon (*Bulletin de l'Académie de médecine*, 1875. 2e série, t. IV, p. 441.

Du Spirophore. Appareil de sauvetage pour le traitement de l'asphyxie, et principalement de l'asphyxie des noyés et des nouveaux-nés. 1876.

PARIS. — IMPRIMERIE E. MARTINET, RUE MIGNON, 2.

TRAITÉ

THÉORIQUE ET CLINIQUE

DE

PERCUSSION ET D'AUSCULTATION

AVEC UN APPENDICE
SUR L'INSPECTION, LA PALPATION ET LA MENSURATION DE LA POITRINE

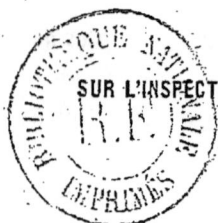

PAR

E.-J. WOILLEZ

MÉDECIN HONORAIRE DE L'HOPITAL DE LA CHARITÉ
Membre de l'Académie de médecine.

———

Avec 101 figures intercalées dans le texte.

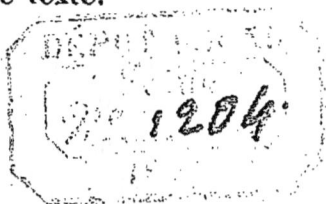

———

1204

PARIS

V. ADRIEN DELAHAYE ET Cⁱᵉ, LIBRAIRES-ÉDITEURS
PLACE DE L'ÉCOLE-DE-MÉDECINE

—

1879

Tous droits réservés.

PRÉFACE

***

Il m'a semblé opportun de publier un ouvrage nouveau sur la percussion et l'auscultation, malgré l'importance des publications dont ces deux moyens d'investigation ont été l'objet parmi nous depuis Laennec. Le grand succès obtenu par l'ouvrage classique de Barth et H. Roger, dont les intelligences et les cœurs amis ont su s'entendre si bien pour exposer à plusieurs générations d'élèves l'œuvre de Laennec complétée par les recherches ultérieures, ne m'a pas paru un obstacle à la réalisation d'un projet que j'ai conçu depuis plus de vingt ans, à un point de vue différent de celui qu'ils ont choisi.

L'importance donnée à l'étranger, depuis plus de trente années, à l'étude scientifique de la percussion et de l'auscultation, oblige à ne pas limiter leur étude à la sémiologie pratique. Son côté clinique et pratique en restera toujours la base la plus sûre; mais l'on ne peut accepter qu'elle doive être de préférence scientifique, comme on le pense en Allemagne. Les deux principes se tiennent, sans s'exclure l'un l'autre. Il est donc nécessaire de coordonner avec impartialité ces idées si controversées, et de faire en sorte de les utiliser dans un ensemble nouveau, qui tienne compte, non-seulement des faits d'observation et d'expérimentation, mais encore des inductions théoriques déduites des signes physiques observés.

C'est cette tâche difficile, je le reconnais, que j'ai tenté d'accomplir. Plus d'un demi siècle s'est écoulé depuis que Laennec a publié son immortel ouvrage. Il est hors de doute, pour tout esprit impartial, que cette œuvre prodigieuse, accomplie par lui dans un temps si court, ne peut échapper à la loi du progrès inévitable de tout problème scientifique. C'est d'ailleurs ce qu'ont démontré les travaux accomplis.

Au professeur Skoda revient le mérite d'avoir donné une impulsion nouvelle à l'étude de l'auscultation et de la percussion, en envisageant son sujet au point de vue physique ou scientifique, et beaucoup d'observateurs ont été conduits, comme le professeur de Vienne, à formuler des vérités importantes nouvelles, mélangées à des erreurs faciles à reconnaître.

Dans la genèse des signes de percussion et d'auscultation, il y a à tenir compte de trois facteurs principaux : d'abord de l'élément d'observation clinique, puis de l'élément théorique et expérimental, et enfin d'un principe intermédiaire, négligé bien à tort jusqu'ici, et que j'ai signalé dès 1865. Je veux parler du principe qui ressortit à certaines conditions physiques des organes pulmonaires sans altération anatomique de leur tissu. En adoptant ce dernier facteur, on s'éloigne forcément de la conception première de Laennec, qui a cherché à attribuer chaque signe d'auscultation à une lésion spéciale, comme cause nécessaire.

Dans une PREMIÈRE PARTIE, j'ai exposé la technique des bruits ou sons de percussion et d'auscultation, en tenant compte des origines rappelées tout-à-l'heure. Il en résulte une classification spéciale.

1° Pour les bruits de percussion, cette classification est basée sur la tonalité, l'intensité et le timbre des bruits.

2° Pour les signes d'auscultation, en formulant la théorie de la béance de l'arbre aérien au niveau des organes pulmonaires, j'ai été amené à faire un groupe important de signes fondés sur les modifications de cette béance, dues à des conditions physiques subies par le poumon sans lésions de son tissu. Ce sont les respirations que j'appelle *anomales*, où sont compris les prétendus *râles secs* et les bruits dits *indéterminés*.

Les deux autres groupes des signes d'auscultation se rattachent à des lésions anatomiques de tissu, et comprennent : l'un les *respirations cavitaires*; l'autre les signes dus à des *exsudats morbides*.

Quant à l'auscultation du cœur, les données physiologiques si précises fournies par les tracés cardiographiques de Chauveau et Marey, m'ont permis de simplifier l'étude des bruits cardiaques normaux et morbides.

Tous les signes de percussion et d'auscultation passés en revue dans cette première partie sont étudiés dans leurs caractères, leurs conditions organiques et physiques, et dans leur signification sommaire.

A cette première partie, j'ai cru devoir ajouter un APPENDICE exposant les signes complémentaires obtenus par l'*inspection*, la *palpation* et la *mensuration*.

Enfin, la SECONDE PARTIE de l'ouvrage présente un intérêt particulier par son objet même. Elle est consacrée à l'étude des signes physiques exposés théoriquement dans la première partie, et groupés, pour chaque maladie, dans leur milieu naturel. J'ai donné plus d'importance aux affections les plus communes et les plus graves, et surtout à la phthisie pulmonaire, dont le diagnostic présente souvent de si grandes difficultés.

Tel est le plan que j'ai adopté. Il n'a pas été conçu dans la puérile pensée de faire du nouveau à propos d'un sujet déjà magistralement traité à des points de vue différents, mais comme un cadre nécessaire pour renfermer l'ensemble des données de percussion et d'auscultation telles qu'elles s'offrent au clinicien tous les jours.

Paris, 19 janvier 1879.

TRAITÉ

THÉORIQUE ET CLINIQUE

DE

PERCUSSION ET D'AUSCULTATION

La PREMIÈRE PARTIE de cet ouvrage est consacrée à l'exposé technique et à la sémiologie de la *percussion*, puis de l'*auscultation*. Elle est suivie d'un APPENDICE dans lequel sont exposés les méthodes et les signes complémentaires fournis par l'*inspection*, la *palpation* et la *mensuration*.

La SECONDE PARTIE comprend l'application clinique et le groupement raisonné des signes physiques dans les différentes maladies qui les présentent.

Cette division générale me paraît justifiée. Si la première partie a dû être consacrée presque en entier à l'étude de l'auscultation et de la percussion, je n'ai pu oublier qu'en dehors des signes perçus par les organes de l'audition, l'œil et la main peuvent en percevoir d'autres, dont l'importance est sans doute habituellement secondaire, mais qui n'en ont pas moins une valeur complémentaire que l'on ne saurait négliger. J'ai donc cru devoir ajouter à l'étude de l'auscultation et de la percussion un appendice où l'inspection, la palpation et la mensuration sont traitées sommairement.

L'ensemble des données dues à ces différents moyens d'investigation est utilisé dans la seconde partie de l'ouvrage, où l'exposé du diagnostic physique dans les maladies est ainsi plus complet.

WOILLEZ. 1

PREMIÈRE PARTIE

TECHNIQUE ET SÉMIOLOGIE DE LA PERCUSSION ET DE L'AUSCULTATION

PREMIÈRE DIVISION

PERCUSSION

Définition et but. — La percussion, considérée comme procédé d'investigation médicale, est un moyen de produire artificiellement sur le corps humain des résonnances accidentelles qui peuvent servir au médecin comme éléments de diagnostic, de pronostic et même comme données utiles aux applications thérapeutiques. La percussion remplit ce but complexe en faisant constater la compacité variable, solide, liquide ou gazeuse des corps sous-jacents au niveau de la partie percutée. D'après ces données, le praticien détermine la situation physiologique ou pathologique des organes, leurs limites, leurs déplacements et les lésions matérielles qu'ils présentent.

Historique. — On peut remonter jusqu'au temps d'Hippocrate pour trouver des indications sommaires de l'emploi accidentel de la percussion dans quelques maladies, mais ce n'en est pas moins à Avenbrugger que revient l'honneur de la découverte de la percussion méthodique de la poitrine, comme celui de la découverte de l'auscultation revient à Laennec (1).

La percussion, depuis son apparition dans la science, il y a plus d'un siècle, a été l'objet d'importants travaux. Nous allons rappeler sommairement les principaux, nous réservant de revenir, dans le courant de cet ouvrage, sur les particularités intéressantes qu'ils contiennent, et sur celles qui ont été exposées dans les travaux de moindre importance.

L'*Inventum novum* d'Avenbrugger, qui fonda la percussion comme moyen de diagnostic, fut publié vers la fin du dernier siècle à Vienne, en Autriche (2), après sept années d'observations faites par l'auteur au milieu de contrariétés et de labeurs opiniâtres (*inter tædia et labores*). On y trouve la méthode que l'on a généralement suivie depuis pour l'étude des autres modes d'exploration physique. Il nous paraît d'autant plus nécessaire de le rappeler, que l'on trouve dans son livre une foule de faits réédités après lui comme nouveaux, et que l'on a eu le tort, sans doute inconsciemment, de ne pas lui attribuer (3).

En signalant ce mode d'exploration comme devant prendre place après l'examen du pouls et de la respiration, Avenbrugger se plaint, comme la plupart des inventeurs, des

(1) La plus complète bibliographie des auteurs anciens qui ont parlé de ces applications éparses de la percussion se trouve dans le *Compendium de médecine pratique* de Monneret et Fleury, t. VI, p. 363.

(2) Avenbrugger, *Inventum novum ex percussione thoracis humani ut signo abstrusos interni pectoris morbos detegendi*. — L'auteur a daté sa préface du 31 décembre 1760; son ouvrage a donc été publié en 1761, et non en 1763 comme l'a dit Corvisart.

(3) On avait trop laissé dans l'oubli l'ouvrage d'Avenbrugger et les commentaires de Corvisart, lorsque, dans mes *Études sur les bruits de percussion thoracique*, en 1855, j'appelai l'attention sur certains détails importants de cet ouvrage. C'est ce qu'a fait également M. Ernest Besnier, dans son important article MATITÉ du *Dictionnaire encyclopédique des sciences médicales*.

obstacles qui lui ont été suscités par les envieux et les calomniateurs (Préface).

Le plan de son ouvrage est fort simple. L'auteur s'occupe d'abord du *son naturel* produit sur le thorax de l'homme bien portant par la percussion directe ou immédiate, la seule dont il traite. Il étudie le son obtenu dans les différentes régions de la poitrine, en recommandant avec raison l'étude préalable de ce son naturel sur un grand nombre de sujets.

Il décrit ensuite la manière de percuter, en faisant des recommandations fort judicieuses sur les précautions à prendre, et il indique les positions diverses que doit présenter l'individu percuté quand on explore les différentes régions de la poitrine.

Il dénomme son contre nature (*sonus prœternaturalis*) l'ensemble des sonorités anomales de percussion indiquant qu'il y a maladie. Il explique le son contre nature par la diminution du volume ordinaire de l'air contenu dans la cavité thoracique; et enfin il termine en passant en revue les différentes affections dans lesquelles la percussion peut éclairer le diagnostic et le pronostic.

Il nous sera facile de démontrer que le texte de l'auteur n'a pas toujours été bien compris par ses traducteurs en ce qui regarde les qualités du son obtenu.

L'ouvrage d'Avenbrugger n'eut pas à son apparition, en 1761, le moindre retentissement parmi ses compatriotes. C'est la France qui le fit connaître. En 1770, il en parut une traduction française faite par Rozière de la Chassagne, à la suite d'un *Manuel des pulmoniques;* mais le traducteur avouait son indifférence pour ce procédé d'exploration.

Plus de quinze années s'étaient écoulées depuis la publication d'Avenbrugger lorsque Stoll, reçu médecin à Vienne en 1772, publia ses aphorismes, dans lesquels il rappelle, entre autres choses relatives à la péripneumonie, que « la région de la poitrine qui contient la portion enflammée du poumon, étant frappée, ne donne point ou donne moins de son que l'autre qui lui correspond (1) ».

Corvisart ressentit une vive impression à la lecture du passage de Stoll, comme il nous l'a appris lui-même, en manifestant son étonnement que, depuis Avenbrugger et pendant les années qu'il consacra ensuite lui-même à l'étude de la médecine pratique dans les hôpitaux, il ne lui fût pas arrivé de voir les médecins utiliser la percussion de la poitrine, ni même d'entendre prononcer le nom de son inventeur.

Après s'être convaincu par une longue expérience de l'importante utilité de cette méthode d'investigation, il pensa rendre un grand service à la pratique « en tirant l'ouvrage d'Avenbrugger de l'oubli total et extraordinaire dans lequel il était tombé en France particulièrement ». Sa traduction, avec le texte latin d'Avenbrugger en regard, parut en 1808, près de quarante ans, par conséquent, après la publication de l'inventeur (2). Enrichie de nombreux et importants commentaires, que nous aurons souvent à rappeler, cette traduction, due à un médecin déjà célèbre, implanta définitivement en France l'usage de ce précieux moyen d'exploration. Corvisart confirma par expérience la plupart des faits avancés par Avenbrugger. Malgré quelques erreurs de traduction, on ne saurait admettre, comme on l'a dit, qu'il n'a rien ajouté d'important aux recherches du médecin de Vienne. Nous verrons qu'il a doté la percussion de particularités utiles.

Laennec considéra la percussion comme un mode d'exploration très-secondaire comparativement à l'auscultation. Néan-

_____

(1) Cette publication a pour titre *Aphorismes sur la connaissance et la curation des fièvres*, publiés par Maximilien Stoll. Traduction Mahon, 1809, p. 45.

(2) *Nouvelle Méthode pour reconnaître les maladies internes de la poitrine par la percussion de cette cavité*, par Avenbrugger. Traduit par J.-N. Corvisart, 1808.

moins il fut loin de la négliger; il perfectionna notablement
la connaissance de ses résultats, comme l'avait fait Corvisart,
en faisant connaître des signes nouveaux.

Piorry, qui eut Laennec pour maître, est le médecin français qui s'occupa ensuite de la percussion avec le plus d'ar-
deur. Il a préconisé avec un grand succès la percussion
médiate, dont l'étude approfondie a été le but principal de
ses investigations. Il publia en 1828 son premier ouvrage (1),
traitant de la partie expérimentale de cette méthode de
diagnostic; il l'appliqua non-seulement à l'exploration de la
poitrine, mais encore à celle de l'abdomen, ce qui fut un
progrès considérable.

Cet ouvrage contenait une bonne critique de la percussion directe ou, immédiate, et faisait connaître la percussion
médiate à l'aide du *plessimètre,* instrument de l'invention
de l'auteur.

En 1831, Piorry publia une seconde édition de cet ouvrage, entièrement refondue. Dans la première, l'auteur,
ayant à prouver l'utilité de la percussion médiate, s'était
appuyé principalement sur des expériences cadavériques.
Cette seconde édition était plus pratique (2). Ces publications et les nombreuses conférences cliniques de l'auteur
eurent pour résultat de faire abandonner la percussion immédiate ou directe pour la percussion médiate, qui devint
usuelle. Quand au plessimètre, il n'a pas été jugé indispensable comme moyen de médiation, ainsi que le considère
Piorry; nous le montrerons plus loin.

Quoi qu'il en soit, l'importance des travaux de cet observateur sur la percussion ne saurait être contestée, qu'on le

(1) *De la percussion médiate* et des signes obtenus à l'aide de ce
nouveau moyen d'exploration dans les maladies des organes thoraciques
et abdominaux, 1828, 1 vol. in-8°.

(2) Il faut confondre avec cette seconde édition de 1831 celle qui
parut en 1835; celle-ci n'avait de nouveau que son titre et son faux
titre.

considère ou non comme inventeur du procédé médiat en principe. Mais sans porter atteinte à la valeur de ses travaux, il est permis de faire remarquer que, par une étude de plus en plus approfondie de la percussion, il en est arrivé à des résultats tellement subtils, que leur utilité pratique paraît contestable au plus grand nombre. C'est ce que l'on trouve aussi dans son dernier ouvrage résumant toutes ses recherches antérieures sur la percussion (1).

Le professeur Skoda, en publiant, en 1839, son ouvrage sur la percussion et l'auscultation, s'affranchit complétement de tout ce qui avait été fait avant lui, pour envisager la question au point de vue scientifique ou physique, à peu près négligé précédemment (2). Ce traité a eu le mérite de donner une impulsion toute nouvelle aux recherches dont la percussion a été l'objet; de plus il contient des faits nouveaux et importants dont j'aurai à discuter la valeur.

On a dû à un excellent mémoire du docteur Henri Roger la première connaissance en France des idées de Skoda sur la percussion (3). Deux années plus tard, il parut une traduction complète de l'ouvrage du professeur de Vienne par Aran, qui la publia avec des remarques critiques intéressantes (4).

En outre de ces publications réellement importantes sur la percussion, il y a eu beaucoup d'autres ouvrages ou mémoires dont elle a été l'objet, et sur lesquels il me paraît inutile de m'appesantir, parce que j'aurai à y glaner, chemin faisant, en poursuivant l'étude de la percussion. Je

(1) Piorry, *Traité de plessimétrisme et d'organographisme*, 1866.
(2) J. Skoda, *Abhandlung über perkussion und auskultation*, 1839.
(3) *Recherches sur quelques nouveaux signes fournis par la percussion, et sur le son tympanique dans les épanchements liquides de la plèvre.* (*Archives de médecine*, 1852.)
(4) *Traité de percussion et d'auscultation*, par le professeur Skoda (de Vienne); traduit de l'allemand, avec des notes et des remarques critiques, par le docteur F.-A. Aran, 1854.

ne saurais cependant omettre de signaler l'ouvrage de
Walshe (1) d'une façon particulière, ainsi que les publi-
cations de Mailliot reproduisant les idées de son maître
Piorry.

Frappé depuis longtemps de la confusion dans laquelle se
trouvait l'étude des bruits de percussion, je publiai en
1855 et 1856 deux mémoires dans lesquels je m'efforçai de
simplifier, en les groupant, les éléments acoustiques dont il
me paraissait utile de tenir compte (2). Ces études, dont la
publication ne fut pas poursuivie, se trouvent complétées
dans cet ouvrage.

Plus récemment, Paul Niemeyer (de Magdebourg) a fait
de la percussion et de l'auscultation l'objet d'un ouvrage
historique et critique divisé en trois parties, et dont la
première est consacrée à la percussion (3). On y voit que
l'auteur a pris une connaissance complète des publications
allemandes et étrangères relatives à la percussion; mais il
s'applique à faire exclusivement prévaloir les idées allemandes. Un précis de cet ouvrage a été traduit en français (4) et consacré à l'exposition des faits donnés par le
traducteur comme *acquis à la science*, ce qui est un peu
hasardé; car nous aurons à y signaler de nombreuses assertions aventurées. Mais ce que je dois signaler dans les publications de cet auteur, c'est une inconsciente tendance de
retour à la classification française, comme il sera facile de

----

(1) Une excellente traduction annotée de l'ouvrage de Walter H. Walshe
sur les maladies de la poitrine, a été faite sur la 3e édition, par le professeur Fonssagrives, en 1870.

(2) *Études sur les bruits de percussion thoracique.* (Arch. gén. de
méd., 1855.) — *Nouvelles Études sur les bruits de percussion thoracique :* Du son tympanique ou tympanisme de la poitrine dans les
maladies. (*Ibidem*, 1856.)

(3) *Handbuch der theoretischen und clinischen Percussion und Auscultation vom historischen und critischen Standpunkte.* 1868.

(4) Paul Niemeyer, *Précis de percussion et d'auscultation*, traduit de
l'allemand par A. Szerlecki fils, 1874.

le démontrer. On verra que ce retour est à peu près complet de la part du docteur Paul Guttmann, de Berlin, dans son savant *Traité du diagnostic des maladies des organes thoraciques et abdominaux* (1).

Divisions. — La percussion est principalement employée sur la poitrine et au niveau de l'abdomen. En dehors de ces deux points de vue, l'application de ce mode d'exploration n'offre pas assez d'importance pour que j'en fasse un exposé particulier. Il est inutile, en effet, de chercher à tirer parti de l'emploi de la percussion plessimétrique « du crâne, du cerveau et de la face », de celle des muscles, et de celle des fragments osseux dans les fractures, pour en déterminer la position respective, etc.

(1) Cet ouvrage de Guttmann, publié en 1871, eut en 1874 une seconde édition qui a été traduite en français par le docteur F.-L. Hahn, en 1877.

1

PERCUSSION DE LA POITRINE

Dans les trois premiers chapitres, je traiterai successivement : des méthodes d'exploration, des caractères généraux des éléments acoustiques fournis par la percussion, et de son application à l'homme sain. Dans le quatrième chapitre, je m'occuperai des caractères particuliers des sonorités morbides fournies par la percussion thoracique.

CHAPITRE PREMIER

MÉTHODES D'EXPLORATION

On a distingué la percussion en immédiate et médiate : la première pratiquée directement sur la poitrine à l'aide des doigts ou de la main ; la seconde avec interposition d'un corps solide entre la surface percutée et le corps percutant.

ART. Ier. — **Percussion immédiate ou directe.**

C'est le mode de percussion qui était employé par Avenbrugger, Corvisart et Laennec. Avenbrugger a indiqué la position qu'on devait faire prendre au patient pour pratiquer la percussion de la poitrine, et que je rappellerai tout à l'heure à propos de la percussion médiate. De plus il prescrivait de frapper lentement et doucement avec l'extrémité des doigts rapprochés de la main droite, comme le montre la figure 1, et de percuter plus fortement les poitrines grasses pour obtenir la même intensité de son que sur un thorax amaigri et légèrement percuté.

Corvisart pratiquait la percussion non-seulement à l'aide de l'extrémité des doigts réunis, mais encore avec le plat de la main ouverte, et il conseillait d'alterner les deux méthodes.

Laennec, sans se prononcer sur l'emploi du meilleur procédé, considérait la pratique de

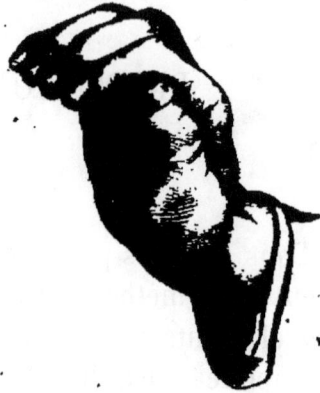

Fig. 1.

la percussion comme exigeant une grande habitude et une dextérité peu commune.

Ce mode de percussion immédiate est à peu près abandonné depuis longtemps, quoiqu'il puisse présenter de l'avantage dans certains cas : par exemple dans ceux où la matité ou bien une sonorité exagérée sont très-étendues. Avenbrugger le premier s'était préoccupé des inconvénients de cette percussion immédiate; car pour conserver aux résultats de la percussion leur vrai caractère, il recommandait de laisser le thorax recouvert de la chemise bien tendue, et de garnir d'un gant la main qui percute, afin d'éviter la production d'un bruit étranger dû à la collision des surfaces nues, collision parfaitement désignée par lui par le mot latin *strepitus* (1).

(1) Il est singulier que Corvisart ait rejeté comme inutile la distinction établie par le médecin de Vienne entre la percussion avec la main nue et la main revêtue d'un gant, lui qui conseillait la percussion avec le plat de la main, si favorable à la production de ce bruit accessoire. Il ne paraît pas d'ailleurs avoir été préoccupé de ce *strepitus*, dont il avoue ne pas comprendre le sens dans Avenbrugger.

On voit qu'Avenbrugger, en recommandant la percussion immédiate avec l'interposition d'un corps étranger sur la peau, a signalé implicitement l'avantage de la percussion médiate, à peu près exclusivement employée de nos jours, et sur laquelle seulement nous avons par conséquent à insister.

ART. II. — Percussion médiate.

Ce mode de percussion présente à considérer, dans son application : 1° le sujet sur lequel on la pratique ; 2° le rôle de l'explorateur ; 3° la méthode à suivre pour obtenir de la percussion les meilleurs avantages.

1° Le *sujet*. — Le sujet est couché, ou bien hors de son lit.

Dans le premier cas, il reste étendu sur le dos pour l'exploration de la partie antérieure de la poitrine ; sur un des côtés pour la percussion du côté opposé, le bras correspondant étant relevé sur la tête ; et enfin, assis dans son lit, les membres supérieurs étendus en avant pour l'exploration de la partie postérieure de la poitrine (1). Il est rare que l'on se croie obligé de faire placer le patient sur le ventre pour percuter la région dorsale.

Quand le malade se tient debout, il doit se dépouiller de la plupart de ses vêtements. Des étoffes de peu d'épaisseur et non empesées, comme la flanelle ou le linge de corps, ne peuvent nuire à la percussion, à la condition d'être tendues sur la peau. Les conseils donnés par Avenbrugger sur la position à faire prendre au patient pour la percussion immédiate sont parfaitement applicables ici. Il prescrivait de lui faire tenir la tête droite et les épaules en arrière pour

---

(1) Dans ce dernier cas, un assistant placé au pied du lit, en face du malade, peut lui maintenir les deux bras étendus en prenant ses mains.

percuter la partie antérieure de la poitrine (fig. 2); de lui

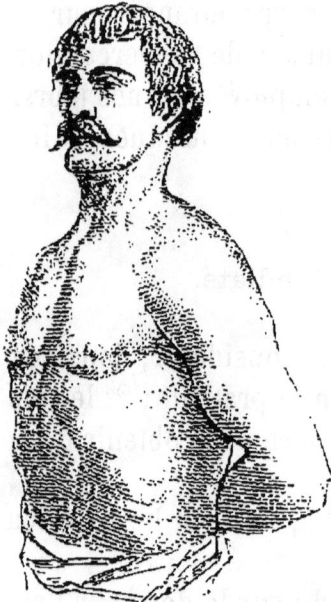

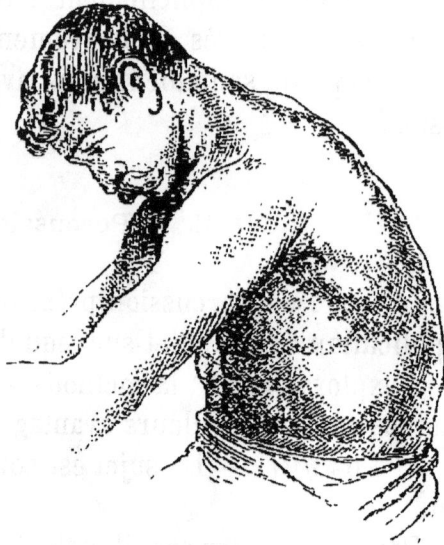

Fig. 2.   Fig. 3.

faire ramener les bras et les épaules
en avant pour percuter la région
postérieure (fig. 3) et de lui faire
croiser les membres supérieurs au
sommet de la tête (fig. 4) pour
bien découvrir les régions latérales. Ces différentes positions ont
été recommandées depuis par d'autres observateurs, qui en ont conseillé même l'exagération, pour
tâcher d'en obtenir des résultats
plus concluants.

Pour se faire une idée juste de
l'utilité de ces positions prélimi-
naires, il faut songer qu'elles sont
formulées uniquement pour obtenir la tension suffisante des par-

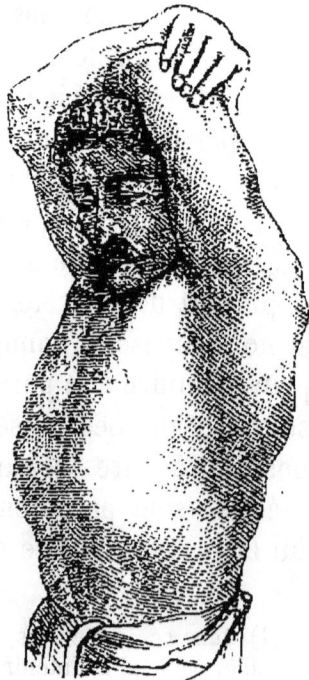

Fig. 4.

ties molles sous-jacentes de la région explorée, et que toute
position atteignant ce but aura son utilité.

2° *L'explorateur*. — Le praticien qui percute doit choisir la position la moins gênante, et se rapprocher le plus
possible de son malade pour agir aisément, en toute liberté,
sans être obligé de percuter à bras tendus. Si le sujet est
examiné debout, on se place en face de la partie à explorer.
On ne doit jamais oublier que l'on agit en percutant des
parties plus ou moins sensibles, et parfois très-doulou-
reuses. Cette observation m'est suggérée par la remarque
que j'ai été à même de faire quelquefois, de la force et de
l'énergie inutiles avec lesquelles certains médecins pratiquent la percussion, et sans plus de ménagement qu'ils n'en
mettraient à percuter un cadavre.

3° *Méthode à suivre*. — Pour bien pratiquer la percussion,
la méthode à suivre a une importance fondamentale. Elle
comprend les moyens intermédiaires de percussion à utiliser, les règles à suivre et les tracés graphiques.

A. — Moyens de percussion.

Parmi les corps intermédiaires utilisés dans la pratique
de la percussion médiate, sont les différents plessimètres
sur lesquels on frappe avec les doigts de la main droite ou
avec des marteaux légers.

Tout le monde sait que l'on doit à Piorry l'invention
du *plessimètre* (1), qui consista d'abord en une petite palette en sapin (fig. 5) qu'il maintenait appliquée à l'aide
d'une sorte de manche, et sur laquelle il pratiquait la percussion (2). Après bien des essais, Piorry adopta une plaque

---

(1) De πλησσω, je frappe, ou de πληξις, percussion, et de μέτρον,
mesure.

(2) Plusieurs plessimètres à manche ont été imaginés par Récamier,
Thelmier, J. Burne, Williams, etc.

d'ivoire d'environ cinq centimètres de diamètre, qu'il fit
d'abord visser à l'extrémité du stéthoscope pour avoir les
deux instruments réunis en un seul; puis il l'en sépara
définitivement. Ce plessimètre, modifié de différentes manières (1), consiste en une plaque d'ivoire sans rebords,
mais avec deux sortes d'ailerons pour le maintenir appliqué

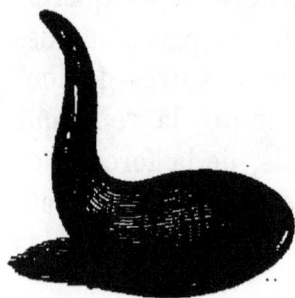 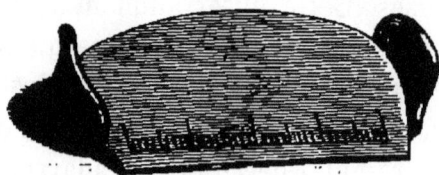

Fig. 5.   Fig. 6.

(fig. 6). Les divisions en millimètres que Piorry a fait
tracer sur un des bords, et auxquelles il attache une grande
importance pour déterminer la limite d'une matité, n'ont pas
l'utilité qu'il leur attribue. Des demi-centimètres peuvent
servir; mais les divisions millimétriques sont exagérées,
l'extrémité du doigt qui percute recouvrant vaguement plus
d'un centimètre de surface.

Cet instrument est très-portatif et peu volumineux, mais
on ne saurait, avec Piorry, considérer son emploi comme
la condition indispensable d'une bonne percussion. Il n'est
patronné aujourd'hui en France que par un nombre restreint
de praticiens. Le plessimètre ne peut échapper au reproche
très-sérieux qu'on lui fait de donner sous les doigts qui

(1) Dans le but de renforcer le son, Piorry avait fait entourer le
plessimètre d'un tuyau creux rempli de gaz et recouvert de parchemin, de façon à constituer une sorte de tambour. Cet instrument a
donné plus de son, sans augmenter celui fourni par les organes sous-
jacents. (*Traité de plessimétrisme*, p. 53.)

percutent, surtout au contact des ongles, un son de collision comme le *strepitus* d'Avenbrugger, dont j'ai parlé précédemment, et qui complique les résonnances thoraciques obtenues en même temps. Ce son étranger n'est pas seulement inutile, mais nuisible; soit parce qu'il oblige, pour être évité, à une percussion oblique insuffisante de l'extrémité des doigts, comme le conseille Piorry, soit parce que ce son domine certaines sonorités obscures rendues par la partie que l'on explore. Ce bruit surajouté ne peut gêner sans doute l'exploration faite par un observateur très-habitué à l'entendre; mais il en est tout autrement pour l'élève, qui se heurte à une difficulté de plus à ajouter à l'étude de la percussion.

Cet inconvénient du plessimètre n'a pu être nié par Piorry, qui trouve qu'il suffit, « dans le jugement qu'on porte sur la sensation qu'on éprouve, de déduire le bruit de la plaque et de ne tenir compte que de la différence donnée par les organes ». Ses élèves eux-mêmes ont éprouvé la difficulté que je rappelle ici. Dès 1828, Scelle de Montdezert garnit de baudruche le plessimètre ordinaire pour amortir le choc de percussion. Faye à Angoulème, comme Cottereau à Paris, proposèrent l'emploi du liége au lieu de l'ivoire. Trousseau et Leblanc recouvrirent de gomme élastique le plessimètre en bois dont ils se servaient pour pratiquer la percussion sur les animaux. Plus tard enfin, Louis s'est servi d'un simple petit carré de caoutchouc, bien plutôt, il faut le dire, pour remédier à la fatigue éprouvée au niveau du doigt percuté longtemps, dont il se servait comme de plessimètre, que pour adopter ce plessimètre comme une nécessité.

Plus récemment, en Allemagne, où l'on utilise davantage le plessimètre, on en a varié la forme et la composition plus qu'en France.

Les Allemands ont d'abord employé des plessimètres

analogues à ceux de Piorry, circulaires, ovales, ou irrégulièrement quadrilatères, comme celui de Traube. L'ivoire,
le métal, le caoutchouc durci ou non, le cuir et même le
cristal (Hesse) ont été employés à les confectionner. Seitz
a donné au plessimètre la forme d'une palette recourbée en
caoutchouc durci (fig. 7).

On a cru ensuite perfectionner le plessimètre en lui don-

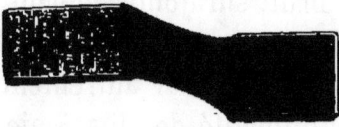 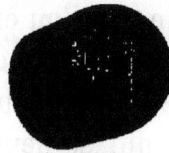

Fig. 7.   Fig. 8.

nant une épaisseur ou plutôt une hauteur de plus en plus
grande et des formes particulières, sans autre avantage que

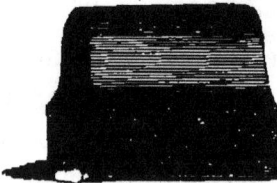 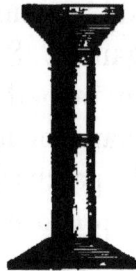

Fig. 9.   Fig. 10.

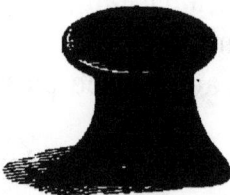 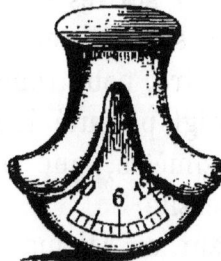 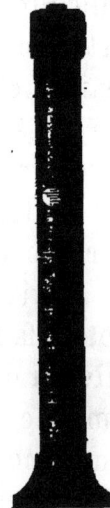

Fig. 11.   Fig. 12.   Fig. 13.

celui de rendre la percussion plus facile dans un petit
espace, lorsque la région percutée a des inégalités qui ne

permettent pas l'application convenable d'une plaque plus large. C'est ainsi que Küchenmeister a recommandé un plessimètre en caoutchouc mou comme la plaque utilisée par Louis, en lui donnant la forme d'un petit barillet (fig. 8). Le plessimètre de Ziemssen est constitué par une sorte de bloc allongé, arrondi supérieurement dans le sens de sa largeur (fig. 9). Struck a élevé davantage le plessimètre et lui a donné la forme d'un petit chandelier en ivoire (fig. 10).

En France, Legroux fils a imaginé un plessimètre en bois rétréci en gourde (fig. 11), garni de caoutchouc à ses deux extrémités, la supérieure circulaire et l'inférieure allongée et rétrécie transversalement pour s'appliquer plus facilement sur les espaces intercostaux. Un inventeur dont le nom m'est inconnu, a fait confectionner dans le même but le plessimètre en ivoire que représente la figure 12. Enfin Péter a transformé le plessimètre en une sorte de petite colonne (fig. 13) d'un centimètre de diamètre et de dix centimètres de hauteur, qu'il a dénommée *plessigraphe*. Cette tige, élargie supérieurement en un petit plateau circulaire que l'on percute, s'applique par son autre extrémité caoutchoutée sur la poitrine. Un bouton latéral glissant dans une rainure fait saillir un crayon qui peut marquer la place occupée par l'instrument, et par suite les limites des organes percutés. Cet instrument s'applique sur la poitrine par une extrémité trop étroite pour permettre d'opérer une percussion assez forte, et l'on ne peut l'utiliser pour l'abdomen.

En définitive, les meilleurs plessimètres paraissent être ceux qui ont la forme d'une plaque résistante recouverte de caoutchouc; mais il n'y a rien d'absolu à cet égard, chacun trouvant préférable celui qu'il a l'habitude d'employer.

Les *marteaux* sont, pour certains praticiens peu nombreux, un complément obligé du plessimètre. On les a imaginés pour remplacer les doigts de la main droite comme

corps percutants, et pour tenter d'en obtenir des sonorités
plus accentuées. Ils ont le grave inconvénient de produire
sur le plessimètre un bruit de choc très-retentissant, qui
masque en grande partie les sonorités moins fortes que
produit la poitrine. Le marteau le plus anciennement imaginé est celui de Barry, rappelé par Piorry dès 1828. Ce
marteau consistait en une tige mince d'ébène, terminée par
une olive garnie elle-même de baudruche et recouverte de
cuir. Leblanc l'utilisa sur les animaux. C'est donc à tort
qu'en Allemagne on a attribué à Wintrich (1841) l'invention
des marteaux percutants.

On en a imaginé de plusieurs sortes. Les uns, analogues

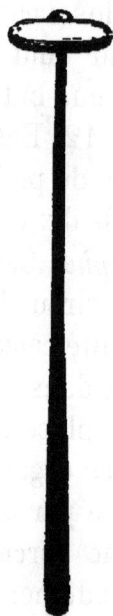 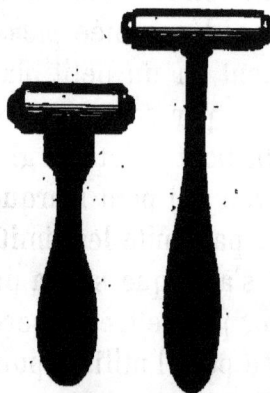 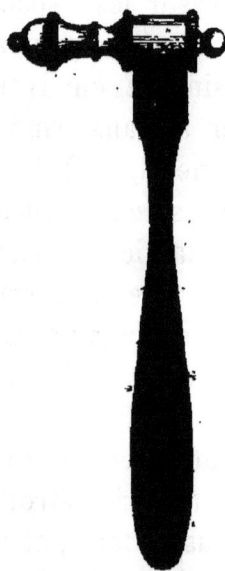

Fig. 14.   Fig. 15.   Fig. 16.

à celui conçu par Barry, ont un manche flexible en baleine
surmonté d'un renflement circulaire plus ou moins dur,
confectionné en cuir, en étoffe de laine ou en caoutchouc :
tel est celui de Vernon (fig. 14). Wintrich lui a donné la
forme d'un marteau percutant des deux côtés (fig. 15).

Oldfield l'a fait confectionner avec des rondelles de cuir superposées. Enfin la plupart, disposés en potence (fig. 16), ont été construits sur les indications de Winterlich (de Wurtzbourg), de Skoda, de Frerichs, de Traube et de Seitz. Leur manche est en bois dur et la traverse en métal avec une extrémité percutante en caoutchouc. On tient le manche comme celui d'un marteau ordinaire, ou bien on appuie l'index sur l'extrémité du manche. On a conseillé cette dernière pratique pour amortir l'effet percutant exagéré des marteaux, qui fait vibrer non-seulement la partie percutée sous-jacente, mais encore les parties plus éloignées. En signalant ce grave inconvénient de l'emploi des marteaux, les Allemands ont condamné inconsciemment l'usage de ces engins de percussion, qu'ils continuent néanmoins à utiliser.

Tous les marteaux ont en outre le grave désavantage, ainsi que l'a fait remarquer Piorry, de priver l'observateur de la donnée importante résultant de la sensation tactile pour les doigts qui percutent, et que l'on ne saurait négliger.

En résumé, le mode de percussion préférable est celui qui atténue le plus possible le bruit de choc extérieur, de manière à laisser la vibration intrathoracique se manifester plus clairement. Or le plessimètre et les marteaux ont le désavantage de provoquer ce bruit de choc avec une intensité qui rend l'étude de la percussion plus difficile. C'est ce qui explique pourquoi la généralité des médecins français a renoncé aux plessimètres et aux marteaux, pour pratiquer la percussion en employant les doigts de la main gauche comme corps médiateur.

Les avantages qui font préférer ce dernier mode de percussion sont les suivants : 1° on est dispensé de porter sur soi un corps étranger destiné à la percussion, ce qui diminue d'autant ce que l'on a appelé, avec exagération, l'arsenal du diagnostic; 2° le doigt, loin de mériter le reproche qui lui a été fait de n'être pas de composition homogène, a justement l'avantage d'être formé d'un corps solide central (phalanges osseuses) entouré de parties molles comme les parois thoraciques, avec lesquelles par conséquent il fait corps en s'y appliquant, comme s'il faisait partie de ces parois elles-mêmes; 3° les parties molles qui entourent le doigt empêchent autant que possible qu'un bruit de percussion extérieur vienne compliquer et obscurcir les résonnances fournies par la poitrine elle-même, résonnances qui se font entendre avec toute leur pureté; 4° de plus, le doigt s'applique facilement sur tous les points du thorax, même chez les personnes d'une grande maigreur et chez les rachitiques, ce que ne peut faire souvent le plessimètre; 5° enfin le doigt appliqué sur la poitrine perçoit, comme les doigts qui percutent, la sensation tactile de résistance ou d'élasticité que donnent les parties sous-jacentes, ce qui double la percussion d'une de ses données fondamentales.

Cependant Piorry, qui convient qu'au début de ses recherches la percussion simple lui paraissait fournir plus de résultats que la percussion médiate, est devenu partisan très-convaincu de la supériorité d'un corps étranger solide, mince et plat, comme corps intermédiaire de percussion. Aussi a-t-il fait de nombreuses objections à l'emploi du doigt; mais elles nous paraissent peu importantes. Que le doigt n'ait pas, en effet, une composition homogène, qu'il soit recouvert de tissus mous qui rendent les sons obtenus moins nets; que le doigt ait trop d'épaisseur pour bien transmettre la sensation tactile aux doigts qui frappent; qu'il ait trop de convexité pour être percuté bien perpendiculairement; qu'il soit trop étroit et difficile à maintenir bien appliqué; enfin que son emploi soit souvent douloureux pour le malade (1) : ce sont des objections qui ne paraissent

(1) Piorry, *Du procédé opératoire*, etc., p. 28.

pas sérieuses et qui doivent être négligées. D'ailleurs plusieurs de ces conditions, loin de signaler des obstacles à une percussion régulière, doivent au contraire être considérées comme des avantages. Telles sont, entre autres, la composition osseuse et charnue du doigt et son peu de largeur, qui permet de mieux préciser les limites des organes que le plessimètre, lequel donne plutôt des sonorités d'ensemble que les différences de limitation. C'est à cette imperfection qu'on a voulu remédier en modifiant le plessimètre, comme nous le verrons plus loin à propos des tracés graphiques de percussion.

B. — Règles à observer.

Les critiques que nous venons d'exposer, et qui ont été faites aux divers procédés conseillés pour la pratique de la percussion, peuvent guider l'élève dans le choix qu'il doit en faire. Il lui faut savoir que chacun de ces procédés a ses avantages, et il choisira celui qui lui paraîtra offrir le moins d'inconvénients. Je dois faire remarquer que le meilleur sera celui dont on aura pris l'habitude, quel que soit le motif qui l'ait fait d'abord adopter.

Cette réflexion ne peut nous dispenser de donner les préceptes utiles à suivre dans l'emploi de la percussion médiate.

Pour percuter avec la main droite, on se sert quelquefois exclusivement de l'indicateur ou du médius isolés et à demi recourbés ; plus souvent on emploie l'indicateur et le médius maintenus rapprochés de niveau à leur extrémité, comme le montre la figure 17, enfin parfois on percute avec les trois doigts intermédiaires ou les quatre derniers doigts de la main droite réunis en demi-flexion, en ayant toujours soin de disposer leurs extrémités en ligne droite. Le pouce ne doit pas être appliqué serré contre l'indicateur,

même si l'on veut percuter avec force. La main, par ce rapprochement, forme de la sorte un seul corps solide auquel
on enlève la souplesse élastique qui résulte de la liberté relative des articulations métacarpo-phalangiennes. On donne

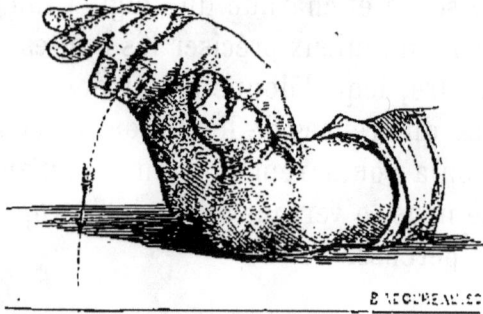

Fig. 17.

à la main l'impulsion perculante en faisant jouer l'articulation du poignet et non celle du coude, comme on le voit
faire fréquemment aux élèves peu habitués à l'emploi de la
percussion.

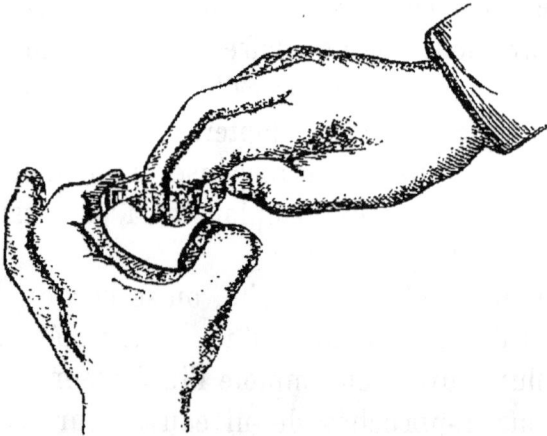

Fig. 18.

Il est essentiel de bien s'exercer à faire facilement ces
mouvements du poignet. Nous conseillons dans ce but de
placer l'avant-bras droit en pronation sur une table et à per-

cuter sa surface avec la main alternativement relevée et brusquement fléchie, tandis que l'avant-bras reste immobile (fig. 17).

Si l'on se sert du plessimètre, il sera maintenu appliqué avec le pouce et l'indicateur ou le médius (fig. 18).

Que le choc des doigts de la main droite ait lieu sur le plessimètre avec deux doigts ou un seul doigt de la main gauche, ce choc doit se faire perpendiculairement avec la dernière phalange sur la surface percutée. La partie de la pulpe qui avoisine le plus l'extrémité des doigts devra frapper seule, le son étant d'autant moins pur, fait remarquer Piorry, que la partie qui percute est plus éloignée de cette extrémité. Le choc doit être sec et rapide; il faut retirer le doigt aussitôt l'impulsion donnée.

Pour les percussions très-légères, on se sert de préférence d'un seul doigt, et l'on élargit la partie percutante par l'adjonction des autres doigts lorsque l'on veut percuter plus fortement. La percussion légère avec un seul doigt s'opère avec l'indicateur ou plutôt avec le doigt médius, qui est plus au centre de la main et qu'il est plus facile de fléchir brusquement à son insertion métacarpienne. On obtient une percussion moyenne ou plus accentuée en donnant l'impulsion avec la main tout entière, mais toujours en la faisant fléchir au poignet. Ce n'est que dans le cas exceptionnel d'un choc très-fort que l'on peut joindre à l'action de la main celle de l'avant-bras; mais alors même c'est toujours l'articulation du poignet qui doit s'infléchir le plus.

Ces préceptes relatifs à l'emploi de la main droite ne peuvent pas fournir matière à une discussion sérieuse; mais il n'en est pas tout à fait de même de ceux qui concernent la main gauche, soit qu'elle ait à maintenir le plessimètre, soit qu'elle serve elle-même de corps médiateur.

Dans le premier cas, il faut avoir soin, dit Piorry, « que le

plessimètre, posé sur la région que l'on étudie, y soit légèrement appuyé et maintenu de telle sorte qu'il fasse pour
ainsi dire corps avec elle » (1). On maintient l'instrument
bien appliqué avec le pouce et l'indicateur de la main gauche
(*voyez* fig. 18), soit à nu, soit en interposant « sous l'instrument un corps intermédiaire tel que du linge usé ou
du coton », pour faire disparaître les inégalités de la surface (2).

Souvent, ajoute Piorry, on se bornera à tenir l'instrument fixé, en lui faisant toucher les téguments avec légèreté. D'autres fois, il faudra exercer une pression avec le
plessimètre, lorsqu'il est utile de déprimer les tissus. Quelquefois l'instrument sera tenu invariablement fixé : c'est
lorsqu'on veut apprécier le son d'un seul viscère. D'autres
fois il faut le faire glisser avec légèreté sur plusieurs régions : c'est lorsqu'on veut comparer les uns aux autres les
sons que fournissent plusieurs organes.

Enfin, au lieu de changer le plessimètre de place en l'en-
levant, on le fait glisser simplement sur la peau à laquelle il
reste fixé, quand il s'agit d'explorer des points rapprochés.

L'emploi des marteaux sur les plessimètres exige une
dextérité particulière et surtout une grande habitude due à
un exercice persévérant. Mais nous avons montré qu'ils ont
de graves inconvénients qui doivent faire renoncer à leur
emploi, comme moyen auxiliaire de percussion.

La plupart des médecins, comme le faisaient Andral,
Bouillaud, Louis, ont aussi renoncé au plessimètre et se
sont servis des doigts de la main gauche comme corps médiateur de percussion. Piorry lui-même nous apprend qu'au
début de ses recherches, plusieurs médecins anglais ou

---

(1) *De la percussion médiate*, p. 19.
(2) Piorry montre ici la difficulté d'appliquer le plessimètre sur les
surfaces inégales et l'inconvénient qui résulterait du son fourni par le
corps mou interposé.

américains, qui assistaient à ses leçons, cherchaient déjà à simplifier son procédé de percussion en se servant de leur doigt comme d'un plessimètre (1).

C'est le procédé le plus généralement utilisé aujourd'hui en France.

L'indicateur ou le médius de la main gauche sert de plessimètre. Il est appliqué par sa face palmaire, aussi exactement que possible, sur la partie à explorer, et la percussion s'opère sur sa face dorsale opposée. Cependant Louis percutait sur la face palmaire de son indicateur gauche, la face opposée étant appliquée sur la poitrine. Le doigt ainsi percuté avait l'inconvénient de recevoir le choc sur son côté le plus mou, le moins résistant, ce qui diminuait la sonorité obtenue, et de plus il n'était pas assez solidement fixé sur

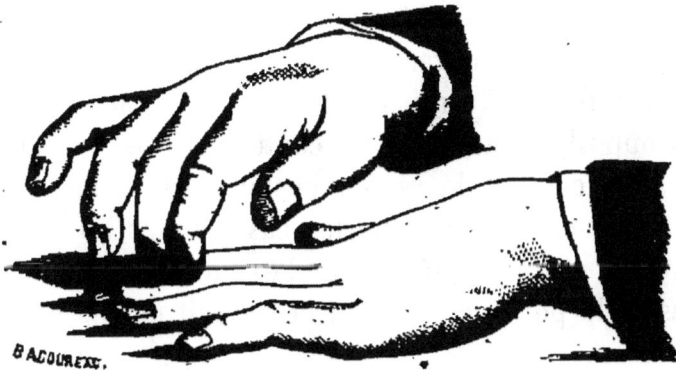

Fig. 19.

la poitrine. L'application à plat bien directe du doigt percuté étant nécessaire, beaucoup de médecins, et je suis du nombre, préfèrent se servir du médius appliqué par sa face palmaire, comme on le voit figure 19, parce que sa position intermédiaire à l'indicateur et à l'annulaire le fait forcément se poser aussi régulièrement et aussi solidement que possible sur la partie à explorer, en même temps que la per-

(1) *De la percussion médiate*, p. 17.

cussion peut s'exercer bien perpendiculairement sur sa face dorsale.

Avenbrugger a signalé pour la percussion immédiate l'importance de la percussion légère ou forte : la première pour s'assurer de l'état des parties superficielles, et la seconde de l'état des organes plus profondément situés. On a reproduit depuis le même précepte pour la pratique de la percussion médiate, mais il faut faire une réserve au sujet de la percussion forte, que l'on doit se garder d'exagérer. Les excès de force en fait de percussion ont l'inconvénient de provoquer des vibrations dans les parties éloignées de celle que l'on percute ; car, suivant Piorry, on peut faire résonner même le matelas sur lequel est couché le malade. La percussion très-énergique ne conduit donc pas, comme on le pourrait croire, à des résultats plus satisfaisants qu'une percussion médiocrement forte, pour déterminer la position profonde de certains organes, à propos desquels il faut rester dans les limites du raisonnable et du possible.

Beaucoup de praticiens se contentent de percuter la région antérieure et la région postérieure de la poitrine. Cet examen peut suffire dans les cas simples ou négatifs ; mais il doit être complété pour l'exploration des régions latérales de la poitrine, que l'on ne devrait jamais négliger.

C. — *Tracés complémentaires de la percussion.*

Organographisme, organométrisme, dermographie de Piorry.

Les procédés graphiques, en raison de leur grande importance, sont très-utilisés de nos jours, avec raison, dans une foule de conditions différentes. Piorry en a employé un depuis longtemps, pour marquer sur le tronc les limites des organes et celles des tumeurs ou des épanchements. En février 1856, il communiqua à l'Académie des sciences un mémoire dans lequel il a décrit ce procédé comme le complément des diverses sources physiques d'investigation (1).

On peut juger d'un seul coup d'œil, d'après ces tracés, de la forme et de l'étendue d'une sonorité dont on a marqué les limites sur la peau (2). C'est un bon moyen de fixer les résultats utiles fournis par la percussion et d'en suivre les modifications; mais il faut se garder d'exagérer ce procédé. Pourquoi délimiter entièrement les organes, de façon à produire des figures qui impressionnent désagréablement le malade et lui font croire à des maux qu'il s'imagine qu'on lui cache? Quelques points de repère sur les limites d'une matité ou sur le trajet suivant lequel se développe un organe, comme le rebord du foie, la pointe du cœur, etc., sont très-suffisants dans la pratique (3).

Pour trouver les points de repère au niveau desquels la sonorité change, il faut, s'il s'agit d'une matité à délimiter, percuter d'abord pour rechercher le point où la matité est le plus accentuée, puis pratiquer la percussion en divers sens, de ce centre vers le pourtour, de façon à obtenir des points limitant cette matité. Mailliot conseille d'agir en parcourant la surface suivant deux lignes se coupant perpendiculairement vers le centre, et ensuite suivant deux dia-

(1) Plusieurs années auparavant, Valleix, qui s'était toujours appliqué à la pratique de la percussion, exposait les règles suivantes dans une leçon faite à un concours d'agrégation, et dont j'ai eu les notes entre les mains : « On doit pratiquer la percussion suivant un nombre de rayons tel que l'on puisse marquer le passage des différents points de la circonférence de l'organe aux organes voisins qui le circonscrivent, de telle sorte qu'on pourrait à l'extérieur tracer une représentation de l'organe caché par les parois. »

(2) Piorry, traité cité. — C'est pour faciliter ces tracés que Peter a imaginé son plessigraphe, et que les docteurs Germe et Souligoux ont proposé certaines modifications au plessimètre.

(3) On peut tracer ces points de repère avec un crayon coloré ou de mine de plomb imprégné préalablement d'huile, ou bien avec un peu d'encre sur laquelle on passe une fois un crayon de nitrate d'argent. En réitérant cette dernière application, on produirait de petites phlyctènes.

gonales entre-croisées dans le même point, comme le montre
la figure 20 pour le cœur. Cette règle, généralisée par cet
auteur, n'est applicable que dans l'état sain, lorsque l'on
sait d'avance où est le centre de l'organe ; mais elle ne peut

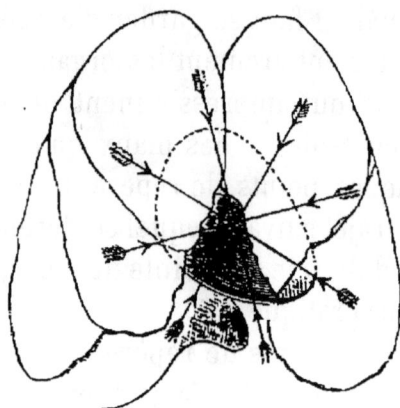

Fig. 20.

être utilisée dans les cas de matité irrégulière (1). On suit alors
plus facilement les limites de cette matité en pratiquant la
percussion de proche en proche, en indiquant successivement les points de limitation. On peut voir dans le dernier
ouvrage de Piorry près de cent figures des plus variées,
avec indication des lignes plessimétriques applicables aux
différents organes. On est surpris de l'habileté de l'auteur, qui aurait pu arriver à préciser par la percussion,
dans certains de ces tracées, des lésions cachées qui paraissent indéterminables, à l'aide de ce procédé d'investigation,
par les autres observateurs.

(1) M. Mailliot, en conseillant de percuter d'abord suivant deux lignes
perpendiculaires passant par le centre, semble avoir oublié qu'il faudrait avant tout savoir où se trouve ce centre lui-même, ce qui est
une donnée du problème à résoudre et non une prémisse connue.

CHAPITRE II

A l'aide des moyens de percussion que nous venons de passer en revue, on obtient des sons ou des bruits variés, que nous comprendrons fréquemment sous la dénomination générale de *sonorités*. Il est nécessaire de les connaître dans leurs caractères généraux, avant de les considérer isolément comme signes utiles à la pratique médicale.

La distinction des *sons* et des *bruits* a peu d'importance au point de vue de la percussion. Aussi considérons-nous comme futile ici toute discussion sur la signification et la différence du son et du bruit. Gavarret (1) a fait remarquer avec raison qu'il n'y a aucune différence fondamentale à établir entre le bruit et le son, qui dépendent l'un et l'autre de mouvements vibratoires ; et l'on a peine à comprendre qu'en Allemagne on ait voulu, comme nous le verrons, fonder en pratique la distinction de certaines sonorités de percussion sur leurs vibrations régulières ou irrégulières.

La définition physique la plus générale des sons et des bruits a été formulée ainsi par Gavarret : Quel que soit son état physique, un corps élastique, sous l'influence d'un choc extérieur capable de modifier momentanément les positions relatives de ses molécules, est le siège d'oscillations, et le mouvement vibratoire qui en résulte, s'il est assez rapide, produit un son qui se communique à la masse d'air

(1) *Dictionnaire encyclopédique des sciences médicales*, article ACOUSTIQUE.

ambiante et se propage sous forme d'ondes alternativement condensées et dilatées (1).

Je dois faire immédiatement remarquer que l'étude des sonorités de percussion comprend à la fois les faits cliniques constatés au lit des malades, et les faits d'observation et d'expérimentation physique qui leur sont applicables. Ces derniers sont ou admis comme lois dans la science, ou recueillis accidentellement dans les laboratoires. Il y a, en deux mots, dans cette question complexe de sémiologie, le côté *clinique* et le côté *scientifique*, tous les deux connexes et s'enchevêtrant à tel point que, si l'on envisage l'un à l'exclusion de l'autre, on fait une étude insuffisante et provisoire.

La France, fécondant l'œuvre essentiellement pratique d'Avenbrugger, a considéré avant tout les données fournies par la percussion comme des résonnances d'expression variée, en rapport avec la lésion anatomique des organes splanchniques, en négligeant d'abord leur genèse ou leur production au point de vue physique. Skoda voulut faire œuvre nouvelle après la France, qui avait tiré de l'oubli l'œuvre d'Avenbrugger. Reprenant la question au point de vue physique, qu'il considéra comme la base fondamentale de l'étude de la percussion, il démontra le désaccord qui existe quelquefois entre la sonorité de percussion et l'état des organes thoraciques. Il fit table rase de toutes les idées admises jusqu'à lui et les battit en brèche pour leur substituer une théorie nouvelle. En se plaçant ainsi à un point de vue trop exclusif et en prenant son point de départ dans les expériences du laboratoire, le professeur de Vienne, dans son œuvre originale, a été manifestement trop loin. Il a fait trop exclusivement de la science en lui subordonnant la clinique. Or au lit du malade, c'est la clinique qui s'impose

(1) Gavarret, *Phénomènes physiques de la phonation et de l'audition*, 1877, pp. 1 et 2.

d'emblée, en appelant à son aide la science du laboratoire.

Il est intéressant de faire sans partialité la part qui revient aux deux écoles allemande et française, en envisageant l'étude générale des caractères des sonorités de percussion comme étant théorique et clinique.

Théorie des sonorités de percussion. — Comme il s'agit, dans la pratique, de constater les signes fournis par la percussion sur le corps humain, avant de les interpréter aux points de vue clinique et physique, on s'est demandé comment on devait classer les sonorités variées obtenues, et considérées dans leur ensemble.

Skoda pense que l'on ne saurait résoudre ce problème que par un nombre immense d'expériences à faire. « Le son, dit-il, se développe d'après les mêmes lois dans les matières organiques que dans les matières inorganiques, dans les corps vivants de même que dans les corps morts; mais dans l'état actuel de nos connaissances, il n'est pas possible de rendre compte d'une manière satisfaisante de toutes les différences de sons que l'on rencontre dans la percussion du thorax et de l'abdomen. De nouvelles recherches sont donc nécessaires à cet égard : pour cela il faudrait d'abord déterminer toutes les variétés possibles de sons de percussion, s'assurer ensuite des conditions auxquelles se lie chaque variété, et chercher enfin à faire concorder ces observations avec les lois bien connues de l'acoustique. Mais il est évident que, pour la solution de toutes ces questions, il faudrait se livrer à un nombre immense d'expériences, tant sur les personnes en santé que sur les personnes malades, tant sur le vivant que sur le cadavre (1). »

Malgré cet aveu de l'insuffisance des résultats obtenus par la méthode expérimentale, Skoda n'en considère pas moins la théorie des bruits de percussion comme fondée.

---

(1) Skoda, ouvrage cité, trad. Aran, p. 5.

On sait que cette théorie consiste pour le professeur de Vienne à considérer en bloc tout l'ensemble des bruits de percussion, sans aucune distinction préliminaire, et à diviser leurs caractères en quatre groupes formant ce qu'il appelle des séries, et qui sont les suivantes :

1re *série* : du son plein au son vide ;

2e *série* : du son clair au son sourd ;

3e *série* : du son tympanique au son non tympanique ;

4e *série* : du son aigu au son grave.

Comme cette division, en dehors des faits importants et nouveaux que Skoda a signalés, constitue le point de départ de ses études sur la percussion, il importe d'en approfondir l'examen. D'ailleurs, on a dit que ces études ramenaient les qualités particulières du son de percussion à leurs causes physiques générales, ce qu'il est indispensable de discuter.

Pour bien comprendre les sonorités de percussion ainsi groupées, il est clair qu'il faut avant tout avoir une idée précise des termes de la division ou du classement. Or nous n'y trouvons de parfaitement compréhensible, au point de vue physique, que les expressions *aigu* et *grave*, qui sont précisément les expressions de la série à laquelle Skoda croit inutile de s'arrêter comme étant de trop minime importance, et les mots *clair* et *sourd* ou obscur, qui se rapportent aux anciennes données de percussion d'Aven-brugger (*vel clarior vel obscurior*). Quant aux mots *plein* ou *vide*, *tympanique* ou *non tympanique*, il faut renoncer à en trouver, dans tout ce qu'a publié Skoda, une définition précise qui puisse être utilisée dans la pratique.

Skoda fait remarquer que nous ne pouvons juger des dimensions d'un corps sonore par l'intensité du son qui frappe notre oreille ; il admet aussi que nous ne pouvons pas juger de ces dimensions par la hauteur relative des sons qu'il rend, ce qui est trop absolu, car le son aigu d'un petit tambour et celui d'une grosse caisse donnent manifestement une idée du volume relatif des deux instruments. Il en est de même pour les instruments à vent. C'est en partant de ces deux principes qu'il crée une dénomination générale nouvelle qui lui paraît désigner la qualité des sons en rapport avec le volume des corps. Il appelle *plein* ou sonore le son plus persistant, plus étendu, plus ample par conséquent, par opposition au son *vide*, présentant des conditions opposées de persistance et d'étendue moindres.

Créées dans le but de donner l'idée du volume des parties où se produit la sonorité de percussion, les dénominations de son plein et vide sont impossibles à admettre. En physique, *plein* signifie l'espace que l'on suppose entièrement rempli de matière; or le son plein de Skoda ne peut se percevoir qu'au niveau d'organes raréfiés contenant de l'air, tandis que le type du son *vide* est indiqué par lui au niveau de la cuisse qui est entièrement privée d'air. Ainsi le son plein serait rendu par une partie qui contient de l'air dans des vides plus ou moins grands, plus ou moins multipliés; et le son vide serait produit par un organe compacte, sans vide contenant de l'air.

Les deux mots plein ou vide expriment donc en français l'opposé de ce que le professeur de Vienne a voulu leur faire exprimer relativement au volume des corps percutés. De là une confusion complète dans l'esprit du lecteur qui prend connaissance de la classification de Skoda. Cette première série de sons aurait été mieux comprise s'il l'avait rattachée à la hauteur ou à la tonalité des sons, comme le prouve sa comparaison du son plein d'une grosse cloche avec le son vide d'une clochette, à intensité de son égale. Ces considérations me semblent suffire pour faire rejeter la première division de la nomenclature des sons de Skoda comme n'étant nullement applicable à l'étude physique ou pratique de la percussion. Ajoutons que le style aphoristique du pro-

fesseur de Vienne donne à ses idées une obscurité particulière, et nous pourrons nous expliquer le peu de succès que
sa division des sons de percussion a eu en France. Et si
l'on cherche dans les écrits de ses élèves des clartés expli-
catives des obscurités du maître, on reste convaincu que ces
obscurités existent aussi pour ses compatriotes.

Parmi ses adeptes, nous ne pouvons en trouver de plus
convaincu et de plus ardent que Paul Niemeyer (de Magdebourg) qui, dans son *Traité de percussion et d'auscultation*, a préconisé la théorie de Skoda comme ayant
seule fondé la percussion scientifique. Qu'il me soit permis
de dire que l'auteur a si mal défendu sa cause, qu'il en vient
à donner raison à la vieille théorie primitive, quand il dit
qu'au point de vue pratique, l'intensité du son dépend surtout de la quantité d'air renfermée dans les poumons.
« C'est pourquoi les Allemands disent qu'un son est *plein*
(creux) lorsqu'il est intense; lorsque au contraire un son
est faible, on emploie l'épithète *vide* (1). »

Voilà déjà la première série de Skoda tout simplement
basée sur l'intensité du son, suivant P. Niemeyer. Mais ce
qu'il y a d'intéressant à noter encore, c'est que, pour le
même auteur, il en serait de même de la deuxième série,
et ces deux séries représenteraient par conséquent une
identité de caractères qui porterait à les confondre en une
seule. C'est ainsi qu'il nous apprend que chaque son de la
deuxième série (du son clair au son sourd) prend une place
« qui correspond à la quantité d'air qui se trouve dans la
région percutée ».

Quant au son tympanique, les organes renfermant de l'air
sont les seuls qui peuvent le fournir; d'où il faut conclure
que le son dit atympanique ne peut être produit que sur
des organes qui en sont plus ou moins privés. .

(1) P. Niemeyer, *Précis de percussion et d'auscultation* traduit par
Szerlecki fils 6.

La logique, on le voit, force l'auteur allemand à démontrer malgré lui la fragilité des distinctions tranchantes de son maître, puisqu'il en arrive à grouper d'une part les sons plein, clair, et tympanique, parmi les sons plus ou moins intenses dus à la présence de l'air dans les organes, et les sons vide, obscur et atympanique, parmi les submatités et les matités de l'ancienne école française (1).

A l'obscurité des termes de l'école allemande il faut joindre encore l'obscurité qui résulte de la division par séries de sons, division qui en principe ne distingue absolument rien. Au lieu de rattacher chaque division ou série à une loi générale de la physique, c'est dire simplement que toutes les sonorités de percussion sont comprises entre les deux extrêmes de caractères, mais ce n'est pas les définir; de même que l'on signalerait toutes les espèces de cheveux humains en disant qu'ils forment une série du blond le plus clair au noir le plus foncé, sans rien préciser des nuances intermédiaires.

P. Niemeyer ne peut faire prendre place dans les quatre séries de sons de Skoda au *bruit de pot fêlé*, dénomination française très-juste, mais triviale, dont il ne veut pas, comme si les comparaisons n'étaient pas indispensables pour faire comprendre une sensation quelconque, et comme s'il ne les utilisait pas forcément lui-même en parlant des sons clairs ou obscurs. Il substitue au bruit de pot fêlé la désignation inexacte de *chuchotement*, ne ressemblant en rien à ce que l'on dénomme, avec Laennec, bruit de pot fêlé, ou celle de *cliquetis*, exprimant plutôt un bruit de choc de corps métalliques, et ne pouvant s'appliquer que

(1) Ces nouvelles opinions de P. Niemeyer sont d'autant plus à remarquer qu'il a dit le contraire en 1868, dans son mémoire publié dans le *Deutsche Klinik* (n° 48), où il me reproche de soutenir la thèse, alors contestée en Allemagne, qui établit que le plus ou moins d'air est le facteur du son. Le reproche n'est d'ailleurs pas juste; l'auteur aurait dû dire *un* des facteurs, ou le principal facteur du son.

par exception au bruit en question. Le même auteur, rejetant la dénomination de bruit de pot fêlé comme « empirique et spécifique », admet cependant une sonorité de percussion *amphorique* qui est tout aussi empirique et spécifique que la précédente.

Ainsi l'école allemande de Skoda n'a pas pu signaler aux praticiens qui emploient la percussion, des caractères physiques suffisamment précis pour les faire distinguer les uns des autres. Et eût-elle fait des milliers d'expériences, on peut affirmer qu'elle ne serait pas plus avancée. Disons toutefois que c'est en envisageant le côté scientifique ou physique des phénomènes de percussion que la théorie de Skoda a toute son importance, mais dans des limites que nous aurons à signaler. Cela ne saurait autoriser en tout cas à substituer cette théorie à celle de l'école française, comme le démontrent les considérations qui vont suivre sur les bruits de percussion envisagés dans leur ensemble au point de vue physique.

Le moment semble venu, sinon de tenter la formule définitive d'une conclusion embrassant les deux termes clinique et physique du problème, ce qui serait trop ambitieux, du moins d'en résumer les données les plus positives, en rejetant comme inutiles ou puériles aussi bien les subtilités d'acoustique inapplicables à l'organisation humaine, que les subtilités cliniques. Pour arriver à cette formule raisonnable et utile, il faut d'abord, et sans parti pris, résumer exactement, ainsi que je l'ai tenté dans mon *Mémoire sur les bruits de percussion*, publié en 1855 dans les *Archives de médecine* (mars et avril), les caractères distinctifs que les différents observateurs ont successivement reconnus dans ces données acoustiques de diagnostic. J'ai rappelé que l'on a trouvé les éléments diagnostiques des bruits de percussion dans les variations de l'intensité, du timbre, de la durée, de la tonalité des sons, et j'en ai dé-

duit une classification des bruits de percussion fondée sur
de larges divisions pour en simplifier l'étude. Ces divisions
étaient relatives à la tonalité et à l'intensité.

Je maintiens comme essentielles à une bonne étude des
sonorités de percussion l'application de ces divisions fondamentales. En me basant sur l'expérience que j'ai acquise
dans la pratique des hôpitaux de Paris pendant les vingt
années écoulées depuis l'apparition de mon mémoire, je
considère ces divisions comme légitimes, parce qu'elles sont
conformes aux principes généraux les plus solides de
l'acoustique.

Tout son ou bruit, en effet, est dû à des vibrations qui
présentent deux caractères fondamentaux : elles sont plus
ou moins rapides et plus ou moins amples. De la rapidité
de ces vibrations, comme on sait, résulte le degré diatoni-
que, la hauteur de tout son ou de tout bruit : la *tonalité* en
un mot. De l'ampleur avec laquelle s'effectue le même nombre de vibrations en un temps donné, dépend l'*intensité*
du son ou du bruit. Ce sont là des vérités physiques indis-
cutables, parce qu'elles sont universellement admises et
qu'elles constituent *des principes généraux applicables à*
tous les sons ou bruits sans exception.

L'intensité, représentant le principe de la force du son
et due au plus ou moins d'amplitude des vibrations, est
le caractère général qui a été d'abord considéré comme le
plus important. Physiquement il ne se caractérise pas,
qu'on le remarque bien, par des distinctions subtiles;
car il est reconnu en physique que l'intensité du son est
proportionnelle au carré de l'amplitude. Ainsi, que l'amplitude vibratoire et l'intensité qui en résultent soient
d'abord considérées comme *un*, cette intensité sera
comme *quatre*, ou quatre fois plus grande si l'amplitude
a seulement doublé; neuf fois plus grande si l'amplitude
a triplé ; seize fois plus grande si cette amplitude a qua-

druplé, etc. (1). Or comme dans ces degrés différents d'intensité le ton du son ou du bruit reste le même, il est clair que le principe général de l'intensité est parfaitement distinct de la tonalité et qu'il constitue une qualité fondamentale des sons, puisqu'il est applicable, ai-je dit, à tous les sons sans distinction.

Un diapason, abandonné à lui-même après avoir été mis en vibration, donne une idée bien nette de l'intensité. Tant qu'il vibre il rend le même ton, parce que ses vibrations restent égales en nombre pour chaque seconde; mais la force du son va graduellement en diminuant, puis il s'éteint à mesure que les vibrations perdent peu à peu de leur amplitude jusqu'au repos absolu, qui est le silence. L'amplitude décroissante des vibrations est visible sur une corde pincée de violoncelle, à mesure que le son s'atténue.

Ces considérations me semblent avoir une importance et une évidence que l'on ne saurait méconnaître, car elles justifient sans objection possible la distinction de l'intensité comme qualité fondamentale ou de classement méthodique des sonorités de percussion. Que la distinction de l'intensité ne soit pas toujours facile à faire, par suite des degrés d'intensité infinis qui peuvent exister entre les deux extrêmes, il ne s'agit pas ici de l'application du principe, dont nous parlerons plus loin en montrant son utilité, mais de la légitimité de ce principe lui-même, qui est incontestable.

Le deuxième principe de la hauteur du son ou de la *tonalité* n'est pas moins légitime, quoique moins fécond en applications utiles à la pratique que le principe de l'intensité. Si l'interprétation n'en est pas toujours très-claire, ce n'est pas une raison pour n'en pas tenir compte. La tonalité

---

(1) Voyez l'ouvrage de Tyndall, *le Son*, traduit par l'abbé Moigno, 1866.

sert en tout cas à une analyse plus satisfaisante des sons de percussion. Que les vibrations soient plus ou moins nombreuses dans un temps donné, une seconde, par exemple, et le ton est plus ou moins aigu ou grave, plus ou moins haut ou bas, comme on dit en Allemagne, sans que l'intensité, c'est-à-dire l'amplitude des vibrations, soit en cause.

J'ai été heureux de voir le docteur Ernest Besnier, dans le remarquable article qu'il a consacré à l'étude de la MATITÉ dans le *Dictionnaire encyclopédique des sciences médicales*, où il a traité de main de maître les questions fondamentales de la théorie des sonorités de percussion, adopter ma manière de voir. Seulement il a ajouté à ma classification une troisième division particulière : celle relative au *timbre*, considéré en physique comme la troisième qualité fondamentale des sons après la hauteur et l'intensité. Sans négliger ce caractère du timbre, son peu d'importance dans l'étude des sonorités de percussion me l'avait fait négliger; mais son existence comme élément physique étant aussi réelle que l'intensité et la tonalité, nous devons autant que possible en tenir compte.

Qu'est-ce que le timbre? C'est la qualité sonore d'une voix, d'un instrument de musique, c'est la couleur du son (*klangfarbe*) suivant l'heureuse expression de Helmoltz. La qualité du son ou le timbre, qui diffère tellement dans la flûte et le hautbois, par exemple, ne dépend pas, suivant les physiciens, de la composition et de l'organisation de ces instruments, mais de la condition suivante :

Chaque son entendu se compose d'un ton fondamental qui n'existe pas seul au moment des oscillations vibratoires; toujours il s'y joint plusieurs sons plus ou moins aigus qui se fondent avec lui ou qui peuvent prédominer, et que l'on nomme sons harmoniques. Ordinairement ils font accord avec le son fondamental; mais il en est qui sont dissonants.

Pour l'oreille de celui qui écoute, le timbre, suivant Fétis, est moelleux ou sec, perçant ou sourd, aigre ou doux; aussi varie-t-il pour un seul instrument, même pour une seule corde d'un instrument, si elle est pincée, frottée avec un archet ou attaquée par la percussion (1). Telles sont les données physiques qui peuvent servir de base pour l'étude du timbre des sonorités de percussion, et qu'il est bien difficile d'utiliser pour l'étude de ces sonorités. D'abord les sonorités à vibrations régulières ou musicales sont très-rares parmi les sonorités que nous étudions, et d'ailleurs leur timbre est difficile à définir; et d'un autre côté, si l'on nie que les bruits de percussion aient un timbre en raison de l'irrégularité et de la confusion de leurs vibrations, on limite considérablement la question du timbre.

Aussi faut-il se résigner à envisager le timbre des sonorités de percussion d'après les qualités sonores appréciables qui peuvent être utiles à la pratique.

Ainsi la tonalité, l'intensité, le timbre formeront les titres principaux de la division des bruits de percussion que j'aurai à passer en revue, en y ajoutant comme appendice nécessaire la *sensation de résistance* sous le doigt qui percute : caractère indépendant, mais accessoire de l'acoustique.

Les trois qualités fondamentales de cette distinction étant établies par la physique, on s'explique comment en Allemagne on a peu à peu abandonné la théorie de Skoda pour se rapprocher de la précédente. Nous en avons la preuve non-seulement dans le traité de P. Niemeyer, mais encore et surtout dans un des ouvrages les plus récents de Berlin, le *Traité de diagnostic* du docteur Guttmann.

L'auteur, contrairement aux divisions du professeur de Vienne, dont il critique les expressions de son *vide* et de

(1) Fétis, *la Musique*, 1, 7.

son *plein* comme étant généralement abandonnées aujour-
d'hui (1), adopte les trois divisions principales suivantes :

I. *Intensité du son de percussion.*

II. *Hauteur* (tonalité) *du son de percussion.*

III. *Son de percussion tympanique* (le seul qui pour
Guttmann ait un timbre).

A propos de l'intensité, « dans la terminologie de la percussion, les Allemands disent d'un son qu'il est *fort* ou
sourd, et comme transition de l'une de ces qualités à l'autre ils emploient l'expression de son obscur (2) ». Nous
verrons pourquoi ils n'ont pas adopté le mot *matité* si usité
en France, lorsque nous nous occuperons des sons de percussion en particulier. Guttmann fait remarquer que l'intensité du son dépendrait « 1° de la structure et de
l'épaisseur des parois thoraciques; 2° de la quantité d'air
contenu dans les poumons. »

Au lieu du mot *tonalité*, que j'ai proposé pour exprimer
les différentes hauteurs des sons de percussion, c'est le
mot *hauteur* qui est employé de préférence en Allemagne (3).

Enfin, la troisième division de la théorie allemande moderne est le *son de percussion tympanique*, ainsi appelé
en raison de son analogie avec le son rendu par un tambour. Il se distinguerait des bruits compris dans les deux
divisions précédentes par sa qualité musicale, sa hauteur
comme ton pouvant être déterminée à peu près exactement.

Il est facile de voir qu'à la classification du professeur de

(1) On voit que P. Niemeyer n'est nullement en droit d'affirmer que
la théorie de Skoda est la seule ayant cours en Allemagne.

(2) Guttmann, *Traité du diagnostic des maladies des organes thoraciques et abdominaux.* Trad. par Hahn, 1877.

(3) Cela nous explique la qualification *altior* (plus haut) employée par
Avenbrugger comme qualification du son de percussion, et que l'on
doit considérer comme un élément de tonalité reconnu par lui.

Vienne s'est substituée graduellement celle qui se base sur l'intensité, la tonalité et le timbre, et qui me paraît devoir être conservée, autant qu'il est permis de le faire dans l'état actuel de la science.

Je termine ces considérations générales sur les sonorités de percussion par une remarque qu'il est nécessaire de ne pas perdre de vue. Quelle que soit la distinction établie dans ces diverses sonorités, il faut considérer chacune d'elles comme n'ayant jamais une qualité expressive unique, mais comme se composant au contraire toujours des éléments acoustiques d'intensité, de tonalité, et de timbre lorsqu'il est appréciable, en tenant compte de la prédominance de l'un de ces éléments sur les autres.

CHAPITRE III

PERCUSSION CHEZ L'HOMME SAIN

Le but de la percussion thoracique étant de rechercher si les organes sont sains ou le siége de lésions anatomiques, il est clair que pour porter un jugement d'après les sons obtenus, il faut bien connaître les résultats de cette percussion chez l'homme sain, afin de pouvoir juger par comparaison de la situation ou des altérations pathologiques des organes.

Cette étude préliminaire chez l'homme en parfait état de santé est absolument nécessaire, quoique cette manière si logique d'envisager la question ne soit pas acceptée par Skoda par suite du point de départ qu'il a choisi. Il n'admet pas, en effet, de types physiologiques pouvant servir de comparaison. Sans aucun doute, au point de vue physique, les

sons peuvent présenter chez l'homme sain le plus grand
nombre des variétés que l'on rencontre dans les cas pathologiques ; mais cette analogie de première impression prouve
justement que l'acoustique seule ne saurait suffire à l'étude
technique de la percussion. Car dire que toutes les résonnances physiquement appréciées peuvent se constater au
niveau de la poitrine, que les organes thoraciques soient
sains ou non, ce n'est pas seulement nier l'existence d'un
bruit de percussion physiologique comme type, c'est dénier
en même temps à toute résonnance pathologique une signification clinique utile.

Il est donc indispensable de consacrer un chapitre particulier à l'exposé des résultats de la percussion chez l'homme
sain. Ce chapitre doit comprendre : 1° la détermination de
la place occupée par les différents organes contenus dans la
poitrine ; 2° les variétés des sons de percussion perçus dans
les différents points du thorax ; 3° les modifications physiologiques que ces sonorités peuvent éprouver.

ART. 1er. — Topographie des organes intra thoraciques.

Pour constater par la percussion la position naturelle de
ces différents organes, il faut savoir d'avance dans quelle
partie correspondante des parois thoraciques on les doit
trouver et limiter. L'importance de cette détermination n'a
pas manqué d'attirer l'attention des observateurs. Piorry a
divisé artificiellement le tronc par des lignes perpendiculaires et horizontales fictives, pour décrire les organes que
l'on peut rencontrer dans chacune des régions ainsi délimi-
tées ; mais cette méthode topographique artificielle manque
de simplicité, en obligeant à retenir de mémoire ces divisions fictives, dont l'application est toujours difficile. C'est
donc un procédé insuffisant.

On utilisera de préférence celui dans lequel on tient compte de points de repère naturels et par cela même excellents, tels que les parties squelettiques de la poitrine, si faciles à trouver par la palpation et même à la simple vue, c'est-à-dire le sternum, l'appendice xiphoïde, les côtes et leurs cartilages, les clavicules, la colonne vertébrale, et même les omoplates, certaines masses musculaires comme celles des muscles grands pectoraux, et enfin les mamelons.

Piorry et ses élèves ont approfondi les questions de percussion relatives à chaque organe chez l'homme sain, au point de vue de la situation et des limites de l'espace occupé par chacun d'eux, mais sans se baser sur les points de repère que je viens de rappeler. Plusieurs autres auteurs ont étudié les rapports des organes intra thoraciques avec les parois de la poitrine.

Les poumons occupent presque toute la poitrine, en

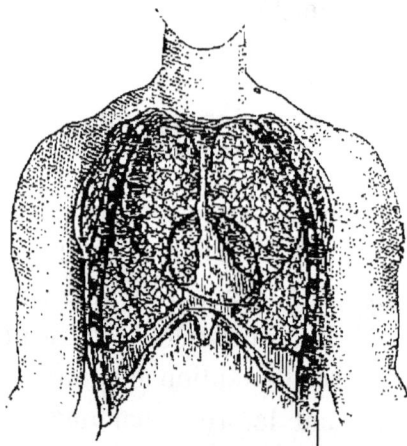

Fig. 21. — Lobes des deux poumons vus en avant.

arrière, en dehors et en avant de chaque côté. Ils reposent inférieurement sur le diaphragme : en arrière, suivant une ligne transversale à la hauteur de la huitième apophyse épineuse dorsale, un peu plus élevée à droite qu'à gauche;

3.

ils occupent toute la partie postérieure du thorax, sauf au niveau de la colonne vertébrale ; en avant, leur bord inférieur s'étend vers le rebord des fausses côtes, un peu au-dessus des attaches du diaphragme et du rebord cartilagineux inférieur de la poitrine (fig. 21) ; leur sommet fait saillie dans le

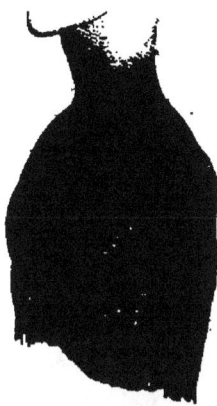

Fig. 22. — Poumon gauche et ses deux lobes vus en dehors.

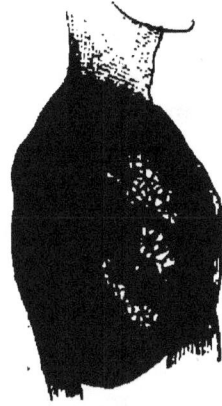

Fig, 23. — Poumon droit et ses trois lobes vus en dehors.

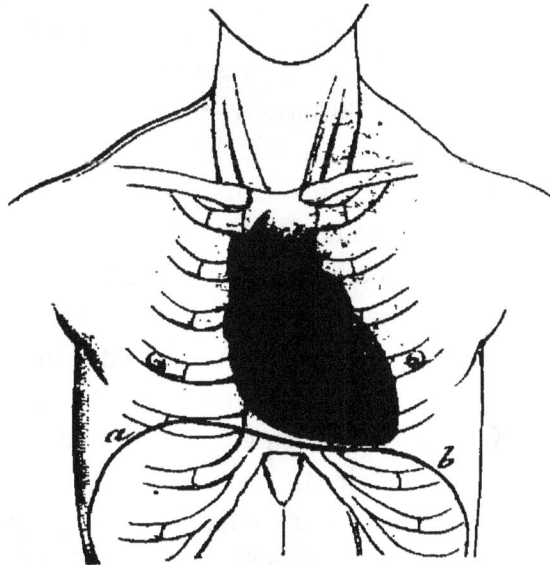

g. 24. — Rapports du cœur et des gros vaisseaux avec le sternum, les côtes, et la convexité du diaphragme (a b).

triangle post claviculaire ; et enfin, leur bord antérieur répond à droite à la moitié droite du sternum ; mais à gauche le bord vertical du poumon, supérieurement voisin de celui du poumon droit, présente inférieurement une échancrure angulaire qui découvre en partie le cœur, principalement au niveau du quatrième cartilage costal. Suivant Sibson (1), la saillie légère que peut former la partie supérieure du sternum indiquerait que les deux poumons se croisent à ce niveau. Il a rappelé l'importance de connaître la direction des cloisons interlobaires des poumons. Nous les rappelons dans les figures 21, 22 et 23 ; mais leurs rapports avec les côtes ne peuvent être exactement indiqués, vu la mobilité des poumons pendant la vie et le refoulement supérieur du diaphragme après la mort.

Des rapports plus nécessaires à déterminer sont ceux du cœur et des gros vaisseaux qui en partent. Ils sont abrités et protégés par le sternum et les parties voisines des parois costales. Le cœur (fig. 24) correspond à la partie inférieure du sternum jusqu'au niveau de l'insertion sternale des cartilages des troisièmes côtes où est sa base ; ses limites inférieures sont à la hauteur de l'articulation sterno-xiphoïdienne toujours sensible à la palpation. Son bord droit s'arrondit un peu en suivant en dehors le bord droit du sternum, et le gauche s'avance sous les troisième, quatrième et cinquième cartilages costaux de ce côté, jusqu'à l'articulation chondro-costale des quatrième et cinquième côtes. Inférieurement la limite du cœur s'étend du bord droit, qu'elle continue en s'arrondissant, jusqu'à la pointe de l'organe, et suit une ligne un peu oblique de haut en bas et de droite à gauche. La face antérieure du cœur est constituée presque en entier par le ventricule droit, le ventricule gauche n'occupant que la partie gauche et supérieure de cette face jusqu'à la pointe, qui répond à la cinquième côte,

_____

(1) *London medical gazette*, 1848 ; et *Arch. gén. de médecine*.

mais qui bat le plus souvent au niveau du quatrième espace
intercostal gauche, un peu en dedans d'une ligne verticale
passant par le mamelon. Cette position de la pointe du cœur
est très-importante à préciser en raison des déplacements
qu'elle éprouve, comme nous le verrons à propos de l'auscultation du cœur. L'oreillette droite, comme logée dans le
poumon droit, s'étend un peu à droite du sternum, au-dessous de la troisième insertion costale. A la base du cœur,
l'artère pulmonaire est située en avant de l'aorte à sa sortie
du cœur, mais l'aorte s'en dégage à droite au niveau de
l'articulation sterno-costale de la troisième côte droite,
remonte exactement derrière la partie droite du sternum
jusqu'au voisinage de son extrémité supérieure, et se contourne en haut et en arrière en embrassant la bifurcation
droite de l'artère pulmonaire pour se porter profondément
vers la gauche de la colonne vertébrale. L'artère pulmonaire
a son tronc en rapport avec la partie interne du deuxième
espace intercostal gauche, et sa bifurcation gauche, plus
superficielle que la droite, se dirige profondément en haut
et à gauche. Notons que le cœur et les gros vaisseaux ne
sont qu'en rapport *médial* avec les parties des parois thoraciques que je viens d'indiquer; ils en sont séparés par les
bords antérieurs des poumons, sauf au niveau de l'écartement inférieur de ces deux organes, ou plutôt de l'échancrure du poumon gauche au niveau de la quatrième côte.
— Plus profondément, la veine cave supérieure se à trouve
droite de l'aorte (fig. 24), et la trachée-artère se bifurque
au niveau du corps de la cinquième vertèbre dorsale, qui
correspond en arrière à la saillie de l'apophyse épineuse de
la quatrième vertèbre du dos. L'oreillette gauche du cœur
est à la hauteur des sixième et septième apophyses épineuses
dorsales (1).

(1) Je reviendrai, à propos de l'auscultation du cœur, sur les données
topographiques relatives à cet organe.

La convexité supérieure du diaphragme (fig. 42, *a b*) à la base de la poitrine met des organes contenus dans l'abdomen en rapport médiat avec les parois thoraciques ; parmi eux est le foie, occupant l'hypochondre gauche jusqu'au rebord inférieur des côtes. Il doit être mentionné ici, comme s'élevant par sa convexité supérieure presque jusqu'au niveau de la quatrième côte. Sa limite supérieure s'y arrondit et s'abaisse au-dessous du cœur, dont le diaphragme le sépare jusqu'au voisinage de la pointe de ce dernier organe. Je reviendrai sur ces rapports du foie à propos de la percussion des organes abdominaux.

Ces rapports physiologiques des organes en rapport avec les parois thoraciques sont très-importants à bien connaître, car on a constamment à les utiliser dans la plupart des questions de percussion et d'auscultation.

Art. II. — Sonorités thoraciques chez l'homme sain.

Les sons obtenus par la percussion d'une poitrine saine, varient non-seulement suivant les organes sous-jacents, mais encore selon l'état des parois thoraciques et certaines conditions physiologiques déterminées. On doit étudier ces sonorités en se basant sur la position relative des organes intra thoraciques comme point de départ.

Nous allons donc les examiner : 1° au niveau des poumons, 2° du cœur et des gros vaisseaux, 3° du foie, 4° de la rate.

1° **Régions pulmonaires**. — Les régions occupées par les poumons, qui envahissent presque toute la poitrine, donnent à la percussion un son clair dont nous devons exposer les caractères et les conditions organiques et physiques.

Caractères. — Dans toute l'étendue de la poitrine occupée par les poumons, la percussion médiocrement forte obtient un son plus ou moins clair, plus ou moins accentué, suivant les diverses régions du thorax.

On a l'habitude de considérer comme type normal la sonorité obtenue sous la clavicule par une percussion modérée chez les individus sains, dont les parties thoraciques ne sont pas recouvertes de parties molles épaisses. Il est impossible de définir exactement la sensation que cette résonnance produit à l'oreille ; et c'est en vain malheureusement que l'on a tenté de la reproduire artificiellement. Avenbrugger comparait le son rendu par la poitrine saine à celui d'un tambour recouvert d'une étoffe de laine grossière et légèrement percuté avec les doigts ; Piorry, au bruit obtenu par la percussion d'un matelas ou d'un fauteuil de crin. Ces comparaisons manquent de justesse, car le tambour ni le fauteuil de crin, ni tout autre corps percuté ne sauraient fournir une sonorité ayant toutes les qualités de celle dont nous nous occupons. Mais pourquoi aller chercher si loin ? Pourquoi, si l'on a une poitrine saine, ne pas se percuter soi-même sous l'une ou l'autre clavicule, en y appliquant l'indicateur ou le médius de la main gauche et en percutant avec les doigts de la main droite ? On a là le meilleur moyen, lorsqu'on débute dans l'étude de la percussion, d'habituer son oreille à la résonnance en question. Quel que soit le procédé employé, il faut s'exercer longtemps, ainsi que le recommande Avenbrugger lui-même, à constater la résonnance du poumon sain avant d'étudier ses modifications morbides.

La sonorité de percussion n'est pas égale, chez l'homme sain, dans toutes les parties correspondant aux poumons. Le son obtenu est d'autant plus accentué que les parois percutées sont plus résistantes, au niveau de la partie supérieure du sternum, par exemple, et là où le poumon a plus d'épaisseur, comme sous les clavicules, en dehors au-des-

sous des aisselles, et en arrière aux régions dorsales latérales, au-dessous des omoplates. Il est amoindri, au contraire,
par l'épaisseur plus ou moins considérable des parois thoraciques chez les sujets obèses ou puissamment musclés, et
au niveau des omoplates. La sonorité est encore atténuée
dans les parties où un organe compacte et privé d'air est
situé sous les bords amincis du poumon : au niveau du
cœur et du foie, comme on le verra plus loin. C'est surtout
par une percussion forte que l'atténuation de la sonorité est
sensible.

Envisagée au point de vue de ses caractères physiques d'intensité, de tonalité ou de timbre, on peut considérer cette
sonorité comme ayant une intensité faible ou moyenne (1)
dans les conditions de type qu'on lui attribue, une gravité
dont j'aurai à indiquer les caractères à propos de la tonalité
des sonorités anormales, et un timbre sourd. Je ne puis
admettre que le timbre soit nul en pareil cas, ainsi qu'on l'a
dit en n'attribuant le timbre qu'aux bruits musicaux.

Conditions anatomiques et physiques. — On conçoit
la difficulté d'imiter artificiellement la sonorité pulmonaire,
quand on songe aux conditions matérielles que présente la
poitrine, à ses éléments anatomiques divers, à sa fonction
respiratoire et au mode de percussion employé.

Comme éléments anatomiques, nous trouvons : une cavité
conoïde à parois molles, mais soutenue par une charpente
osseuse particulière; cette cavité est occupée en majeure
partie par deux organes spongieux et élastiques, les poumons, composés de solides mous dans un état de tension
habituelle, chacun d'eux occupant un espace plus grand
que son volume propre, ayant son tissu infiltré de liquides

(1) On dit que l'intensité du son normal est *moyenne*, parce qu'elle
est relativement très-prononcée chez les sujets très-amaigris, et au
contraire très-amoindrie chez les sujets obèses ou à parois thoraciques
épaissies pour toute autre cause.

sanguins, et d'air ramifié dans toutes ses parties, mais cet air formant un tout continu sur lequel j'ai appelé l'attention (1), et qui communique à l'extérieur avec l'atmosphère : tel est l'ensemble des éléments anatomiques qu'il nous importe de constater.

De son côté, la fonction respiratoire maintient le poumon dans un état d'extension permanente, qui augmente pendant chaque inspiration, en même temps que la tension excentrique se prononce davantage. Enfin la percussion des parois thoraciques produit un bruit de percussion pulmonaire d'autant plus intense qu'elle est pratiquée avec plus d'énergie : aussi faut-il s'appliquer à employer la même force des deux côtés correspondants de la poitrine, lorsqu'on veut y comparer les sonorités déjà obtenues.

Les oscillations vibratoires qui donnent lieu à la production du bruit de percussion qui m'occupe se produisent-elles exclusivement dans les parois thoraciques, comme le pense Williams (2), ou dans l'air contenu dans le poumon, comme le veut Skoda? Ces deux manières de voir sont insuffisantes. Il est reconnu en physique, en effet, que tous les corps sont susceptibles de produire un son ou un bruit, et que les solides le transmettent plus vite que les liquides, et les liquides plus vite que l'air. Toutes les parties sousjacentes dans le point percuté, solides, liquides et air, concourent donc par leur ébranlement vibratoire à la production du bruit obtenu. Le point de départ de ce dernier est dans l'ébranlement brusque des parois thoraciques, qui provoque des vibrations dans les parties sous-jacentes; tandis que la continuité de la masse d'air auquel il est transmis par le poumon, ainsi que la tension des parois

---

(1) *Études sur l'auscultation des organes respiratoires.* (*Arch. gén. de méd.*, juillet et août 1865.)

(2) *Lectures on diseases of the chest.*

aériennes, contribuent principalement à le renforcer et à lui donner son caractère.

Nous avons dit que le son obtenu par la percussion de la poitrine n'était pas le même dans toute l'étendue des parois de cette cavité splanchnique chez l'homme sain. Ces différences dépendent principalement, comme on l'a vu, des conditions organiques des parties percutées. La résistance osseuse des parois donne beaucoup d'intensité au son obtenu au niveau du sternum, quoique les poumons n'y soient présents que par leur bord antérieur aminci ; il est dès lors évident que la charpente costale des parois antérieures, latérales et postérieures de la poitrine n'est pas étrangère à la production plus facile du son obtenu. C'est ce qui explique en grande partie l'intensité plus grande du bruit de percussion chez les sujets maigres. La maigreur permet à la cage thoracique d'être plus facilement ébranlée par le son de percussion, et de provoquer des vibrations aussi bien généralisées que localisées. Les omoplates seules, malgré leur résistance osseuse, atténuent le son au lieu de l'augmenter, parce que ces os sont comme matelassés en dessous et au-dessus par des parties charnues. La présence de l'air au niveau des vides aériens qui pénètrent partout l'organe, et les vibrations irrégulières provoquées par la percussion au niveau de cet air et des parois de ces vides arborisés, expliquent la production du bruit clair obtenu au niveau du poumon. Si, de plus, on considère que les cavités aériennes intrapulmonaires d'un seul poumon peuvent être pénétrées expérimentalement de cinq litres d'air (1), et qu'elles forment une sorte de vase dont l'orifice est constitué par une ouverture relativement étroite, la glotte, on comprendra comment l'ébranlement vibratoire de l'air contenu dans cette cavité

(1) C'est ce qui résulte de mes recherches avec le Spiroscope, dont il sera question à propos de l'auscultation.

donne lieu à un bruit grave (1). Enfin, la mollesse charnue des tissus est bien en rapport avec le timbre du son de percussion obtenu au niveau du poumon.

2° **Région du cœur.** — L'absence d'air dans le cœur diminue la clarté du son dans la région occupée par cet organe. Cette diminution d'intensité du son à la région précordiale a été signalée par Avenbrugger, de même que l'ont été les variations de sonorité dues à la maigreur, à l'embonpoint, au développement des muscles en général, et à la présence des omoplates et des muscles scapulo-rachidiens, qui amoindrissent le son obtenu à leur niveau.

On a cherché vainement à bien préciser la matité due à la présence du cœur. Corvisart a fait observer que cette obscurité du son de la région précordiale peut manquer

---

(1.) Dans une intéressante communication faite le 23 avril de cette année à l'Académie de médecine, Marc Sée a cherché à démontrer que les cavités aériennes des poumons ne constituaient pas une cavité conique à sommet supérieur. Voici les conclusions résumant son travail :

« 1° A l'état normal, les calibres réunis des deux bronches sont égaux au calibre de la trachée; on peut ajouter, d'après un petit nombre de mensurations, que les calibres réunis des divisions bronchiques sont égaux au calibre de la bronche qui leur a donné naissance. *Les voies respiratoires représentent donc un cylindre et un cône.*

» 2° A l'état pathologique, l'équilibre entre la capacité de la trachée et celle des bronches peut être rompu soit au profit des bronches, comme dans la tuberculisation chronique, soit à l'avantage de la trachée, comme chez les emphysémateux. » (*Bulletin de l'Académie de médecine,* 1878, p. 408.)

Quand on considère la multitude des vacuoles et des derniers conduits qui leur correspondent, même en ne tenant compte que de ceux aboutissant à la surface des deux poumons, on ne saurait admettre que l'ensemble des subdivisions terminales des bronches ne représente pas une cavité supérieure de beaucoup à celle des grosses bronches. C'est là le vrai cône au-dessus duquel, suivant Marc Sée, les grosses bronches et la trachée constitueraient une cavité de capacité cylindrique. Mais n'oublions pas qu'à l'entrée des voies aériennes il y a la glotte, qui constitue un véritable rétrécissement au sommet des cavités aériennes.

lorsque le cœur est d'un petit volume ou que les sujets sont très-maigres, ce à quoi l'on peut encore ajouter : lorsque les poumons sont volumineux et recouvrent à peu près complétement le cœur. Suivant Piorry, on pourrait toujours, par un percussion forte et une habitude suffisante de la percussion, limiter le cœur et en tracer le pourtour sur la peau d'une manière mathématique. Cette délimitation n'étant pas toujours facile, il est essentiel de bien connaître la position naturelle du cœur et ses rapports avec les poumons.

Il ne faut pas oublier que le cœur est comme couché, par son bord droit ou inférieur, sur le diaphragme qui le sépare du lobe gauche du foie, ce qui fait que le son mat des deux organes peut s'y confondre. La matité cardiaque, lorsqu'elle existe, se perçoit le plus souvent au niveau de la portion du cœur qui n'est pas recouverte par les poumons. Le professeur Bouillaud a bien indiqué les rapports de ces différents organes : « Tandis que le bord antérieur du poumon droit s'avance un peu inférieurement sur la portion droite du péricarde et la moitié correspondante du cœur, le bord antérieur du poumon gauche s'avance également sur la portion gauche du péricarde et recouvre en grande partie les cavités gauches du cœur. La portion du péricarde qui n'est pas ordinairement recouverte par les poumons appartient donc principalement aux cavités droites, et spécialement aux deux tiers de la face antérieure du ventricule droit (1). »

Cette superposition des poumons sur le cœur par leur bord antérieur aminci, empêche la matité de la partie libre du cœur d'être aussi nette qu'on le pourrait croire. Elle occupe la partie intermédiaire entre le mamelon gauche et le bord correspondant du sternum, dans une étendue de 3 à 4 centimètres en remontant de la pointe du cœur. Cette matité s'atténue au delà dans tous les sens, excepté en bas,

(1) Bouillaud, *Traité clinique des maladies du cœur*, 1835, t. I, p. 6.

où le lobe gauche du foie peut donner lui-même un son
mat, à moins que le grand cul-de-sac de l'estomac ou le
côlon ne fournisse au-dessous du cœur un son exagéré ou
tympanique par rapport à celui que fournit plus haut le
poumon.

Bouillaud recommande de percuter suivant des lignes
concentriques, de la périphérie vers la région précordiale,
dans le sens vertical, horizontal et diagonal, en marquant
les points où le son cesse d'être clair.

3° **Région du foie**. — La présence du foie sous les fausses côtes droites, comme l'exprime le mot hypochondre,
produit une matité qui, du rebord inférieur des côtes,

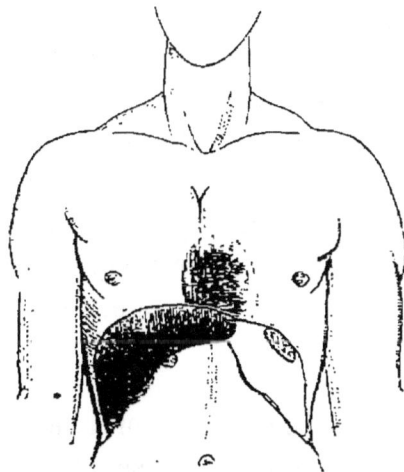

Fig. 25. — Matité du foie et ses rapports avec celle du cœur (Piorry).
Position de la rate à droite de la figure.

remonte plus ou moins haut (fig. 25). On ne saurait, comme
cela a été fait cependant, étudier la position du foie sur le
cadavre pour en déduire des mesures de matité applicables
à l'homme vivant, attendu que le foie est plus ou moins
refoulé vers la poitrine avec le diaphragme après la mort,
par suite de la pression atmosphérique sur l'abdomen. Sur
l'homme vivant et sain, cette matité ne peut être appréciée

que d'une manière approximative au niveau de ses limites supérieures, d'abord parce que le volume du foie est très-variable suivant les individus, et ensuite parce que sa forme, convexe supérieurement, le fait s'écarter des parois thoraciques à mesure qu'il s'élève, et qu'il en est séparé de plus en plus dans ce sens par le poumon droit. Par une percussion forte, on constate ordinairement que la matité n'atteint pas le niveau du mamelon. Ce niveau de la matité contourne la poitrine en dehors pour s'abaisser et se perdre en arrière; tandis que vers la gauche elle est limitée au-dessous du cœur, au niveau duquel elle se confond avec la matité fournie par le cœur lui-même, la ligne de démarcation se trouvant un peu au-dessus du niveau des attaches du diaphragme.

Suivant Piorry, cette matité hépatique, qui n'est pas extrême, vu l'interposition du bord inférieur du poumon, se limiterait à un ou deux centimètres au-dessous du mamelon droit. De plus, l'étendue verticale de cette matité serait de 5 centimètres à gauche de l'appendice xyphoïde, d'un peu plus de 6 à droite, de 8 environ sous le mamelon, et de plus de 10 au niveau de l'aisselle. Ces chiffres sont loin d'être absolus.

4° **Rate.** — La rate, située plus profondément que le foie dans l'hypochondre gauche, où se trouve aussi le grand cul-de-sac de l'estomac et le côlon, ne fournit pas de signes de sa présence aussi nets que ceux du foie à droite. Elle y flotte et se déplace, grâce à des moyens d'attache très-mobiles (repli du péritoine et vaisseaux); aussi est-il quelquefois impossible de trouver la rate saine par la percussion, quoi qu'on ait dit. Située habituellement sous la concavité du diaphragme, où une lame de poumon l'éloigne des côtes (fig. 25), elle est en même temps souvent masquée vers l'abdomen par le côlon ou l'estomac. Ce n'est donc que dans le cas où elle se rapproche des parois thoraciques inférieures ou abdominales que l'on peut la délimiter, et encore cet examen produit-il fréquemment des résultats différents sur le cadavre et sur le vivant, de l'aveu même de Piorry, qui attache tant d'importance à l'exploration de cet organe. La rate d'ailleurs a une forme qui est loin d'être toujours la même, et la matité qu'elle peut fournir à l'état sain dans les conditions les plus favorables, vers l'union des deux tiers inférieurs de la poitrine, en dehors de l'hypochondre gauche, n'a que 4 centimètres dans le sens horizontal ou de sa longueur. Naturellement Piorry ne croit possible l'exploration de la rate saine que par l'emploi du plessimètre, et il trace ainsi les règles de cette exploration :

Le malade ayant son bras gauche relevé, le médecin se place en arrière et percute dans la direction d'une ligne verticale qui, du milieu de l'espace axillaire, s'étendrait jusqu'au rebord du bassin. La percussion doit être forte et profonde en haut jusqu'à ce que l'on trouve en descendant une matité éloignée et accompagnée d'*un certain degré de résistance au doigt.* C'est *ordinairement* la rate, profondément placée et recouverte par une lame fort épaisse de poumon, qui donne lieu à ces premiers résultats. Piorry conseille des recherches réitérées pour s'assurer ensuite que les sensations de dureté et de matité sont exactes. Il convient d'ailleurs des difficultés que l'on rencontre, l'obscurité du son pouvant ne pas se rapporter seulement à la rate. Cette obscurité peut, en effet, se confondre en avant avec celle que donne le foie, et en arrière avec celle du rein gauche. En présence de semblables incertitudes, il serait puéril de chercher à délimiter la rate *saine* au niveau de la poitrine, surtout lorsqu'il existe une affection des organes voisins donnant lieu à une matité. Ce n'est que lorsqu'elle est déplacée et refoulée en bas par le diaphragme qu'elle peut être trouvée au-dessous des fausses côtes gauches.

On doit conclure de ce qui précède que la poitrine d'un homme sain donne à la percussion un son clair au niveau des poumons et des organes digestifs qui occupent l'hypochondre gauche, parce que tous ces organes contiennent de l'air, tandis que l'on obtient seulement une sonorité obscure ou mate au niveau des organes compactes qui ne contiennent pas d'air, comme le foie et le cœur.

ART. III. — Modifications physiologiques de la sonorité thoracique.

On n'a pensé que les conditions physiologiques qui augmentent la quantité d'air dans les poumons donnent lieu à un son plus clair que dans les conditions contraires. *A priori* on a tranché la question par l'affirmative. On a prétendu que le son des poumons était un peu moindre chez les pléthoriques que chez les anémiques, parce que, dans les poumons des premiers, le sang envahissait en partie l'espace réservé à l'air.

On a dit que pendant une grande inspiration, le thorax rendait un son plus clair qu'après l'expiration. Mais ce sont des assertions basées sur ce que l'on croit devoir être, et non sur ce qui est réellement. La vérité est que l'intensité du son ne varie pas sensiblement pendant l'inspiration et l'expiration; c'est un fait très-facile à vérifier, et qui s'explique peut-être par cette condition de la respiration, à savoir qu'en même temps que l'inspiration fait pénétrer plus d'air dans les cavités aériennes, elle appelle en même temps par aspiration plus de sang dans les artères des poumons, ce qui semble devoir établir une compensation.

CHAPITRE IV

PERCUSSION DANS LES MALADIES

Les signes morbides que fournit la percussion doivent être envisagés : 1° d'une manière générale; 2° dans leurs caractères particuliers.

ART. Ier. — **Signes morbides de percussion en général.**

Ces signes, on l'a vu déjà, sont basés sur les sensations acoustiques, et d'une manière accessoire sur les sensations tactiles.

Les sons anomaux de percussion dus à des lésions n'ont pas par eux-mêmes des qualités spéciales, pathognomoniques, qui doivent les faire considérer comme l'expression d'autant de lésions anatomiques particulières. Si chaque signe répondait à une lésion bien définie, l'étude des bruits morbides de percussion en serait singulièrement simplifiée. Il n'en est malheureusement pas ainsi; au contraire, le même signe correspond souvent à plusieurs conditions pathologiques différentes; et cela contribue à rendre cette étude difficile. Une seconde difficulté se rencontre dans ce fait, à savoir que parmi les bruits en question, il ne s'en trouve que très-peu qui ne se rencontrent pas chez l'homme sain. Nous indiquerons, chemin faisant, comment on peut déterminer l'origine physiologique ou pathologique de ces signes, en tenant compte des conditions dans lesquelles se trouve le sujet, de la région où ces signes se constatent, et des limites dans lesquelles on les perçoit.

Étant admis comme le seul acceptable dans l'état actuel de la science le principe de la sonorité physiologique ou normale de la poitrine de l'homme sain, comme point de comparaison nécessaire, ainsi que je l'ai démontré (voir p. 43), ces signes morbides, malgré leur apparente diversité, peuvent être considérés comme des modifications en plus ou en moins de l'intensité et de la tonalité du son de percussion dit normal, ou des modifications de timbre dans des limites que j'aurai plus loin à signaler. Ils constituent des faits à constater sur le malade par l'observateur; et il s'agit de les rendre aussi compréhensibles que possible au triple point de vue 1° de leurs caractères distinctifs; 2° de leurs conditions anatomiques, puis physiques; 3° de leur signification pathologique.

1° Quant aux caractères, nous avons démontré la nécessité de décrire les signes acoustiques de percussion de telle sorte qu'on les fasse reconnaître facilement par le commun des observateurs et surtout des praticiens, qui sont les plus intéressés à les connaître. Pour cela il ne faut pas aller chercher dans les régions physiques de la science des formules quintessenciées, difficiles à saisir, mais s'attacher à donner une idée aussi claire que possible, une description simple de chaque signe. Pour cela l'on ne saurait s'empêcher, quoi que disent les Allemands, d'avoir fréquemment recours à des comparaisons même vulgaires, car il est impossible, quand on parle des caractères d'acoustique, de se faire comprendre autrement.

2° Un autre principe bien important, c'est que leurs conditions anatomiques se présentent à nous de deux manières.

A. — Les parties percutées sont saines, mais les organes sous-jacents sont déplacés ou refoulés, et par suite modifiés physiquement par certaines conditions organiques plus ou moins éloignées.

B. — La région percutée est le siége d'altérations sous-jacentes plus ou moins étendues.

Ainsi, intégrité complète des organes percutés, mais modifications pathologiques matérielles plus ou moins éloignées, — une ascite, par exemple, refoulant de bas en haut les organes intrathoraciques, — ou bien altérations anatomiques sous-jacentes dans le point percuté : telles sont les deux sources des conditions organiques qu'il ne faut pas oublier, soit pour interpréter la sonorité obtenue au point de vue pathologique, soit pour en formuler l'explication physique.

3º La percussion a donc pour objet non-seulement de faire juger du déplacement des organes, mais encore d'établir la position et souvent l'étendue des tumeurs qui sont à la fois assez volumineuses et assez rapprochées des parois thoraciques pour modifier le son à leur niveau, et de révéler l'existence et l'étendue des épanchements liquides dans les cavités organiques, ou des amas de matières solides dans certains organes.

En constatant par la percussion les limites en surface, et par suite l'étendue des organes ou des tumeurs, il ne faut pas oublier que si quelquefois ces limites peuvent être exactement précisées, elles sont nécessairement vagues dans beaucoup de cas, malgré l'habileté de l'explorateur. Cela tient à l'interposition de certains organes au voisinage de tissus de même compacité, ou a la forme bombée de l'organe exploré, d'où il résulte que sa partie la plus saillante est plus rapprochée ou la seule rapprochée des parois thoraciques, le reste de sa surface s'éloignant de plus en plus de ces parois.

S'il est difficile ou impossible de préciser l'étendue en surface d'un organe ou d'une tumeur, à plus forte raison le sera-t-il d'en apprécier l'*épaisseur*. Je sais bien que des praticiens très-babiles dans l'art de la percussion ont la conviction qu'il leur est possible, en percutant légèrement ou plus ou moins fortement, de déterminer mathématiquement, même à un millimètre près, l'étendue en surface et même en profondeur, la percussion de plus en plus forte leur permettant une exploration de plus en plus profonde de la poitrine. Mais c'est surtout en largeur qu'une percussion forte provoque au loin des vibrations: aussi est-on dans le vrai en affirmant que la plupart des cliniciens, tout en recueillant les mêmes signes physiques de sonorités et de sensations tactiles, ne peuvent en conscience en déduire des inductions aussi méticuleuses ni aussi assurées. On explique les convictions contraires de la part de l'observateur par la préoccupation préalable de la place que *doit* occuper l'organe sous-jacent, plutôt que de celle que cet organe occupe réellement chez le sujet exploré.

Je rappelle pour mémoire que les sensations tactiles, dont il sera question plus loin, varient suivant l'état matériel ou anatomique des parties sous-jacentes.

Art. II. — Signes morbides en particulier.

I. — SIGNES ACOUSTIQUES.

Nous avons vu, dans le deuxième chapitre, que les caractères principaux des sonorités morbides de percussion répondaient aux trois données fondamentales de l'acoustique : la tonalité, l'intensité, le timbre. De là trois divisions dans lesquelles nous avons à examiner la prédominance de l'une de ces qualités.

§ 1. — Tonalité.

Lorsque, en 1855, je cherchai à classer les sons de percussion d'une manière plus rationnelle et conforme aux progrès récents de leur étude, je signalai la tonalité, indiquée par Avenbrugger, et considérée comme insignifiante par Skoda, comme un caractère fondamental des bruits de percussion, et pouvant seul permettre de bien comprendre les caractères en apparence si compliqués de ces bruits. C'est pourquoi je mis la tonalité en tête des caractères importants des bruits de percussion, par cette raison qu'elle en est le caractère général, dont la connaissance préliminaire est indispensable à la compréhension des questions d'intensité et de timbre de ces mêmes sonorités.

J'ai fait remarquer qu'il ne fallait pas attacher ici au mot tonalité le même sens absolu que pour les sons musicaux, ce qui serait absurde, les résonnances de percussion n'étant pas, à de rares exceptions près, des sons proprement dits. On doit entendre par cette expression une qualité générale des résonnances de percussion qui fait qu'elles sont plus ou moins hautes ou aiguës en ton, ou plus ou moins basses ou graves; d'où leur *tonalité aiguë* et leur *tonalité grave*.

Les modifications de tonalité sont tantôt simplement relatives entre les deux côtés de la poitrine, et alors elles sont légères; tantôt, au contraire, elles sont par elles-mêmes de toute évidence. Mais il faut remarquer que tout le monde n'est pas apte à distinguer les rapports des sons aigus et graves. Pour ma part, j'ai eu l'occasion de le constater à propos de la tonalité des bruits de percussion. Cependant, je me hâte de le dire : si les différences de la tonalité, considérée en elle-même, ne peuvent être facilement appréciées par tous directement, lorsque ces différences sont peu sensibles, quand il s'agit de différences prononcées, c'est-à-dire de sons franchement aigus ou franchement graves, il y a, en dehors du ton, pour tout le monde, un moyen sûr de distinguer l'acuité ou la gravité des résonnances de percussion. Ce moyen consiste à juger de la tonalité par certaines particularités qui résultent de cette gravité ou de cette acuité même.

Les sons franchement aigus, en effet, sont *durs* et *brefs*, et les sons franchement graves, au contraire, *moelleux et prolongés*. Cette différence entre les sons aigus et graves est facile à constater pour les bruits de percussion, comme pour les notes extrêmes, hautes ou basses, des instruments à cordes percutées; elle constitue un fait hors de toute contestation.

Ces particularités distinctives, que j'ai formulées en 1855, ont d'autant plus d'avantages qu'elles facilitent beaucoup l'étude de la tonalité au lit des malades.

Quelles sont les conditions les plus générales qui peuvent expliquer les différences de tonalité que l'on remarque dans l'état pathologique? C'est ce que nous allons voir à propos de la tonalité grave ou aiguë. J'ai toutefois à faire ici une remarque générale à propos des conditions physiques qui font qu'un son de percussion est plus aigu ou plus grave, plus élevé ou plus bas en ton, suivant les expressions allemandes. C'est que nous ne saurions accepter que les lois physiques de l'acoustique soient facilement applicables, dans tous les faits de détail, aux sons obtenus par la percussion chez l'homme. Aussi aurons-nous assez fréquemment à signaler ce défaut de concordance, et les erreurs commises par les observateurs allemands en voulant trop rigoureusement appliquer les lois acoustiques à certains faits cliniques.

1° **Sonorités graves ou basses.** — Je dois d'abord préciser les caractères de ces sonorités.

Caractères. — Nous avons vu tout à l'heure que la tonalité grave se caractérise par une double qualité facile à apprécier par tous les observateurs : les sons graves sont *moelleux et prolongés*, en opposition aux sons aigus qui sont relativement durs et brefs. On reproduit très-bien la tonalité grave anomale des bruits de percussion, en percutant médiatement un matelas, un traversin ou un oreiller. On a eu tort de dire qu'on reproduisait, dans le premier cas, la sonorité normale du poumon ; car la résonnance alors obtenue a une tonalité bien plus grave, et par suite un moelleux et une durée bien plus prononcés. On peut ajouter que les sons graves ont souvent en même temps un caractère d'amplitude ou de profondeur d'autant plus caractérisé, de même que leur mollesse et leur durée, que le son obtenu est plus grave. Le son dit normal présente bien ces qualités de mollesse, de durée et de profondeur. Mais il n'est pas rare de constater une tonalité manifestement plus grave dans certains bruits morbides de percussion, qu'il est facile de reconnaître à l'exagération de ces caractères.

Dans ce dernier cas, lorsqu'on a l'habitude de pratiquer la percussion, on apprécie indirectement la gravité du son de percussion considéré isolément. Bien souvent c'est en comparant les deux sonorités obtenues des deux côtés de la poitrine dans des régions correspondantes, que l'on juge de la tonalité relative des deux sons, le plus grave ayant, par rapport à l'autre, les caractères différentiels que je viens d'indiquer et que je répète à dessein : plus de mollesse et de durée que celui du côté opposé.

Conditions organiques et physiques. — La résonnance grave des sons de percussion se rattache à des conditions dans lesquelles les vibrations sont relativement peu nombreuses dans un temps donné, ce qui est l'origine physique fondamentale des tons graves. Quelles sont ces conditions organiques et par suite physiques? C'est ce qui ne peut être déterminé qu'approximativement.

La condition la plus générale est la présence nécessaire d'un fluide gazeux dans la partie résonnante, et, dans l'immense majorité des faits, l'accumulation de ce fluide en quantité plus considérable qu'il n'y en a dans le poumon, chez l'homme sain. De même les sons ont plus de gravité, sont plus bas dans les instruments à vent les plus volumineux que dans les instruments plus petits, par suite de la plus grande longueur de la colonne vibrante et de son plus grand diamètre (1). Une seconde condition beaucoup plus rare du son bas obtenu par la percussion du thorax est la vibration du fluide aériforme dans une cavité close, ou ayant une ouverture étroite qui donne lieu à une résonnance d'autant plus basse de ton que cette étroitesse est plus prononcée. C'est avec raison que les observateurs allemands ont insisté sur cette condition physique.

On a facilement la preuve expérimentale de la concordance des sons d'autant plus graves qu'ils résultent de l'ébranlement vibratoire d'une plus grande quantité d'air confiné dans un espace, en insufflant graduellement une vessie ou un estomac que l'on percute. On obtient en effet une sonorité d'autant plus basse, que l'insufflation est poussée plus loin. En 1854, je ne m'appuyai que sur ce principe de la plus grande quantité relative de fluide gazeux pour expliquer les sons graves. Ce principe est certainement le plus généralement applicable aux bruits de percussion. Après l'avoir combattu, on le reconnaît aujourd'hui en Allemagne, comme je l'ai rappelé précédemment (p. 35).

Quant au principe de la variation du ton plus ou moins élevé d'après l'étendue de l'ouverture d'une même cavité, il est d'une application très-difficile aux faits cliniques de percussion. Cela dépend de la difficulté d'appliquer les lois de la physique aux faits de percussion sur l'homme vivant. C'est un point très-obscur, quoi qu'en disent les partisans de l'école de Vienne, et malgré leurs travaux dits concluants. Il en est parmi eux qui ont été conduits, en forçant

(1) La flûte de Pan est la démonstration de cette cause de la différence de hauteur du ton dans les tuyaux de longueur et de diamètre graduellement différents.

cette application, à formuler des excentricités diagnostiques sur lesquelles nous aurons à revenir (1).

Signification. — S'il est difficile, d'après ce qui précède, de formuler la signification des sons graves de percussion thoracique au point de vue physique, il n'en est pas de même heureusement au point de vue clinique. La sonorité obtenue est grave dans tous les cas où la quantité du fluide aériforme plus ou moins profondément situé est plus considérable que dans l'état normal, soit dans le poumon même, avec un EMPHYSÈME PULMONAIRE prononcé, ou au niveau d'une *très-vaste* CAVERNE; soit en dehors du poumon, mais toujours au niveau des côtes, dans le PNEUMOTHORAX, et vers la base de la poitrine dans les cas de DISTENSION GAZEUSE *de l'estomac.* Dans ce dernier cas, le son grave s'étend sans interruption jusqu'à l'épigastre. — On rencontre rarement une sonorité grave dans une partie limitée d'un poumon sans que l'on puisse invoquer l'existence d'une plus grande quantité d'air. Dans certains cas exceptionnels de PLEURÉSIE *avec épanchement*, on rencontre ce signe sous la clavicule, sans qu'on puisse s'expliquer sa production. Il en est de même dans les CONGESTIONS PULMONAIRES. On peut à la rigueur invoquer alors un rétrécissement accidentel de la bronche qui se subdivise dans la région occupée par la sonorité grave; mais on ne fait alors qu'une hypothèse qui n'a pas d'utilité immédiate à la pratique.

2° **Tonalité aiguë, sonorités aiguës.** — J'ai parlé des sons à tonalité grave avant de parler des sons aigus, parce que le son normal étant grave, il m'a paru rationnel de m'occuper d'abord de la tonalité grave ayant un caractère pathologique.

Caractères. — Les sons de percussion dont la tonalité est franchement aiguë présentent, à l'inverse des sons

(1) Voyez notamment l'article PHTHISIE PULMONAIRE de la seconde partie.

graves, une *dureté* et une *brièveté* d'autant plus prononcées
que leur acuité est plus grande. L'acuité du son est alors
évidente au premier abord. D'autres fois, l'acuité n'est que
relative d'un côté par rapport à l'autre. Mais quel que soit
son mode de manifestation, la tonalité aiguë est un des
caractères les plus fréquents des bruits de percussion, et
son étude présente le plus grand intérêt. Si jusqu'à présent
on a méconnu son importance, c'est qu'on n'a pas étudié la
tonalité séparément de l'intensité.

Une foule de qualités spéciales des sons de percussion,
désignées par les auteurs modernes, ne sont autre chose
que des particularités de la tonalité aiguë. Le son *vide* (ou
sans ampleur) de Skoda ; la *durée moindre* du son, le *son
de bois*, et, dans certains cas, le *son creux* de Walshe, le
son *tympanique creux* de H. Roger, enfin toutes les qualifications de *son sec, dur*, etc., employées par beaucoup
d'observateurs, doivent être rapportées à l'acuité du son de
percussion.

La tonalité aiguë des bruits de percussion se manifeste de
trois manières différentes : 1° l'acuité du son, peu prononcée,
est simplement relative entre les deux côtés, sans présenter
de caractères spéciaux ; 2° elle est évidente par elle-même
et se reconnaît à la qualité dure et brève de la résonnance,
sans qu'il y ait de matité ; 3° il y a une matité thoracique.

Ces trois manifestations doivent être considérées comme
les trois degrés successifs par lesquels peut passer la tonalité aiguë, peu prononcée dans le premier cas, franchement accusée dans le second et extrême dans le troisième.
Cette distinction est très-importante pour le diagnostic.

Conditions organiques et physiques. — Les conditions
pathologiques dans lesquelles on constate cette acuité ou
cette hauteur de ton sont nombreuses. Dans les épanchements pleuraux, le son est plus aigu au niveau des poumons
refoulés par le liquide (sauf dans des cas exceptionnels

dont il a été question à propos des sonorités graves), parce
qu'il contient moins d'air que dans l'état normal. Il est plus
aigu encore au niveau de l'épanchement où l'air sous-jacent
fait entièrement défaut. La même acuité qui existe au niveau
du poumon refoulé par un épanchement se constate encore
au niveau d'un lobe sain refoulé par l'hépatisation de l'autre
lobe du poumon, et cela par suite encore du refoulement
du tissu non hépatisé et de la quantité d'air moindre qu'il
contient. J'ai signalé le même effet, la sonorité haute ou
aiguë au niveau du sommet d'un poumon refoulé, non par
un épanchement pleurétique ou par un lobe hépatisé, mais
par un anévrysme aortique. Enfin j'ai rappelé aussi un cas
d'*ascite* avec refoulement en haut du diaphragme jusqu'au
niveau de la troisième côte droite, avec acuité du son
obtenu sous la clavicule.

Quant aux *conditions physiques*, on a vu, à propos des
sons graves ou bas de ton, que la cause principale de cette
condition était l'exagération de la quantité d'air par rapport à celle contenue dans le poumon à l'état normal. Il en
ressort que la cause principale des modifications nombreuses de l'acuité des sons de percussion doit être recherchée dans la diminution de la quantité d'air contenue dans
la poitrine saine.

L'expérimentation prouve d'abord que les corps contenant de l'air, avec des conditions égales d'ailleurs, rendent
à la percussion un son d'autant plus aigu qu'ils en renferment moins. On peut ajouter que la brièveté de la colonne
d'air vibrante agit de la même manière. Dans mon mémoire de 1855, déjà cité, j'avais donné comme démonstration l'expérience suivante :

Si l'on percute un volume in-8° broché quelconque,
maintenu appliqué sur la cuisse par la main gauche, dont
le doigt médius sert de plessimètre, le son obtenu est d'autant plus dur et plus bref, et par conséquent d'autant plus

aigu, que le volume est moins épais. On peut suivre l'acuité de plus en plus élevée du son en percutant le livre d'abord entièrement fermé, puis après avoir écarté successivement en dehors de la cuisse 40 à 50 feuillets à la fois. Les sons obtenus ainsi sont évidemment de plus en plus aigus jusqu'à ce qu'on soit arrivé aux 50 derniers feuillets du livre, puis enfin à la percussion de la cuisse elle-même, qui fournit l'acuité la plus élevée des bruits de percussion.

P. Niemeyer a critiqué cette expérience et l'a considérée comme non avenue. Nous la maintenons néanmoins comme bonne, parce qu'elle est facile à pratiquer et qu'elle donne une idée nette des degrés de plus en plus élevés de l'acuité du son, en même temps qu'elle démontre que la matité complète est l'expression extrême de l'acuité des sons de percussion.

Cette expérience simple est donc féconde en enseignements, quoi qu'on en dise, et elle démontre bien que les bruits de percussion sont d'autant plus aigus que le corps percuté contient moins d'air. Il nous reste à montrer qu'il en est de même dans tous les cas où la poitrine rend des sons aigus à la percussion.

Dans l'état sain, les poumons contiennent une quantité d'air qu'on peut dire physiologique, et qui donne lieu à la tonalité normale des bruits de percussion. Si, en cet état de choses, la cavité destinée au poumon diminue d'étendue par une cause quelconque, le poumon satisfait à son élasticité propre, et occupe un espace moindre en revenant sur lui-même. La quantité d'air qu'il contient en est nécessairement diminuée, et le son de percussion devient aigu. Or c'est ce qui arrive dans l'état pathologique.

Il ne peut donc y avoir de doutes sur la coïncidence de l'acuité des sons de percussion thoracique avec la diminution de la quantité d'air physiologiquement contenue dans la poitrine.

On a voulu parler plus scientifiquement en Allemagne, mais à mon sens on l'a fait moins clairement, en ne visant que la colonne d'air vibrante, si difficile à concevoir au niveau des anfractuosités si multipliées des cavités aériennes des poumons. L'influence du rétrécissement de l'orifice de la cavité vibrante est aussi bien rarement applicable aux faits matériels dans l'espèce; car la bronche principale reste avec la même béance à la base du poumon qui est le siége du ton aigu; et si l'on peut concevoir dans l'intérieur de l'organe des obstructions accidentelles sur le trajet des conduits secondaires, c'est une considération bien insuffisante à invoquer.

Comme pour les sonorités graves, la condition de la quantité d'air est donc la cause physique principale de l'acuité des bruits que l'on peut invoquer en présence des faits cliniques à interpréter, et qui sont toujours, en définitive, l'objectif du médecin praticien qui percute. Les Allemands eux-mêmes, comme nous l'avons dit précédemment, basent d'ailleurs maintenant les variétés de la hauteur du son sur la quantité variable d'air dans les parties percutées (1).

Signification. — En dehors de la matité, dont il sera question plus loin, et qui représente l'acuité extrême du son de percussion, les sonorités aiguës se rencontrent dans la CONGESTION PULMONAIRE; avec la PLEURÉSIE, au-dessus de l'épanchement; dans la PNEUMONIE et avec des TUMEURS localisées dans les poumons, également dans le voisinage de la lésion, et enfin au niveau de l'INFILTRATION TUBERCULEUSE. Dans ce dernier cas, le son plus aigu

---

(1) Cependant, d'après Wintrich, le son devient plus grave en cas de *diminution de la tension pulmonaire*, plus aigu au contraire *si la tension augmente*, comme une corde soumise à divers degrés de tension. Mais nous verrons le Spiroscope démontrer que cette explication n'est pas toujours applicable au poumon (voy. *Auscultation*, chap. III).

sous la clavicule est quelquefois le seul signe de percussion que l'on perçoive au niveau des tubercules. Je reviendrai sur ce signe important à propos des matités.

§ 2. — INTENSITÉ.

Pour bien concevoir les modifications d'intensité des sonorités de percussion, il ne faut pas oublier leur condition fondamentale, à savoir que ces modifications dépendent de l'amplitude augmentée ou restreinte des mouvements vibratoires, c'est-à-dire des excursions des molécules d'air mises en vibration.

L'intensité exagérée ou diminuée qui en résulte est une qualité toute relative des sonorités de percussion. Elle n'est franchement accusée, comme les différences de tonalité, que dans les cas très-prononcés ou extrêmes, soit d'exagération, soit de diminution. Dans les cas intermédiaires, c'est surtout en comparant la sonorité rendue par les deux régions correspondantes de la poitrine que l'on obtient des différences importantes. Mais dans ce cas même, il y a quelquefois une difficulté d'appréciation qui résulte de ce qu'il est impossible de décider, d'après leurs caractères, laquelle des deux sonorités comparées est réellement augmentée ou diminuée d'intensité. Une autre cause de difficulté résulte souvent de la confusion des caractères de l'intensité avec ceux de la tonalité. Le point de départ d'une distinction utile est dans les différences que présentent les sonorités d'intensité diminuée comprises en France sous la dénomination commune de *matités*, et les sons d'intensité augmentée désignés sous le nom de *sonorités tympaniques*.

On ne saurait donner une meilleure idée de l'intensité moyenne, exagérée ou diminuée, qu'en rappelant les trois conditions dans lesquelles se présente la sonorité thoracique obtenue à l'aide d'une percussion moyenne chez l'homme sain. La poitrine, médiocrement chargée de parties molles, donne en effet le son que l'on peut appeler *moyen* sous les clavicules; elle fournit un son *exagéré* d'intensité dans les cas de maigreur, et enfin une sonorité *diminuée* lorsqu'il existe de l'obésité ou des muscles très-développés.

1° Sonorités tympaniques, ou tympanisme thoracique. — En France, Laennec a appelé son tympanique la sonorité thoracique augmentée d'intensité, comparativement au bruit pulmonaire normal de percussion. Quoique la sonorité ainsi désignée par Laennec soit complexe, les observateurs français ont cru devoir conserver cette signification, malgré le sens particulier tout différent qu'on lui donne en Allemagne depuis les travaux de Skoda, et que je rappellerai tout à l'heure. Ce qui a contribué le plus au défaut d'entente, c'est que l'attention ne s'est pas fixée sur les conditions diverses que présente le tympanisme au point de vue de la tonalité.

Caractères. — Le son tympanique peut être généralisé dans un côté de la poitrine ou en occuper seulement certaines régions, comme on le verra à propos de la signification de ce phénomène acoustique.

Pour se rendre bien compte des caractères du tympanisme, il ne faut pas perdre de vue les trois conditions caractéristiques différentes dans lesquelles il se présente, et qui se révèlent par le mode de percussion employé. — 1° Si, en percutant alternativement les deux côtés, on peut ramener les deux sonorités, dont l'une est exagérée par rapport à l'autre, à deux types identiques, en percutant moins fort du côté de l'exagération, on doit en conclure que le tympanisme obtenu quand on emploie une percussion également forte, coïncide avec une tonalité égale à droite et à gauche. — 2° Lorsque la percussion, atténuée comme

je viens de le dire du côté où la sonorité est exagérée, ne
ramène pas les deux sonorités à une sorte d'unisson,
comme dans le cas précédent, et que le ton reste moelleux,
prolongé et ample, bas en un mot, on a affaire à une sonorité tympanique grave. — 3° Enfin lorsque par le même
artifice de percussion il y a, comme différence entre les
deux côtés, une sonorité dure, brève et comme superficielle,
c'est-à-dire haute de ton, on doit admettre qu'il s'agit d'un
tympanisme aigu.

La distinction du tympanisme thoracique grave ou aigu
(bas ou haut de ton) a une importance capitale. — Le tympanisme grave a été observé sous des appellations différentes. Les Allemands ont dénommé *amphorique* le son
creux et bas que l'on obtient en percutant un vase vide
d'une grande capacité, un tonneau, etc. Quand ce son est
intense, il constitue une variété de tympanisme grave, mais
non un son particulier à classer à part, comme on l'a
fait. Le tympanisme grave n'est que la tonalité grave décrite
précédemment, jointe à une intensité exagérée de la résonnance. On voit la plupart des praticiens dire qu'il y a son
tympanique là où il n'y a qu'un son très-grave, *avec intensité normale, ou même diminuée*. C'est une erreur fréquemment commise, mais facile à éviter, je crois, en tenant
compte, en pareil cas, de la tonalité, considérée à part de
l'intensité. — Le tympanisme aigu a les caractères précédemment indiqués des sonorités hautes de ton, plus une
intensité exagérée. La simple acuité a été prise souvent
pour une sonorité tympanique. C'est ce qui a fait dire à
Skoda que le son tympanique ressemble au son stomacal
(son aigu, tympanique ou non) fourni par l'estomac contenant de l'air. Pour le tympanisme aigu comme pour le
tympanisme grave, on ne saurait trop se tenir sur ses
gardes pour distinguer les cas dans lesquels il y a réellement tympanisme. L'habitude et l'attention suffiront bien

vite au praticien pour lui faire éviter toute cause d'erreur.

Il est difficile de reproduire artificiellement les différentes variétés de tympanisme thoracique. On peut néanmoins donner comme exemple de sonorité tympanique avec la tonalité normale, celle qu'on obtient en percutant la poitrine d'un sujet maigre, mais bien portant. La percussion d'un oreiller ou d'un matelas reproduit assez exactement le tympanisme à son grave, et celle d'un livre broché le tympanisme aigu. Le son d'un tambour percuté ne donne pas une idée juste du tympanisme, quoique la comparaison ait servi à Laennec pour qualifier cette sonorité. Quoi qu'il en soit, nous devons faire observer que le tympanisme est si franchement caractérisé dans certaines circonstances, qu'il est facile à reconnaître aussitôt qu'il est produit, et que d'autres fois c'est seulement par la comparaison des deux côtés dans les régions correspondantes qu'il est appréciable. Enfin, il peut arriver que l'observateur ait à hésiter entre les deux sonorités obtenues, celle où le son paraît exagéré ne semblant telle que par la diminution d'intensité du son du côté opposé.

En Allemagne on donne, avec Skoda, aux mots *son tympanique* une qualification tout autre que celle adoptée en France. Cela fait qu'il existe des points de contact dans la manière d'envisager les faits, mais non une entente complète. Pour les Allemands, en effet, les mots son tympanique ou tympanitique doivent s'appliquer uniquement à une sonorité particulière de la percussion constituant un véritable *ton*, dont la place ou la hauteur dans la gamme peut être à peu près exactement déterminée, et qui est dû par conséquent à des vibrations régulières. Toutes les autres sonorités à vibrations irrégulières et constituant des bruits sont par contre considérées comme étant *non tympaniques* ou *atympaniques*.

Sans doute cette qualité musicale distinctive des sonorités est correctement conforme aux lois de l'acoustique; mais elle ne peut avoir aucune utilité pratique. Comment constater en effet qu'une sonorité de percussion résulte de vibrations régulières ou irrégulières, si l'on n'a pas l'oreille musicale? Et d'ailleurs, en supposant que l'on ait jugé de la qualité musicale ou non de la sonorité de percussion, quel avantage en retirerait-on auprès des malades?

Le son tympanique allemand serait représenté comme type par la sonorité due à la percussion au niveau de l'estomac, des intestins ou des joues (sans doute gonflées), la bouche étant close. Ces comparaisons sont insuffisantes pour autoriser à faire un son particulier de percussion d'un phénomène acoustique qu'il faut considérer comme une qualité générale.

Conditions organiques et physiques du tympanisme. — Pour nous, le tympanisme est le résultat de l'amplitude exagérée des vibrations provoquées par la percussion; pour Skoda et son école, la cause en est dans la *régularité des vibrations* : voilà ce qui différencie physiquement les deux manières de voir. Les expériences sur lesquelles sont basées les interprétations des auteurs allemands ne suffisent pas pour élucider la question de leur son tympanique. Un intestin ou le poumon, ayant leurs parois relâchées, dit Skoda, contiennent de l'air qui entre seul en vibration, et la sonorité est alors *tympanitique*. Si on les distend beaucoup, cette sonorité devient atympanique parce que les parois distendues vibrent de leur côté, et il en résulte des vibrations irrégulières dues à l'air et aux parois des cavités organiques.

Il est évident que, par cette interprétation, on préjuge la question. On suppose pourquoi physiquement il doit y avoir une différence entre les deux sonorités produites, mais on ne l'explique nullement. Les explications physiques à ce sujet ont d'ailleurs été contradictoires. Il n'y a de bien établi que la présence, dans les parties sous-jacentes à la région percutée, de l'air qui est indispensable pour la production du son tympanique, quelle que soit la manière dont on l'envisage. Mais c'est là une simple condition du problème, et non une solution. Pour expliquer la production physique de la sonorité tympanique, on admit avec Skoda que cet air, contenu dans les alvéoles pulmonaires ou constituant la colonne aérienne des bronches, entrait seul en vibrations régulières; de là un véritable son dont on pourrait déterminer la valeur harmonique. Wintrich se prononça pour une opinion toute contraire. Rappelant le son tympanique obtenu par la percussion du poumon affaissé hors de la poitrine, il l'attribua, non aux vibrations aériennes, mais uniquement à celles du parenchyme pulmonaire. Sa théorie est obscurément exposée par Guttmann (1), qui ne l'accepte pas. Pour Guttmann, le son tympanique allemand ne peut résulter que de l'entrée en vibration de l'air et de la réflexion régulière de ces vibrations par les parois de la cavité, parce que la réflexion des ondes sonores est un fait parfaitement évident (p. 135). « Les cellules doivent être considérées comme formant un *tout continu*, dit-il, c'est-à-dire une grande cavité résonnante, ne présentant que de minces cloisons capables de *réfléchir* le son; mais elles ne peuvent offrir des vibrations indépendantes, attendu que la première condition nécessaire leur fait défaut : *un degré de tension suffisant*. Dès que l'on insuffle le poumon, le son tympanique disparaît, attendu qu'alors, outre l'air contenu dans le poumon, le parenchyme tendu entre en vibration en même temps : de là une interférence de vibrations qui rend impossible un son tympanique. Il ne se produit alors qu'un son non musical. »

On voit que, pour Skoda, les vibrations sont limitées à

---

(1) *Ouvrage cité*, p. 134. — L'obscurité du texte dépend peut-être de la difficulté de la traduction.

l'air seul; pour Wintrich aux parois seulement; pour Guttmann à l'air et aux parois à la fois. De plus, la cause des
vibrations d'où résulte le son musical dit tympanique réside,
pour Skoda et ses successeurs, dans *un degré de tension
suffisant* des fibres du parenchyme pulmonaire, comme
condition organique et physique fondamentale. Cette condition, pas plus que les vibrations régulières, n'est applicable
à la pratique, le degré de tension suffisant ne devant être ni
trop faible ni trop fort; et le degré nécessaire, toujours au-
dessous de la tension normale, ne pouvant être déterminé
suffisamment sur le vivant. Guttmann, rappelant la tension
naturelle que subit le poumon dans l'état sain, sur lequel
j'ai appelé l'attention, me semble avoir eu tort de dire que
le son tympanique n'existait pas alors, parce que les vibrations se passent dans l'air et le parenchyme à la fois, et
qu'il en résulte une interférence de vibrations produisant
un bruit et non un son. Je ferai remarquer en effet que,
chez les sujets sains très-amaigris, le poumon étant dans
les mêmes conditions de tension naturelle, le bruit thoracique devient quelquefois un son tympanique dans le sens
allemand. Il a donc d'autres conditions dont il faut tenir
compte.

En considérant le tympanisme au seul point de vue de
l'exagération d'intensité, sans se préoccuper de la qualité
musicale ou non de la sonorité, qualité précise que l'on doit
regarder comme à peu près indifférente au praticien, il faut
surtout tenir compte de la cause organique *de l'amplitude
plus grande des vibrations*, cause physique essentielle de
l'augmentation relative d'intensité caractérisant notre qualité tympanique des sonorités de percussion. Si cette détermination directe de l'amplitude plus grande des vibrations
est presque impossible, on peut néanmoins constater qu'elle
doit être favorisée par trois causes différentes : 1° par l'é-
lasticité ou par la résistance des parois thoraciques ; 2° par

l'augmentation de la masse d'air mise en vibration; 3° par le relâchement des parois des cavités aériennes.

C'est l'ébranlement imprimé brusquement aux parois thoraciques par la percussion qui provoque les vibrations de l'air et des parties sous-jacentes. On conçoit dès lors que plus cet ébranlement sera considérable ou facilement transmis, à percussion égale, plus les vibrations seront amples et plus la sonorité sera intense ou forte. C'est ce qui nous explique pourquoi la percussion du sternum donne un son plus fort que les côtes, les côtes un son plus intense que les espaces intercostaux; et pourquoi la percussion des côtes chez les sujets maigres produit une sonorité exagérée ou tympanique. Cette interprétation est indirectement démontrée par la diminution d'amplitude des vibrations, leur amortissement, chez les sujets dont la poitrine est surchargée de parties molles.

En second lieu, l'exagération de la quantité normale d'air dans les parties percutées doit rendre aussi l'amplitude des vibrations plus facile, ce qui fait comprendre comment Laennec, et la plupart des pathologistes qui l'ont suivi en France, ont pu légitimement attribuer le tympanisme à la présence d'une quantité d'air exagérée au niveau de la région percutée. Depuis, on a reconnu que cette cause du tympanisme n'est pas la seule; mais on ne saurait nier que cette coïncidence ne soit journellement constatée. On la retrouve non-seulement dans le pneumothorax et dans l'emphysème pulmonaire, mais encore à la base du thorax, en avant à gauche, lorsque la grosse extrémité de l'estomac est distendue par des gaz, et qu'elle refoule le côté gauche du diaphragme vers la poitrine.

La troisième condition que j'ai rappelée comme origine du tympanisme, le relâchement des parois des cavités aériennes, n'est pas moins évidente que les précédentes. Ici la quantité d'air devient indifférente. Skoda a démontré que le son tympanique (en tant qu'exagération de son) est lié à la présence d'une quantité d'air moindre que chez l'homme sain. Cette proposition est certainement une des plus importantes de l'œuvre de cet observateur. Mais de même que l'on avait tort de généraliser l'explication de Laennec pour tous les cas de résonnances tympaniques, de même aussi le professeur de Vienne a été trop exclusif en disant que la cause générale du son tympanique est la présence dans le poumon d'une quantité d'air moindre que dans l'état normal. Ici le tympanisme se conçoit comme résultant d'une plus grande amplitude de vibrations due à un certain relâchement des fibres du parenchyme pulmonaire, fibres qui sont plus largement ébranlées par la percussion extérieure du thorax. Ce relâchement de tissu résulte de ce fait que le poumon n'est plus alors dans l'état d'extension physiologique. Mais il me paraît nécessaire de discuter à fond cette cause de tympanisme.

Si l'on examine en quoi consiste cette diminution ou cette abolition de la tension normale du poumon, on reconnaît d'abord qu'elle se produit de deux manières : ou bien le poumon est augmenté de volume, ou bien l'espace qu'il occupe chez l'homme sain dans la poitrine est diminué d'étendue par des causes très-variées.

Dans les cas d'augmentation de volume du poumon, l'on trouve que, sur le cadavre, à l'ouverture de la poitrine, cet organe ne revient pas ou revient peu sur lui-même, en sorte qu'il occupe après la mort dans le thorax un espace égal ou à peu près égal à celui qu'il occupait pendant la vie. Ce défaut de rétraction du poumon sur lui-même en pareils cas, démontre bien l'abolition de l'extension physiologique ou hallérienne. Il en est ainsi dans la première enfance pendant la vie, dans la congestion pulmonaire, dans l'emphysème des poumons. L'organe est alors physiquement renfermé dans la poitrine comme l'es-

5.

tomac ou les intestins le sont dans l'abdomen. Cela est si vrai que, si l'on percute après la mort, à l'aide d'un plessimètre, un poumon sain, mais extrait de la poitrine et placé sur une table, on obtient une sonorité exagérée ou tympapanique par rapport à la résonnance du poumon avant son extraction de la poitrine. Cette expérience, due à Skoda, et facile à vérifier, semble démontrer qu'il n'y a, entre le poumon rendant un son tympanique hors de la poitrine, et le même organe produisant en place, pendant la vie, une sonorité physiologique, que la différence de l'extension du tissu pulmonaire, réelle pendant la vie chez l'homme sain, et nulle après la mort au niveau du poumon extrait de la poitrine.

L'abolition de l'extension du poumon est aussi évidente que dans cette expérience dans tous les cas de diminution relative de la cavité occupée par cet organe, et d'où résulte sa diminution de volume, que j'ai rappelée plus haut.

En groupant les cas très-divers dans lesquels se constate la qualité tympanique du son de percussion au niveau du poumon, on retrouve une de ces deux conditions organiques qui abolissent la tension physiologique de l'organe. L'effet se produit dans l'ensemble ou seulement dans une partie de cet organe, qu'il y ait augmentation de son volume ou diminution de l'espace intra-thoracique qui lui est physiologiquement destiné. On ne saurait dès lors mettre en doute le rapport de cause à effet entre le tympanisme et le relâchement du tissu pulmonaire.

Lorsque, en 1855, j'attribuai le tympanisme pulmonaire à cette diminution ou à cette abolition de l'extension naturelle du poumon, je m'attirai les critiques dédaigneuses de Skoda (1); mais je constate aujourd'hui qu'après lui

_____

(1) Skoda, *ouvrage cité*. Sixième édition allemande, 1864, p. 38.

il s'est fait un revirement en Allemagne, où l'on s'est rapproché de mon opinion. Dans sa publication récente,
Guttmann dit positivement que le son devient tympanique
pathologiquement : « 1° dans les cas de cavernes occupant
l'épaisseur du parenchyme pulmonaire ; 2° dans les cas d'accumulation d'air ou de gaz dans la cavité pleurale ; 3° dans
les cas de diminution de la tension du parenchyme pulmonaire (par des causes variées) » (1). Si l'on n'observe
pas le son tympanique à la percussion du thorax normal,
dit Guttmann, cela tient à ce que « le poumon est toujours à un état de tension grâce auquel il occupe un volume
plus grand que son volume naturel ». Il y a donc une conformité complète entre les idées du docteur Guttmann et
les miennes.

Pour bien interpréter l'application à l'organisme des
données physiques de la qualité tympanique des sons de
percussion, il est très-important de distinguer les faits
physiologiques des faits pathologiques.

Nous avons dit comment s'expliquait le tympanisme de
percussion chez les sujets maigres dont le poumon est
sain. Nous devons ajouter que l'on retrouve le tympanisme
généralisé au niveau du thorax dans le premier âge, sans
doute par suite de l'élasticité plus grande des parois thoraciques, et du volume relativement exagéré du poumon
au début de la vie. — De plus il arrive souvent que le
poumon, ou la partie du poumon, qui donnent lieu au tympanisme sont parfaitement sains, mais qu'il existe une
affection voisine qui envahit une partie de l'espace occupé
par ce poumon ou cette portion du poumon. Il en résulte
le retour sur lui-même ou le refoulement du tissu pulmonaire qui, en relâchant son tissu et les parois des vides
aériens, favorise l'amplitude plus grande des vibrations

(1) Guttmann, *ouvrage cité*, p. 135.

provoquées par la percussion. Ce refoulement pulmonaire a lieu par suite de celui du diaphragme vers la poitrine; il s'effectue aussi dans la poitrine même, comme conséquence du développement d'une tumeur volumineuse.

Le tympanisme pulmonaire, dans les cas où il se rattache à une lésion du poumon, dépend le plus souvent d'une augmentation de son volume par l'accroissement des vides aériens, ou l'engorgement des vaisseaux sanguins pulmonaires. Dans des cas plus rares, le tympanisme est dû à une infiltration de produits pathologiques ou à la présence d'une tumeur intrapulmonaire. Dans ces différentes conditions, l'on retrouve encore le relâchement des parois des vides aériens favorisant l'amplitude exagérée des vibrations (1).

Signification. — On comprendra maintenant comment la sonorité tympanique de percussion se produit : d'abord *chez les sujets maigres* dans l'état sain, soit avec une grande élasticité des parois, comme chez les jeunes sujets, soit avec la résistance de ces parois, comme cela arrive au niveau du sternum dans l'état sain, et au niveau des côtes *chez des vieillards* (2); dans les cas d'accumulation

(1) Skoda, qui a combattu toutes les idées françaises relatives à la percussion, a rendu un compte peu exact de mon mémoire. Il regarde ces faits pathologiques et physiques comme ne méritant pas son attention, et constituant un pêle-mêle confus, rendant superflue toute réfutation sérieuse (*ouv. cité*, p. 36). Je constate seulement que Skoda n'a pas compris mon texte, puisqu'il m'attribue cette phrase : « Y a-t-il dans la paroi thoracique, affirme M. Woillez, un point où le son de percussion soit plus intense qu'à l'état normal, il est *en même temps* tympanique, tandis que *la hauteur du son n'est jamais changée* par ce mode de percussion. » Le lecteur a pu juger que, pour moi et les observateurs français, l'intensité exagérée est seule le vrai tympanisme, et qu'en admettant personnellement un tympanisme grave et un tympanisme aigu, je n'ai jamais dit par conséquent que la hauteur du ton ou la tonalité n'était jamais changée.

(2) Est-ce à cette résistance des parois thoraciques qu'il faut attribuer la sonorité tympanique constatée par Natalis Guillot au niveau

de l'air dans certaines CAVERNES TUBERCULEUSES vastes et
distendues; au niveau d'un EMPHYSÈME PULMONAIRE prononcé, avec lequel il faut aussi faire intervenir, comme
cause principale, l'augmentation de volume du poumon; et
surtout dans le PNEUMOTHORAX et la DISTENSION GAZEUSE
DE L'ESTOMAC au niveau de l'hypochondre gauche (1). —
L'HYPERHÉMIE PULMONAIRE est une cause très-fréquente de
tympanisme, soit lorsqu'elle est simple, soit lorsqu'elle est
symptomatique. Dans ce dernier cas, le tympanisme localisé
est surtout remarquable an début et pendant la résolution
de la PNEUMONIE, là même où doit se développer ou bien
vient de se terminer l'hépatisation pulmonaire. — Le
tympanisme par refoulement du tissu pulmonaire se rencontre dans les cas d'ASCITE considérable ou de TUMEURS
ABDOMINALES pouvant refouler très-haut le diaphragme (2);
au sommet du poumon dans les ÉPANCHEMENTS PLEURÉTI-
QUES; dans la PNEUMONIE LOBAIRE refoulant la partie saine
du poumon; dans les TUMEURS intra-thoraciques, et notamment avec l'ANÉVRYSME DE L'AORTE. Enfin on constate le
tympanisme par suite de l'affaissement du poumon en arrière, du côté de la poitrine rétréci par une SCOLIOSE VER-
TÉBRALE. On voit que j'aurai à rappeler fréquemment le
tympanisme à propos des maladies passées en revue dans la
seconde partie de cet ouvrage.

Pour établir la signification du tympanisme thoracique,
il faut souvent tenir compte des régions qu'il occupe. Cela
ressort du travail que j'ai communiqué en 1856 à la Société

d'un sein induré par le sclérème, sans qu'elle pût être attribuée à la
présence de l'air dans la glande mammaire?

(1) Corvisart a signalé le premier le son plus clair de la base
antérieure gauche de la poitrine comme dû à la distension de la grosse
extrémité de l'estomac. Ce son plus clair était considéré comme un
jeu de la nature par Avenbrugger (Corvisart, *ouv. cité*, p. 17).

(2) J'ai constaté un tympanisme sous-claviculaire dans des cas de
grossesse avancée avec développement considérable de l'abdomen.

médicale des hôpitaux (1), et qu'il me suffira de résumer.

Existant simultanément des deux côtés, le tympanisme n'a pas été décrit dans cette condition par les auteurs. Il se constate alors au niveau des bases des deux poumons en arrière, ou sous les clavicules, aux deux sommets de ces organes, et dans certains cas, dans ces différentes régions à la fois. Ce double tympanisme est sous la dépendance de la congestion pulmonaire, soit simple, soit liée à des maladies aiguës (bronchites, pneumonie, fièvres éruptives, etc.), et alors il disparaît avec elles; soit coïncidant avec des affections chroniques (affections organiques du cœur, tubercules, emphysème pulmonaire). — *Localisé d'un côté de la poitrine en avant*, le tympanisme s'observe sous l'une des clavicules, principalement dans les cas d'emphysème pulmonaire ou avec certaines cavernes, dans la pleurésie et la pneumonie. Dans ces deux dernières conditions, il présente cette particularité d'avoir pour siége de prédilection la partie interne du deuxième et surtout du troisième espace intercostal. Nous avons vu qu'au niveau de l'hypochondre gauche, en avant, le tympanisme dénote la distension gazeuse de l'estomac. — *Localisé en arrière*, le tympanisme peut être dû à un noyau d'hépatisation peu profond, ou à l'engorgement congestif qui avoisine une *gangrène pulmonaire* partielle, ou enfin, une tumeur du poumon séparée de la plèvre par une petite couche de tissu pulmonaire perméable à l'air.

2° **Matités.** — La matité proprement dite constitue un des éléments de diagnostic les plus importants dans la pratique de la percussion. Elle en a été de tout temps le signe fondamental depuis son invention (2).

(1) *Du son tympanique ou tympanisme de la poitrine dans les maladies* (*Actes* de cette société, 4e fascic., et *Archives gén. de méd.*, septembre 1856).

(2) On doit à Ernest Besnier le meilleur travail qui ait été publié sur

Caractères. — Avenbrugger a comparé avec raison la matité au bruit étouffé que l'on obtient en percutant la cuisse (*sicut percussi femoris*). Cette comparaison est la meilleure des descriptions que l'on en puisse donner au point de vue de la perception du phénomène. Cependant on ne saurait se borner à cette comparaison pour en avoir une idée exacte et suffisamment utile. D'ailleurs entre la matité que représente la percussion de la cuisse et la sonorité claire normale, il y a une foule de degrés intermédiaires de diminution d'intensité que l'on n'avait pas suffisamment étudiés d'abord, en les interprétant mal, et que l'étude de la tonalité a mieux fait connaître.

Il n'y a pas de matité absolue considérée comme exprimant l'absence complète de sonorité ou de vibrations. Ce n'est cependant pas une raison pour exclure du cadre de l'étude des bruits de percussion la diminution d'intensité des résonnances thoraciques ou les matités.

Les différents degrés de cette diminution d'intensité ont été appelés matité, submatité, son obscur, sourd, sans que ces dénominations diverses aient, l'une par rapport à l'autre, un sens bien précis. De plus, aucun de ces termes n'a de signification générale, exprimant la diminution d'intensité du son dans ses différentes variétés; et cependant une dénomination générale aurait pu être fort utile, en empêchant qu'on ne détournât de sa véritable signification la diminution d'intensité considérée isolément.

A peine ai-je besoin de rappeler que cette diminution d'intensité du son thoracique est tantôt évidente par elle-même, tantôt simplement relative entre les deux côtés de la poitrine. C'est là une particularité généralement

la matité (art. *Matité* du *Dictionnaire encyclopédique des sciences médicales*). Il y fait un savant exposé des opinions des divers auteurs, et discute la manière dont on doit comprendre les signes de percussion en général.

connue, et sur laquelle il n'est pas nécessaire d'insister.
Mais il arrive quelquefois qu'en constatant une différence
dans la sonorité des deux côtés correspondants de la poitrine, on prend une différence de simple tonalité pour
une submatité. Il ne faut pas perdre de vue que toute
matité ou submatité est aiguë ou haute de ton, mais que toute
sonorité aiguë n'est pas une matité ou une submatité, car
il y a des tympanismes hauts de ton. C'est ordinairement
du côté où le son est plus aigu, c'est-à-dire plus bref et
plus sec, que l'on croit à la diminution d'intensité. En
pareil cas, les deux sonorités s'entendent simultanément à
toute distance où on les perçoit, tandis que la sonorité
qui serait réellement moins intense cesserait d'être perçue
la première. L'expérience acquise par la pratique de
la percussion sera certainement le meilleur guide dès
que l'on aura appris à distinguer l'intensité de la tonalité.
Malheureusement, de parti pris ou par défaut d'attention, la
confusion se fait encore souvent.

Cependant la tonalité a une importance particulière dès
que l'on veut approfondir l'étude des matités. C'est évidemment Walshe qui a signalé le premier, en 1843, la con-
nexion qu'il disait *probable* entre l'obscurité du son et son
degré d'acuité (1). Mais le professeur Austin Flint, de Louis-
ville (États-Unis) a été plus explicite en signalant l'*acuité
des sons mats* dans une brochure publiée en 1854. Il dit
simplement : « Un son mat fourni par la percussion est en
même temps élevé en ton. Je ne déclarerai pas positivement
que cette règle est invariable, mais je ne pourrais pas
indiquer les exceptions qu'on peut y rencontrer. On trouvera cette règle très-utile dans la pratique pour déterminer

(1) Walter H. Walshe, *Physical Diagnostic of diseases of the lungs*,
1843, p. 170. — Ce passage longtemps inconnu en France a été mis
en lumière par l'excellente traduction de la troisième édition de l'ouvrage de Walshe par Foussagrives.

l'existence d'un léger degré de matité relative d'un côté de
la poitrine. Elle est surtout applicable aux cas de phthisie
dans lesquels il y a une petite quantité de tubercules disséminés (1). » L'auteur ne dit rien autre chose au sujet des
rapports de l'acuité et des sons mats. Sans connaître son
travail, j'avais constaté, par l'expérience du livre percuté
que j'ai rappelée précédemment (p. 70), que la sonorité
thoracique, devenant de plus en plus aiguë, se transforme
rapidement en matité quand l'acuité du son est devenue
extrême.

Il y a donc une corrélation de toute évidence entre
l'acuité extrême des bruits de percussion et la matité. Quand
aux submatités, qui ne sont pas des matités complètes, on
peut les caractériser en disant que la submatité est d'autant
plus prononcée que le son est plus aigu, mais sans l'excès
qui produit la matité la plus prononcée.

Les caractères de la matité, outre son degré plus ou
moins bien accentué, se basent principalement sur son
siége, son étendue et la forme de son contour, sur sa fixité
ou sa mobilité. Une prétention inadmissible est celle qui
prétend assigner des caractères différents à la matité fournie
par les divers parenchymes organiques, de même que celle
qui veut démontrer que la matité de certains organes peut
être délimitée par la percussion au milieu d'une masse
de tissus aussi compactes que ces organes, comme la matité
des reins normaux recherchée au niveau des lombes, celle
du pancréas recherchée en arrière du tronc, de même que
la matité d'un tubercule occupant l'intérieur du corps
d'une vertèbre.

La matité perçue au niveau des régions pulmonaires est
un signe toujours important, puisqu'il révèle une lésion

(1) Austin Flint, *Sur la fièvre continue, la dysenterie, la pleurésie
chronique, et sur les variations du ton dans les sons fournis par la
percussion et l'auscultation.* 1854.

sous-jacente, sauf dans les cas d'épaisseur physiologique considérable des parties molles extérieures. Dans ce dernier cas, une percussion légère produit toujours un son mat ; mais en déprimant fortement les tissus pour percuter, on peut percevoir plus ou moins bien le son plus clair du poumon. Quand on aura affaire à une matité réelle, on devra en déterminer avec soin l'étendue et les limites, qui sont tantôt vagues et tantôt très-nettes, selon la forme et l'état des tissus compactes qui obscurcissent la sonorité de percussion. Au niveau des organes thoraciques privés d'air, comme le foie et le cœur, on rencontre quelquefois une matité qui présente des caractères utiles à connaître.

La matité naturelle du cœur acquiert une extension plus ou moins considérable, que l'on peut d'autant mieux juger que cet accroissement dépend habituellement d'une augmentation de volume du cœur hypertrophié ou dilaté, ou d'un épanchement du péricarde, lésions qui écartent les bords antérieurs des poumons, et rendent la matité plus nette. Cette matité a la forme agrandie du cœur, ou une forme à peu près carrée transversalement, ou enfin une forme pyramydale à sommet supérieur, suivant la condition organique que je rappellerai tout à l'heure. Toute matité de la région précordiale ne se rapporte pas nécessairement au cœur ou à ses dépendances ; cet organe pouvant être refoulé, comme on le sait, hors de sa position naturelle. La matité qui se rapporte à lui doit alors être recherchée à droite de la région précordiale jusqu'au voisinage du mamelon droit, ou en dehors à gauche, et cette matité cardiaque a un caractère tout particulier, celui de présenter à l'application de la main ou à l'auscultation l'impulsion ou les bruits du cœur.

La matité due au foie peut également être déplacée. Tantôt elle remonte et s'étend vers la poitrine ; tantôt elle se rencontre seulement au-dessous du rebord des côtes. Il

y a, dans ces deux cas, simple refoulement de cet organe
en haut ou en bas. Quand il a lieu en bas, si le poumon
reste perméable au-dessus, il y a un son clair au-dessus du
rebord costal, et de la matité perçue au-dessous. Il n'en
est pas ainsi lorsque le foie, augmenté de volume, se développe au delà de ses limites naturelles. La matité qu'il
fournit dans ce cas remonte vers la poitrine, mais elle
s'étend principalement vers l'abdomen, qu'elle peut envahir
jusqu'à l'ombilic et au delà.

Conditions organiques et physiques. — Au point de vue
organique, les matités peuvent former trois divisions distinctes : 1° il y a d'abord celles qui sont dues à l'épaisseur
exagérée des parois thoraciques, épaississement qui est
physiologique ou qui dépend de causes morbides; 2° il y a
déplacement du cœur ou du foie; 3° il y a une lésion organique rendant le poumon plus ou moins compacte, le cœur
ou le foie plus volumineux; ou bien la matité résulte d'une
accumulation, dans l'une des cavités splanchniques, de
masses de tissus nouveaux plus ou moins solides (tumeurs),
ou de liquides plus ou moins abondants.

Pour Avenbrugger et pour la plupart des pathologistes,
jusqu'à ces derniers temps, il y avait nécessairement diminution d'intensité de la sonorité thoracique lorsque la quantité d'air diminuait dans le poumon. Cette explication physique si simple, vraie dans les cas d'absence complète d'air
dans la partie percutée, n'est cependant pas applicable à
la simple diminution de la quantité normale de l'air intra-
pulmonaire, dans un certain nombre de conditions signalées par Skoda, qui a montré, comme je l'ai dit déjà, que
cette diminution de la quantité d'air contenue dans le poumon peut produire une exagération au lieu d'une diminution de la sonorité thoracique. C'est en généralisant à
tort le fait, qu'il est arrivé à supprimer la matité de sa nomenclature.

Il était difficile d'arriver à une explication satisfaisante
avant d'avoir reconnu l'influence de la tonalité sur ce signe.
Dire que les matités se produisent toutes les fois que les
vibrations manquent d'amplitude, ce n'est pas élucider la
cause physico-organique du phénomène. Quelle est donc la
cause qui différencie les parties organiques, lorsque la diminution de la quantité d'air produit tantôt la diminution
et tantôt l'augmentation de l'intensité du son? Un poumon
légèrement comprimé ou simplement revenu sur lui-même
fournit un son exagéré ou tympanique, le fait est certain;
il ne l'est pas moins non plus que l'organe, fortement
refoulé, et plus condensé par conséquent, donne à la percussion une sonorité diminuée, une submatité, lorsqu'il
contient beaucoup moins d'air. On doit en inférer que les
vibrations, plus amples dans le premier cas, où les parois
des cavités aériennes sont relâchées, sont moins amples
dans le second cas, parce que le tissu pulmonaire est trop
comprimé pour se prêter à une amplitude suffisante des
vibrations.

Lorsque la matité ou la submatité existe au niveau d'une
poitrine saine, lorsque les parois thoraciques sont chargées
de parties molles épaisses, la diminution d'intensité dépend
encore physiquement de ce que la percussion ne produit
pas de vibrations appréciables au-dessous des couches charnues extérieures, qui amortissent le choc, surtout si la percussion est légère.

En résumé, au point de vue physique, il faut s'en tenir
à dire que les submatités et les matités résultent de vibrations de moins en moins étendues et de plus en plus multipliées (d'où des sonorités de plus en plus hautes), à
mesure que le son de percussion passe, en perdant graduellement son intensité, du son normal sous-claviculaire
à la matité la plus complète.

Signification. — La simple énumération des différentes

lésions de tissu qui sont les conditions anatomiques de la
matité montre que ce signe a une valeur évidemment supérieure à celle de toutes les autres sonorités anomales. Les
affections qui densifient ou infiltrent le tissu pulmonaire
sont : la CONGESTION, l'ŒDÈME, l'INFLAMMATION, les TUMEURS
accidentelles d'un assez fort volume qui envahissent les
poumons, les plèvres ou les médiastins; les DILATATIONS
et les HYPERTROPHIES DU CŒUR, les ANÉVRYSMES DE L'AORTE;
les lésions du FOIE et de la RATE avec augmentation de
leur volume vers la poitrine; enfin les ÉPANCHEMENTS de la
plèvre et ceux du péricarde.

On ne devra pas attribuer à une lésion intrathoracique
la matité dépendant d'une épaisseur exagérée des parois
thoraciques par un embonpoint exagéré, par une infiltration
séreuse ou une lésion plus compacte de ces parois. Il n'y a
pas là de motif de sérieuse erreur. Mais le muscle grand
pectoral droit a quelquefois un développement particulier
dû à une profession manuelle, et il en résulte une submatité
sur laquelle Walshe a attiré l'attention, comme pouvant
faire croire à la présence des tubercules au sommet du
poumon droit.

Quant aux matités de cause interne, nous avons déjà
parlé de l'impossibilité d'admettre des matités spéciales
à tel ou tel organe, l'impression acoustique étant la même
pour les épanchements liquides et pour les organes ou les
tumeurs solides ne contenant pas d'air. Nous verrons la
sensation tactile être utile à l'observateur qui percute pour
faire quelquefois cette distinction. — Le *degré* de la matité,
très-accentuée ou légère, a une signification différente
suivant la compacité des tissus sous-jacents; car, dans le
cas de submatité, il y a toujours une certaine quantité d'air
sous-jacente dans les tissus, que ce soit le poumon qui est
lésé, ou qu'il y ait interposition d'une lame mince de son
tissu sain entre les parois thoraciques et un corps compacte,

comme le cœur, le foie ou une tumeur solide. Une couche de liquide épanché donne un son d'autant plus mat qu'elle est plus épaisse, ainsi qu'on le constate dans les pleurésies moyennes, où le son diminue d'intensité du haut en bas ; mais nous verrons que dans la *pleurésie* et dans les épanchements du péricarde (seconde partie), on perçoit quelquefois un son clair du niveau même d'un vaste épanchement. — La *forme* de la matité, lorsqu'elle correspond exactement à l'état morbide sous-jacent, est souvent un indice précieux. Le *cœur hypertrophié* refoulant les poumons, donne une matité arrondie dont les limites indiquent la forme générale du cœur, comme le montre la figure 26.

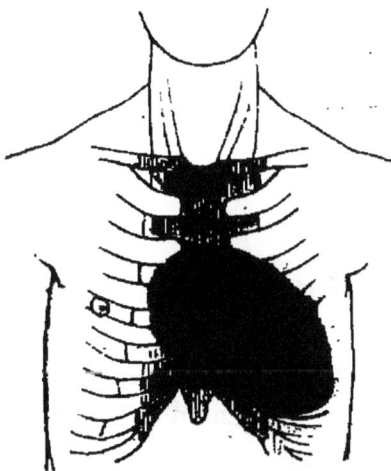 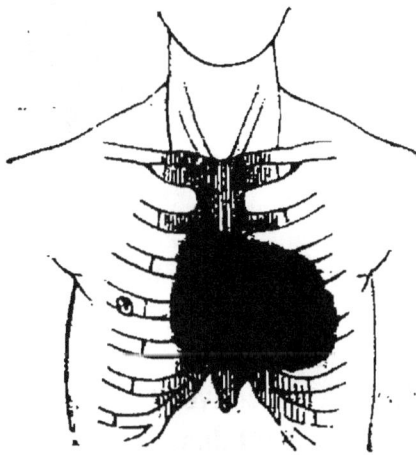

Fig. 26.   Fig. 27.

La *dilatation* des cavités droites de cet organe s'annonce par une matité transversale, irrégulièrement carrée (fig. 27), tandis que la matité de l'épanchement assez abondant de la *péricardite* est triangulaire ou pyriforme (fig. 28). Le foie et la rate amplifiés peuvent fournir une matité dont les limites sont en rapport avec la forme de l'organe. Une matité à contour irrégulier doit faire soupçonner une *tumeur*. — Le *siége* occupé par la matité a aussi une grande importance sémiologique. En arrière, occupant à la fois les bases

des deux poumons, elle se lie à l'*œdème pulmonaire* et à
l'*hydrothorax* peu abondant; d'un seul côté elle dépend
d'une *pleurésie* légère, d'une *congestion du poumon* ou
d'une *pneumonie*. Quant elle siége à la base droite chez des
sujets maigres, elle peut être due à la présence du foie,

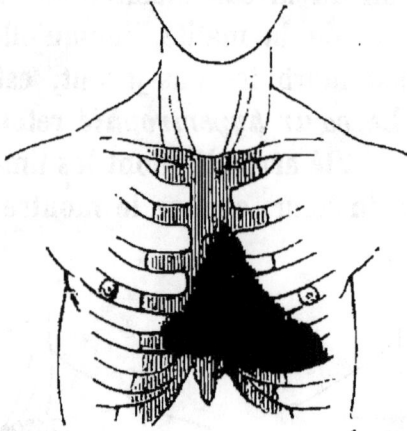

Fig. 28.

sain d'ailleurs, et faire croire à un épanchement pleurétique, comme je l'ai observé.

Lorsque le foie est le siége d'une *tumeur hydatique*
située à sa convexité, il existe une matité remontant plus
ou moins haut dans la poitrine, et qui est prise aussi parfois
pour un épanchement, à moins que la tumeur n'ait pu être
diagnostiquée. — Au sommet d'un ou des deux poumons,
sous la clavicule ou dans la fosse sus-épineuse, la matité
franche ou la submatité à tous les degrés a une importance
extrême comme signe habituel de *tuberculisation pulmonaire*. Mais il ne faut pas oublier qu'elle peut dépendre
d'une *pneumonie du sommet*, soit actuelle, soit en voie de
résolution. — Enfin une submatité se rencontre en haut
du sternum et entre les deux omoplates comme signe de
l'*adénopathie bronchique*.

La matité est souvent fixe. Mais elle est quelquefois mobile de deux manières : ou bien on la constate directement en faisant changer le malade de position, ce qui modifie les limites de la matité dans certains épanchements liquides de la plèvre ou du péricarde, et c'en est là un signe pathognomonique, rare malheureusement; ou bien la mobilité des limites est graduelle, et la matité est croissante ou décroissante avec les progrès ou la résolution du liquide épanché. Il ne faut pas oublier que la matité persiste quelquefois pendant un long temps vers la base de la poitrine après la guérison des épanchements pleurétiques. Les avis sont très-partagés sur les conditions de la matité en pareille circonstance. Pour les uns, comme Fournet (1), il suffit d'une fausse membrane d'une ligne d'épaisseur pour produire la matité. H. Roger a constaté qu'une épaisseur de 4 millimètres n'a pas suffi. Skoda a tranché la question en disant : « Le son de percussion (dans la pleurésie) n'est pas altéré par le simple épaisissement de la plèvre, non plus que par la présence d'une couche de plusieurs lignes d'exsudations liquides ou *solides*. L'exsudation peut avoir *jusqu'à un pouce d'épaisseur* sans qu'il en résulte aucune altération marquée dans le son. » (*Ouvrage cité*, p. 374.)

Pour moi cette question n'est pas encore résolue, car les faits cliniques sont contradictoires. La matité persiste en effet après la pleurésie, tantôt avec des fausses membranes plus ou moins épaisses, et tantôt avec de simples adhérences pleurales. C'est par l'observation clinique plutôt que par l'expérimentation que le problème pourra être résolu.

J'aurai à revenir sur les différents points relatifs à la signification de la matité dans la seconde partie.

3° **Obtusions.** — Je viens de faire une division à part des matités et submatités, comprenant tous les degrés de dimi-

---

(1) Fournet, *Recherches cliniques sur l'auscultation*, t. I, p. 518.

nution d'intensité des sonorités de percussion, et coïncidant avec une acuité plus ou moins prononcée du son. Mais ce groupe, nettement caractérisé, ne comprend pas toutes les sonorités atténuées par un défaut d'amplitude des vibrations que l'on peut rencontrer dans la pratique.

Skoda a fait connaître le premier l'obscurité du son qui résulte, à la percussion, de la distension extrême d'un organe creux, en signalant le son sourd que rend la poitrine dans certains cas d'emphysème ou de pneumothorax excessifs. H. Roger vérifia, par expérimentation, le fait signalé par Skoda. Plus tard, Aran a constaté que *le ton baissait* à mesure qu'il faisait insuffler l'estomac, le poumon, etc. C'est probablement, dit-il, ce qui a fait croire « que le son devenait plus sourd » (1). Pour ma part, j'ai trouvé, dans un cas de météorisme considérable de l'abdomen, que le son obtenu par la percussion de ses parois était manifestement sourd, et qu'en même temps il avait une mollesse et une durée prononcées. Certains *pneumothorax* excessifs présentent aussi une diminution d'intensité de ce genre. Enfin, dans une discussion à la Société médicale des hôpitaux, Barth a dit avoir observé des cas d'*emphysème pulmonaire* sans le son clair que fournit ordinairement alors la percussion de la poitrine (2).

Comment expliquer ces différents faits? Nous ne dirons pas avec Skoda que la diminution du son provient de la tension exagérée des parois thoraciques; car le contraire me paraît être bien prouvé (3). Mais, à nous en tenir uniquement aux faits observés, nous y ferons remarquer deux choses importantes : d'abord il a été reconnu que, l'accu-

(1) *Traduction citée*, p. 43 et 44.
(2) *Bulletin de la Société médicale des hôpitaux*, 2e série, p. 361.
(3) Chez les vieillards dont la poitrine présente une tension considérable due à l'ossification des cartilages, on sait que la sonorité thoracique en est notablement exagérée.

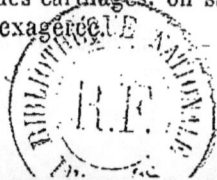

mulation de l'air dans un organe creux devenant excessive, l'intensité du son diminuait; d'autre part, on a constaté que, par l'accumulation graduelle de l'air, le ton baissait. Le rapprochement de ces deux résultats nous donne parfaitement l'explication cherchée. Et en effet, le son devenant de plus en plus grave par l'accroissement de la quantité d'air, qu'arrive-t-il? Que le son devient sourd *par excès de gravité*. C'est ainsi que le fait de météorisme abdominal que j'ai cité m'a présenté l'obscurité du son et les caractères très-tranchés des sons très-graves (mollesse et durée très-prononcées). Il me semble donc n'y avoir aucun doute sur la validité de l'explication : *le son est sourd*, parce qu'il est bas ou grave en excès, de même qu'il devient mat par excès de hauteur, comme nous l'avons démontré tout à l'heure.

La diminution d'intensité avec excès de gravité, dont il est question, ne saurait être dénommée *matité;* car cette expression a un sens précis généralement adopté qui ne s'accorde guère avec la mollesse, la durée (et, l'on peut ajouter, la profondeur) de celui qui nous occupe. Il m'a semblé que le mot *obtusion* répondrait bien à l'ensemble de ces caractères, et je l'emploierai désormais pour désigner la diminution d'intensité des sons graves dont je viens de m'occuper.

Outre le caractère essentiel de l'obtusion que je viens de signaler, et que l'on peut réproduire jusqu'à un certain point en pratiquant très-doucement la percussion sur un matelas épais ou un traversin, ce signe de percussion thoracique est encore caractérisé par son étendue, car l'obtusion au niveau de la poitrine dépend habituellement soit d'un EMPHYSÈME PRONONCÉ, soit d'un PNEUMOTHORAX considérable. L'excès de gravité du son dépend dans ces deux cas, non-seulement de l'augmentation de la quantité d'air sous-jacente, mais encore de l'étroitesse ou de l'oblitération de l'ouverture pouvant faire communiquer l'air confiné avec les bronches.

§ 3. — TIMBRE.

J'ai rappelé précédemment (p. 40) l'obscurité des données physiques relatives au timbre des bruits de percussion, et signalé la confusion qui en a été faite avec le caractère des sonorités hautes ou basses. C'est, en effet, à la tonalité qu'il faut attribuer les caractères tantôt moelleux et prolongés, et tantôt durs et brefs, longtemps attribués au timbre (1).

Walshe considère comme altérations morbides du timbre le son *dur*, le son *creux* et le son *tympanique*. Il attribue trois variétés au son creux : le *timbre tubaire*, le *timbre amphorique* et le *timbre de pot fêlé* (2). Ces distinctions m'ont paru trop délicates et d'une utilité trop contestable pour être adoptées. Elles me paraissent rentrer toutes, avec des qualités hautes ou basses de ton, dans les deux divisions suivantes : 1° les *bruits de collision* (comprenant le bruit de pot fêlé); 2° le *son dit amphorique*.

1° **Bruit de collision** (*bruit de pot fêlé, hydroaérique, de cliquetis, son creux, son métallique*). — Le *bruit de collision* est une dénomination que justifiera ce qui va suivre, et qui me paraît préférable à celle de *bruit de pot fêlé*, comme embrassant l'ensemble des variétés de cette sonorité anomale.

Caractères. — C'est un bruit superficiel, bref, arrêté dans sa production, et qui présente deux variétés :

1° L'une, décrite d'abord par Piorry sous la dénomination de *son humorique*, est produite par la percussion

---

(1) C'est ce qui explique comment j'avais fait rentrer l'étude du timbre dans celle de la tonalité dans mon mémoire de 1855.
(2) *Ouvrage cité*, p. 100.

au niveau d'une excavation à moitié remplie de liquide et de gaz, avec communication fistuleuse avec les bronches. On reproduit ce bruit en maintenant fortement appliquée sur la cuisse, avec les doigts écartés, une brochure ou un journal, et en percutant sur le médius comme pour la percussion ordinaire.

2º La seconde variété est plus accentuée. Ici le bruit de collision ressemble exactement au bruit d'un pot de grès fêlé qui serait percuté ; ce bruit prend quelquefois le timbre métallique, comme s'il y avait collision de pièces de monnaie. Ce bruit est dit de *pot fêlé* par Laennec, qui le signala d'abord au niveau de certaines cavernes pulmonaires, très-voisines de la surface du poumon, chez des sujets grêles dont les parois thoraciques étaient minces et les côtes flexibles. On reproduit artificiellement ce bruit de pot fêlé, ainsi que l'ont déjà dit Raynaud et Piorry, par le rapprochement presque complet des paumes des deux mains croisées, et avec lesquelles on frappe rapidement le genou.

Ces bruits de collision, selon la présence ou l'absence d'un liquide dans l'organe percuté, sont secs ou humides, avec ou sans timbre métallique. Il faut savoir que des objets de métal en contact avec la peau et voisins du point percuté, étant agités par le choc de percussion, peuvent donner lieu à un bruit analogue. Ces bruits de collision ont une intensité variable, tantôt moyenne, tantôt exagérée, tantôt, au contraire, diminuée. Dans ces deux derniers cas, on a soit une sorte de tympanisme creux, soit une matité, avec addition du timbre de pot fêlé. C'est un signe toujours limité et siégeant le plus souvent sous l'une ou l'autre des clavicules, et parfois dans d'autres régions, suivant sa cause. Entre le mamelon droit et le rebord correspondant des fausses côtes, dans certains cas de pneumothorax de ce côté, un bruit de collision a été observé par Saussier, et dénommé par lui *bruit costo-hépatique*.

Conditions anatomiques et physiques. — Ces bruits sont produits par la percussion pratiquée au niveau d'une partie contenant de l'air, alors que le choc de percussion rapproche brusquement les parois opposées de l'espace occupé par cet air, en chassant instantanément ce dernier. On en a la preuve si l'on percute sur un plessimètre en laissant de l'air interposé entre lui et la peau, surtout si cette peau est garnie de poils (Guttmann). Il faut, comme condition anatomique, que les parois qui se rejoignent brusquement ne soient pas trop écartées l'une de l'autre, et de plus qu'elles soient dans un état de relâchement convenable pour que cette collision s'effectue. La présence d'un liquide avec l'air n'est pas indispensable, comme on l'a pensé, pour que le bruit de collision se manifeste. La collision ne s'effectue pas chez l'homme sain, parce que le poumon a les parois de ses vides aériens dans un état de tension forcée qui les maintient en béance. Mais si le poumon a un volume considérable ou bien s'il est rétracté ou refoulé, il n'est plus distendu, ses fibres sont relâchées, et si les parois thoraciques sont élastiques et facilement dépressibles, une percussion brusque peut produire le bruit de collision. C'est ce qui arrive chez certains enfants sains du premier âge, qui pleurent ou qui crient (1).

En Allemagne, on explique simplement le bruit de collision pulmonaire (de pot fêlé) par le brusque échappement de la couche d'air confinée dans la partie percutée; mais on doit y ajouter la collision des parois de l'espace occupé par l'air, d'où résulte cet échappement, et dont le contact subit interrompt brusquement les vibrations qui se produisent.

En appliquant ces données à la pratique, on s'explique que le bruit de collision s'effectue soit dans les poumons, soit dans la plèvre contenant de l'air, toutes les fois qu'il

---

(1) C'est en arrière de la poitrine que j'ai habituellement constaté ce signe chez les très-jeunes enfants.

existe les conditions suivantes réunies : 1° souplesse des parois thoraciques faciles à déprimer par la percussion; 2° présence de l'air dans les parties sous-jacentes; 3° rapprochement facile des parois des cavités aériennes, qui chasse brusquement l'air dans les parties voisines.

Signification. — Chez l'enfant du premier âge le bruit de collision n'a le plus souvent rien de morbide, et dépend de ce que le poumon est volumineux, et n'est pas distendu comme chez l'homme adulte. Il en est de même dans la partie saine d'un POUMON HÉPATISÉ en partie, ou d'un poumon refoulé par un ÉPANCHEMENT PLEURÉTIQUE (1). On constate encore le bruit de collision, dans les EMPHYSÈMES PULMONAIRES très-prononcés, sous la clavicule dans certaines GANGRÈNES PULMONAIRES, dans des INFILTRATIONS DE TUBERCULES crus, mais surtout au niveau de CAVERNES PULMONAIRES dont les parois sont assez rapprochées pour se toucher brusquement au moment de la dépression subite des parois thoraciques opérée par la percussion. Dans l'immense majorité des cas, c'est à cette dernière cause qu'est dû le bruit de collision. L'air passe brusquement de la cavité anomale dans la bronche qui s'y ouvre, à moins qu'elle ne soit obstruée momentanément. Enfin on rencontre encore le bruit de pot fêlé dans la PNEUMONIE LOBULAIRE, et dans le PNEUMOTHORAX dans les points où le poumon est le plus rapproché des parois thoraciques : c'est le bruit *costo-hépatique* de Saussier, que j'ai rappelé précédemment, et qui démontre que l'épanchement d'air s'étend inférieurement jusqu'aux dernières limites de la plèvre.

2° **Son amphorique.** — Ce son de percussion a un timbre particulier qui le fait ressembler au son étouffé et grave

---

(1) Je trouve dans mes notes recueillies à la clinique de Louis à la Pitié, en 1834, que cet excellent observateur signalait dès lors l'existence du bruit de pot fêlé chez deux malades atteints, l'un de pneumonie et l'autre d'un épanchement pleurétique simple.

d'un tambour. Il donne l'idée de vibrations qui se produisent dans une vaste cavité close. On peut le considérer parfois comme un son tympanique grave, d'autres fois comme ayant peu d'intensité et constituant une sonorité obtuse. Le plus souvent le son amphorique de percussion est dû à la présence de l'air épanché dans la plèvre, ou distendant le grand cul-de-sac de l'estomac. Dans ce dernier cas, c'est au niveau de l'hypochondre gauche qu'on le constate. Dans des cas plus rares, on trouve le son amphorique se produisant dans les mêmes conditions que le tympanisme dû au refoulement du poumon.

Il résulte de là que ce signe de percussion se rencontre dans certains PNEUMOTHORAX, avec la DISTENSION GAZEUSE DE L'ESTOMAC alors que le même signe, avec le même ton, est perçu aussi à l'épigastre; et enfin lorsque le poumon est refoulé, que ses vides aériens sont amoindris et que son tissu est dans le relâchement.

II. — SENSATIONS TACTILES.

C'est à Corvisart que l'on doit d'avoir d'abord attiré l'attention sur la sensation d'élasticité ou de résistance éprouvée par le doigt qui percute (1). Ce sont des données d'une valeur incontestable, dont on se prive en employant le plessimètre avec les marteaux de percussion, et dont la perception n'est complète que par l'usage des doigts, employés à la fois comme corps médiateurs et comme corps percutants. C'est avec raison que Piorry, qui a beaucoup insisté sur l'importance des sensations tactiles, a dit : «Le

(1) *Ouvrage cité,* commentaire, p. 16 : « Le praticien qui a fait une étude exacte et suivie de la percussion, dit Corvisart, éprouve au bout de ses doigts une sensation qui équivaut pour lui au son que l'oreille ne peut saisir. »

doigt qui frappe est un juge non moins exact que l'oreille qui écoute. » Et c'est surtout vrai quand la sensation est perçue par les deux mains à la fois.

Lorsqu'on percute la poitrine d'un homme sain, on a la sensation de l'élasticité des parties percutées, élasticité surtout prononcée à la partie antérieure de la poitrine. Là, en effet, la cage thoracique a plus de souplesse en raison de la terminaison de la partie antérieure des côtes par leurs cartilages. On sent que cette élasticité dépend à la fois de la souplesse des parois et du peu de résistance du tissu pulmonaire sain. Cette sensation, que l'on juge par l'habitude de la percussion, est mieux perçue lorsque l'on prolonge un peu l'application du doigt après qu'il a percuté.

C'est une sensation qui est modifiée par différentes causes.

Les parois thoraciques sont d'abord d'autant plus souples et élastiques que le sujet exploré est plus jeune. Cette élasticité sous le doigt est extrême chez le jeune enfant, qui a les côtes et les cartilages costaux extrêmement souples. Chez le vieillard, au contraire, dont les os deviennent durs, dont les cartilages s'ossifient, et dont les tissus organiques deviennent plus denses, l'élasticité sous le doigt est à son minimum.

Ces résultats, dont il faut tenir compte suivant l'âge, et desquels il faut rapprocher la résistance des parois thoraciques due à des contractions musculaires, ont pour caractère facile à saisir d'être généralisés dans toute la poitrine; tandis que les modifications dues aux lésions des organes intérieurs sont peu étendues, ou limitées à un côté du thorax.

On éprouve sous le doigt une sensation plus ou moins accentuée de résistance lorsque les organes sous-jacents ont une compacité accidentelle, ou qu'il s'est fait un épanchement considérable de liquides. Il y a au contraire une sensation de souplesse exagérée, perçue par les doigts qui percutent, lorsque la quantité d'air sous-jacent est augmentée, ou que cet air est épanché en abondance dans la plèvre. On peut ajouter qu'en général les sonorités hautes de ton s'accompagnent de résistance, et les sonorités graves au contraire d'élasticité exagérée.

Le degré de résistance à la percussion est donc proportionné à la densité plus ou moins considérable des tissus organiques. Piorry a signalé la percussion au niveau du coronal comme donnant le maximum de résistance que l'on puisse éprouver. Moins prononcée dans la CONGESTION ou l'ŒDÈME du poumon, cette résistance est plus accentuée quand les organes percutés sont entièrement privés d'air, ou que l'on a sous les doigts qui percutent des INFILTRATIONS TUBERCULEUSES pulmonaires compactes, ou des TUMEURS accidentelles. Les TUMEURS HYDATIQUES présentent en outre quelquefois un frémissement particulier qui a été comparé à celui d'une montre à répétition qui serait percutée (Piorry). Ce signe, très-rarement perçu, a été signalé par Blatin dès 1801, et a été plus tard étudié par Briançon (1) et par Piorry.

Ce *frémissement hydatique* est caractérisé par une sensation de vibration ou de tremblotement ressentie au moment de la percussion. Il est mieux perçu lorsque, une main étant appliquée sur la tumeur, la main opposée donne à cette tumeur un coup sec et rapide. Davaine conseille d'appliquer, avec une certaine pression, sur la partie la plus saillante de la tumeur, trois doigts écartés, et de donner sur celui du milieu un coup sec et rapide. Les deux autres doigts perçoivent le frémissement d'une manière très-nette. Ce signe n'est pas pathognomonique, comme on l'a

(1) P.-A. Briançon, *Essai sur le diagnostic et le traitement des acéphalocystes.* Thèse, 1828.

cru d'abord. Je l'ai obtenu au niveau d'une tumeur cancéreuse du foie prise par Follin et par moi pour une tumeur
hydatique. Il ne faudrait pas non plus confondre le frémissement hydatique avec la sensation de crépitation que donnent certains abcès froids divisés par des cloisons, ou dont
le foyer est en bissac, ainsi que l'a fait remarquer Davaine (1).

Les épanchements liquides très-abondants dans la plèvre
ou le péricarde donnent lieu à une sensation de résistance
quelquefois extrême, mais le plus souvent un peu moindre
que celle due à la compacité des tissus solides. Il y a là
des nuances souvent difficiles à préciser, mais qui ne
diminuent pas l'importance, comme signe, de la résistance
anomale perçue par la percussion.

La souplesse exagérée constatée par la percussion est due
à des causes contraires à celles que produisent la sensation
de résistance. L'élasticité augmentée est en effet la conséquence de la raréfaction du tissu pulmonaire, comme
dans l'EMPHYSÈME ALVÉOLAIRE, ou bien l'effet d'un épanchement abondant de fluide gazeux dans les plèvres. Je l'ai
toujours perçue dans les PNEUMOTHORAX abondants, même
avec distension extrême de la cage thoracique.

Nous verrons, à propos de la mensuration, qu'il y a un
moyen plus précis de constater l'élasticité de la poitrine.

(1) Davaine, *Traité des entozoaires*, 1860, p. 390.

PERCUSSION DE L'ABDOMEN

Après avoir fait une étude détaillée de la percussion tho-raciqne, ma tâche se trouve très-facilitée pour l'exposé des données générales relatives à la percussion de l'ab-domen.

C'est à Piorry que l'on doit l'application de ce moyen d'investigation au diagnostic des affections abdominales, et c'est là certainement le plus important résultat de ses pa-tients travaux sur la percussion, quoiqu'il en ait exagéré l'application à des organes sains impossibles à atteindre.

L'abdomen a des parois molles, dépressibles dans sa région antérieure et en partie dans ses régions latérales, ses parois postérieures étant épaisses et résistantes. En avant, le champ d'investigation est limité supérieurement par la partie antérieure des cartilages costaux, sous les-quels se dérobent la voûte diaphragmatique et les organes qui sont en rapport avec elle. Inférieurement, la partie pubienne des os iliaques, et le sacrum en arrière, abri-tent aussi des organes qui ne peuvent dès lors être ac-cessibles à la percussion, comme je le montrerai plus loin.

Les personnes qui se servent du plessimètre le trouvent indispensable pour délimiter exactement les sonorités diver-ses qui s'observent à l'abdomen et qui marquent les limites des organes. Elles se basent sur l'absence des côtes et de la rigidité des parois, ce qui donne à l'instrument la facilité de déprimer les parties interposées entre le plessimètre et

les organes profondément situés. Nous répéterons ici que
le doigt, considéré comme plessimètre, peut suffire parfaitement au praticien exercé pour la percussion abdominale.
La main gauche a même cet avantage de pouvoir à volonté
opérer une pression étroite avec un seul doigt ou plus large
avec plusieurs. Remarquez d'ailleurs qu'en percutant de
cette manière, on interpose un corps intermédiaire semblable à celui que représentent les parois costales osso-
musculaires à la poitrine, puisque le doigt est formé d'un
centre osseux entouré de parties molles.

On explore le malade lorsqu'il est couché, les parois de
l'abdomen étant dans le relâchement, quoique la tension
des muscles abdominaux n'altère pas l'intensité du son
d'une manière aussi marquée que le dit Skoda ; seulement
cette tension empêche d'avoir la sensation de l'élasticité des
organes. Pour percuter les régions latérales de l'abdomen, le
sujet est couché sur le côté opposé, et le bras libre est relevé.
Certains praticiens pratiquent en arrière une percussion
dont l'utilité est fort problématique, et pour laquelle le
malade doit se coucher sur le ventre ou sur les coudes ;
mais ici même le décubitus latéral peut suffire.

En raison de la superposition des organes abdominaux,
le procédé de percussion consistant à percuter d'abord
légèrement, puis plus fortement, pour rechercher l'état des
parties superficielles et profondes, est particulièrement
utile.

Les sonorités de percussion perçues au niveau de l'abdomen sont analogues à celles que présente le thorax pour
l'intensité, la tonalité, le timbre ; je n'ai donc nullement
à insister sur leurs caractères généraux, en renvoyant à ce
qui précède. Seulement l'intestin occupant avec l'estomac
la plus grande partie de l'abdomen, ce sont les sonorités
que ces organes fournissent qui sont les plus communes, de
même que les sonorités pulmonaires pour la poitrine. Il en-

est néanmoins qui se rencontrent bien plus fréquemment
au niveau de l'abdomen. Tels sont le bruit de collision, le
son hydroaérique, le tympanisme, le son amphorique par
accumulation de gaz dans le tube digestif, et enfin les matités
par augmentation de volume d'organes parenchymateux,
par corps étrangers, ou celles dues à des tumeurs diverses.

CHAPITRE PREMIER

PERCUSSION DE L'ABDOMEN DANS L'ÉTAT SAIN

Comme à la poitrine, il y a, dans la cavité abdominale,
des organes contenant de l'air et des liquides, et des organes
pleins qui sont dépourvus de gaz. L'estomac et les intestins
occupant presque toute l'étendue de cette cavité, si l'on
suppose qu'ils contiennent de l'air dans toute leur étendue,
on percevra un son clair à la percussion dans toutes les
parties des parois accessibles à l'exploration. Voilà un point
important à ne pas oublier. — Les organes intra-abdominaux
compactes et privés d'air, qui s'y trouvent aussi, ne donnent
pas lieu à des matités déterminées dans l'état sain, parce
que ces organes pleins sont profondément situés et inaccessibles à la percussion. Nous avons vu que le foie et la
rate sont naturellement sous-jacents aux régions costales,
sans faire saillie au delà du rebord des fausses côtes. Le
pancréas sain, appliqué en travers sur la colonne vertébrale,
est trop profondément situé pour être délimité par la percussion. Il en est de même du rein, appliqué en arrière du
ventre, de chaque côté de la colonne vertébrale, reposant
supérieurement sur les attaches postérieures du diaphragme,
et au-dessous sur la masse musculaire sacro-lombaire. Ces
muscles épais, percutés en arrière, fournissent une matité

au niveau de laquelle on a cherché en vain à discerner une matité particulière à attribuer aux organes rénaux. Les anciennes discussions, soutenues pour l'affirmative par Piorry contre de nombreux adversaires, n'ont abouti, en définitive, qu'à démontrer l'insuffisance des tentatives faites, et à faire considérer comme impossible la délimitation du rein, dans l'état sain, par la percussion de la région lombaire. L'utérus à l'état de vacuité, pas plus que la vessie, même contenant une certaine quantité d'urine, ne sauraient être recherchés par la percussion, soit au niveau du sacrum, soit derrière le pubis. Les ovaires, avec leur volume normal, ne peuvent pas non plus fournir de matité par l'emploi de ce moyen explorateur.

Dans de semblables conditions, le plus important est de connaître les résultats de la percussion des organes composant le tube digestif dans l'état de santé. Mais comme les signes de percussion à leur niveau ne varient que par la présence, dans leurs cavités, des gaz, des liquides ou des solides qui les parcourent, je renvoie, pour éviter les redites, au chapitre suivant.

CHAPITRE II

SIGNES MORBIDES

Ces signes dépendent de circonstances qu'il est nécessaire de ne pas perdre de vue, quand on pratique la percussion de l'abdomen, et qui sont en assez grand nombre. D'abord la mobilité de certains organes, résultant de la laxité de leurs moyens d'attache, favorise leurs fréquents déplacements; la fixité d'attache des autres dans des profondeurs inaccessibles à la percussion leur permet de se développer dans la région qu'ils occupent, mais leur augmentation anomale de volume fait qu'ils viennent s'offrir pour ainsi dire à l'exploration, en se rapprochant des parois abdominales ; de plus les tumeurs si diverses qui se développent dans le tissu des organes multiples de l'abdomen, et enfin les épanchements de différente nature s'effectuant dans la grande cavité péritonéale, donnent lieu à des signes de percussion de la plus grande importance. Ces signes doivent être examinés à part, au niveau des différents organes abdominaux, et d'abord des organes digestifs.

Le tube digestif comprend trois divisions principales dans trois régions bien déterminées : 1° l'estomac, occupant l'épigastre, ayant son grand cul-de-sac arrondi vers l'hypochondre gauche, et remontant dans la concavité du diaphragme ; 2° l'intestin grêle, dont les circonvolutions occupent les parties centrales de l'abdomen au niveau et autour de l'ombilic, jusqu'au pubis inférieurement ; 3° enfin, le gros intestin, qui, à partir de la fosse iliaque droite, où se trouve le cæcum, remonte jusqu'au-dessous du foie, traverse supérieurement l'abdomen en avant ou en bas de l'estomac, s'incurve dans l'hypochondre gauche, et descend du même côté jusqu'à la fosse iliaque gauche, pour pénétrer ensuite dans la profondeur du bassin.

Les résultats de la percussion au niveau de ces trois parties du tube digestif n'ont pas de limites franchement déterminées dans les régions que je viens de rappeler. Ces limites varient suivant l'état de vacuité de ces organes, ou de réplétion par des gaz, des liquides ou des solides.

1° **Estomac.** — Il est situé supérieurement dans la concavité du diaphragme à gauche, et dans celle du foie à droite, recouvert en haut, et en avant à l'épigastre, par le lobe gauche du foie sous l'appendice xiphoïde, se rapprochant inférieurement des parois abdominales, où il rejoint le côlon transverse ou les anses intestinales de l'intestin grêle. Lorsqu'il est en rapport avec les parois de l'abdomen, ce n'est que dans un petit espace, si l'organe est en état de vacuité complète; alors il donne à la percussion un son mat avec une certaine résistance sous le doigt. Mais tout l'intérêt de la percussion de cet organe réside dans la constatation de son contenu, et dans ses degrés d'extension plus ou moins considérables chez l'homme sain ou malade. La présence des gaz dans son intérieur y donne lieu à un son clair, tympanique, ordinairement grave de ton, limité inférieurement en une courbe à concavité supérieure, remontant vers l'hypochondre gauche, et délimité au-dessous par un son moins clair dû aux intestins grêles.

Lorsqu'il y a du liquide en même temps que des gaz dans la cavité stomacale, on obtient le son *hydroaérique*, et parfois le *bruit de collision* ou de *pot fêlé*. Les mêmes signes existent lorsque l'estomac s'est agrandi; sa courbure inférieure atteint quelquefois jusqu'au delà de l'ombilic, dans la dilatation de cet organe. Alors, suivant son état de réplétion plus ou moins complète par une pâte chymeuse, ou par des liquides et des gaz, l'estomac donne à la percussion un son entièrement mat avec sensation de fluctuation hydrique sous le doigt, s'il n'y a pas de gaz en quantité suffisante; ou bien cette matité est seulement inférieure, et une zone de sonorité gazeuse existe supérieurement, si les gaz sont abondants, ainsi que l'a fait remarquer Piorry. L'étendue et le degré de ces signes varient de telle sorte, selon les sujets, qu'il est impossible de les indiquer dans leur étendue relative. Lorsque la cavité stomacale contient des solides, ordinairement pulpeux, le son mat qu'ils occasionnent a ceci de particulier qu'il s'accompagne d'une sensation sans résistance, ce qui différencie cette matité de celle d'un organe solide et compacte, ou bien d'une tumeur.

Parmi ces matités, la plus importante à constater, quoique limitée, est celle qui résulte d'une tumeur cancéreuse de l'estomac. Elle occupe ordinairement le côté droit de l'épigastre, son siége au niveau de l'orifice pylorique étant le plus ordinaire. J'en montrerai plus loin toute la valeur à propos de la palpation.

Pour marquer les limites de l'estomac lorsqu'il rend un son différent de celui des intestins grêles situés au-dessous, il faut percuter suivant une ligne sterno-pubienne pour obtenir sa limite inférieure. En percutant à l'épigastre suivant une ligne transversale intermédiaire, on aura les limites latérales du son stomacal, et suivant des lignes diagonales, les limites intermédiaires, ce qui permettra de tracer la courbe appréciable du contour de l'estomac.

2° Intestin grêle. — Il occupe la région centrale de l'abdomen jusqu'au pubis, dans une étendue variable en rapport inverse de la dilatation de l'estomac ou du gros intestin. Le jéjunum occupe de préférence la partie supérieure, et l'iléon la partie inférieure; mais ils ont des moyens d'attache très-mobiles qui expliquent leurs déplacements. La délimitation de l'intestin grêle par la percussion en est rendue très-difficile, quoiqu'il contienne en général moins de gaz et donne un son moins clair que le gros intestin et l'estomac qui l'entourent. On retrouve ici les variétés du son obscur, ou du son tympanique, suivant la proportion des matières chymeuses ou des gaz contenus dans cette partie du tube digestif. Il peut arriver que l'intestin grêle, extrêmement distendu par suite d'une *obstruction intestinale*, ou de la *paralysie* du tube digestif, envahisse presque toute la cavité abdominale, et donne lieu à une sonorité tympanique des plus prononcées.

3° Gros intestin. — Cette partie du tube intestinal, pré-

sente une remarquable disposition. Elle offre à son origine,
au niveau de la fosse iliaque droite, une dilatation formant
le cæcum, où se trouvent presque constamment des gaz
en plus ou moins grande abondance, qui donnent un son
tympanique grave ou aigu des plus accentués. Il est rare
qu'on y trouve une sonorité entièrement mate par suite
d'une accumulation exagérée de matières fécales. Les
côlons ascendant, transverse, descendant et iliaque se distinguent souvent de l'intestin grêle par une sonorité plus
claire. L'étendue qu'ils occupent varie suivant la proportion
des gaz qu'ils contiennent ; et parfois les matières fécales
y sont tellement abondantes, qu'elles fournissent un son
mat, avec ce caractère spécial qu'elles offrent à la percussion (mais plus encore à la palpation), une mollesse relative qui permet de les déprimer en les déformant (1).

4° **Foie.** — Piorry recommande d'explorer d'abord le foie,
avant tout examen des organes thoraciques ou abdominaux
par la percussion.

Cet organe peut avoir un volume moindre ou plus
considérable que dans l'état sain. Sa diminution de volume est difficile à apprécier. Une matité moindre que celle
de l'état normal, au-dessus du rebord fixe des fausses

---

(1) L'estomac et le tube intestinal ont servi en Allemagne à des expériences acoustiques de percussion qui ont une certaine importance. Skoda
y a eu recours pour établir l'influence du degré de tension des membranes
limitant les cavités qui contiennent de l'air, sur la qualité du son. Il a
montré que, l'estomac étant de plus en plus distendu par de l'air et
percuté successivement, le son, d'abord très-clair, ou tympanique, devenait de plus en plus sourd à mesure que la distension devenait considérable. Cette diminution d'intensité du son ne me paraît pas dépendre,
comme le pensait Skoda, de la tension de plus en plus grande des parois de l'estomac, mais de la quantité d'air de plus en plus grande,
d'où l'abaissement de plus en plus accentué du ton, qui en arrive à
être trop bas pour être facilement perçu, en donnant lieu à l'*obtusion*
et non à de la matité. Il en est de même d'une anse intestinale. Dans
les deux cas, la sonorité obtenue a d'autant plus de tendance à baisser
que l'air contenu n'a aucune issue.

côtes droites, doit en résulter; mais il faut ne pas oublier
que l'organe, pour peu qu'il s'incline en arrière sous le diaphragme, sans diminuer réellement de volume, fournit une
matité manifestement moins étendue, qui simule l'amoindrissement du foie, parce qu'il s'éloigne d'avantage des
parois thoraciques.

C'est surtout par son accroissement de volume que cet
organe présente des particularités remarquables à la percussion.

Lorsque, abrité par le diaphragme et la cage thoracique,
le foie augmente de volume, son accroissement a lieu partiellement ou en tous sens; dans ce dernier cas, il dépasse
principalement, en raison de l'accroissement de son poids,
sa limite inférieure, qui, dans l'état sain, ne déborde pas
les côtes inférieurement, et il dépasse moins sensiblement sa
limite supérieure dont nous avons parlé (p. 57). La palpation est le moyen habituel le meilleur pour constater la
limite inférieure du foie, lorsque les parois abdominales
sont peu épaisses et facilement dépressibles; mais la percussion, dans les cas d'obésité, est le seul moyen de préciser
cette limite inférieure du foie, comme elle est l'unique
procédé pour la constatation de sa limite supérieure dans
tous les cas. Le foie, débordant les côtes inférieurement,
donne lieu à un son mat avec résistance marquée, qui se
distingue des parties environnantes plus sonores : le poumon droit supérieurement, et le tube digestif au-dessous.
Cette matité est d'une étendue et d'une forme très-variables
suivant sa cause pathologique particulière. Le foie peut envahir l'abdomen presque en entier.

La *vésicule biliaire*, qui n'est pas accessible à la percussion dans l'état sain, le devient lorsqu'elle est distendue
par la bile. Elle forme alors au-dessous du rebord du foie,
un peu en dedans d'une verticale abaissée du mamelon
droit, une matité demi-circulaire en saillie vers l'abdomen

sans tuméfaction extérieure, et qu'il ne faut pas confondre
avec la partie supérieure du muscle droit contracté. Quand
il y a du doute, Piorry conseille, au lieu de percuter
d'avant en arrière, de diriger le choc dans le sens du grand
diamètre du réservoir biliaire, ce qui communiquerait l'impulsion à une masse plus considérable de bile, et le son qui
en résulterait serait, dit-il, manifestement très-mat. — Au
lieu d'être simplement distendue par de la bile, la vésicule
l'est quelquefois par du mucus séreux, ce qui constitue son
hydropisie, et la tumeur hydrique qui donne le son mat
peut quelquefois disparaître par la pression, par suite du
passage du liquide dans les voies d'excrétion biliaire, ce qui
en constitue un signe important. Enfin, d'autres fois la vésicule est enflammée, et le pus s'y accumule en donnant lieu
à une matité demi-circulaire plus considérable, douloureuse à la percussion, et au centre de laquelle on peut avoir
par la percussion, mais surtout par la palpation, la sensation d'une fluctuation manifeste (1).

5° **Rate.** — Je me suis occupé précédemment de la rate,
lorsqu'elle a son volume normal, et lorqu'elle est en rapport
médiat avec les parois thoraciques gauches. J'ai rappelé l'extrême difficulté de sa délimitation par la percussion chez
l'homme sain. Il n'en est plus de même lorsque son volume
est augmenté d'une manière notable par suite de fièvres intermittentes, de la fièvre typhoïde, du scorbut, de la cachexie
leucocythémique, du cancer, etc. Elle vient former dans ces
conditions, au-dessous des fausses côtes, une tumeur sensible à la percussion. Elle s'incline alors de haut en bas et
de dedans en dehors, donne lieu à une matité ovalaire au

---

(1) Ces lésions de la vésicule biliaire étant dues à la présence des
calculs ordinairement multiples dans le canal cholédoque et dans la
vésicule, la pression de la tumeur cause parfois la sensation du frottement ou de la collision de ces calculs (Cruveilhier).

dessous du rebord des fausses côtes gauches, matité se prolongeant au niveau des côtes. Par son développement considérable, la rate peut envahir tout le côté gauche de l'abdomen jusqu'à la fosse iliaque. Elle est alors reconnue par
la palpation et, elle est le siége d'une matité bien manifeste,
la tumeur étant habituellement contiguë aux parois abdominales, en s'insinuant sous le rebord des côtes.

On voit que le foie et la rate, qui se dérobent à la percussion de l'abdomen chez l'homme sain, s'y prêtent par leur
développement accidentel. Il n'en est pas de même des
organes digestifs, qui sont accessibles à l'exploration dans
l'état sain comme dans l'état morbide.

Nous avons vu tout à l'heure, en effet, l'estomac et les
intestins présenter chez l'homme sain des signes dépendant
de la présence des gaz, des liquides et des solides dans leur
intérieur. Or, les mêmes signes, plus ou moins exagérés, se
retrouvent dans les affections des organes digestifs. Le son
clair, tympanique ou obtus, qui résulte de la distension des
intestins, est surtout accentué dans le *tympanisme abdominal;* et la dilatation de l'estomac contenant des gaz,
des liquides ou des solides pulpeux, présente des sonorités diverses que j'ai précédemment rappelées. Il en est
de même des matités fournies par l'accumulation des matières fécales dans l'intestin, avec leur matité s'accompagnant de sensation particulière.

6° **Reins.** — Les reins peuvent être sains et déplacés simplement par suite du relâchement du repli péritonéal qui les
maintient habituellement en place, de chaque côté de la colonne vertébrale, dans la profondeur du ventre. Ils forment,
étant déplacés, des tumeurs intra-abdominales arrondies,
mobiles et comme flottantes, dans l'un ou l'autre flanc;
elles sont mates à la percussion et peu résistantes. Elle
sont l'objet de fréquentes erreurs de diagnostic.

7.

Le rein forme parfois des tumeurs plus volumineuses, donnant un son mat avec sensation de résistance (1). Ces tumeurs semblent émerger quelquefois au-dessous du rebord antéro-latéral des côtes et y rester bornées; d'autres fois elles envahissent presque toute la hauteur de l'abdomen du côté correspondant au rein affecté. La *pyélo-néphrite*, lorsqu'elle est accessible à la percussion, forme une tumeur mal délimitée, parfois fluctuante sous le doigt qui percute. On pourrait la confondre à droite avec l'hydropisie de la vésicule, qui part des côtes et peut descendre jusqu'à la fosse iliaque correspondante, ainsi que j'en ai rencontré un exemple terminé par perforation.

7° **Vessie.** — La vessie urinaire, dans le cas de rétention d'urine, prend un développement qui progresse au-dessus du pubis, par lignes concentriques partant de l'hypogastre.

La percussion en est facile lorsque la vessie distendue s'élève très-haut dans l'abdomen, et qu'elle refoule l'intestin. Elle s'applique alors contre les parois abdominales, et elle fournit une matité dont le maximum existe au voisinage du pubis, en s'amoindrissant vers ses bords, où l'on arrive par degrés à la sonorité intestinale qui l'entoure. Cette matité s'accompagne d'une résistance humorique ou fluctuante, si les parois vésicales sont médiocrement tendues. Lorsque la vessie distendue s'élève peu au-dessus du pubis, il faut déprimer l'intestin avec le doigt percuté pour arriver à constater la matité sous-jacente. Cette matité a pour caractère fondamental de disparaître par le cathétérisme. La percussion de la vessie a une très-grande valeur diagnostique, en raison des conditions pathologiques dans

_____

(1) Cette matité avec résistance peut s'étendre en arrière au niveau des lombes. Cela arrive aussi dans le phlegmon périnéphrique.

lesquelles la rétention d'urine se présente à l'observateur.

8° **Organes génitaux.**— Comme pour les reins et la vessie, nous retrouvons encore ici des organes qui ne se manifestent pas à la percussion dans l'état de vacuité ou de bonne santé habituelle, et qui ne se révèlent à la percussion, par des caractères utiles à rappeler, que par leur développement insolite ou accidentel. Ici encore ce développement est dû à la présence des gaz, des liquides ou des solides développés dans l'intérieur de l'utérus.

On a rarement constaté, comme Tessier (de Lyon), la présence dans l'utérus de *gaz* assez abondants pour distendre et développer l'utérus au-dessus du pubis. La percussion, pratiquée dans les cas de ce genre, doit fournir un son tympanique grave. Le son est mat, au contraire, dans l'*hydrométrie utérine*, affection également très-rare. L'utérus se développe alors dans les mêmes conditions de forme que dans la grossesse.

Chez les femmes, l'utérus, comme par le fait de la grossesse, se développe par suite de tumeurs diverses dont cet organe est le siége. Telles sont les tumeurs fibreuses qui sont si fréquemment rencontrées, et celles de toute autre nature qui se développent à l'hypogastre; de là, comme d'un centre, elles se développent et s'épanouissent, en quelque sorte, comme le fait la vessie distendue, mais en envahissant beaucoup plus que ce dernier organe la cavité abdominale. Ces tumeurs, plus ou moins volumineuses, donnent lieu à une matité résistante très-étendue pouvant envahir les flancs; elle est limitée habituellement par le son clair fourni par le tube digestif refoulé en haut et sur les côtés.

Lorsque les *ovaires* sont augmentés de volume, ils peuvent aussi envahir la plus grande étendue de l'abdomen, en oc-

cuper le centre et, se mettant en rapport avec les parois
abdominales, fournir à la percussion une matité qui contraste avec la sonorité des intestins refoulés en haut et
latéralement. Avant de prendre ce développement extrême,
qui fait ressembler la tumeur à une tumeur utérine, l'ovaire
commence par être sensible à la percussion, par la matité
qu'il produit à droite ou à gauche de l'hypogastre. Le siége
de cette matité ainsi limitée s'observe aussi lorsque l'ovaire
est atteint simplement d'inflammation. Ces tumeurs de
l'ovaire, le plus souvent kystiques, fournissent des signes
variables à la percussion, suivant les conditions anatomiques
qu'elles présentent, tantôt envahies presque en entier par
du liquide, tantôt divisées par loges de consistance diverse,
tantôt enfin entièrement compactes. Ces distinctions ne
sont pas toujours faciles à faire sur le vivant, surtout par
la percussion seule, la palpation et le toucher vaginal ou
rectal fournissant à cet égard des renseignements plus
importants. Dans certains cas assez rares, comme il en a été
rapporté par Hérard, Demarquay, Scanzoni, Gosselin, Laboulbène (1), la tumeur de l'ovaire peut contenir des gaz
formés spontanément ou provenant de l'intestin ; alors la
sonorité à la percussion n'est pas mate, elle est plus ou
moins claire, et il peut se produire un bruit de fluctuation à timbre métallique.

La nature de certaines tumeurs du scrotum est parfois
révélée par la percussion. Panas a publié un cas de hernie
scrotale (2) qui aurait pu être prise pour une vaginalite, si la
sonorité n'avait révélé la présence d'une anse intestinale.
Panas recommande de ne pas pratiquer en pareil cas la
percussion médiate ; c'est la percussion immédiate qui doit
être employée : une chiquenaude sur la tumeur suffit.

(1) Laboulbène, *Du bruit de fluctuation hydroaérique à timbre métallique perçu dans les tumeurs abdominales (Arch. de méd.*, 1875).
(2) *France médicale*, 1875, p. 810.

9° **Péritoine.** — Cette séreuse enveloppe tous les organes abdominaux, et se retrouve par conséquent partout dans l'intérieur de l'abdomen. Elle forme une sorte de sac à vaste cavité, à parois contiguës, qui peut contenir des gaz provenant de perforations du tube digestif ou même des bronches, ou bien renfermer de la sérosité (ascite), du pus, des fausses membranes ou du sang.

Le son de percussion est essentiellement tympanique et occupe tout l'abdomen dans la *tympanite péritonéale* généralisée. Le son clair est localisé supérieurement lorsqu'il existe en bas une matité due à un épanchement liquide (ascite). Dans ce dernier cas, la percussion fournit au niveau du liquide intra-péritonéal un son mat avec sensation de fluctuation, et qui a une grande valeur diagnostique par le déplacement possible du liquide. Si en effet on percute d'abord une région latérale de l'abdomen, là où ce liquide donne une matité ou une obscurité de son évidente, et que l'on percute le même point après avoir fait tourner le malade du côté opposé, où se déplace et se porte alors le liquide, on obtient un son clair là où était la matité, l'intestin étant venu remplacer le liquide contre les parois percutées. C'est surtout lorsqu'il existe peu de liquide épanché que cette manœuvre de percussion est utile.

La présence du sang dans la région hypogastrique (*hématocèle*) y donne lieu souvent à une matité remarquable par ses limites irrégulières et qui, jointe à d'autres signes, a une grande valeur diagnostique.

Enfin le péritoine est le siége de *tumeurs variées* par leur nature et par leur siége, qui n'a rien de régulier. Il en est de même de l'inflammation du tissu conjonctif sous-péritonéal, où se développent des phlegmons occupant principalement les fosses iliaques, le tissu conjonctif périnéphrique, et les parois abdominales. La percussion, par la matité qu'elle produit à leur niveau, en détermine non-

seulement l'existence, mais les limites et les progrès croissants ou décroissants.

Il ne faut pas exagérer les résultats de la percussion en
voulant la faire servir à des diagnostics impossibles. Il
serait inutile, par exemple, d'insister sur les résultats de la
percussion pratiquée au niveau de la colonne vertébrale,
pour y découvrir des tumeurs ou des abcès occupant le
corps des vertèbres. Cette application de la percussion
présente des difficultés que l'on doit considérer comme
insurmontables. On pourrait tout au plus constater le développement d'abcès froids, par l'extension latérale de la
matité fournie verticalement par la colonne vertébrale, en
arrière de la poitrine; mais au niveau de la colonne lombaire, cette constatation est impossible. D'ailleurs les résultats, fussent-ils réels, seraient d'une si minime et si trompeuse valeur, qu'ils ne sauraient être un objet d'aspiration
pour le praticien, qui doit chercher plus de précision dans
l'étude des faits cliniques.

SECONDE DIVISION

AUSCULTATION

Définition et but. — L'auscultation est un moyen d'exploration qui fait percevoir par l'audition les bruits ou les sons se produisant dans l'intérieur des organes : bruits ou sons dont l'observateur interprète la valeur pratique au point de vue de l'état physique de ces organes et de leurs lésions, en se basant en grande partie sur ces signes pour établir le diagnostic des maladies, déterminer leur évolution, leur pronostic et même les effets de leur traitement.

Historique. — Laennec est considéré avec raison comme le fondateur de l'auscultation, même en remontant jusqu'à Hippocrate. Avant Laennec, on ne trouve que des indications éparses de signes diagnostiques perçus par l'oreille et se rattachant à des affections variées, sans que nul observateur ait songé à l'emploi méthodique et raisonné de l'auscultation.

Hippocrate a parlé de l'application de l'oreille sur la poitrine pour percevoir les bruits intra thoraciques. Ses traducteurs ne sont pas d'accord, il est vrai, sur les caractères du bruit anomal qu'il a eu en vue; mais le fait de l'auscultation de la poitrine n'en est pas moins signalé par lui.

Après Hippocrate, les auteurs qui parlent de bruits morbides s'en tiennent à l'observation superficielle de bruits perçus à distance, et qui n'ont avec l'auscultation de Laen-nec qu'un rapport indirect. Ces indications ne méritent pas autre chose qu'une simple mention destinée à satisfaire la curiosité des érudits. Telles sont celles de Cælius Auré-lianus, d'Ambroise Paré (1), de Quarin, d'Harvey, qui ont été cités. Il faut arriver jusqu'à Robert Hooke, vivant en 1680, pour trouver un auteur ancien qui ait entrevu le parti que l'on pourrait tirer de l'auscultation. C'est un aperçu, resté stérile, il est vrai, mais qui n'en fait pas moins honneur au philosophe anglais. Voici le passage remarquable reproduit par Tyndall (2) :

« Il ne serait pas impossible, dit Hooke, de découvrir les modes de mouvements et d'action des corps par les sons qu'ils font entendre. De même que, dans une horloge, nous entendons le battement du balancier, la rotation des roues, le frottement des engrenages, le choc des marteaux et beaucoup d'autres bruits, ne pourrait-on pas découvrir les mouvements des parties intérieures des corps, animaux, végétaux ou minéraux, par le son qu'ils rendent, recon-naître les travaux qui s'accomplissent dans les divers ate-liers du corps humain, et apprendre ainsi quels sont les instruments ou les outils qui fonctionnent mal, quels tra-vaux s'exécutent normalement à certains instants, anorma-lement dans d'autres, etc.?... Je sens la rougeur me monter au front, quand je considère avec quel dédain la plupart des hommes accueilleront ce que je vais dire : J'ai trouvé un peu plus que de l'encouragement en constatant, par l'expérience, que j'entendais parfaitement les batte-ments du cœur de l'homme, comme c'est chose commune

_____

(1) Cælius Aurélianus, *Acut. morb.*, lib. II, cap. XIV. — Amb. Paré , *Table méthodique pour cognoistre les maladies par les cinq sens* (phé-nomènes perçus par l'ouïe).

(2) *Le Son*, trad. par l'abbé Moigno, 1869, p. 46.

d'entendre le va-et-vient des gaz dans les entrailles ou dans
d'autres petits vaisseaux; comme l'état des poumons se
révèle par le bruit de la respiration, le rhume de cerveau
par le sifflement du nez, le déplacement des jointures par
un claquement et la sensation du mouvement des organes
se déplaçant l'un l'autre. » (*Le Son*, pp. 46, 47.)

Nous trouvons ici, mentionnée au xviie siècle (1), pour
la première fois depuis Hippocrate, l'application de l'oreille
sur la poitrine comme moyen d'auscultation, pour entendre
les battements du cœur. Quant aux bruits perçus au niveau
des organes respiratoires, il ne s'agit encore que de bruits
perçus à distance, puisque l'auteur met sur la même ligne
le sifflement nasal du coryza et le claquement produit par
le déplacement des jointures.

Laennec ignorait certainement cette opinion émise par
Hooke, car elle était passé inaperçue du temps de son auteur;
elle n'a été remise en lumière que par les auteurs anglais
qui ont succédé à Laennec. A lui donc revient bien légitimement, ce que personne ne conteste d'ailleurs, l'honneur
d'avoir, sinon indiqué le premier le principe de l'auscultation, du moins de l'avoir fondée comme méthode pratique,
en faisant connaître les phénomènes acoustiques qu'elle
fait percevoir, en signalant leur valeur, et en consignant
les résultats de ses remarquables recherches dans un ouvrage impérissable par l'importance des résultats auxquels
l'inventeur est arrivé d'emblée. Il est nécessaire de rappeler
sommairement l'évolution de ses travaux.

Le point de départ de la découverte de Laennec fut l'application de l'oreille employée par quelques médecins, par
son ami Bayle entre autres, pour constater les bruits du
cœur lorsqu'ils n'étaient pas appréciables à l'application de
la main par suite d'embonpoint ou d'infiltration œdéma-

_____

(1) Robert Hooke, né en 1635, mourut en 1703.

teuse. Il avait à donner des soins à une jeune personne
qui présentait des symptômes généraux de maladie du cœur
et un embonpoint prononcé. La réserve que s'imposa Laennec
dans ce cas, le fit penser à la transmission facile des sons
dans la longueur des corps solides, et il voulut immédiatement tirer parti de cette condition acoustique. Il prit un
cahier de papier, en forma un rouleau fortement serré
dont il appliqua une extrémité à la région précordiale, et,
posant son oreille à l'autre bout, il entendit les battements
du cœur d'une manière beaucoup plus nette et plus distincte que ne l'avait jamais fait l'application immédiate de
l'oreille. Il présuma dès lors que ce moyen pourrait s'appliquer à l'exploration de la respiration, de la voix, du râle,
et peut-être même de la fluctuation d'un liquide épanché
dans les plèvres ou le péricarde.

L'auscultation était trouvée. On était en 1816. Laennec,
né en 1781, avait par conséquent trente-cinq ans. Il se livra
immédiatement à des recherches suivies à l'hôpital Necker,
et trois ans d'études cliniques lui suffirent pour publier la
première édition de son ouvrage (1). En 1821, il faisait de
l'auscultation l'objet de son enseignement à l'hôpital Necker,
et, dès l'année suivante, au collége de France. Enfin il
inaugura sa clinique à l'hôpital de la Charité en 1823;
mais il mourut trois années après, le 13 août 1826, âgé de
quarante-cinq ans, et dix ans après avoir fait sa glorieuse
découverte. Il venait de publier une nouvelle édition de
son ouvrage.

Laennec ne tint jamais ses recherches cachées (1);
aussi attirèrent-elles tout d'abord l'attention, car elles

(1) R.-T.-H. Laennec, *De l'auscultation médiate* ou *Traité du diagnostic des maladies des poumons et du cœur*, fondé principalement
sur ce nouveau moyen d'exploration. 1819, 2 vol.

(2) Laennec dictait à un de ses élèves, en latin, les observations
qu'il recueillait au lit des malades.

furent l'objet de communications qu'il signale comme inexactes, et qui nécessitèrent de sa part le dépôt à l'Académie des sciences d'un travail qui avait pour titre *Mémoire sur l'auscultation à l'aide de divers instruments d'acoustique, employés comme moyens d'exploration dans les maladies des viscères thoraciques et particulièrement dans la phthisie pulmonaire* (1).

Une semblable innovation, introduite dans la pratique médicale, ne pouvait être admise d'abord sans une certaine hésitation. Aussi voit-on Laennec, publiant la première édition de son ouvrage en 1819, se plaindre de l'indifférence de ses contemporains, et dédier son ouvrage aux professeurs de la faculté de médecine de Paris, pour faire plus facilement accepter par les médecins les innovations résultant de ses observations. Il va même jusqu'à se comparer, pour les contrariétés qu'il éprouve, à Avenbrugger.

Heureusement la comparaison n'était pas juste. La première édition de son ouvrage fit rapidement connaître l'auscultation, et l'usage s'en répandit non-seulement en France, mais encore dans les autres contrées de l'Europe. En 1824 et 1825, les ouvrages de Berlin et Bouillaud, de Louis, d'Andral en contenaient d'importantes applications, et Forbes le traduisait en anglais en 1824.

Ce qui démontre encore le succès que Laennec obtint, c'est que, lors de la publication de sa deuxième édition, en 1826, l'année même de sa mort, il était devenu professeur au collège de France, professeur à la faculté de médecine de Paris, membre de l'Académie de médecine, etc.

Cinq ans après, en 1831, parut la troisième édition de son *Traité d'auscultation*. En mourant, il avait confié cette publication ultérieure de son œuvre à son parent et ami le docteur Mériadec Laennec, qui avait été admis pendant

(1) Percy fit sur ce mémoire un rapport élogieux.

dix années dans la confidence de ses travaux. Cette édition, conforme à la deuxième, contenait des notes nombreuses de Mériadec Laennec. Enfin, en 1837, à cette troisième édition en succéda une quatrième, identique à la précédente, mais enrichie de notes par Andral, qui eut pour but d'indiquer et d'apprécier les travaux divers qui dans les derniers temps étaient venus confirmer, étendre ou contredire les recherches de Laennec. Avec une entière franchise, tout en partageant le plus souvent les opinions de l'auteur, Andral se vit forcé de discuter celles qu'il ne pouvait pas adopter.

En outre de ces publications multiples de la grande œuvre de Laennec et des travaux de détail que je rappellerai à l'occasion, on en vint à publier des travaux d'ensemble, des traités et des manuels démontrant que l'auscultation avait pris définitivement droit de domicile dans la science et dans la pratique.

Corbin, en 1831, dans son Manuel, Dance, en 1834, dans son *Guide pour l'étude de la clinique*, ne firent guère que résumer très-succinctement les faits connus et admis. Mais, en 1839, Fournet, élève d'Andral, et qui lui-même pratiquait assidûment l'auscultation, publia de sérieuses recherches. C'est deux ans plus tard, en 1841, que Barth et H. Roger publièrent la première édition de leur Traité, dont le succès croissant fut la preuve des services qu'ils ont rendus à leurs contemporains, en leur facilitant la connaissance de l'auscultation. La même année, Aran publia son *Manuel pratique des maladies du cœur et des gros vaisseaux*, résumant les signes d'auscultation de ces organes. Enfin le *Manuel de percussion et d'auscultation* d'Andry parut en 1844.

Dans ces différents travaux, il n'y eut pas d'opposition critique bien accusée aux doctrines du fondateur de l'auscultation.

Cependant, toute œuvre humaine étant perfectible, il ne faut pas s'étonner si tous les observateurs n'ont pas regardé l'œuvre, si extraordinaire d'ailleurs, de Laennec, comme le dernier mot de la science au sujet de l'auscultation.

Dès 1834, Beau proposa de substituer à la théorie de Laennec, à propos de la production des bruits d'auscultation, une théorie nouvelle qui tendait à en bouleverser l'étude. Mais c'est de l'étranger que partirent ensuite les plus sérieuses critiques.

Le professeur Skoda, de Vienne, après avoir étudié en France l'auscultation, quoiqu'elle fût dans son pays un objet de dédain, comme l'avait été l'œuvre d'Avenbrugger pendant tant d'années, se posa en ardent réformateur de l'œuvre de Laennec ; car tout en démontrant l'utilité de l'auscultation à ses compatriotes, il crut devoir la remanier de fond en comble.

L'ouvrage de Skoda eut un très-grand succès en Allemagne. La première édition parut en 1839, mais c'est seulement la quatrième que traduisit Aran en 1854. Jusque-là, l'œuvre de Skoda n'avait été connue en France que par un petit nombre d'analyses bibliographiques insuffisantes, à part l'intéressant travail de H. Roger, publié en 1852 dans les *Archives générales de médecine* (1), et où il expose des particularités importantes de la doctrine du professeur de Vienne, principalement au point de vue de la percussion.

J'aurai très-fréquemment à rappeler les travaux de Skoda ; car depuis plus de vingt ans écoulés à partir de la publication d'Aran, il y a eu de nombreuses controverses et un certain désarroi dans la manière dont on doit comprendre l'étude théorique et pratique de l'auscultation.

(1) H. Roger, *Recherches cliniques sur quelques nouveaux signes fournis par la percussion, et sur le son tympanique dans les épanchements de la plèvre* (Arch. de médecine, 1852, t. XIX).

J'en avais été frappé; c'est ce qui me porta à poursuivre mes recherches dans le but d'élucider les points obscurs en litige. Sans espérer y être entièrement parvenu, je publiai en 1865 mon *Étude sur l'auscultation* (1), où je proposais une théorie nouvelle des bruits de percussion, et un classement plus correct que celui qui était adopté. C'était un appel que je faisais aux objections de mes confrères, en posant les jalons d'une publication plus importante. Je préparais le Traité que je publie aujourd'hui. Pendant les treize ans écoulés depuis cet appel, un silence à peu près absolu s'est fait à son endroit, sans que je puisse le considérer comme approbatif. Mais comme, pendant cette longue période, mes conclusions premières m'ont paru être confirmées par les nouveaux faits que j'ai observés, et qu'elles se sont raffermies au lieu de s'ébranler, j'ai dû, sans m'inquiéter du silence peu encourageant de la critique, poursuivre l'idée de ma réforme, tout en tenant compte des travaux antérieurs, dont aucun ne sera volontairement négligé par moi.

Divisions. — L'auscultation s'emploie de différentes manières et dans différents buts. Son principal objet est de faire percevoir les bruits ou sons qui se produisent au niveau des organes respiratoires et circulatoires. De là deux divisions principales dans l'étude des signes d'auscultation qui vont m'occuper. J'exposerai ensuite les résultats de l'auscultation dans les affections de l'abdomen et principalement dans la grossesse. Enfin je terminerai en indiquant les autres applications qui ont été faites de cette méthode d'exploration.

(1) *Étude sur l'auscultation des organes respiratoires* (théorie et division nouvelles des bruits respiratoires normaux et anormaux) (*Arch. gén. de médecine,* 1865.)

4. — ORGANES RESPIRATOIRES

Comme pour les signes perçus par la percussion, je vais m'occuper dans autant de chapitres : 1° des méthodes d'exploration; 2° des caractères généraux et expérimentaux des signes perçus; 3° des données fournies par l'auscultation chez l'homme sain; 4° des signes anomaux qu'elle fait percevoir.

CHAPITRE PREMIER

MÉTHODE ET MOYENS D'EXPLORATION

L'auscultation de la poitrine est médiate ou immédiate, comme la percussion. L'auscultation médiate se pratique à l'aide du stéthoscope; la seconde avec l'oreille directement appliquée sur la poitrine.

ART. 1er. — Auscultation médiate.

Laennec ne concevait pas l'auscultation sans l'emploi du stéthoscope, considérant la transmission des sons ou bruits intrathoraciques comme plus nettement perçus par l'intermédiaire d'un corps solide. Il reconnaissait que, pour un observateur novice, il était peut-être plus facile d'appliquer l'oreille sur la poitrine que de se servir du stéthoscope; que l'oreille appliquée immédiatement semblait, il est vrai, faire percevoir plus de sons que le stéthoscope, surtout à un observateur qui n'a pas l'habitude de cet instrument; mais pour lui, l'usage du stéthoscope était beaucoup plus sûr et plus étendu. Cet instrument seul pouvait faire percevoir les bruits au sommet de l'aisselle, dans la région post-claviculaire, surtout chez les sujets amaigris, dans la région interscapulaire chez les sujets dont les omoplates sont très-ailées, ou dont la poitrine est déformée; et enfin l'auscultation médiate était moins fatigante pour le malade et surtout pour le médecin, dont la position, plus élevée et moins gênée, empêchait la tête de se congestionner.

Ces objections sont justes et justifient l'utilité et même la nécessité de l'emploi du stéthoscope dans des cas particuliers, sans toutefois devoir faire renoncer à l'auscultation immédiate dans la majorité des faits, comme nous le verrons tout à l'heure.

§ 1er. — DU STÉTHOSCOPE

Laennec a été conduit à préconiser l'auscultation médiate en expérimentant à l'aide de l'instrument acoustique qu'il a dénommé stéthoscope. Dans le principe, il attribuait même une importance presque exclusive à l'invention du stéthoscope, aux dépens des signes si précieux qu'il lui faisait découvrir.

L'importance de cet instrument ne saurait être contestée. Après l'emploi du rouleau de papier qui fut son premier stéthoscope, Laennec en imagina un en bois, constitué par un cylindre de 33 centimètres de longueur, percé à son centre, dans toute sa longueur, d'un conduit de 6 millimètres de diamètre, et brisé au milieu à l'aide d'une vis, afin de le rendre plus portatif. L'une des pièces était évasée à son extrémité libre, à une profondeur d'environ 4 centimètres, en forme d'entonnoir. Pour l'exploration de la voix et des battements du cœur, il introduisait dans l'entonnoir ou pavillon un *embout* de même bois qui le remplissait exactement, et qui se fixait à l'aide d'un tube de cuivre à frottement, entrant dans la tubulure du cylindre.

En se familiarisant d'abord avec l'auscultation à l'aide de ce stéthoscope de Laennec, on constata l'inconvénient de son grand volume et de son poids, qui le rendaient peu portatif. On songea donc bientôt à en diminuer les dimensions. On réduisit sa longueur de moitié, et l'on diminua surtout son diamètre, en conservant toutefois le pavillon inférieur, et en donnant au bout auriculaire la forme d'un plateau circulaire pour faciliter l'application de l'oreille; le conduit percé dans toute la longueur de l'instrument fut conservé, comme indispensable pour la transmission des bruits par la colonne d'air; mais l'ajutage ou l'embout de Laennec disparut bientôt comme inutile, même pour l'exploration du cœur.

Il serait aussi fastidieux qu'inutile de décrire toutes les modifications de forme proposées pour le stéthoscope; il n'en est qu'un petit nombre d'utiles à rappeler.

Parmi les nombreux observateurs qui ont préconisé des changements dans la forme du stéthoscope, Piorry imagina d'y joindre un plessimètre en ivoire, qui s'y vissait pour le compléter. Louis, Trousseau, Gendrin, Auzias Turenne, Biundi, Pitto (de Madère), Giraud (de Marseille), Landouzy, etc., imaginèrent d'autres modifications de forme.

Le type le plus généralement adopté comprend une tige ou conduit de 8 à 12 millimètres de diamètre, avec plateau auriculaire et pavillon pectoral, comme le montre la figure 29. On a seulement allongé ou diminué la longueur et le diamètre de la tige, donné à l'évasement une forme conique ou celle d'un pavillon de trompette, et enfin modifié la face libre du plateau auriculaire en lui donnant une forme plane (fig. 30), ou évasée (fig. 31), ou bien saillante au pourtour de l'orifice pour la pénétration dans le conduit auditif (fig. 32). Ces dispositions ne sont pas indifférentes. La forme concave du plateau a l'inconvénient de former

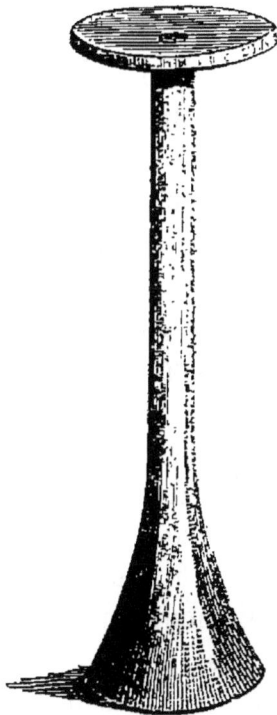

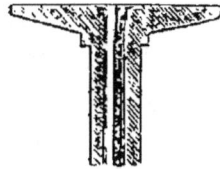

Fig. 30.

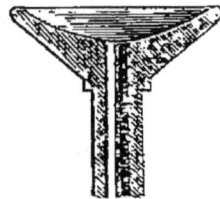

Fig. 31.

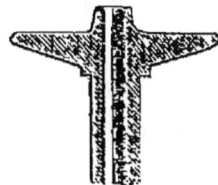

Fig. 29.   Fig. 32.

une cavité où les bruits extérieurs viennent résonner et nuisent à la netteté des bruits d'auscultation. La saillie centrale pénétrant dans le conduit auditif, comme toute autre disposition de ce genre, doit être rejetée comme obstruant ce conduit, qui constitue une cavité résonnante renforçant les bruits perçus (1).

C'est pour obtenir un renforcement analogue des sons

(1) On reconnaît que le conduit auditif est une cavité résonnante des bruits perçus à l'aide du stéthoscope, en émettant un son glottique pendant que l'on bouche une oreille avec la paume de la main. Le son transmis par les solides de la tête retentit avec force dans ce conduit auditif, en faisant même frémir la main.

que l'on a imaginé de creuser une cavité dans l'extrémité supérieure du stéthoscope (1). De toutes ces combinaisons, la plus simple, le plateau plein à surface plate, est la plus convenable ; sans doute il serait préférable que l'application de cette surface s'adaptât plus exactement qu'elle ne le peut faire à l'oreille externe de l'observateur, et on a été jusqu'à conseiller, dans ce but, de modeler l'extrémité du stéthoscope sur la forme extérieure de l'oreille. C'est une idée excellente, mais qui a l'inconvénient de nécessiter un modelé spécial pour l'oreille de chaque observateur ; elle est d'ailleurs facilement réalisable.

La matière composant les stéthoscopes a été variée.

On a renoncé aux métaux que Laennec avait considérés avec raison comme moins propres que le bois à former ces instruments. Il recommandait les corps de densité moyenne (papier, bois, jonc à canne) comme préférables à tous les autres. Le bois, pour le corps des stéthoscopes, est certainement la matière la meilleure. Les bruits d'auscultation n'étant pas transmis à l'oreille seulement par la colonne d'air centrale de l'instrument, mais aussi par la tige solide, conformément à la loi physique de la transmission des sons par les corps solides, cette transmission est rendue plus facile dans la longueur du bois, dans le sens de ses fibres, que dans les corps plus compactes et sans fibres.

L'essence du bois à employer n'est pas indifférente. On a utilisé le sapin, l'acacia, le chêne, l'ébène, le hêtre, le frêne, etc., qui conduisent plus ou moins bien le son dans le sens de leurs fibres. On doit à Charrière d'avoir introduit dans la pratique l'emploi du bois de frêne, parce qu'il a l'avantage de ne pas se casser en tombant ; mais la

---

(1) J'ai fait confectionner sans succès par Colin un stéthoscope de ce genre, qui n'avait aucun avantage sur le stéthoscope ordinaire. J'ai su depuis que le docteur Gestin, médecin en chef de la marine à Brest, en avait fait confectionner un dans des conditions analogues.

physique nous apprend aussi que c'est un des bois (avec l'acacia et le sapin) dans lesquels la vitesse du son est la plus grande (1). Cette vitesse est beaucoup moindre dans le chêne et le hêtre. Le liége, conseillé par Auzias Turenne, est une mauvaise matière, d'ailleurs sans solidité. Ceux qui n'ont en vue que la colonne d'air comme moyen de transmission des bruits, ont imaginé l'emploi d'un tube flexible dont une extrémité, dilatée en une sorte d'entonnoir, est maintenue appliquée sur la poitrine, tandis que l'autre extrémité ou embout est fixée dans le conduit auditif de l'observateur. Plusieurs médecins ont eu cette pensée. D'abord Scelle de Montdezert, il y a près de cinquante ans, avait imaginé, pour ausculter la poitrine d'un malade en arrière, quoique celui-ci restât couché sur le dos, un sté-thoscope dont le cylindre était fait de baudruche, mainte-nue tendue par un fil de fer intérieur enroulé en spi-rale (2). Vigier (avec l'idée de faire servir l'instrument à l'auto-auscultation), Malassiz, Gouin qui imagina un double tube, Marsh de Cincinnati, etc., ont employé un tube en caoutchouc. Constantin Paul a récemment préconisé de nouveau ce genre de stéthoscope (fig. 33) auquel il attribue l'avantage « d'ausculter avec une grande précision les diffé-rents bruits normaux et pathologiques, d'en saisir tous les caractères de force, de timbre, de rhythme, et surtout de li-miter exactement le point de leur maximum, ainsi que de figurer toute la surface dans laquelle on les perçoit (3). »

Nous pourrions répéter ici ce que nous avons dit au sujet du mode de percussion : le meilleur procédé est celui dont on fait habituellement usage et dont on a l'expérience. Toutefois on ne doit pas perdre de vue que la transmission

(1) Voyez l'ouvrage de Tyndall, *le Son*, (traduit par l'abbé Moigno).
(2) Piorry, *Du procédé opératoire à suivre*, etc., 1831, p. 27.
(3) *Les Avantages du stéthoscope flexible* (*France médicale*, mars 1876).

des sonorités est plus complète dans un tube à parois de bois que dans un tube flexible. De plus, l'extrémité auriculaire du stéthoscope la plus convenable n'est pas celle qui pénètre dans le tube auditif de l'explorateur, comme nous l'avons démontré plus haut.

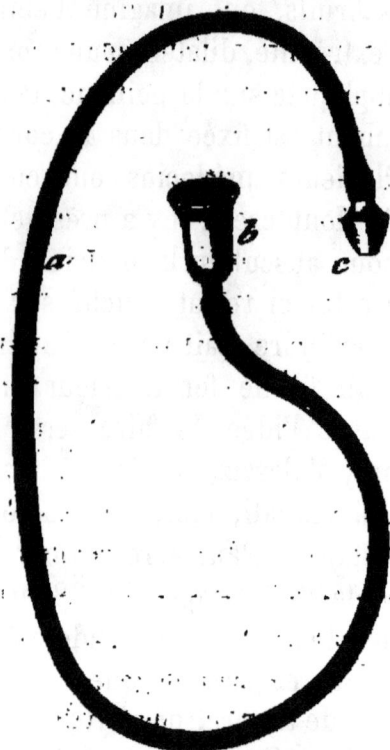

Fig. 33. — *a*, Tube en caoutchouc (longueur 45 centimètres); *b*, extrémité pectorale ; *c*, embout auriculaire.

La physique pourra fournir peut-être des moyens de perfectionner l'auscultation par le stéthoscope. On en a conçu l'espoir dès que l'invention du téléphone et surtout celle du microphone ont été connues. Pourra-t-on, à l'aide de ce dernier instrument, qui rend perceptible à une grande distance les bruits les plus infimes, et qui est pour l'oreille ce qu'est le microscope pour l'œil, obtenir des signes d'auscul-

8.

tation plus nets et plus nombreux? C'est encore douteux;
car la grande difficulté à vaincre sera toujours l'isolement
des bruits intrathoraciques des autres bruits circonvoisins.
En définitive, les tentatives pour la solution du problème
ont été jusqu'à présent infructueuses (1).

§ 2. — RÈGLES A OBSERVER

Les règles à suivre pour pratiquer l'auscultation médiate
sont loin d'être sans importance.

Le sujet à explorer, qui est couché ou levé, doit prendre
les positions que j'ai rappelées à propos de la percussion
pour l'examen des parties antérieures, postérieures ou latérales de la poitrine (p. 13). Si le malade est dans son lit, la
position assise est indispensable pour l'exploration des
régions postérieures. Il vaut mieux que la poitrine soit nue,
mais ce n'est pas une condition indispensable. Tous les
signes stéthoscopiques positifs, et souvent même les signes
négatifs peuvent, selon la remarque de Laennec, être perçus à travers des vêtements épais, pourvu qu'il soient exactement appliqués sur la poitrine. Cependant il vaut mieux
que celle-ci ne soit recouverte que de vêtements légers,
comme une camisole de flanelle et une chemise. Les étoffes
de soie et surtout le linge empesé doivent être écartés, en
raison des bruits de froissements ou de craquements que
leur pression produit.

(1) Richardson, d'après *The Lancet*, n'a pas mieux perçu le murmure respiratoire et les bruits du cœur avec le microphone qu'avec
le stéthoscope. Le fait est, dit l'*Union médicale* (1878, 1er juin), qu'il y
a une extrême difficulté à faire arriver à l'oreille, sous forme de vibrations électriques, les sons que l'on entend par le stéthoscope. Jusqu'à ce
qu'on ait obtenu ce résultat, le microphone ne sera d'aucun service en
médecine. On espère cependant vaincre ces difficultés. » Dans un
récent mémoire sur *le microphone et ses applications en médecine*
(1878), le docteur Giboux a publié le résultat de ses intéressantes, mais
encore infructueuses tentatives.

L'explorateur doit, autant que faire se peut, se tenir du côté qu'il explore et, si le malade est couché, éviter de trop se pencher vers la poitrine de ce dernier; car il en résulterait un malaise congestif vers la tête. On évite cet inconvénient en faisant asseoir le patient dans son lit, ou en mettant un genou en terre, comme le conseille Laennec. L'application du stéthoscope demande de l'attention. Son extrémité pectorale, tenue comme l'indique la figure 34, doit être perpendiculairement maintenue sur la partie à explorer, tandis que l'oreille doit chercher le plateau supérieur du stéthoscope pour s'y appliquer là où il se trouve. On évite ainsi qu'un hiatus se forme entre les contours de l'extrémité de l'instrument et les parois de la poitrine (1).

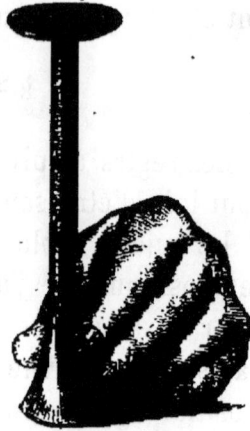

Fig. 34.

On ne doit pas presser trop fortement, surtout si le malade est très-maigre, car la pression serait alors douloureuse. Cette pression doit au contraire être plus énergique chez les sujets gras, parce que l'on rend les parties molles plus compactes et meilleures conductrices du son, tout en se rapprochant davantage des parois résistantes qui sont en contact avec le poumon.

En dehors du sujet et de l'observateur, il y a d'autres particularités pratiques utiles à rappeler. Tantôt le malade croit devoir atténuer sa respiration, tantôt au contraire en exagérer et en prolonger les mouvements outre mesure. Il faut lui recommander d'abord de respirer comme à

(1) Laennec, dans la première édition de son ouvrage, recommande de remplir le vide des espaces intercostaux chez les sujets très-maigres, là où l'on applique le stéthoscope, avec de la charpie ou du coton recouvert d'un linge. Mais ces tampons ont pour effet d'atténuer sensiblement les bruits perçus.

son ordinaire pendant qu'on l'ausculte, puis à exécuter des inspirations plus profondes ou plus rapides. De plus, comme les signes fournis par les organes respiratoires se rapportent à la respiration, à la voix et à la toux, il ne faut jamais se contenter, comme le font trop souvent les praticiens inexpérimentés, de faire respirer le malade; il faut aussi le faire parler et tousser, après avoir écouté la respiration. C'est le moyen d'obtenir toutes les données utiles.

On explore successivement les régions antérieures, les postérieures et les régions axillaires. En avant, les régions sous-claviculaires méritent une attention particulière; les régions post-claviculaires, correspondant à l'extrémité supérieure du poumon, sont souvent négligées parce qu'elles fournissent habituellement les mêmes signes que les régions précédentes. En arrière, l'exploration doit avoir lieu du haut en bas de chaque côté : au niveau de la fosse sus-épineuse, de la fosse sous-épineuse, et au-dessous jusqu'à la base; l'espace interscapulaire ne doit pas être négligé comme correspondant à la bifurcation de la trachée et à l'œsophage. Enfin, il ne faut pas omettre d'ausculter les régions latérales, surtout au niveau de l'aisselle, lorsqu'il existe des bruits anomaux au sommet des poumons, en avant ou en arrière.

J'indiquerai chemin faisant les autres règles à suivre dans les cas particuliers.

A propos de la percussion, j'ai parlé de *tracés complémentaires* qui permettent de mieux se rendre compte des signes obtenus, et de leurs modifications chez les malades. On a pensé à utiliser un procédé graphique analogue pour les bruits d'auscultation. Baréty a récemment publié un intéressant travail à ce sujet (1). Il contient la description

(1) Baréty, *Quelques mots sur la topographie des organes thoraciques, et tracés pour servir à l'étude de leurs affections.* Nice, 1878.

de son procédé et de son application à la pratique. Il consiste dans l'emploi de tracés de la poitrine en avant, en arrière et sur les côtés, sur une même feuille, où l'on peut marquer le siége des signes observés et leurs modifications dans le cours de la maladie. C'est un perfectionnement du procédé que le professeur Lasègue à décrit le premier dans une revue clinique des *Archives de médecine* en 1876 (1).

ART. 2. — Auscultation immédiate.

Si l'emploi du stéthoscope est préférable à l'application directe de l'oreille sur la poitrine pour l'exploration du cœur, comme nous le verrons plus loin, et d'une indispensable nécessité pour l'auscultation des vaisseaux et de l'abdomen, il n'en est pas de même pour l'exploration des organes respiratoires, où son utilité est limitée à l'exploration des régions post-claviculaire, axillaire ou bien interscapulaire chez les sujets dont les omoplates sont saillantes par leur bord interne. Dans toutes les autres parties, qui sont en définitive le plus habituellement examinées, l'application immédiate de l'oreille suffit, sauf cependant dans les cas particuliers où les convenances commandent l'emploi du stéthoscope chez les femmes.

Déjà, du temps de Laennec, plusieurs médecins préconisaient l'auscultation immédiate (2). Ils la préféraient par les motifs suivants : 1° elle évitait de porter sur soi un instrument embarrassant; 2° on percevait plus de sons à la

(1) Lasègue, *la Topographie de l'auscultation* (*Arch. gén. de méd.*, novembre 1876).

(2) Chomel était l'un de ces praticiens. Mériadec Laennec, dans la troisième édition de l'ouvrage de son parent, a reproché à Chomel d'avoir, comme successeur de Laennec dans la chaire de clinique, déclaré la guerre à l'auscultation médiate, dès sa première leçon, le 2 février 1827 (t. I, p. 43 du *Traité d'auscultation*, 3ᵉ édition).

fois, et par conséquent ils étaient entendus plus nettement; 3° il était plus facile d'appliquer l'oreille sur la poitrine du malade, que de maintenir le stéthoscope en contact avec elle.

Tout en utilisant le stéthoscope dans les conditions que j'ai rappelées tout à l'heure, la pratique de l'auscultation par l'application de l'oreille sur la partie à explorer est très-fréquemment utilisée en France. Sa simplicité a fait son succès; car son emploi ne donne lieu à aucune prescription particulière. Pour en tirer parti on n'a qu'à se conformer aux règles générales précédemment exposées à propos de l'auscultation médiate, et qui sont applicables à tous les procédés d'auscultation des organes respiratoires.

CHAPITRE II

CARACTÈRES GÉNÉRAUX DES SIGNES D'AUSCULTATION

Avant de décrire en particulier les différents signes perçus par l'auscultation au niveau des organes respiratoires, il est nécessaire d'en donner une idée générale.

Quel que soit le procédé d'auscultation que l'on emploie au niveau des organes respiratoires, on perçoit chez l'homme sain ou malade des bruits ou des sons qui se produisent spontanément dans de certaines conditions, et qui par conséquent ne sont pas toujours artificiellement provoqués comme par la percussion (1).

(1) Le docteur Collongues a eu l'idée ingénieuse de faire confectionner un mannequin pour la reproduction artificielle des bruits d'auscultation, à l'aide de tubes et de vessies communiquant avec un soufflet. Ce *pneumoscope* se manœuvre avec une certaine difficulté, et il a l'inconvénient de se déranger facilement. L'étude directe des bruits sur l'homme vivant est donc préférable.

A très-peu d'exceptions près, relatives aux sonorités perçues à distance, les bruits d'auscultation sont comme confinés dans la profondeur des organes respiratoires, et il a fallu que Laennec soit venu démontrer comment l'auscultation pouvait nettement révéler ces signes, dont il a fait connaître en même temps la valeur. Il a donné le moyen de voir par l'audition, pour ainsi dire, ce qui se passe à l'intérieur du thorax dans l'évolution des maladies des organes de la respiration.

Les caractères des signes d'auscultation qui révèlent ces maladies, comme les signes que l'on peut constater chez l'homme sain, présentent des variétés nombreuses. Ils résultent de vibrations irrégulières ou régulières comme les sonorités de percussion, et constituent par conséquent, comme elles, tantôt des bruits et tantôt des sons ou des tons. Seulement ici les signes à vibrations régulières, les tons, sont plus fréquemment observés.

Les sonorités des deux ordres, très-nombreuses dans l'œuvre de Laennec, le sont devenues davantage avec la pratique usuelle de l'auscultation. Et comme en même temps ces sonorités sont extrêmement variées d'expression, il est difficile de donner une idée générale de leur caractère. Ce sont des murmures doux ou rudes, des souffles, des sifflements, des ronflements, des râles humides, des retentissements variés de la voix, des craquements, des frottements, des saccades, etc., ayant des caractères propres qui les font reconnaître le plus souvent avec facilité.

Comme les sonorités de percussion, ces signes divers offrent des modifications physiques d'intensité, de tonalité, de timbre, qui sont des caractères généraux des sonorités produites, et dont nous aurons aussi à tenir compte.

Constater l'existence de ces signes d'après leurs *caractères*, est la première chose à apprendre en fait d'auscultation. Mais cette constatation faite, il y a, comme dans toute exploration de ce genre, deux autres données du problème qui en constituent des inductions nécessaires. Il faut préciser autant que possible le *mode de production* de ces signes, et enfin les rattacher à l'état des organes où ils se produisent, en un mot formuler leur *signification*.

Si l'on est à peu près d'accord sur les caractères acoustiques des signes d'auscultation dus à la circulation de l'air dans les voies aériennes, aux vibrations intrathoraciques produites par la voix ou par la toux, au frottement ou à la collision des solides, des liquides et de l'air en circulation, il n'en est pas de même au sujet de leur mode de production. On discute encore à ce sujet depuis près de soixante ans que la question est livrée aux observateurs de tous les pays.

En présence des conditions organiques et des conditions physiques dans lesquelles se produisent les sonorités d'auscultation, il semblerait au premier abord que l'on dût facilement s'entendre. Toutefois il n'en a pas été ainsi. Pour expliquer théoriquement et physiquement les phénomènes perçus, on a invoqué la formation de veines fluides, ainsi dénommées par Savart, qui n'a eu en vue que la circulation des liquides, mais que Sondhauss (1) a démontré être applicables à l'air. On a aussi invoqué les lois des colonnes d'air vibrantes, de la consonnance, de la réflexion des vibrations de cet air, les différences de température qu'il subit, et la transmission des vibrations à travers les solides et les liquides. Malheureusement ici, comme pour la percussion, on se heurte le plus souvent à la difficulté très-grande d'appliquer les principes si nets de la physique aux organes respiratoires, dont l'organisation complexe et les nombreux rapports avec les organes voisins ne permettent pas toujours de saisir les vraies causes physiques des bruits

---

(1) *Poggendorff's annalen*, 1852.

et des tons qui se produisent pendant la vie. Ces causes demandent à être recherchées à part chez l'homme sain et dans le cours des maladies.

Il faut ajouter à la difficulté de l'interprétation physique que les dissidences d'opinion ont été favorisées par la manière restreinte dont on a envisagé la question au point de vue organique. Je veux parler de la corrélation absolue que Laennec a voulu établir entre le signe physique et une lésion locale particulière. Cette méthode était sans doute la plus féconde en résultats pratiques au début de l'emploi de l'auscultation; mais elle laissait entièrement de côté la question physique.

Il en est résulté une réaction contraire, déjà rappelée à propos des bruits de percussion. Skoda et d'autres observateurs en furent les auteurs. De même que Laennec avait négligé la physique pour l'observation clinique au lit du malade, de même en Allemagne on négligea la clinique pour scruter les données fournies par la physique des laboratoires, et l'on fonda l'auscultation scientifique comme on avait fondé la percussion scientifique, que nous avons jugée.

De part et d'autre le but poursuivi était louable; et il semblait que, de ces deux affluents, il aurait dû résulter un courant menant à la vérité, pour l'explication des signes fournis par l'auscultation des organes respiratoires; cependant il n'en a pas été ainsi : l'obscurité règne encore. Sans avoir la prétention de résoudre définitivement ce difficile problème de l'accord des faits cliniques et scientifiques, j'espère démontrer qu'en modifiant le cadre dans lequel on s'est maintenu, on peut jeter une lumière nouvelle sur certains points fondamentaux concernant la production, et par conséquent la signification d'un certain nombre de phénomènes d'auscultation.

Parmi les signes constatés dans les organes respiratoires d'un homme sain, et ceux que présentent à l'auscultation

les mêmes organes atteints de lésions organiques, il y a
un certain nombre de signes, en effet, qui se perçoivent
dans le poumon exempt ou non de lésions organiques. Ces
signes dépendent simplement de conditions physiques accidentelles, dues à des rapports physico-anatomiques des
organes respiratoires avec les organes voisins, et sur lesquels j'ai déjà attiré l'attention (1). Je les décrirai à propos
des signes anomaux, les rappelant ici pour établir qu'en
dehors de l'homme sain on ne pourrait, sans tenir compte
de cette manière d'envisager la question, avoir une idée
générale suffisante des bruits d'auscultation, en les rattachant aux lésions du tissu des organes respiratoires.

Pour bien comprendre les caractères généraux de ces
phénomènes, il faut donc tenir compte de trois conditions :
1° des conditions physiologiques et des conditions physiques qui s'y rattachent; 2° des modifications physiques
que subissent les organes respiratoires indépendamment
des lésions propres de leurs tissus; 3° de ces lésions elles-
mêmes. — Je suis surpris que jusqu'à présent l'on ait tenu
si incomplètement compte des modifications physiques
subies pour les poumons sans lésion de leur tissu. Loin
d'avoir été infirmée par l'observation, et par les expériences
faites par la reproduction artificielle des bruits d'auscultation, mon opinion à cet égard a été fortement légitimée
par les expériences et par les faits cliniques ultérieurs. J'en
montrerai l'importance à propos des bruits anomaux.

La division la plus naturelle pour l'exposé des signes
d'auscultation est celle qui en fait deux groupes principaux : 1° les signes normaux ou physiologiques; 2° les
signes anomaux ou morbides. En suivant cet ordre nous
ne perdrons pas de vue la double source des données du
problème que soulève chaque signe, l'observation du ma-

(1) Woillez, *Étude sur l'auscultation des organes respiratoires*,
mémoire publié dans les *Archives générales de médecine* en 1865.

lade et les résultats scientifiques découlant principalement de l'expérimentation. Nous aurons à tirer profit de l'étude du *spiroscope*, que j'ai fait connaître à l'Institut et à l'Académie de médecine en 1875. Au point de vue de la théorie des bruits d'auscultation, cet instrument a révélé des faits nouveaux d'une valeur réelle, qui trouveront place dans les deux chapitres suivants.

CHAPITRE III

BRUITS D'AUSCULTATION CHEZ L'HOMME SAIN (1).

Pour bien comprendre les phénomènes pathologiques, quels qu'ils soient, il faut se rendre compte des phénomènes physiologiques correspondants. Les bruits normaux d'auscultation pulmonaire comprennent principalement le bruit respiratoire et la voix thoracique, qui ne doivent pas être confondus dans une même théorie, comme l'ont fait certains auteurs. Secondairement, il faut ajouter les signes fournis par la toux volontaire.

1° **Bruit respiratoire normal.** — Comme tout signe fourni par l'auscultation, le bruit respiratoire normal doit être envisagé aux trois points de vue de ses caractères, de ses conditions de production, de sa signification.

Caractères. — Laennec a comparé le bruit respiratoire normal, qui est principalement observé chez l'homme sain, à celui d'un soufflet dont la soupape ne ferait aucun bruit, ou au murmure que produit en respirant une personne dormant d'un sommeil paisible. Pour Skoda, le bruit respiratoire

(1) Une partie de cet article est extraite de mon mémoire de 1865.

naturel ressemble au bruit qui se fait entendre quand on hume l'air entre les lèvres. Toutes les comparaisons de ce genre me paraissent inutiles, car elles sont insuffisantes pour donner une juste idée du murmure respiratoire normal. Cela se conçoit aisément : il est extrêmement difficile de reproduire dans l'atmosphère libre les bruits qui se passent dans la profondeur du poumon, les premiers arrivant immédiatement à l'oreille par l'intermédiaire de l'air, et les seconds étant transmis par l'intermédiaire de corps solides que l'auscultation médiate ou immédiate met en rapport avec l'oreille de l'observateur. Il est d'ailleurs si facile de percevoir à tout instant, pour ainsi dire, le bruit respiratoire naturel en auscultant un homme sain, que la constatation directe est la meilleure, et rend inutile toute comparaison.

On reconnaît ainsi qu'au moment de l'inspiration il se manifeste, sous l'oreille avec laquelle on ausculte, un murmure moelleux et doux; et que, pendant l'expiration, un murmure semblable, mais affaibli, avorte, pour ainsi dire, dès le début de l'expiration.

Chez l'enfant, le bruit respiratoire est exagéré. Comme cette exagération s'explique, de même que certains bruits respiratoires morbides dits puérils, par une simple augmentation d'intensité, je renvoie, pour ce que j'aurais à en dire ici, au chapitre concernant les modifications anomales du bruit respiratoire.

Conditions de production. — J'ai à examiner ici : 1° les conditions organiques dans lesquelles se produit le bruit respiratoire normal; 2° les conditions physiques qui le font apparaître, et qui ont donné lieu à des théories diverses, et motivé des expériences nombreuses pouvant fixer la valeur de ces théories.

A. — *Conditions organiques.* — Comme conditions organiques, il faut d'abord tenir compte de l'organisation du poumon et de sa situation particulière dans la poitrine.

Le poumon est un organe éminemment élastique et extensible, composé presque en entier de conduits ramifiés et subdivisés à l'infini à partir de sa racine. De ces conduits, les uns sont parcourus par l'air, les autres par du sang.

Les conduits aériens, dans lesquels se produisent les bruits perçus par l'auscultation, se subdivisent de plus en plus dans la profondeur de l'organe pulmonaire, à partir de la trachée, pour se terminer en une multitude de culs-de-sac. Que ces culs-de-sac soient dilatés en vésicules ou simplement tubulés, ils offrent ceci surtout à considérer qu'ils sont les terminaisons extrêmes des vides aériens.

Il est remarquable qu'aucun auteur n'ait parlé de l'importance que pouvait avoir, au point de vue de l'auscultation, la situation particulière du poumon dans la poitrine.

Cette situation est cependant un fait considérable, puisqu'il domine l'étude de l'auscultation presque tout entière, comme j'espère le démontrer.

On sait que chaque poumon occupe, du côté de la poitrine qui lui est destiné, un espace plus grand que celui qui correspondrait exactement à son volume propre, comme l'a signalé Haller (1).

Une conséquence de grande valeur résulte de cette distension du poumon ; c'est que cet organe, en dehors de tout mouvement respiratoire, a constamment tous ses vides aériens distendus et continus les uns avec les autres. Ils forment en un mot ce que j'ai appelé *un arbre d'air*, dont la capacité augmente dans l'inspiration et diminue dans l'expiration. Nous verrons l'utilité de cette considération de la béance arborisée des vides aériens, pour l'explication des phénomènes d'auscultation pulmonaire.

(1) Cette condition, sur laquelle j'ai appelé l'attention au point de vue de la pleurésie, dans ma thèse inaugurale, est un fait trop bien démontré pour que j'aie à y insister.

B. — *Conditions physiques*. — C'est une grave question
que celle de l'étude des conditions physiques de la production du murmure respiratoire normal perçu par l'auscultation. Nous avons fait remarquer déjà que les lois de la physique sont loin d'être toujours facilement applicables au
jeu des organes; c'est ici surtout que les dissidences des
auteurs démontrent cette difficulté.

Il y a d'abord un fait physique fondamental : la communication de l'arbre aérien avec l'atmosphère, et la pénétration, puis la sortie alternative de l'air, par suite de la distension et du retrait des parois de la poitrine pendant les
mouvements respiratoires. Mais ce phénomène n'a pas été
étudié suffisamment, comme le démontrent les théories
connues.

Laennec n'a pas insisté théoriquement sur le bruit respiratoire normal; il lui a suffi d'énoncer que la pénétration
et la sortie alternatives de l'air dans les cavités aériennes
normales produisent le bruit dénommé murmure vésiculaire. Il a soin seulement de faire remarquer que ce bruit
se passe dans les dernières subdivisions de l'arbre aérien,
dans les vésicules pulmonaires. Aussi dit-il qu'on ne constate
aucun rapport entre les bruits gutturaux et le murmure
vésiculaire de la respiration normale. Il cite comme preuve
l'observation d'un homme asthmatique par le cœur, chez
lequel le murmure vésiculaire perçu par l'auscultation
était moins fort que chez les autres hommes, quoique sa
respiration fût entendue à vingt pas de distance. Il ajoute
qu'ayant consulté des bateleurs, qui imitaient avec la voix
le bruit de la scie ou du rabot, ces bruits n'influaient en
rien sur la production du murmure vésiculaire.

La question a été étudiée de plus près depuis les publications de Laennec; et telle est sa difficulté que de nombreuses théories ont été formulées sans avoir absolument
résolu le problème.

Théories de production du murmure respiratoire normal.

Je vais d'abord exposer ces diverses théories; puis j'en discuterai la valeur par l'expérimentation, principalement à l'aide du spiroscope.

Ces théories peuvent former quatre catégories suivant la localisation de l'origine du murmure respiratoire : 1° à la partie supérieure des voies aériennes; 2° sur le trajet des conduits intra-pulmonaires; 3° aux extrémités subdivisées de l'arbre aérien; 4° enfin dans plusieurs de ces points à la fois. C'est dans cet ordre que je vais les exposer.

a. *Origine extra-pulmonaire du bruit respiratoire.* — Chomel, dès l'année 1827, se déclara pour une opinion différente de celle de Laennec, qui plaçait l'origine du murmure respiratoire dans la profondeur du poumon. Il se prononça pour la théorie de la consonnance, dans le poumon, des bruits laryngiens et de l'arrière-bouche; et il appliqua cette théorie au bruit respiratoire comme à la voix (1). Mais c'est surtout Beau qui a soutenu la théorie de l'origine glottique des bruits d'auscultation; et il l'a fait avec l'énergie de conviction qu'il mettait à défendre toutes ses idées.

Beau s'occupa d'abord de la voix dans l'exposé de sa théorie, le bruit vocal étant plus manifestement le point de départ de la consonnance thoracique (2). Dès 1834, il chercha à établir que les bruits trachéal, vésiculaire, bronchique et caverneux résultaient du retentissement dans la trachée, les vésicules, les bronches, et les cavités accidentelles du poumon, d'un *bruit unique* se produisant dans les voies respiratoires supérieures : dans l'arrière-

(1) *Dictionnaire de médecine*, t. XVIII, p. 133.
(2) J.-H.-S. Beau, *Traité expérimental et clinique d'auscultation*, 1856.

gorge. Il se basait sur ce fait contestable que, si l'on respire pendant que l'on suspend ce bruit supérieur, en dilatant instinctivement les voies respiratoires bucco-pharyn-
giennes, le bruit vésiculaire ou les souffles n'existent
plus (1). Il s'appuyait en outre sur la propagation à tout
l'arbre bronchique du bruit de sifflet que l'on peut produire
soit dans l'aspiration, soit pendant l'expiration. Beau eut
de nombreux contradicteurs; il leur reprocha, pour se défendre, de ne pas reproduire ses expériences avec précision.
Mais il y a d'autres expériences, bien autrement décisives,
que l'on a opposées à sa théorie. Avant de les rappeler,
je dois signaler l'étude que le docteur Spittal publia en 1839
sur la cause des bruits respiratoires, qu'il attribua, comme
Beau, au retentissement du bruit supérieur de la respiration; seulement il plaça ce bruit, non dans l'arrière-gorge,
mais au niveau de la glotte.

Le docteur Spittal s'est fondé sur une expérience principale pour adopter aussi la théorie du retentissement ou de
la consonnance. Beau, y trouvant une confirmation de ses
idées, a exposé avec détails cette expérience (2), qui est
loin d'avoir la valeur qu'il lui attribue. Elle s'efface avec
ses imperfections en présence d'autres expériences directes
beaucoup plus claires, et par suite très-probantes, qui ont
démontré la fragilité de la théorie de Beau et de Spittal.
Telles sont celles faites en 1844 par Barth et Roger avec le
docteur Poumet, qui démontrent que le murmure respiratoire a des caractères tout différents du bruit glottique
affaibli (3), puis celles de Delafond et celles de Bondet
et Chauveau, qui ont permis d'entendre le murmure respi-

(1) Le silence des bruits dans cette expérience dépendait sans doute
du ralentissement de la pénétration de l'air, dû à la manœuvre respiratoire recommandée par Beau.
(2) Beau, *ouvrage cité*, p. 5.
(3) Barth et Roger, *ouvrage cité*, p. 41.

ratoire chez les animaux, après la division de la trachée.
Tels sont encore les résultats de l'auscultation chez des
individus opérés par la trachéotomie et chez lesquels, en
l'absence de la pénétration de l'air par la glotte, le murmure vésiculaire s'entend comme dans l'état normal (1).

Ce sont là des motifs suffisants pour rejeter la théorie
de la consonnance glottique, pour expliquer le bruit respiratoire normal. Mais nous verrons, à propos de la voix
et des bruits pathologiques, qu'il y a un côté vrai dans cette
théorie appliquée à d'autres bruits d'auscultation. Nous aurons aussi à rappeler, à propos des théories mixtes admises
par Chauveau et Luton, celle qui est basée sur la production du bruit à la glotte, mais avec des causes de propagation ou de renforcement dans les conduits aériens.

b. *Origine du bruit respiratoire dans les conduits
bronchiques.* — Pendant bien des années, l'on a adopté la
théorie de Laennec en la précisant, et en attribuant le
bruit de la respiration normale au frottement de l'air sur
les parois des conduits bronchiques. On a combattu cette
manière de voir, en se fondant sur une expérience bien
connue de Poiseuille, qui a démontré, à propos des fluides
circulant dans des canaux à surface intérieure polie, que
la couche la plus extérieure en contact avec les parois ne
se meut pas, et par conséquent qu'il ne saurait y avoir de
frottement effectif pouvant produire des oscillations vibratoires. On assimile ainsi la circulation de l'air dans les
bronches à celle des liquides. Néanmoins Barth et Roger
ont défendu la théorie du frottement, en localisant le bruit
inspiratoire au niveau des nombreux éperons que for-

(1) L'expérience de Bondet et Chauveau, consignée dans la *Revue
mensuelle de médecine et de chirurgie* (1877) est surtout convaincante, la trachée étant largement incisée sur une longueur de 20 centimètres sur un cheval. La trachée étant ouverte ou fermée, le murmure inspiratoire normal s'entendait *de la manière la plus nette et
avec les mêmes caractères.*

ment les bifurcations bronchiques, et au niveau des vésicules par le fait de leur déplissement. Nous verrons tout à
l'heure que cette dernière explication du déplissement ne
saurait être conservée. Le frottement, non par le fait de la
simple circulation de l'air dans les bronches, mais comme
source du brisement de la colonne d'air au niveau des
éperons résultant des bifurcations des bronches, ne saurait
être rejeté dans l'explication de la production du murmure
respiratoire normal. Toute influence extérieure modifiant
momentanément les positions relatives des molécules d'un
corps élastique, de l'air par conséquent, peut produire un
mouvement vibratoire, et par suite un bruit ou un son. Dans
l'espèce, un mouvement vibratoire peut s'effectuer par conséquent au niveau des subdivisions des bronches et aller
se faire entendre au niveau des dernières subdivisions bronchiques. C'est ce que j'examinerai tout à l'heure.

c. *Origine dans les dernières subdivisions des conduits
aériens.*—Il y a un fait d'observation qui domine toutes les
théories, c'est celui de la constatation à toute la périphérie
du poumon, du bruit inspiratoire normal se passant sous
l'oreille de l'observateur, avec des caractères tout différents du bruit glottique. Il faut conclure de ce simple fait
que le murmure perçu se produit à l'extrémité des subdivisions de l'arbre bronchique, dans les ampoules terminales
des petites bronches. La théorie a simplement à déterminer
si le murmure se produit *in situ*, dans les vacuoles ou
vésicules, ou s'il est un bruit de consonnance, ou enfin un
bruit de propagation. Je n'ai à examiner ici que la question de production du bruit au niveau même des extrémités des conduits aériens. Les dernières ramifications
des conduits bronchiques aboutissant aux vacuoles pulmonaires qui en sont l'expansion, il en résulte nécessairement une multitude d'espaces où l'air pénètre après avoir
traversé une entrée relativement plus étroite. Il y a

donc, dans la pénétration de l'air, formation d'une veine fluide sonore, très-faible sans doute, mais dont la multiplicité dans une même partie produit le bruit dit vésiculaire. Si l'on admet, avec certains anatomistes, qu'il n'y a pas dilatation ampullaire des dernières bronchioles, mais de simples culs-de-sac, on doit supposer, pour admettre la veine fluide, qu'il existe un rétrécissement dans ces bronchioles, débouchant dans les infundibula et dans les alvéoles. C'est cette hypothèse qu'a faite Paul Niemeyer, avec d'autres pathologistes ou physiologistes, sans qu'ils aient pu préciser la nature du rétrécissement. Bondet, de Lyon (1), qui a proposé une théorie que je rappellerai tout à l'heure, attribue ce rétrécissement à la contraction des muscles lisses de Reissessein. Ayant constaté ce fait curieux de la disparition subite du bruit vésiculaire par le fait de la section des deux pneumo-gastriques, il en a conclu que la paralysie de ces muscles faisait disparaître la coarctation supposée de l'entrée des vésicules. Nous reviendrons sur cette supposition. Quelque ingénieuse qu'elle puisse être, elle n'est pas acceptable, puisque le murmure vésiculaire est perçu sur le poumon du cadavre. La production de ce bruit physiologique dans les dernières subdivisions des vides aériens, quel que soit leur forme, est d'ailleurs généralement admise aujourd'hui. Néanmoins Luton l'a niée; mais il s'appuie sur l'hypothèse contestable que l'on trouve au niveau de chaque bronche en particulier, par rapport aux deux subdivisions bronchiques suivantes, un rétrécissement relatif analogue à celui que présente la bronchiole par rapport à l'ampoule terminale (2).

Les expériences qui ont été faites contre cette théorie du murmure vésiculaire normal se produisant aux extrémités

(1) Bondet, *Gazette hebdomadaire*, 1863, t. X, pp. 798 et 851.
(2) Luton, *Nouveau Dictionnaire de méd. et de chir.*, t. IV, article AUSCULTATION, p. 114.

de l'arbre aérien ne sont pas arrivées à l'ébranler. Celles qui consistent à insuffler de l'air dans des balles de caoutchouc, où la pénétration du fluide aurait lieu sans bruit, n'ont rien de probant, car les conditions sont loin d'être les mêmes dans le poumon. Les expériences de Baas ne sont pas non plus des preuves contradictoires. Il remplaçait les plus fines ramifications bronchiques par un fragment de canne de Provence, et les alvéoles par une vessie mince en caoutchouc fixée à son extrémité, sans obtenir de bruit par l'insufflation. L'absence de bruit ainsi constatée ne saurait démontrer que le murmure respiratoire ne se produit pas dans les alvéoles.

Dans toutes les théories plaçant l'origine du bruit physiologique dans les vésicules, on a oublié le fait capital de la terminaison des canaux aériens en une multitude innombrable de culs-de-sac, en employant ce mot dans son sens le plus général. Il en résulte que dans ces milliers de petits impasses, la colonne d'air se trouve arrêtée comme dans le fond d'un tube fermé, et que nécessairement cet air doit y subir un ébranlement vibratoire qui se traduit par le murmure dit vésiculaire.

Nous reviendrons plus loin sur cette explication. Il nous reste maintenant à parler des théories complexes dans lesquelles l'origine du bruit respiratoire normal est multiple.

d. *Origine multiple du murmure respiratoire.* — Dans leur théorie, Barth et Roger admettaient, comme causes multiples du murmure vésiculaire, le frottement de l'air contre les parois des conduits aériens, son brisement au niveau des éperons des bifurcations bronchiques, et le déplissement des vésicules pulmonaires. Wintrich a aussi admis qu'il y a dans les voies aériennes mélange de bruits de frottement résultant des résistances que l'air y rencontre. — Mais parmi les théories dans lesquelles on considère le bruit respiratoire normal comme se produisant

dans les différentes parties de l'arbre aérien, la plus ancienne est celle du docteur Fournet (1). Dans la *section
vésiculaire*, il place le bruit inspiratoire et expiratoire
normal; dans la *section bronchique*, la respiration bronchique dite par lui normale, qui ne s'entend pas dans
la plus grande étendue de la poitrine, parce que cette respiration est masquée par le bruit vésiculaire, et que l'on
perçoit au niveau de la racine des bronches en arrière; dans
la *trachée*, le *larynx*, le *pharynx*, la *bouche*, et les *cavités
nasales*, Fournet compte autant de bruits respiratoires particuliers secondaires, en leur attachant d'ailleurs très-peu
d'importance. Il attribue ces bruits divers au passage de
l'air, sans insister sur leur cause physique. Il rejette
tout rapport direct entre les bruits gutturaux et les bruits
vésiculaires, mais il admet que les bruits des voies respiratoires supérieures, soumis dans leur existence au mode
de respiration du malade, peuvent, selon leur degré de
développement et de prédominance, se propager jusque
dans les voies respiratoires inférieures, de manière à être
entendus conjointement avec les bruits vésiculaires, dont
ils se distinguent très-bien par leur variabilité, leur timbre
métallique et leur caractère lointain.

Chauveau et Bondet admettent qu'il existe un bruit glottique et un bruit vésiculaire. Le premier serait dû à la
veine fluide qui se forme au niveau du rétrécissement
relatif de la glotte à la partie supérieure des voies respiratoires ; le second, le bruit vésiculaire, dépendrait d'une
cause analogue, à l'embouchure du ramuscule bronchique
dans la vésicule pulmonaire, celle-ci présentant une dilatation relative qui donne lieu à une onde sonore.

Luton croit que la principale cause des bruits respiratoires réside à la glotte. La théorie de Beau, qu'il adopte

(1) Fournet, *Recherches cliniques sur l'auscultation et sur la première période de la phthisie pulmonaire*, 1839.

dans son principe, lui semble rendue plus conforme aux
lois de l'acoustique par la notion de la veine fluide que
Chauveau et Bondet y ont introduite. Cette théorie, pour
lui, est celle qui exprime le mieux l'ensemble des bruits
respiratoires, par le fait de leur propagation vers les divers
points de l'appareil de la respiration, qu'ils soient ou non
modifiés par la consonnance, et par leur affaiblissement en
raison de l'éloignement de la partie où on les entend. Mais
ce n'est pas tout ; Luton croit à une cause physique particulière de renforcement des bruits dans les différentes parties
de l'arbre aérien, ce qui complète sa théorie. « Le souffle
glottique, dit-il, ne saurait expliquer à lui seul toutes les
nuances de son que l'on perçoit par l'auscultation de l'appareil respiratoire ; il paraît nécessaire de trouver des causes
de renforcement pour amener ces bruits jusqu'à l'oreille,
lorsque celle-ci vient les chercher aux limites extrêmes
des voies aériennes. »

Luton admet que le bruit glottique trouve dans les conduits aériens des causes de renforcement dans la tension différente que présente le fluide aérien qui pénètre dans les conduits respiratoires. Plaçant, comme la plupart des Allemands,
le siège unique des vibrations dans la colonne d'air, il pense
que, dans chaque section du tube respiratoire, l'air est dans
un état de tension relativement très-élevé par rapport à la
section suivante, comme cela arrive à la glotte par suite
du rétrécissement glottique. Il en résulterait une série
d'ondes alternativement condensées et raréfiées qui se succèdent très-rapidement, mais sans ligne de démarcation tran-
chée les séparant les unes des autres. Cet ingénieux observateur admet comme conséquence qu'il y a consonnance
ou même production des bruits dits locaux de la respiration, l'ondulation pouvant devenir sonore par elle-même,
comme dans les cas de section de la trachée, si l'air est
animé d'une vitesse assez grande.

Cette théorie, basée sur les infiniment petits du mouvement ondulatoire, paraîtra un peu subtile, et de plus elle est basée sur une hypothèse bien difficile à admettre. La pénétration rapide de l'air, en effet, a bien lieu, comme le dit Luton, dans les conduits aériens comme dans le vide pneumatique; mais cet air subit la pression atmosphérique, qui doit augmenter la tension des sections profondes arrêtées dans les culs-de-sac de l'arbre respiratoire; c'est donc une tension plus grande au lieu d'une tension moindre qu'il subit, de la glotte aux ampoules terminales.

Dans mon mémoire de 1865, je publiai l'exposé d'une théorie qui n'a pas été reproduite par les auteurs qui ont écrit depuis sur l'auscultation (1). Cette théorie ne me paraît pas mériter l'oubli où elle a été laissée.

Elle était basée sur trois faits principaux : la béance continue de l'arbre aérien; le frottement de l'air contre les parois des canaux aériens (que l'on n'admet plus aujourd'hui comme origine du bruit respiratoire), et enfin sur la réflexion du son dans les impasses terminales, qui me paraît être une condition essentielle, quoique négligée par les observateurs.

Cette théorie, modifiée en ce qui concerne le frottement général de l'air dans les conduits aériens, rejeté aujourd'hui comme cause du bruit respiratoire normal, me paraît encore être celle qui explique le mieux la production physiologique des bruits respiratoires. Je crois donc devoir l'exposer avec détails.

Théorie de la béance des voies respiratoires et de la réflexion du son (2).—Il faut avant tout ne pas perdre de vue la

___

(1) L'important article de Luton paru dans le *Nouveau Dictionnaire de médecine et de chirurgie* (t. IV, 1866), et que j'ai déjà cité, était sans doute imprimé lorsque parut mon mémoire de 1865; je n'ai donc aucunement l'intention de reprocher son silence au docteur Luton.

(2) J'emprunte cet exposé de ma théorie au mémoire de 1865, en la modifiant conformément aux recherches faites depuis cette époque.

situation du poumon dans la poitrine, que j'ai déjà rappelée, et d'où résulte son état continuel de tension forcée. Il s'ensuit une dilatation permanente de tous les vides aériens même après les expirations, et par conséquent leur béance permanente. Cette béance n'existe pas seulement dans les plus grosses divisions bronchiques garnies de cartilages, comme on le trouve relaté dans les ouvrages de physiologie, mais aussi au niveau des plus petites divisions extrêmes (1). Il y a donc déjà dans chaque poumon, au moment où commence chaque inspiration, l'arbre d'air dont j'ai déjà parlé, constituant une masse continue et ramifiée, ayant son origine dans l'atmosphère, et s'étendant sans interruption jusqu'aux vésicules ou culs-de-sac des vides aériens. Que, dans ces conditions, les cavités aériennes s'agrandissent par la dilatation inspiratoire de la poitrine en tous sens, et il en résulte ceci : toute la masse d'air arborisée se meut à la fois, pénétrée de plus en plus profondément par la masse d'air nouvelle qui s'introduit dans le poumon, en obéissant à la pesanteur atmosphérique.

Si l'on peut admettre que l'air en mouvement de pénétration ne produit aucun bruit en parcourant des canaux à parois lisses, comme le sont les bronches, il me paraît impossible de ne pas reconnaître que l'ébranlement produit dans le mouvement moléculaire de l'air, soit par la subdivision incessante de sa colonne dans les conduits bronchiques de plus en plus nombreux, soit par son brisement au niveau des éperons bronchiques, au niveau des subdivisions, puisse se faire sans engendrer un bruit ou plutôt une multitude de bruits. Ces bruits, trop peu intenses pour être perçus par l'oreille, vont se réfléchir dans les culs-de-sac aériens en raison de la béance des conduits, et y résonnent par suite de l'arrêt des ondes

(1) Ce fait sera démontré expérimentalement plus loin, par le spiroscope.

sonores. Ainsi se produirait le bruit *inspiratoire normal*.

C'est donc le principe de la *réflexion* des ondes sonores ou de l'écho à petite distance, appelé *résonnance*, qui me paraît applicable ici. — Et si l'on se refuse absolument à admettre qu'il y ait résonnance, en déniant qu'il y ait un son produit par le brisement de l'air dans les conduits aériens, on ne saurait nier que l'air cheminant assez vite dans un tube fermé à son extrémité ne produise un son ou un bruit par son arrêt au fond du tube, comme je l'ai précédemment rappelé, ce fond entrant lui-même en vibration. Les dernières subdivisions des conduits aériens, dilatées ou non en ampoule, sont de vrais culs-de-sac ; cette loi physique leur est donc applicable.

On voit que l'on peut affirmer que la production du murmure respiratoire normal se fait nécessairement dans les dernières ramifications des voies respiratoires, où l'arrivée de l'air s'effectue avec facilité, grâce à la béance des conduits. Cette béance ramifiée des vides aériens du poumon permettrait aussi d'expliquer facilement pourquoi le bruit respiratoire est à peu près nul dans l'expiration et comme avorté dès le début pendant l'expulsion de l'air. Cet air, en effet, par le retour élastique des parois thoraciques et des parois de l'arbre aérien sur elles-mêmes, chemine du dedans au dehors en passant de conduits plus étroits dans des conduits plus larges ; la béance de ces cavités le fait sans obstacle se perdre dans l'atmosphère. Ici il n'y a pas de conduits fermés, qui sont la condition nécessaire à la résonnance du murmure respiratoire pendant l'inspiration. Aussi l'expiration se fait-elle sans bruit.

Telles sont les théories formulées relativement à la production du murmure respiratoire normal. Les faits en médecine s'affirment d'eux-mêmes lorsqu'ils sont bien constatés. Les inductions qu'on en tire ont au contraire besoin de preuves; elles peuvent varier, en effet, suivant l'état de la science ou les dispositions dans lesquelles se trouve l'esprit qui les émet. Les preuves des inductions théoriques, fruits du raisonnement, se trouvent soit dans les particularités fournies par l'observation elle-même, soit dans les lois physiques connues, soit enfin dans les analogies qui s'offrent spontanément à l'observateur, ou que l'on cherche à établir par des expériences. L'expérimentation qui cherche à reproduire artificiellement les phénomènes a surtout une grande importance; et nous devons nous y arrêter, pour connaître la valeur des théories.

Les expériences faites pour élucider la question qui m'occupe sont de deux sortes; elles sont faites tantôt sur les animaux vivants, comme nous l'avons vu, et tantôt sur le cadavre, ou le poumon du cadavre.

1° *Expérimentation sur le poumon après la mort.* — Les expériences qui ont été faites pour reproduire sur le poumon extrait du cadavre le bruit respiratoire normal, viennent, ce me semble, donner une démonstration complète à ma théorie, basée sur la béance continue des conduits aériens comme condition indispensable de la production du murmure respiratoire.

Si l'on insuffle un poumon sain retiré de la poitrine d'un cadavre, on remarque que la pénétration de l'air ne s'y fait pas d'emblée; cette pénétration est graduelle et difficile. Si l'on ausculte le poumon qui sert à l'expérience, tandis que l'insufflation est pratiquée à l'aide d'un soufflet sur le tuyau duquel on a noué la bronche principale, on constate des signes qui sont la conséquence de cette difficulté de pénétration. Il se fait d'abord un silence qui démontre que l'air ne va pas au delà des premières divisions bronchiques, de celles précisément qui sont munies de cerceaux cartilagineux et qui représentent la béance signalée par les physiologistes. L'insufflation continuant, on constate des crépitations nombreuses et fines, qui prouvent que l'air déplisse les culs-de-sac ou les vésicules; puis enfin l'on entend un bruit qui se rapproche du murmure respiratoire normal.

Il est clair que les premières quantités d'air insufflées font seulement subir au poumon une distension préalable nécessaire à la production du bruit respiratoire. Ce bruit ne se produit, en effet, que lorsque les vides aériens sont en état de béance par le fait des premières insufflations. Or quelle différence fondamentale existe-t-il entre ce poumon abandonné sur une table à son volume propre, et le poumon qui fonctionne chez un homme sain pendant la vie? C'est que le poumon vivant occupe un espace plus grand, et qu'il subit dans la poitrine l'extension qui rend l'arbre aérien béant dans toute son étendue; tandis que le poumon mort, revenu hors de la poitrine à son volume propre, a ses conduits non distendus au moment de la première insufflation. Dans ce dernier cas, les parois bronchiques relâchées sont, en beaucoup de points, accolées à elles-mêmes ou affaissées, de même que les dernières divisions de l'arbre aérien. De là les crépitations qui surviennent quand on force l'air à pénétrer plus profondément et à surmonter successivement les derniers obstacles dus à l'affaissement des dernières divisions. Le murmure vésiculaire a si bien besoin de la béance préalable des conduits, qu'il ne se produit qu'à partir du moment où ces conduits sont déjà dilatés.

Il faut remarquer que le mode de pénétration de l'air dans le poumon insufflé, tel que je viens de le rappeler, a été consigné, dans leurs publications, par les observateurs qui ont fait ces insufflations. Mais ce qui donne à ces résultats expérimentaux une plus grande valeur comme preuve de mon interprétation, c'est que la difficulté de pénétration de l'air insufflé dans le poumon mort s'est produite malgré une force d'impulsion plus grande que celle subie par l'air pendant la vie, comme il est facile de le démontrer.

J'ai insisté sur ce grand fait, passé inaperçu, que jamais chez l'homme vivant la force de pénétration de l'air ne peut varier sensiblement, et qu'*elle est toujours égale à la pesanteur de l'atmosphère*. Cette admirable loi explique l'intégrité fonctionnelle du poumon chez l'homme sain, et elle devrait avant tout être respectée dans les expériences. L'air pénètre dans les poumons, en effet, non pas parce qu'il fait effort dans les vides aériens (comme on l'a déjà fait remarquer), mais parce que ces vides aériens sont dilatés d'abord par l'inspiration. Avec le soufflet, on ajoute à la pesanteur atmosphérique la force supplémentaire qui rapproche les branches de ce soufflet, et cependant la pénétration de l'air dans le poumon n'en est pas plus facilitée. Cette manière de procéder explique encore comment il peut se produire alors des déchirures du tissu pulmonaire, déchirures impossibles même par les plus grandes inspirations pendant la vie, chez l'homme sain, parce que la pesanteur de l'air varie seulement d'une manière insignifiante. L'emploi de l'insufflation pour reproduire artificiellement les bruits respiratoires dans le poumon extrait de la poitrine après la mort, est donc insuffisant. L'expérimentation physiologique ne peut être utile qu'à la condition, pour l'observateur, de se placer dans des conditions analogues à celles qui se présentent dans l'organisme pendant la vie. Il fallait donc procéder autrement qu'on ne l'avait fait.

C'est ce qui m'a conduit à imaginer le *spiroscope*. Cet instrument expérimental m'a fourni des résultats importants, déjà connus ou inédits (1), et qu'il me paraît indis-

(1) Voyez le *Bulletin de l'Académie de médecine*, 1875, p. 441, contenant ma note sur le spiroscope, et la discussion intéressante qui a

pensable d'exposer, parce qu'ils jettent un jour nouveau
sur la théorie des bruits d'auscultation.

Expérimentation à l'aide du spiroscope. — Dès l'année 1854, j'ai déposé à l'Académie des sciences (Institut)
un pli cacheté qui avait pour titre *De la reproduction,
sur le poumon du cadavre, des bruits pulmonaires perçus
pendant la vie par l'auscultation.* J'y décrivais l'appareil
que je dénommai plus tard spiroscope (1).

Ce qui m'empêcha de publier les résultats de mes premières investigations, ce fut leur insuffisance, par suite de
la construction défectueuse de l'appareil dont il est question dans ma note à l'Institut. Je n'avais pu arriver alors
à résoudre le problème que d'une manière incomplète, vu
la difficulté de clore hermétiquement l'appareil contenant
le poumon.

J'avais presque oublié ces essais avortés d'expérimentation, lorsque j'eus connaissance de l'intéressant travail
du docteur Cornil relativement à la reproduction sur
le cadavre des bruits d'auscultation (2). Notre savant confrère s'était encore servi de l'insufflation des voies aériennes à l'aide d'un soufflet, mais dans une meilleure condition que ses devanciers, c'est-à-dire en insufflant, non le
poumon placé sur la table de dissection, mais les poumons
restés en place sur le cadavre, et, par conséquent, dans
un état d'extension préalable qui facilitait la pénétration
de l'air.

Néanmoins ce procédé a des inconvénients qui lui sont

suivi. Depuis cette publication, j'ai fait quelques autres recherches
expérimentales, qui seront consignées dans le cours de cet ouvrage.

(1) L'étymologie, moitié latine, moitié grecque, du mot *spiroscope*
n'est pas parfaite sans doute ; mais on peut l'employer comme on emploie déjà le mot *spiromètre*, mot dont la composition est analogue.

(2) Cornil, *Leçons sur l'anatomie pathologique et sur les signes fournis par l'auscultation dans les maladies des poumons.* (Progrès médical, 1873-74.)

communs avec les procédés précédemment mis en usage. En effet : 1° on pousse l'air dans l'arbre aérien avec une force supérieure à celle de la pesanteur atmosphérique; 2° la force de propulsion de l'air est inégale et d'autant plus grande que les parois thoraciques du cadavre sont rigides, ainsi que le diaphragme, qui est refoulé par les organes abdominaux; 3° enfin, et c'est là l'inconvénient le plus grave, on agit en soulevant et en écartant de force, par l'air insufflé, les parois des conduits et des vacuoles pulmonaires, tandis que, dans l'état physiologique, ce sont les parois des vésicules et des canaux qui s'amplifient d'abord, et qui appellent l'air que la pesanteur de l'atmosphère y fait pénétrer.

En un mot, il y a deux temps successifs et corrélatifs dans la pénétration de l'air dans les poumons pendant la vie : 1° dilatation, expansion des cavités aériennes; 2° pénétration de l'air. Tandis que, dans les expériences faites jusqu'ici, cette loi physiologique est renversée complétement, puisque le second temps, la pénétration de l'air, devient le premier, et que celui qui doit être le premier, la dilatation des vides aériens, devient le second. On substitue ainsi l'effet à la cause, et la cause à l'effet, ce qui n'est pas admissible. En expérimentant avec mon spiroscope, on agit tout autrement. Voici en quoi il consiste.

Il se compose (fig. 35) d'un manchon de cristal, d'un assez grand diamètre pour contenir un seul ou les deux poumons distendus. Ce manchon est fermé supérieurement par un couvercle qui doit empêcher l'air extérieur de pénétrer dans sa cavité, sauf par un tube de cuivre sur l'extrémité inférieure duquel se fixe la trachée ou la bronche principale du poumon.

Les cavités aériennes de l'organe sont ainsi en rapport avec l'air de l'atmosphère, tandis que le pourtour ou la surface de cet organe n'a de rapport qu'avec l'air confiné dans le manchon.

Cet air confiné peut être raréfié par la traction d'un soufflet cylindrique fixé à la base du manchon de cristal, et qui fait le vide dans son intérieur. Ce soufflet en s'allongeant pouvait déplacer, dans l'appareil dont je me suis servi, quatre litres et demi d'air, ce qui a été déterminé par l'introduction d'une égale quantité d'eau dans son intérieur.

On conçoit facilement que, le poumon étant en place dans l'appareil, si l'on fait agir le soufflet, le vide que l'on produit dans le manchon autour du poumon le fait immédiatement dilater, par suite de la pénétration de l'air extérieur dans le tube, pénétration due à la pesanteur atmosphérique (1).

Première expérience. —

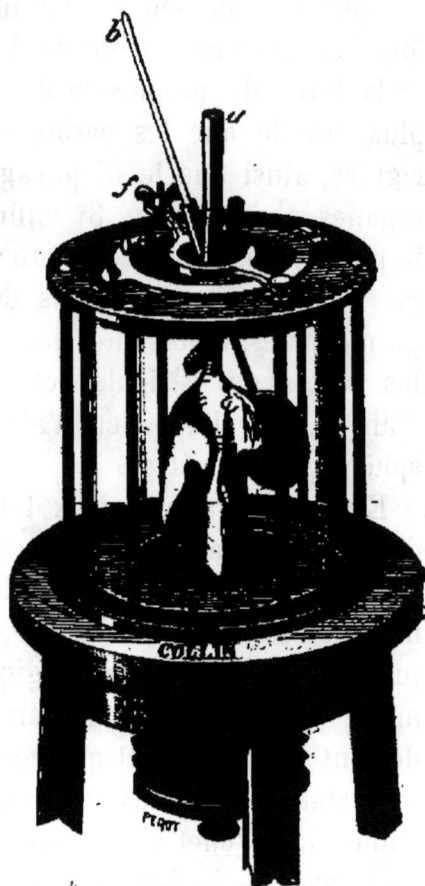

(Fig. 35)

a. Tube sur lequel est fixé le poumon dans l'intérieur de l'appareil. — *b.* Palette mobile destinée à rapprocher le poumon des parois du manchon de cristal pour l'auscultation avec l'oreille. — *c.* Robinet pour faciliter le jeu du soufflet cylindroïde situé inférieurement, et destiné à faire le vide dans le manchon.— *f.* Traverse pour la fermeture hermétique du couvercle.

Le poumon étant placé dans l'appareil clos avec soin, je fais agir doucement le soufflet.

A peine est-il mis en mouvement que l'on voit aussitôt

(1) Cet appareil, si simple dans son principe et son emploi, doit rem-

le poumon se dilater; mais ce sont d'abord des parties
isolées qui se distendent çà et là à sa surface, formant de
petites saillies à contours irréguliers, inégalement arrondis.
Ce sont les lobules pulmonaires pénétrés par l'air.

En continuant la traction du soufflet, la dilatation de l'organe devient bientôt générale. Pour que cette dilatation soit
complète, il a fallu un litre à un litre et demi d'air (1). Le

plir des conditions particulières qui expliquent ses complications apparentes.

Il faut d'abord que la cavité du manchon soit close aussi complètement que possible; et c'est en cela, malgré l'interposition du caoutchouc, qu'était la difficulté de construction qui m'avait empêché de
donner suite à mes premières expériences en 1854. En effet, il y a un
obstacle principal à cette fermeture hermétique, c'est que le couvercle
doit pouvoir s'enlever et se replacer pour chaque expérience. Or c'est
à quoi il a été remédié par l'adjonction, sur le couvercle, d'une traverse
en acier arc-boutée d'un bord à l'autre, et qui presse fortement sur le
couvercle à l'aide d'une vis de pression.

Il fallait aussi que l'on pût, l'action du soufflet épuisée, le faire agir
encore comme moyen de distension. Pour cela, un robinet a été placé
au niveau du couvercle; on l'ouvre pendant qu'on remonte le soufflet
à son point de départ, et l'on maintient en même temps l'air contenu
déjà dans le poumon en fermant l'orifice extérieur du tube laryngien,
puis on ferme le robinet et on dégage l'orifice du tube; ce qui permet
de faire agir de nouveau le soufflet avec toute son amplitude.

Enfin, le spiroscope est complété par deux conduits supplémentaires
en caoutchouc, et traversant le couvercle comme le tube inspiratoire:
l'un destiné au passage du manche d'une palette, qui permet de rapprocher le poumon des parois du manchon de cristal pour pratiquer
l'auscultation pendant la pénétration de l'air; l'autre, au besoin, donnant passage à un tuyau pouvant se fixer à l'artère pulmonaire, pour y
faire pénétrer des liquides par aspiration.

Les ligatures employées au niveau des tubes qui traversent le couvercle doivent être très-fortement serrées. Il en est de même, lorsqu'on
utilise la trachée en retranchant un des poumons, de la ligature qui
fixe un bouchon de caoutchouc sur le tronçon de la bronche principale
du poumon absent.

Cette longue description était indispensable pour faire bien comprendre les expériences que je vais rappeler, et pour lesquelles je ne
saurais trop me louer du concours empressé qui m'a été prêté par les
docteurs Pinard et Jules Voisin, mes anciens internes.

(1) Un résultat remarquable de cette pénétration, qui a prouvé combien elle a été complète, c'est que le poumon, d'abord de couleur vio-

poumon, ainsi dilaté simplement pour permettre à l'air de le pénétrer partout, est ensuite maintenu dans cet état de distension. Pour cela, je bouche le tube et je chasse, par le robinet ouvert du couvercle, l'air contenu dans le soufflet, puis je referme le robinet et je débouche le tube.

Il résulte de cette manœuvre, que le poumon reste distendu par un litre ou un litre et demi d'air par le fait de la pression atmosphérique agissant dans les conduits aériens, comme il reste distendu pendant la vie après l'expiration, et cela par suite de la tendance au vide qui existe autour de l'organe.

Je fais alors des tractions avec le soufflet, de manière à imiter les mouvements respiratoires, et je vois le poumon se distendre *généralement et également dans toutes ses parties*, comme dans l'inspiration vivante, et s'affaisser de même par un retrait régulier et général quand on lâche ou qu'on repousse légèrement le soufflet. Le sommet du poumon se dilate manifestement davantage à la vue que les autres parties (1).

Il est facile de voir alors à l'œil nu les vésicules pulmonaires régulièrement distendues par l'air, et pressées les unes à côté des autres à la surface de l'organe.

Cette première expérience met en évidence un fait très-important pour l'étude de l'auscultation : elle confirme la théorie basée sur la béance continue des vides aériens du poumon, béance indispensable à la pénétration facile de l'air dans ces organes à la moindre inspiration. Que voit-on

lacée due au sang veineux, est devenu généralement d'un rose rouge, qui révélait l'action chimique immédiate de l'oxygène de l'air sur le sang, dans les dernières subdivisions alvéolaires.

(1) Cette dilatation du sommet prouve que cette partie du poumon reçoit relativement plus d'air que les lobes inférieurs. Ce fait physiologique est d'accord avec la remarque de Laennec qui a signalé les rameaux bronchiques du lobe supérieur du poumon comme ayant un diamètre supérieur à celui des autres tuyaux bronchiques.

en effet au début de cette expérience? Il faut d'abord que le poumon soit pénétré d'air partout à un certain degré, ce qui se fait graduellement, à la vue de l'observateur, par le gonflement successif des lobules pulmonaires. Cette première dilatation ne reproduit pas artificiellement la respiration; elle met seulement le poumon dans la condition qu'il a au repos, pendant la vie, après l'expiration, alors qu'il est préalablement distendu par l'air dit résidual. Cette première dilatation démontre en outre la nécessité de cette distension préalable du poumon. Les vides aériens partout dilatés et ouverts forment naturellement le tout continu que j'ai dénommé un arbre d'air. Voilà donc un premier fait acquis.

Un second fait qui est aussi bien démontré par mon expérience, c'est la pénétration immédiate de l'air dans toutes les parties du poumon à la moindre dilatation effectuée par le soufflet aspirateur, ce qui est dû à la béance préalable dont je viens de parler (1).

Les trois expériences suivantes ont une importance directe au point de vue de la production du murmure vésiculaire.

Deuxième expérience (2). — Cette expérience eut un résultat inattendu. Le poumon, d'abord distendu généralement, fut soumis aux mouvements d'inspiration et d'expira-

---

(1) Cette facilité de pénétration de l'air, démontrée par le spiroscope, permet d'expliquer comment un demi-litre d'air peut suffire, dans la respiration ordinaire, à l'inspiration par les deux poumons, ainsi que l'ont établi Dalton, Valentin, Bérard, et plus récemment Gréhant avec plus de rigueur.

(2) Cette deuxième expérience est la troisième de celles qui sont relatées dans ma note à l'Académie de médecine. La deuxième expérience de cette note avait pour but de démontrer l'élasticité considérable de chaque poumon, pouvant supporter une dilatation de 5 *litres d'air* sans se rompre, et qui, étant alors desséché, était admirablement disposé pour l'étude microscopique de cet organe et celle des vacuoles pulmonaires. Cette expérience démontrait combien le poumon était bien approprié à sa fonction mécanique pour la dilatation inspiratoire.

tion indiqués plus haut. Quel ne fut pas notre étonnement
de n'entendre absolument aucun bruit se produire à l'auscultation, soit pendant l'inspiration, soit pendant l'expiration, lorsque le poumon était maintenu au contact des
parois du manchon de cristal à l'aide de la palette *o*, et
que mon oreille était appliquée à son niveau. Ce silence
existait complet, soit pendant la pénétration rapide et considérable de l'air (traction rapide et étendue du soufflet), soit
pendant une pénétration plus lente, mais aussi profonde.

Ainsi la pénétration de la colonne d'air parcourant tout
e poumon et le distendant de plus en plus, était *complètement aphone.*

De quoi pouvait dépendre ce résultat inattendu, cette
absence de vibrations sensibles à l'auscultation dans les
conduits parcourus par l'air? Pouvait-on en chercher la cause
dans ce fait, que l'entrée de l'air dans les voies aériennes
ne se faisait pas dans les mêmes conditions que lorsqu'il y
pénètre par le larynx? Non ; car dès que j'eus exprimé ce
doute, mon interne Pinard eut l'heureuse idée de coiffer
l'extrémité extérieure du tube avec le larynx du cadavre, et
es résultats n'en furent pas moins négatifs. Le seul résultat
obtenu pendant une traction très-rapide du soufflet, fut la
production par le larynx d'un cri inspiratoire rauque, *non
transmis à l'oreille préposée à l'auscultation*, mais perçu
seulement par l'oreille restée libre.

Cette expérience négative fut répétée avec plusieurs autres
poumons sains, en présence de Pinard et Jules Voisin, et
chaque fois elle donna des résultats identiques.

Il fallait donc chercher ailleurs qu'à l'orifice de pénétra-
ion de l'air, la cause de ce singulier silence respiratoire
intra-pulmonaire. Les deux expériences suivantes vinrent
m'éclairer en partie, et montrer pourquoi l'air pénétrant
dans le poumon ne produisait aucun bruit.

Troisième expérience (quatrième de ma note à l'Académie). — Les poumons qui avaient servi à l'expérience précédente étaient à peu près exsangues. En comparant l'organe qui se trouve dans cette condition au poumon vivant, je fus porté à penser que le poumon anémié manquait de la compacité de tissu que lui donne la présence du sang circulant dans les artères et les veines pulmonaires. Une certaine densité des corps est en effet indispensable pour que des vibrations même irrégulières puissent être transmises. On a évalué, peut-être avec exagération, la quantité du sang contenu dans le poumon vivant à un litre pour chacun d'eux, ce qui doit considérablement modifier la condition physique du tissu pulmonaire.

Quoi qu'il en soit, la différence est certainement très-notable à ce point de vue entre les deux tissus; et il y avait à rechercher si, les vaisseaux étant remplis d'un liquide d'une densité analogue à celle du sang, le poumon insufflé dans l'appareil ne fournirait pas les bruits que je cherchais.

Le tube aérien étant clos, je fixai l'artère pulmonaire du poumon en expérience sur l'extrémité interne d'un autre tube du couvercle, l'autre extrémité se continuant avec un tube en caoutchouc formant siphon et plongeant dans une solution de gélatine (au 10e). Le tout ainsi disposé, je pus faire pénétrer par aspiration environ 200 grammes de ce liquide dans les divisions de l'artère. L'auscultation étant alors pratiquée au niveau du poumon, j'entendis pour la première fois un bruit bien net, quoique faible, semblable au murmure vésiculaire.

Cette expérience me semblait démontrer la nécessité d'une certaine densité du tissu pulmonaire pour la transmission du bruit respiratoire à l'oreille de l'observateur. La preuve complète résulta de l'expérience suivante.

Quatrième expérience (cinquième de ma note à l'Académie). — Dans un poumon sain je fais injecter directement dans l'artère pulmonaire 400 grammes d'une solution de gélatine au dixième, et je laisse refroidir et se coaguler le liquide de l'injection jusqu'au lendemain, en conservant l'organe dans un bain d'eau chloralée.

Ce poumon est insufflé dans le spiroscope, puis je le dilate en imitant les mouvements respiratoires, en même temps que l'auscultation est pratiquée. Pendant les inspirations résultant de la pénétration d'un demi-litre d'air au plus à chaque traction, le bruit respiratoire-vésiculaire s'entend très-nettement avec ses caractères habituels, tandis que, pendant les mouvements d'expiration, le bruit est beaucoup plus faible.

Ce poumon, incisé après l'expérience, est trouvé parfaitement sain, avec toutes les divisions de l'artère pulmonaire remplies de ramifications gélatineuses absolument semblables à de la gelée de groseilles, la solution s'étant coagulée après avoir entraîné la matière colorante du peu de sang contenu dans les divisions de l'artère.

Cinquième expérience. — Un poumon resté fortement congestionné après la mort, et placé dans le spiroscope, a fait entendre très-nettement le bruit respiratoire vésiculaire, comme le poumon injecté de la précédente expérience.

Les propositions suivantes me paraissent découler directement de ce qui précède :

1° Les vibrations de la colonne d'air circulant dans les voies aériennes, et d'où résulte le murmure respiratoire normal, ne peuvent être transmises par le tissu pulmonaire, ni être sensibles par conséquent à l'auscultation, *si le poumon est exsangue.*

2° Le silence a lieu dans cette dernière condition, quelles que soient et la rapidité de la circulation de l'air, et la tension des parois des vides aériens.

3° Le murmure respiratoire s'entend au contraire lorsque le poumon est condensé par la présence du sang dans sa trame.

4° La présence du sang dans le poumon est donc indispensable à la transmission du murmure vésiculaire normal à l'oreille qui ausculte.

Ces résultats de l'expérimentation, révélés par l'emploi du spiroscope, démontrent que les conditions physiques de la production et de la perception du murmure respiratoire sont plus complexes qu'on ne l'a cru. L'air circulant dans des canaux dont les parois sont plus ou moins tendues ne suffit nullement pour en donner la raison; le spiroscope, en effet, les distend à l'extrême, sans produire de bruit dans le poumon exsangue. Ce qui est évident, c'est qu'il faut que ces parois aient une certaine densité : circonstance importante dont on peut tirer parti dans l'étude des signes morbides d'auscultation.

Outre les conclusions directes qui découlent des expériences spiroscopiques qui précèdent, il en est d'indirectes qui n'ont pas moins de valeur. Ces expériences confirment, par exemple, une fois de plus que le murmure respiratoire a lieu, comme après la trachéotomie ou après la section de la trachée sur les animaux, en l'absence du bruit glottique. La reproduction de ce murmure sur un poumon détaché d'un cadavre nous montre encore qu'on ne saurait invoquer, comme l'ont fait Chauveau et Bondet, la contraction musculaire des bronchioles pour former une veine fluide résonnant dans les vacuoles. Cette contraction fait complétement défaut en effet, comme je l'ai dit déjà, dans le poumon mort.

Enfin ces expériences spiroscopiques me semblent légitimer ma théorie de la réflexion oscillatoire de l'air dans les culs-de-sac des divisions bronchiques, les vibrations auxquelles participent les parois des impasses se faisant sans bruit lorsque ces parois sont minces et exsangues, et se faisant entendre dès que ces parois sont plus consistantes.

J'aurai à revenir sur l'emploi expérimental du spiroscope à propos des signes morbides d'auscultation pulmonaire.

2° *Expérimentation sur les animaux vivants.* — Il serait inutile d'exposer les nombreuses expérimentations de ce genre qui ont été faites pour élucider la question qui m'occupe, et dont les plus importantes ont été rappelées chemin faisant dans ce qui précède. Les plus intéressantes sont celles qui ont démontré la production du bruit respiratoire normal dans les poumons, indépendamment du bruit glottique, et qui infirment par conséquent toutes les théories basées sur la simple consonnance de ce bruit supérieur. On a vu que ma deuxième expérience est d'accord avec les expériences sur les animaux, puisque le cri *inspiratoire* que j'ai produit au niveau de la glotte avec le spiroscope n'a nullement retenti dans l'intérieur du poumon.

Une autre conséquence bien remarquable est résultée de l'expérimentation de Chauveau et Bondet, c'est l'abolition du murmure respiratoire dès que les deux nerfs pneumogastriques sont coupés. Ne pouvant admettre, avec ces habiles expérimentateurs, que ce silence dépend de la paralysie des muscles lisses des bronches, comme nous l'avons vu, ni que ce silence dépend d'une anémie pulmonaire analogue à celle de ma deuxième expérience, puisque la section du pneumogastrique a plutôt pour effet de congestionner les poumons, nous devons reconnaître que le résultat de cette curieuse expérimentation est encore à expliquer.

En résumé, malgré l'obscurité de la cause intime ou du mécanisme de la production du bruit respiratoire intrapulmonaire normal, nous devons admettre : 1° que le bruit perçu se passe dans les vacuoles ou vésicules pulmonaires, où il se produit, soit directement par la pénétration de l'air dans la multitude des dilatations vésiculaires, soit secondairement par la réflexion des mouvements vibratoires qui résultent des brisements multipliés de l'air en pénétration ; 2° que ce bruit respiratoire ne peut exister qu'à la condition d'une béance complète de l'arbre aérien ; 3° enfin qu'une certaine densité du tissu pulmonaire est également nécessaire à sa production.

Signification du murmure respiratoire. — On admet que le murmure respiratoire dit normal, c'est-à-dire avec ses caractères de pureté, de douceur et d'intensité, annonce l'état physiologique du poumon. On ajoute néanmoins qu'une lésion de tissu peut coïncider avec ce murmure normal, si cette lésion est limitée et profondément située.

La constatation du murmure vésiculaire, avec ses caractères bien connus chez l'homme sain, n'a donc pas pour signification absolue l'intégrité du tissu pulmonaire, puisque ce murmure peut se constater quelquefois quand il existe une lésion anatomique. D'un autre côté, nous verrons que le tissu pulmonaire peut être exempt de lésions et fournir des bruits respiratoires anomaux. L'anatomie pathologique n'est donc pas là base fondamentale sur laquelle il faut exclusivement s'appuyer, ainsi qu'on l'a fait, pour étudier la signification du murmure respiratoire dit normal.

Mais, si l'on tient compte des conditions organiques que présente le poumon de l'homme sain, et que j'ai rappelées précédemment, on en vient à établir cette proposition générale importante, que *le murmure vésiculaire normal se produit toutes les fois que la béance des vides aériens est intacte.* C'est ce qui ressortira clairement, je l'espère, des développements que j'ai encore à exposer.

2° **Voix thoracique normale.** — La constatation du retentissement thoracique de la voix est le premier phénomène qui a préoccupé Laennec lorsque, après avoir entendu distinctement les battements du cœur avec son stéthoscope improvisé (v. p. 126), il appliqua l'auscultation aux organes respiratoires. Il nous dit lui-même que, dès les premiers jours où il commença ses recherches, il songea à déterminer les différences que pouvait présenter la résonnance de la voix dans la poitrine. Son premier travail, qui était le mémoire présenté par lui à l'Académie des sciences, avait pour objet principal « l'étude de la phthisie pulmonaire par l'auscultation de la voix (1) ». Dans la première édition de son ouvrage, le premier volume comprend deux parties : la première consacrée à *l'exploration de la voix*, et la seconde à l'exploration de la respiration.

Beau préconisant sa théorie de la consonnance, et après lui Skoda, auquel on attribue à tort la priorité à cet égard, ont aussi traité de la voix dans leurs ouvrages, avant de s'occuper des bruits respiratoires.

Cependant quelle que soit l'importante valeur de la voix thoracique en auscultation, les bruits respiratoires en ont une évidemment supérieure, et l'étude de la voix doit venir en seconde ligne dans les traités d'auscultation, comme cela a lieu d'ailleurs dans la pratique ; on recherche d'abord les signes fournis par la respiration, puis ceux que donnent la voix et la toux.

Caractères. — « Lorsqu'un homme sain parle ou chante, dit Laennec, sa voix retentit dans l'intérieur de la poitrine, et produit dans toute l'étendue des parois de cette cavité une sorte de frémissement facile à distinguer par l'application de la main. » Laennec ne semble d'abord avoir en vue que ce frémissement tactile, au lieu du retentissement de la voix qui l'accompagne. Il se montre peu confiant dans ce signe et le dit de médiocre valeur, parce qu'un grand nombre de causes font varier l'intensité du frémissement, ou le rendent tout à fait nul. « Il est peu sensible, dit-il, chez

(1) Voyez le rapport de Percy inséré dans le 1er volume de l'ouvrage de Laennec, 1re édit., p. xij.

les personnes grasses, chez celles dont les téguments ont
une certaine flaccidité, et chez celles dont la voix est aiguë
et peu forte. L'infiltration des parois thoraciques le rend
tout à fait insensible dans des cas où les poumons sont
sains. Chez les hommes le mieux constitués, il n'est bien
évident qu'à la partie antérieure supérieure de la poitrine,
sur les côtés et dans la partie moyenne du dos. »

Ces excellentes remarques pratiques au sujet du frémissement vibratoire perçu par l'application de la main, sont
applicables au bourdonnement de la voix perçu par l'auscultation.

Ce bourdonnement vocal, quelle que soit la région du
thorax où il est perçu par l'auscultation, a des caractères
différents de ceux de la voix parlée ou glottique. Il manque
de netteté, et il constitue un bourdonnement plus ou moins
intense et plus ou moins aigu, qui se passe près de l'oreille
de l'observateur et qui est, par cela même, mieux perçu
par l'auscultation immédiate qu'avec le stéthoscope. J'ai
insisté, dans mon mémoire de 1865, sur le fait de l'intensité
de la résonnance thoracique, qui est subordonnée à la tonalité de la voix parlée. Cette résonnance thoracique est, en
effet, d'autant plus prononcée que la voix a une tonalité plus
grave ; cette résonnance est plus prononcée par conséquent
chez l'homme que chez la femme en général, celle-ci ayant
souvent une voix aiguë et grêle, qui ne retentit nullement
au niveau du thorax (1). Nous verrons quelles utiles applications on peut faire de ces particularités à la pathologie.

Le timbre de la voix thoracique est plus variable encore

(1) On s'étonne que Laennec ait dit que la résonnance de la voix est
très-peu marquée chez l'homme sain. Elle l'est extrêmement au contraire chez certains hommes, ceux ayant une voix de basse-taille. Il a
noté pourtant, comme on vient de le lire plus haut, que le frémissement vocal thoracique était peu prononcé avec une voix aiguë
et peu forte.

que sa tonalité, car on peut dire qu'il est fort difficile de
rencontrer deux individus dont le timbre vocal soit semblable : on reconnaît un individu à sa voix. Quoique le
bourdonnement de la voix thoracique ne reproduise pas
très-exactement le timbre de la voix laryngienne, il y a
entre elles une certaine analogie, et par conséquent une
grande variété.

Cette résonnance bourdonnante de la voix à l'auscultation est considérée comme diminuant à partir de son lieu
de production jusqu'à la base de la poitrine. Laennec
signale cette résonnance dans le fond de la bouche et des
fosses nasales comme se faisant entendre sur toute la surface de la tête (1). Lorsqu'on applique le stéthoscope sur
le larynx, le bourdonnement vocal est extrême et désagréable à l'oreille ; il est moindre au niveau de la trachée,
à la partie supérieure du sternum, et au niveau de la racine des bronches, entre la partie supérieure des deux
omoplates ; mais il est plus accentué dans ces différents
points que dans les parties plus éloignées de la poitrine.

Conditions de production, organiques et physiques. —
Chomel et Beau, comme nous l'avons vu (p. 154), ont confondu la production du bruit respiratoire et du retentissement thoracique de la voix dans une même explication.
On ne saurait accepter cette confusion. La même théorie en
effet ne peut convenir à l'un et à l'autre, attendu qu'ils
n'ont de commun que de se faire entendre dans les
mêmes régions.

Pour bien comprendre les particularités que présente la
voix thoracique à l'auscultation, il faut distinguer la voix
basse ou chuchotée, le chuchotement, en un mot, et la voix
sonore ou timbrée.

Dans le chuchotement, il n'y a pas de véritable son
produit, mais seulement un bruit que l'on s'accorde à con-

_____

(1) Laennec, *ouvrage cité*, 3e édit., p. 82.

sidérer comme le résultat des oscillations de l'air à sa sortie de la glotte. Celle-ci est trop élargie pour que la colonne d'air puisse faire vibrer les cordes vocales (1). Aussi ne se produit-il alors que des bruits, exprimant des voyelles différentes et des articulations, par suite des modifications des cavités sus-glottiques, et principalement de la bouche et du pharynx. La voix chuchotée s'étend donc très-faiblement au delà de son siége de production.

Quand la voix est sonore et parlée, elle résulte de mouvements vibratoires rendus possibles par le rapprochement des lèvres de l'orifice glottique. Le larynx est, en effet, un instrument à anche double, dont la trachée est le porte-voix et dont les poumons sont les soufflets; les cavités sus-glottiques sont des caisses de résonnance. La voix parlée ou chantée n'est plus sans action sur le thorax à l'auscultation, comme le chuchotement, dans lequel il y a absence de vibrations des cordes vocales; dans un grand nombre de circonstances, elle est perçue par le stéthoscope, mais modifiée. Les tons graves de la voix, ai-je dit, s'accompagnent principalement du bourdonnement thoracique de la voix, tandis que les sons aigus ne présentent pas le même phénomène. A quoi tient cette différence?

La physiologie nous a appris que, dans les sons vocaux graves, les deux lèvres glottiques, qui s'insèrent aux parois du larynx par une base longitudinale relativement large et épaisse, vibrent dans toute leur épaisseur; tandis que pour les sons aigus ou de tête, *le bord libre seul* des cordes vocales entre en vibration (Müller, Donders). D'un autre côté, l'expérimentation nous montre que, si l'on parle à haute voix dans un tube profondément engagé dans les voies

(1) Suivant Louis Vacher, la glotte est ouverte dans toute sa longueur dans le chuchotement, tant dans sa partie interligamenteuse que dans sa partie intercartilagineuse (*De la voix chez l'homme*, etc., thèse de 1877).

respiratoires au delà de la glotte, aucune consonnance ne
se produit dans la colonne d'air arborisée dans le poumon,
et il n'y a aucune propagation de la voix dans cet organe.
C'est ce qui est arrivé dans ma deuxième expérience (p. 171),
où un bruit glottique ayant eu lieu par aspiration au niveau
du larynx qui coiffait le tube du spiroscope, ce bruit n'était
nullement perçu au niveau du poumon, quoique le courant
de la colonne d'air fût dirigé vers l'intérieur de l'organe.
De leur côté, Bondet et Chauveau ont fait vibrer l'air de
la trachée d'un cheval, en soufflant dans une anche mem-
braneuse fixée au bout libre d'un tube introduit entre les
lèvres d'une plaie pratiquée à la partie antérieure de ce
conduit, et le retentissement du son, engendré ainsi dans
des conditions qui se rapprochaient autant que possible des
conditions de production de la voix, était *absolument nul*
au niveau des parties saines du poumon au niveau desquelles
l'oreille était appliquée (1).

Il faut conclure de ces faits physiologiques et expérimentaux : 1° que les vibrations pour la production de la voix ne
se font pas de même pour les sons graves qui donnent lieu
à la voix intrathoracique, et pour les sons aigus; 2° que la
transmission des sons glottiques à la poitrine ne s'effectue
pas au moyen de la colonne d'air intra-pulmonaire.

Cette dernière proposition est contraire à l'opinion de
Skoda et d'autres observateurs, qui regardent l'air comme
le seul véhicule des vibrations en pareil cas. Il est cependant reconnu que les sons se transmettent plus facilement
dans les solides et les liquides que dans l'air. Et d'ailleurs
les expériences directes que je viens de rappeler montrent

(1) Dans mon mémoire de 1865, j'avais attribué la voix thoracique
normale à la transmission de la voix glottique aux parois thoraciques
à travers le poumon, à la fois par la colonne d'air et par les solides de
cet organe. Les expériences dont il vient d'être question doivent manifestement faire rejeter la possibilité de la transmission des sons glottiques par l'air intra-bronchique.

que leur théorie n'est plus soutenable, et que la transmission des oscillations vibratoires se fait, dans l'état normal,
d'abord par les solides, dont les vibrations sont ensuite
transmises à l'air des cavités aériennes formant une caisse
de résonnance. Voici, suivant moi, comment on peut expliquer cette théorie.

Dans le chant, on a distingué des notes de poitrine et
des notes dites de tête ou de fausset. Les premières, comprenant les notes graves, font vibrer les cordes vocales
tout entières, dans leur moitié intercartilagineuse aussi
bien que dans leur moitié interligamenteuse, au niveau
de leur partie libre comme au niveau de leur insertion aux
parois laryngiennes : en un mot, dans toute leur étendue
et dans toute leur épaisseur. Dans ces conditions de production des sons graves ou de poitrine, qui se propagent
dans le thorax à l'auscultation, on conçoit très-bien que
les vibrations se transmettent des cordes vocales vibrantes
aux parois laryngiennes et, par suite, soit dans les solides
du poumon, soit même dans ceux des parois thoraciques
au niveau de la base du cou, voisine de la trachée, et d'où
l'ébranlement vibratoire s'étendrait aux parois thoraciques,
en consonnant secondairement dans les cavités aériennes.

Cette interprétation est conforme à la loi physique de la
transmission plus facile du son par les solides que par
l'air, ainsi que l'a prouvé Biot par son expérience bien
connue faite sur les conduits de Marly à Luciennes. De
plus, F. Savart a établi que le mouvement vibratoire transmis entre des corps solides contigus produisait des vibrations concordantes, comme si elles étaient localisées dans
un seul et même corps (1). Il y a dès lors à rechercher

---

(1) F. Savart, *Ann. de chimie et de physique*, 2ᵉ série, 1824, t. XXV.
— La transmission des vibrations par les solides du larynx est démontrée par l'expérience de Laennec sur un sourd-muet, relatée à la fin
de son ouvrage, et que j'ai rappelée plus loin dans celui-ci.

pourquoi la voix perçue sur les parois thoraciques n'est pas
la même que la voix glottique, et consiste en un bourdonnement tout différent. Mais cette différence ne trouve-t-elle
pas sa raison d'être dans le voisinage des vides aériens
béants, qui font l'office d'une cavité résonnante, à laquelle
sont transmises les vibrations solidiennes des parois, vibrations qui se modifient par ce passage dans un milieu de
densité différente?

Il reste à expliquer comment les sons aigus, ou plutôt
les sons de fausset ou de tête ne se transmettent pas aux
parois thoraciques comme les sons de poitrine. La physiologie peut encore nous en fournir la raison. Dans les sons
de tête, dans les sons aigus de la voix, les cordes vocales,
comme l'ont démontré Müller et Donders, ne vibrent que
par leur bord libre (1), qui se rapproche d'autant plus que
le son est plus élevé, tandis que le reste des cordes vocales,
en dehors des deux rubans glottiques, *reste immobile jusqu'au
niveau de leur insertion.* On s'explique ainsi que le mouvement vibratoire ne se communique plus aux parties
solides du larynx, comme dans les notes graves, et ne se
propage pas aux solides de la cage thoracique.

Cette théorie de la voix thoracique chez l'homme sain
paraît donc conforme aux faits physiques et physiologiques (2). Quant aux modifications pathologiques de la

---

(1) Tous les physiciens, dont les opinions diffèrent sur la production
des vibrations, sont d'accord sur ce siège limité, qui a été démontré
par des examens laryngoscopiques pendant l'exercice du chant.

(2) J'ai eu récemment l'occasion de vérifier la transmission de la
voix grave par les solides, et l'absence de cette transmission pour la
voix aiguë. Je me trouvais assis dans un jardin sur un banc de bois à
tringles longitudinales sur lesquelles mon dos était appuyé. Deux personnes s'étant assises appuyées à l'autre extrémité du banc en causant, la
voix grave de l'un, transmise par les tringles sur lesquelles son dos
reposait, venait consonner dans ma poitrine et l'ébranler d'une manière désagréable, tandis que la voix plus aiguë de son interlocuteur
ne se transmettait pas.

voix thoracique, nous verrons que d'autres explications
sont nécessaires.

Signification. — L'existence de la voix thoracique normale, comme celle du murmure respiratoire de l'homme
sain, n'est pas une preuve absolue de l'intégrité des organes
respiratoires. Sa constatation révèle avant tout une tonalité
de la voix assez grave pour faire vibrer les solides intra et
extra-thoraciques, tandis que son absence se rattache simplement à une voix aiguë et grêle chez les individus parfaitement sains. Cette distinction physiologique est d'une
réelle importance, comme nous le montrerons à propos
des signes morbides.

3° **Toux volontaire.** — Je consacre cette troisième division à l'étude des bruits respiratoires normaux, parce qu'il
est nécessaire de savoir par quels phénomènes d'auscultation est caractérisée la toux chez l'homme sain, afin de bien
apprécier les signes anomaux qu'elle fournit.

Lorsqu'on dit à un individu, dont les organes respiratoires sont dans un état parfait d'intégrité, de tousser
fortement pendant qu'on l'ausculte, on constate deux
choses. D'abord il se produit un bruit sec et rapide transmis à l'oreille, et qui est semblable au retentissement vocal; ensuite la respiration est modifiée en ce sens que
l'expiration brusque constituant la toux est suivie d'une
inspiration plus profonde que les précédentes. Cette dernière circonstance peut être utilisée toutes les fois que
l'on ne perçoit chez l'individu ausculté qu'un murmure
respiratoire faible et insuffisant, par une cause quelconque.
Le bruit respiratoire est en effet mieux perçu immédiatement après que l'individu a toussé.

CHAPITRE IV

SIGNES MORBIDES D'AUSCULTATION.

Je m'occuperai d'abord, comme je l'ai fait pour la percussion, des signes morbides en général, avant de traiter
isolément de chacun d'eux.

ART. 1er. — Signes morbides d'auscultation en général.

J'ai déjà consacré un chapitre aux caractères généraux
des signes d'auscultation, et, à propos de l'auscultation
chez l'homme sain, exposé dans un autre chapitre les
données physiologiques qui doivent servir de points de
repère et de comparaison pour l'étude des signes morbides, dont j'ai maintenant à m'occuper.

Les caractères généraux ou particuliers de ces signes
sont la meilleure base de leur distinction clinique. Il est
cependant nécessaire de les grouper, en tenant compte des
conditions organiques et physiques qui les font apparaître,
afin de les bien comprendre. Laennec, en publiant les
deux éditions de son immortel ouvrage, a toujours eu en
vue de résoudre un problème exclusivement basé sur
l'anatomie pathologique. Étant données les lésions des
organes respiratoires, en indiquer et décrire les signes
stéthoscopiques : tel a été l'objet de ses recherches. Dans
sa première édition, en 1819, il fait savoir, dans sa préface, que l'objet principal de son ouvrage est de faire connaître le parti que l'on peut tirer de l'auscultation pour
distinguer les diverses lésions du poumon. Dans sa seconde
édition, quelques années plus tard, il envisage l'auscultation de la même manière. Aussi, pour Laennec, chaque

signe constaté correspondait à une lésion particulière qui,
de son côté, devait se révéler à l'observation par le signe
indiqué.

Cependant il y a d'autres causes organiques de ces
bruits que la lésion elle-même. Et ce qui met hors de
doute que la corrélation nécessaire, immédiate, de la lésion et du signe n'est pas constante, c'est ce que nous
voyons se passer sous nos yeux : tantôt nous rencontrons
des lésions graves, comme des cavernes tuberculeuses, ne
donnant lieu à aucun signe physique caractéristique pendant la vie; tantôt, au contraire, ce sont les signes de
cavernes pulmonaires que l'on perçoit pendant la vie chez
des malades n'offrant, après la mort, aucune trace de cette
lésion; enfin on rencontre certains signes d'auscultation
avec des caractères identiques chez un grand nombre de
sujets, bien qu'ils soient affectés d'états pathologiques bien
différents.

Toutes ces anomalies apparentes sont soumises à des
règles, à des principes qu'il s'agit de rechercher, et qui
sont, je le répète, en dehors des altérations anatomiques
du tissu pulmonaire.

C'est ici que se montre l'importance de l'étude préalable
des conditions du bruit respiratoire normal que j'ai faite
précédemment. Avec elle, en effet, on parvient à expliquer
d'une manière satisfaisante l'ensemble des bruits morbides
d'auscultation pulmonaire. Cette manière de voir permet
de faire la part de la connexité réelle des signes et des
lésions, en même temps qu'elle fait comprendre la production des signes qui se manifestent, indépendamment
des lésions pulmonaires, dans les points où ils se montrent.

Il y a donc deux divisions bien distinctes à établir dans
l'étude des bruits respiratoires anomaux, suivant qu'ils
sont ou ne sont pas sous la dépendance immédiate des
lésions anatomiques.

On ne saurait le contester : un des principes fondamentaux de l'étude des bruits morbides d'auscultation respiratoire est la coïncidence de ces signes avec les lésions organiques qui en sont le point de départ, l'origine organique bien évidente. On comprend aisément, en effet, que le bruit respiratoire normal doive être modifié par les lésions si diverses qui altèrent plus ou moins profondément le tissu des organes de la respiration. Ce sont des condensations de tissu, des dilatations des vides aériens, des excavations accidentellement formées dans le tissu pulmonaire, des extravasations aériformes dans le tissu pulmonaire ou dans la cavité pleurale, et enfin des exsudats liquides, visqueux ou solides, formés également dans les cavités aériennes ou dans les plèvres.

Tous ces groupes de lésions donnent lieu à des signes d'auscultation plus ou moins caractéristiques. Mais on a eu le tort d'y voir la seule origine des bruits morbides en question. Il y a de simples modifications physiques subies par les organes de la respiration, d'où résultent des signes anomaux présentant comme caractère général d'exister avec l'intégrité du tissu pulmonaire. Ces modifications physiques sont celles qui résultent de la diminution de la béance ramifiée des cavités aériennes, comme je le montrerai tout à l'heure. Cette diminution de la béance physiologique produit des modifications bien définies du bruit respiratoire normal, dans son intensité et ses caractères. Je les ai dénommées *respirations anomales*, pour les distinguer des bruits morbides dus à des lésions anatomiques.

L'ensemble des signes respiratoires morbides, comme leur étude particulière, ne sauraient être bien compris qu'à la condition de les envisager à ce double point de vue.

Art. 2. — **Signes morbides en particulier.**

Ces signes se rapportent à l'exercice de la respiration, de la voix ou de la toux.

I. — BRUITS RESPIRATOIRES.

Les bruits respiratoires morbides doivent se diviser en trois groupes distincts : 1° les respirations anomales ; 2° les respirations cavitaires ; 3° les bruits par exsudats liquides ou solides.

Cette division me paraît préférable à celles qui ont été adoptées jusqu'ici, et préférable surtout à celle de Skoda, qui propose la division suivante pour les bruits respiratoires morbides : 1° la respiration vésiculaire ; 2° la respiration bronchique ; 3° l'écho amphorique ; 4° les bruits respiratoires indéterminés. — Le professeur de Vienne comprend dans cette dernière division de *bruits indéterminés* « tous les bruits respiratoires entendus sur le thorax, qui n'offrent le caractère ni du murmure vésiculaire, ni de la respiration bronchique, et qui ne sont pas accompagnés d'écho amphorique ni de tintement métallique ». Il considère comme devant y prendre place les bruits de sifflement, de sibilance, de ronflement, et même le bruit de frottement. Il paraît évident que ces bruits ne sont pas plus indéterminés dans leurs caractères, dans leur condition organique et dans leur signification, que les autres bruits d'auscultation, et qu'en les considérant comme indéterminés, on semble les retrancher de l'étude de l'auscultation.

1er GROUPE : RESPIRATIONS ANOMALES.

On sait que j'entends par *respirations anomales* des

modifications ou altérations morbides du bruit de la respiration qui peuvent exister avec diverses lésions pulmonaires, mais qui le plus souvent aussi ne coexistent avec
aucune lésion du tissu du poumon. Cette dernière condition, qui donne une originalité spéciale à ces altérations
du bruit respiratoire, dépend de la diminution ou de
l'abolition de la béance ramifiée des vides aériens. Cette
béance étant, chez l'homme sain, la conséquence immédiate de l'extension continue du poumon, il est clair que la
béance diminuera toutes les fois que cette extension diminuera elle-même : ces deux faits sont solidaires. Par conséquent, dans toutes les circonstances où l'extension sera
diminuée, on trouvera la diminution de la béance des
vides aériens, et par suite les signes morbides que cette
diminution produit. Cette diminution de l'extension pulmonaire a lieu de deux manières, qui doivent servir de
point de départ à l'exposé des faits : 1° l'espace destiné
au poumon dans la cavité thoracique est diminué d'étendue;
2° le poumon acquiert une augmentation notable de son
volume propre.

Dans ces deux circonstances, le poumon est dans la
poitrine comme les organes abdominaux sont dans le
ventre. Il n'est plus dans la position particulière que j'ai
rappelée chez l'homme sain. Il n'est plus soumis, en dehors de l'inspiration, à une extension forcée qui lui fait
occuper un espace plus grand que son volume propre;
l'espace occupé par le poumon étant devenu proportionnel
à son volume, cet organe n'a plus ses vides aériens
agrandis, et dès lors leur béance est devenue insuffisante
ou nulle, comme dans le poumon extrait du cadavre. Il est
essentiel de se pénétrer de cette donnée fondamentale, de
cette double cause physique de la diminution de la béance
de l'arbre aérien, pour bien comprendre ce qui va suivre.
Voyons, en effet, ce qui se passe dans les deux circon-

stances, diminution de la cavité destinée au poumon, ou augmentation du volume propre de cet organe.

A. — La cavité destinée au poumon dans la poitrine est diminuée matériellement par le fait de maladies bien différentes. Tantôt c'est une tumeur intra-abdominale, un épanchement péritonéal, ou un développement insolite des organes abdominaux, qui refoulent le diaphragme en haut, et diminuent d'autant la capacité de la poitrine; tantôt c'est une tumeur du médiastin, ou un développement considérable des organes qui s'y trouvent, ou enfin un épanchement assez abondant de liquides dans les séreuses thoraciques, qui envahissent l'espace auquel a droit le poumon. Mais parmi ces causes si diverses, qui peuvent occasionner le refoulement ou la compression du poumon, avec l'intégrité complète du tissu pulmonaire, il n'en est aucune qui fournisse une meilleure démonstration de la production des respirations anomales par le rétrécissement de la cavité destinée au poumon, que certaines difformités du squelette thoracique. Je relève simplement dans un travail trop peu connu de Jules Guérin (1), les résultats de l'auscultation qu'il a constatés dans les cas de déviation de la colonne vertébrale avec torsion des corps vertébraux, bien avant mon travail sur les respirations anomales.

Au niveau de la gibbosité dorsale, où existe une réduction transversale de la cavité thoracique correspondante, Jules Guérin, *dans les deux tiers des cas*, a trouvé un bruit respiratoire faible ou nul ou un souffle bronchique localisé. La respiration n'a été normale que dans un tiers des

(1) J. Guérin, *Résumé de l'ouvrage sur les difformités du système osseux*, envoyé à l'Académie des sciences pour le concours du grand prix de chirurgie, en 1836. In-4° de 450 pages. Ce beau volume n'a été imprimé qu'à un très-petit nombre d'exemplaires, pour les membres de la commission de l'Institut seulement. C'est l'extrait de 11 volumes de texte envoyés au concours avec 3 volumes d'atlas. Il n'existe pas dans le commerce; et c'est par un heureux hasard que je l'ai en ma possession.

faits qui comprenaient les déviations les moins prononcées. La respiration obscure répondait presque toujours au centre de la gibbosité, où la compression du tissu pulmonaire était plus grande, et l'obscurité était d'autant plus prononcée que la compression était plus forte. La respiration bronchique se constatait au sommet et à la base de la gibbosité (1). — Du côté déprimé opposé à la gibbosité, où la compression du poumon était moindre, il y avait une respiration forte, puérile.

Dans les cas plus communément observés d'épanchement pleurétique, on trouve une autre preuve bien convaincante de la production des respirations anomales par le fait de la diminution de la cavité thoracique qui renferme le poumon. On constate alors : du côté de l'épanchement, un bruit respiratoire affaibli, l'expiration prolongée, la respiration granuleuse, soufflante; et du côté opposé à l'épanchement, par suite du refoulement du poumon correspondant par le médiastin, la respiration puérile, l'expiration prolongée, la respiration sibilante, la respiration granuleuse, et enfin l'affaiblissement du bruit respiratoire (2). Ce qui démontre la légitimité de mon interprétation, c'est que les respirations anomales se rencontrent, aussi bien que dans les cas de pleurésie avec épanchement, dans les faits où le poumon est rétracté ou comprimé par une toute autre cause.

(1) Voici la statistique (J. Guérin, *ouvrage cité*, p. 171) de 48 faits de déviation à ce point de vue :

	Sur 32 déviations au 2e degré.	Sur 16 déviations au 3e degré.
Respiration normale.........	14	2
— faible ou obscure.	16	10
— nulle...........	»	4
Souffle bronchique.........	2	4

(2) Dans mon *Étude sur l'auscultation* déjà citée, j'ai donné un relevé probant de mes observations de pleurésie au point de vue des signes dont il est ici question.

Dans des cas d'*ascite* sans aucune lésion intrathoracique, j'ai constaté la respiration puérile et l'expiration prolongée comme modifications les plus habituelles du bruit respiratoire. J'ai trouvé, dans d'autres cas d'ascite, une expiration prolongée dans les deux poumons, en même temps que la respiration était puérile et rude en avant, et enfin un souffle doux au niveau de la racine droite des bronches, sans aucun râle humide. Chez les femmes arrivées à la dernière période d'une *grossesse*, alors que le diaphragme est fortement refoulé vers le thorax, dans l'*anévrysme de l'aorte* comprimant le poumon, et avec les *tumeurs du médiastin*, j'ai constaté les mêmes respirations anomales.

Ces exemples me semblent suffire pour établir que les mêmes signes se montrent dans les conditions diverses qui diminuent la béance des vides aériens, en diminuant l'espace destiné aux poumons dans la poitrine. Voyons maintenant ce qui arrive lorsque la diminution de la béance a lieu par l'augmentation du volume des poumons.

B. — Il est remarquable que ces mêmes respirations anomales, constituant de simples modifications du murmure respiratoire dans son intensité et ses caractères, se retrouvent lorsque le défaut d'extension naturelle du poumon résulte de l'accroissement du volume de cet organe.

Ici les faits sont plus complexes que dans la division précédente, parce qu'il est très-rare que l'augmentation de volume du poumon ait lieu sans qu'il existe une lésion pulmonaire. Pour ma part, je n'ai rencontré qu'un seul fait d'hypertrophie simple du poumon sans aucune apparence d'emphysème après la mort; le poumon était très-volumineux et sans lésion d'aucune sorte. Il y avait eu pendant la vie une faiblesse très-prononcée du bruit respiratoire. Laennec, en consacrant un chapitre à l'hypertrophie pulmonaire, qu'il attribue principalement à l'emphysème, ne dit rien des signes que peut produire l'hypertrophie par elle-même. C'est qu'il ne songeait pas aux effets qui pouvaient résulter de cette simple hypertrophie relativement au bruit respiratoire, indépendamment de toute lésion anatomique concomitante.

Comment arriver à reconnaître les signes dus à l'augmentation de volume du poumon lorsqu'il y a en même temps des lésions qui peuvent par elles-mêmes altérer le bruit respiratoire? Pour cela, il ne faut pas oublier que cette augmentation de volume du poumon entraîne nécessairement la diminution de la béance des conduits aériens, comme je l'ai montré plus haut; de plus, il faut constater que la lésion pulmonaire ne peut expliquer par elle-même tous les signes d'auscultation observés, et enfin qu'il existe dans tous les faits d'hypertrophie du poumon, si variés qu'ils soient, des signes communs qui ne peuvent s'expliquer que par une même cause. Or ces signes communs à tous les faits d'hypertrophie primitive ou secondaire du poumon sont précisément les respirations anomales que j'ai rappelées précédemment. La condition physique de la béance insuffisante se rencontre, par exemple, avec les respirations anomales, aussi bien dans l'emphysème pulmonaire, qui constitue une affection chronique, que dans la congestion pulmonaire aiguë. Ces deux affections si différentes quant à la lésion, mais ayant de commun l'augmentation de volume du poumon et des signes d'auscultation analogues, chroniques dans un cas et aigus dans l'autre, me semblent être une des meilleures démonstrations cliniques de mes inductions.

Ces respirations anomales que je vais d'abord décrire comme signes morbides d'auscultation, s'expliquent dans leurs différents modes de manifestations : 1° par le rapprochement des parois des vides aériens, qui sont diminués et reçoivent par conséquent moins d'air que dans l'état normal; 2° par la flaccidité de ces parois, qui n'ont plus

leur tension normale; 3° enfin par le contact de ces parois
en certains points, qui obstrue localement le libre passage
de l'air.

Il me semble résulter de ce qui précède qu'il faut non-
seulement chercher à attribuer directement à des lésions
pulmonaires les respirations que j'ai dénommées anomales, mais encore se demander si ces respirations ne sont
pas dues à une modification physique du poumon : à son
simple refoulement ou à son augmentation de volume. Se
poser cette question, c'est se mettre en garde contre de
fausses inductions.

Les respirations anomales que je vais décrire comprennent :

1° Le bruit respiratoire faible ou nul ;

2° La respiration forte ou exagérée ;

3° L'expiration prolongée ;

4° La respiration granuleuse, dure ou râpeuse ;

5° La respiration sibilante ;

6° La respiration ronflante ;

7° La respiration soufflante ou bronchique.

1° **Bruit respiratoire faible ou nul.** — *Caractères.* —
L'affaiblissement du murmure respiratoire est caractérisé
par la diminution d'intensité que l'on constate d'un côté de
la poitrine par rapport à l'autre, ou bien comparativement
avec l'intensité du murmure normal, pris pour point de
comparaison. C'est un signe relatif, n'ayant par conséquent par lui-même aucun caractère propre ; car la diminution d'intensité est applicable non-seulement au murmure respiratoire normal, mais encore à tous les bruits
morbides sans exception. Le bruit respiratoire affaibli présente des degrés d'intensité très-variables, depuis une
simple atténuation relative jusqu'à son abolition complète.
Il est très-fréquemment observé dans la pratique, tantôt

généralisé à toute la poitrine, tantôt localisé au niveau d'un seul poumon, ou bien à une partie de l'organe.

Conditions organiques et physiques. — Toute cause organique qui contrarie, diminue ou empêche la pénétration de l'air dans les voies aériennes, ou qui met obstacle à cette pénétration, diminue ou abolit par cela même le murmure respiratoire. Il en est de même de l'interposition de parties ou de corps plus ou moins épais entre le poumon et l'oreille.

Ces causes sont nombreuses et variées.

La cause de la diminution d'intensité la plus simple est fonctionnelle ; elle se montre dans l'insuffisance des mouvements inspirateurs. Toute inspiration trop peu étendue ou trop lentement exécutée ne fournit qu'un murmure vésiculaire faible ou nul, par suite de l'insuffisance de la quantité d'air pénétrant, et de la lenteur de sa circulation. Il en résulte un affaiblissement factice du murmure respiratoire, qui est facilement attribué à sa véritable origine et que l'on fait disparaître en montrant à l'individu comment il doit respirer. Cependant on attribue assez souvent, et bien à tort, la faiblesse du bruit respiratoire à cette imperfection fonctionnelle, chez des malades que l'on accuse de ne savoir pas respirer, tandis qu'ils ont une cause morbide cachée. Il n'est pas rare non plus, dans l'état sain, de constater l'atténuation parfois prononcée du bruit respiratoire chez des sujets obèses, par suite de l'épaisseur exagérée des parties molles interposées entre le poumon et l'oreille de l'observateur. Ces particularités physiologiques ne doivent pas être perdues de vue.

Les conditions organiques morbides de l'affaiblissement ou de l'abolition du bruit respiratoire sont très-nombreuses. En première ligne, j'ai à rappeler les causes bien connues qui font directement obstacle dans les conduits respiratoires à la pénétration de l'air.

Parmi les causes organiques, les condensations diverses

du tissu pulmonaire, en empêchant le poumon de se dilater
suffisamment, ou en rétrécissant le calibre des vides aériens,
sont l'origine fréquente du bruit respiratoire affaibli, soit
localement, soit dans une plus ou moins grande étendue.
Moins souvent qu'on ne le pense généralement, la cause en
est dans le gonflement inflammatoire de la muqueuse des
bronches. Il est plus ordinaire de rencontrer comme obstacle
à la pénétration régulière de l'air un exsudat visqueux; un
crachat arrêté et obstruant une grosse bronche abolit en effet
le murmure respiratoire dans la zone où cette bronche se
ramifie. Cette cause est souvent facile à déterminer si l'on
fait tousser le malade, ce qui déplace ou expulse l'obstacle
à l'entrée de l'air dans les divisions bronchiques, en faisant
reparaître le murmure respiratoire immédiatement après.
Un obstacle matériel beaucoup plus grave est la production
dans les voies aériennes de fausses membranes plus ou
moins épaisses, qui ont pour résultat certain l'affaiblissement du murmure de la respiration, auquel se joignent
d'autres signes, comme nous le verrons ailleurs (V. *Seconde
partie* : Croup). — Il en est de même pour les corps étrangers qui séjournent dans les voies aériennes, ou des tumeurs
extérieures qui compriment les principales bronches.

Il y a encore abolition du bruit vésiculaire lorsque le poumon est éloigné des côtes par un épanchement d'air ou
de liquide dans la plèvre, ou par une sorte de stratification
de fausses membranes. Le bruit respiratoire peut complètement être aboli dans le pneumothorax, de même que par
l'accumulation de fausses membranes. Quand c'est un liquide
qui est épanché, le bruit respiratoire peut simplement être
diminué par suite de sa transmission à l'oreille de l'observateur à travers le liquide.

Dans ces différentes conditions, la faiblesse ou l'absence
complète du bruit vésiculaire s'explique physiquement par
la pénétration insuffisante de l'air inspiré dans la partie des

organes respiratoires que l'on ausculte. Mais l'obstacle
n'est pas seulement, comme on le pense en général, dans
les modifications organiques locales dont je viens de parler;
il est principalement dans le défaut de béance complète de
l'arbre aérien auquel j'ai attribué les respirations anomales dont la respiration affaiblie fait partie. Ici l'on
rencontre des causes qui sont indépendantes des lésions
organiques des organes respiratoires; ce sont des refou-
lements du poumon, ou sa compression, diminuant le volume de l'organe et par cela même la béance des voies
aériennes, ce qui empêche la pénétration de l'air en quantité suffisante. Telles sont les affections abdominales qui
refoulent le diaphragme vers la poitrine, et les épanchements
ou les tumeurs thoraciques.

Ce mode d'atténuation de l'intensité du bruit respiratoire
sans lésion du tissu pulmonaire a lieu également par le fait
seul de l'augmentation de volume du poumon, qui diminue
aussi la béance des voies aériennes.

Signification. — Aux conditions générales dans lesquelles
se produit l'affaiblissement du bruit respiratoire, se rapportent de nombreux états pathologiques dans lesquels ce
signe n'a pas une égale importance.

L'affaiblissement ou l'abolition du murmure de la respiration a une grande valeur comme signe d'obstruction d'une
bronche, plus ou moins volumineuse, par une mucosité
épaisse, et cette cause se révèle par le retour habituel du
bruit respiratoire après la toux. C'est dans les BRONCHITES
et autres affections sécrétantes que l'on rencontre cette
cause accidentelle, ainsi que l'obstacle dû au gonflement
inflammatoire de la muqueuse bronchique, qui est exceptionnel, et très-fréquemment confondu avec la congestion
pulmonaire, toujours liée à la bronchite aiguë. — Les fausses
membranes de la DIPHTHÉRIE, un CORPS ÉTRANGER dans les
bronches, ont également pour signe l'affaiblissement ou l'a-

bolition du bruit respiratoire dans la zone pulmonaire dépendant du conduit obstrué. — La compression de l'une des
bronches principales par une TUMEUR DU MÉDIASTIN, et principalement par l'ADÉNOPATHIE BRONCHIQUE, produit un affaiblissement respiratoire dans le poumon correspondant tout
entier, ce qui révèle le siége de l'obstacle à l'origine des
bronches.

Quand l'affaiblissement du bruit respiratoire dépend de
l'éloignement du poumon des côtes par l'interposition d'un
liquide (HYDROTHORAX, ÉPANCHEMENT PLEURÉTIQUE), d'une
masse gazeuse (PNEUMOTHORAX), ou de fausses membranes
épaisses (PLEURÉSIE GUÉRIE), la faiblesse ou l'absence du
murmure respiratoire est un signe utile du diagnostic;
mais il se joint à d'autres signes beaucoup plus importants.

Les condensations du tissu pulmonaire qui sont dues à
la CONGESTION, à l'ŒDÈME du poumon, ou à son INFILTRA-
TION TUBERCULEUSE, ont un signe excellent dans l'affaiblissement du bruit respiratoire normal. Dans le cas d'infiltration tuberculeuse, il occupe le sommet du poumon.
Dans l'œdème, c'est principalement aux deux bases de l'organe, en arrière, qu'on la constate, coïncidant avec les phénomènes caractéristiques des maladies qui produisent les
infiltrations séreuses.

Nous avons fait remarquer que l'affaiblissement respiratoire ne dépendait pas toujours d'une lésion du tissu
pulmonaire, mais du défaut de béance des vides aériens,
qui résulte lui-même du refoulement du poumon ou de
son augmentation de volume. On rencontrera donc ce signe
dans les cas d'ASCITE ou de TUMEUR ABDOMINALE considérable; il sera localisé dans les cas de TUMEURS INTRATHORA-
CIQUES. Mais c'est le plus souvent avec les affections qui
augmentent le volume du poumon que l'on rencontrera la
respiration anomale qui m'occupe. Comme signe de maladie aiguë, c'est dans la CONGESTION PULMONAIRE qu'on la

constatera, que cette congestion soit simple ou liée à une autre affection, à la bronchite principalement. Elle a été attribuée pendant longtemps dans les faits si nombreux de ce genre à la *pleurodynie*, qui ne saurait donner lieu à aucun signe particulier d'auscultation, comme je l'ai démontré d'une manière précise (1). C'est encore par suite du défaut de béance des conduits aériens par excès de volume du poumon que l'on rencontre la faiblesse respiratoire dans l'EMPHYSÈME PULMONAIRE, où ce signe est généralisé, ce qui démontre bien qu'il ne dépend pas de la lésion emphysémateuse, localisée habituellement au bord antérieur des poumons. Je ne saurais trop insister sur l'erreur fréquente que l'on commet en attribuant la faiblesse du bruit respiratoire, dès qu'on la constate, à l'emphysème pulmonaire. Les tubercules infiltrés produisent aussi la faiblesse du bruit respiratoire en augmentant le volume du poumon, comme ils peuvent le faire en même temps en condensant l'organe.

On voit que le signe qui m'occupe a une signification très-variée, relativement aux affections qui le produisent. Aussi, pour en bien établir la valeur, doit-on tenir compte non-seulement des autres éléments symptomatiques, mais encore du siége et de l'étendue de l'affaiblissement ou de l'abolition du murmure respiratoire.

Si l'affaiblissement du bruit respiratoire est généralisé dans toute la poitrine, il se rapporte à un obstacle à l'entrée de l'air siégeant au-dessus de la bifurcation des bronches, comme dans le croup, ou bien à la dilatation généralisée des deux poumons, ainsi qu'on l'observe dans les emphysèmes pulmonaires avancés, ou dans des congestions pulmonaires doubles. — Lorsque cet affaiblissement n'occupe qu'un poumon tout entier, il peut dépendre des mêmes causes : un corps étranger occupant la bronche

(1) *De la vraie pleurodynie* (*Union médicale* du 2 octobre 1866).

principale d'un poumon, une compression de cette bronche
par une tumeur, une hyperhémie, un emphysème limité à
un seul poumon, ou une infiltration tuberculeuse, généralisée à tout l'organe. Dans ce dernier cas, l'affaiblissement
du bruit de la respiration est aussi la conséquence d'une
pénétration insuffisante de l'air dû au défaut de l'élasticité
pulmonaire, et c'est à une cause analogue qu'est due la respiration faible qui persiste du côté qui a été affecté de pleurésie. — Enfin lorsqu'il est plus limité encore, le bruit respiratoire affaibli ou aboli se rattache à l'oblitération d'une
bronche secondaire; et dans les cas de ce genre, l'affaiblissement ou l'abolition du murmure respiratoire est momentané
et accidentel. Il n'en est pas de même si le signe anomal
dépend d'une induration quelconque du tissu pulmonaire,
ou bien de tubercules infiltrés occupant ordinairement le
sommet du poumon ; il est alors plus persistant.

2° **Bruit respiratoire exagéré; respiration forte,
puérile, supplémentaire.** — *Caractères.* — Comme l'affaiblissement respiratoire, l'exagération d'intensité de la
respiration constitue un caractère général d'auscultation,
dans l'état normal ou comme phénomène pathologique.
C'est également une qualité particulière plutôt qu'un signe
spécial des bruits d'auscultation.

A peine est-il nécessaire de rappeler que, chez l'homme
sain, le murmure respiratoire devient exagéré si l'inspiration est plus étendue et plus rapide. C'est alors un phénomène facile à expliquer, et qui cesse dès que les mouvements respiratoires deviennent ordinaires. Il n'en est pas
de même de la respiration forte d'origine pathologique :
elle se manifeste sans qu'il y ait amplitude exagérée de
l'inspiration.

Cette exagération d'intensité occupe habituellement
l'inspiration et l'expiration, que celle-ci soit ou non pro-

longée. Elle est localisée ou généralisée dans un poumon, et elle a des degrés variés depuis son caractère douteux jusqu'à l'exagération la plus prononcée, qui la rapproche du souffle bronchique. Il y a en effet une gradation évidente entre le murmure respiratoire normal et la respiration bronchique, qui est constituée par l'exagération d'intensité extrême qui nous occupe. Le type moyen paraît en être la respiration normale des jeunes enfants.

Conditions organiques et physiques. — Le mode de production de l'exagération d'intensité du murmure respiratoire normal a été diversement expliqué.

On a admis, avec Laennec, que cette exagération est due à l'abord d'une quantité d'air plus considérable que dans l'état normal, à la circulation plus rapide de l'air dans les conduits aériens, et à la pénétration d'un plus grand nombre de cellules par l'air, parce que l'on admet avec Cruveilhier que toutes les cellules ne sont pas habituellement pénétrées simultanément. La respiration est dite alors supplémentaire. On admet qu'alors, une partie du poumon étant devenue moins perméable par le fait d'un épanchement pleurétique ou d'une infiltration de tubercules, par exemple, les autres parties de l'organe ou le poumon opposé suppléent à cette inertie par un surcroît d'énergie ou d'action.

Il me paraît tout à fait impossible d'accepter cette explication de la respiration dite puérile. La pénétration de l'air dans les voies aériennes est simplement passive ; si elle a lieu avec plus de force *dans l'état sain*, c'est que l'effort dilatateur de la poitrine est plus grand et plus rapide. Aucune action particulière du poumon ne saurait avoir lieu pour donner plus d'énergie au bruit respiratoire. On n'est donc pas en droit d'expliquer la respiration puérile comme on l'a fait, lorsque les efforts musculaires inspiratoires ne sont pas plus énergiques que dans l'état normal, et qu'il n'y a pas

pénétration plus rapide de l'air dans les dernières divisions
de l'arbre aérien. Quant à la pénétration par l'air d'un
plus grand nombre de vacuoles pulmonaires, on ne saurait non plus l'admettre; car le spiroscope démontre, contrairement à l'opinion de Cruveilhier, que toutes les cavités
aériennes se dilatent à la fois par l'inspiration dans un
poumon sain. Il faut donc chercher une autre explication
physique.

Il y en a d'abord une incontestable : la condensation du
tissu pulmonaire qui transmet mieux le bruit respiratoire,
et le fait entendre renforcé. Il y a de plus une modification
intime des conduits aériens résultant du relâchement de
leurs parois par suite de la diminution de la béance normale. Ce relâchement, dont j'ai indiqué les causes, fait
vibrer plus largement les parois des cavités aériennes : de
là une augmentation d'intensité du bruit respiratoire. Ici
le défaut de béance, peu prononcé, permet sans doute à
l'air de pénétrer encore librement dans les cavités aériennes, tandis que le même défunt de béance, plus prononcé
dans les cas de faiblesse du bruit respiratoire, ne laisse
pénétrer qu'une quantité insuffisante d'air pour la production du bruit normal. Ainsi l'exagération d'intensité du
bruit respiratoire normal serait due à un premier degré
de la diminution de calibre des vides aériens, et l'affaiblissement de ce bruit à un degré plus prononcé de la diminution de la béance des voies respiratoires.

La pleurésie avec épanchement démontre que cette explication est légitime. Au niveau du poumon affecté, directement refoulé par l'épanchement, le bruit respiratoire normal
est affaibli; tandis que dans le poumon sain, moins revenu
sur lui-même par suite du refoulement secondaire du médiastin, le bruit respiratoire est exagéré ou puéril. Il en est de
même par suite du refoulement du diaphragme; encore de
même comme état normal chez le jeune enfant dont les pou-

mons sont volumineux, et ont par suite les parois de leurs conduits aériens relâchés.

Signification. — Lorsque l'on rencontre le bruit respiratoire exagéré d'intensité, il faut donc en rechercher la cause dans une condensation du tissu pulmonaire et dans une légère diminution de la béance des vides aériens des poumons. C'est ce qui explique comment la respiration exagérée d'intensité est un signe perçu dans les cas de refoulement du diaphragme par l'ASCITE, les TUMEURS ABDOMINALES, comme par une GROSSESSE avancée. Ce signe se montre alors principalement au niveau du poumon droit, dont le refoulement est facilité par la présence du foie dans l'hypochondre correspondant. — Le bruit respiratoire est exagéré également au sommet d'un poumon immergé inférieurement dans un ÉPANCHEMENT PLEURÉTIQUE qui condense son tissu et diminue la tension des parois des cavités aériennes, comme peuvent également le faire des TUMEURS INTRATHORACIQUES. — On constate encore ce signe dans la CONGESTION DU POUMON, dont il est un effet fréquent, mais dont il annonce un degré moins prononcé que l'affaiblissement du bruit respiratoire. — Enfin l'on retrouve le bruit respiratoire exagéré dans les BRONCHITES, si intimement liées à l'hyperhémie pulmonaire, dans l'INFILTRATION TUBERCULEUSE, et dans certains cas d'EMPHYSÈME PULMONAIRE dans lesquels la respiration forte ou exagérée avait été remarquée, tout en paraissant inexplicable. La théorie des modifications de la béance en a donné l'explication.

3° **Expiration prolongée.** — *Caractères.* — Au lieu d'être à peine sensible à son début, comme dans l'état normal, le bruit d'expiration peut se prolonger, et avoir une durée égale ou même plus prolongée que celle du bruit inspiratoire (1).

---

(1) On sait que Jackson, de Boston, est le premier qui ait attiré l'attention sur l'importance de cette modification respiratoire.

Ses caractères sont en général les mêmes que ceux du murmure inspiratoire auquel elle succède ; ou bien elle présente des différences d'intensité, de tonalité et même de caractère. L'inspiration normale étant représentée par 2 et l'expiration par 3, cette dernière peut se prolonger avec bruit comme 6, 8 et même davantage.

Tantôt le bruit expiratoire est comme la répétition du bruit de l'inspiration, que ce bruit soit normal ou affaibli, exagéré, râpeux, sibilant, ronflant, soufflant, etc.; et tantôt il est différent de l'inspiration, sifflant, sibilant, ronflant ou soufflant par exemple, sans que l'inspiration ait le même caractère. Dans cette dernière condition, l'expiration sibilante est la plus remarquable par sa prolongation, qui est la plus considérable que l'on puisse rencontrer, comme on le voit fréquemment dans les accès d'asthme.

Conditions organiques et physiques. — L'expiration prolongée dépend le plus souvent de cette condition générale, à savoir que la sortie de l'air, ayant lieu librement dans l'état sain par des canaux ouverts et régulièrement plus larges, s'effectue de plus en plus difficilement dans des conduits inégaux, par suite du relâchement et du retour inégal de leurs parois sur elles-mêmes, par le défaut d'extension pulmonaire. C'est encore un mode de respiration anomale par défaut de béance. C'est en traversant des parties relativement rétrécies que l'air produit le bruit d'expiration, qui est d'autant plus prolongé que les obstacles sont plus prononcés ou plus nombreux sur le trajet de la colonne d'air expirée.

Signification. — L'expiration prolongée, comme les deux modifications précédentes du bruit respiratoire, révèle tantôt une cause de diminution de la béance des conduits respiratoires avec intégrité du poumon ou avec des lésions organiques, et tantôt un obstacle à la sortie de l'air dépendant de ces lésions elles-mêmes : CONGESTION, INFLAMMATIONS,

EMPHYSÈME, ASTHME, TUMEURS, EXSUDATS divers. C'est surtout comme signe d'INFILTRATION TUBERCULEUSE que l'on a
attribué à l'expiration prolongée une grande importance
diagnostique ; mais cette signification est loin d'avoir la valeur qu'on lui a attribuée, vu les conditions différentes et
variées dans lesquelles on rencontre ce signe.

4° Respiration granuleuse, dure, râpeuse. — En décrivant habituellement la respiration rude ou râpeuse, on en a
a omis un degré plus faible que j'ai désigné sous le nom de
respiration granuleuse, et que je réunis aux deux autres.
On peut dire que la respiration granuleuse est à la rudesse
plus accentuée, ce qu'est le bruit de frôlement par rapport
à celui d'un frottement bien accusé.

Caractères. — La respiration granuleuse modifie légèrement le murmure respiratoire. Elle donne bien, à l'auscultation, la sensation du passage de l'air dans des voies à
parois inégales, comme le fait au toucher le doigt parcourant une surface granulée. C'est une respiration anomale
moins bien accentuée que la respiration rude, dont elle est,
avons-nous dit, comme un premier degré. La respiration râpeuse doit être considérée, au contraire, comme le degré
extrême de cette modification anomale de la respiration.
Son intensité est variable ; mais la respiration granuleuse
se rencontre plus fréquemment avec l'affaiblissement respiratoire, et la respiration rude, et surtout râpeuse, avec
l'exagération du bruit de la respiration. Ces modifications
peuvent être localisées, ou généralisées dans un poumon tout
entier. La respiration granuleuse peut être confondue avec
un léger râle humide ou avec un frôlement pleural ; nous
verrons tout à l'heure comment on peut les distinguer.

Conditions organiques et physiques. — Cette respiration
granuleuse, rude ou râpeuse, donne par ses caractères
mêmes l'idée de la modification organique qui la produit :

l'existence d'inégalités dans les parois des voies aériennes. Nous avons vu que, sans qu'il y ait lésion du tissu pulmonaire ou des bronches, ces petites inégalités, d'où résultent une multitude de rétrécissements, peuvent provenir du défaut d'extension du poumon auquel se lient les respirations anomales. Aussi ai-je assez fréquemment rencontré la respiration granuleuse avec cette simple origine, et la respiration rude ou rugueuse plus souvent avec des lésions pulmonaires, rétrécissant plus ou moins, par places, les conduits respiratoires.

Signification..— Généralisée à tout un poumon, la respiration granuleuse est ordinairement le signe du retrait ou du refoulement de cet organe par l'ascension du diaphragme vers la poitrine ou par un ÉPANCHEMENT PLEURÉTIQUE. Dans ce dernier cas, c'est ordinairement du côté opposé à l'épanchement pleurétique que j'ai rencontré cette respiration granuleuse. Localisée au sommet d'un poumon dans la région sous-claviculaire, ou au niveau de la fosse sus-épineuse, elle est un excellent signe de TUBERCULISATION à son début. Elle n'est pas rare dans la CONGESTION PULMONAIRE. Il est quelquefois difficile de distinguer cette respiration granuleuse d'un frôlement, ou léger frottement pleurétique. Elle est ordinairement plus uniforme, plus douce et plus profonde que le bruit de frôlement. La respiration granuleuse pourrait encore être prise pour un râle humide très-léger ou peu distinct ; mais ce dernier se modifie par la toux d'une façon très-tranchée, tandis que celle-là ne se modifie pas, ou change à peine de caractère.

5° **Respiration sibilante** (sifflement, râle sibilant). — *Caractères.* — En donnant le nom de râle à cette respiration anomale, Laennec le décrit ainsi : « Tantôt il ressemble à un petit sifflement prolongé, grave ou aigu, sourd ou assez sonore ; d'autres fois, au contraire, ce bruit est de très-courte durée, et ressemble au cri des petits oiseaux, ou au cliquetis d'une petite soupape. Ces diverses variétés existent souvent à la fois dans diverses parties du poumon, ou se succèdent dans le même point, à des intervalles plus ou moins longs (1). »

Il faut ajouter à cette excellente description que la respiration sibilante est souvent généralisée à un poumon tout entier ou aux deux poumons à la fois, mélangée ou non à d'autres bruits d'auscultation, et qu'elle est entendue dans l'inspiration ou l'expiration seulement, ou bien dans ces deux temps respiratoires. Elle ressemble souvent à un vent de bise.

Conditions organiques et physiques. — Cette respiration sibilante est attribuée par Laennec à une mucosité peu abondante, mais très-visqueuse, obstruant plus ou moins complétement les petites ramifications bronchiques. Il a sans doute voulu parler du sifflement accidentel; car il ajoute que le sifflement proprement dit, c'est-à-dire aigu et prolongé, ce qui s'applique plutôt à la respiration sibilante proprement dite, lui paraît plutôt dépendre d'un rétrécissement local produit par le gonflement de la membrane interne d'un rameau bronchique, de petit ou de moyen calibre.

Ce que j'ai dit des respirations anomales, dont la respiration sibilante fait partie, démontre bien qu'elle n'est pas seulement due au rétrécissement des conduits bronchiques résultant du gonflement de la muqueuse, où bien à une mucosité visqueuse. Il suffit du retrait ou du refoulement modéré du poumon pour rendre les conduits bronchiques inégaux par le relâchement de leurs parois, d'où des demi-occlusions ou rétrécissements partiels, au niveau desquels se produit le sifflement dû à la production d'une veine fluide vibrante. C'est une cause commune de la respiration

(1) *Traité d'auscultation*, t. I, 3e édition, p. 103.

sibilante, dont l'origine est, en toute circonstance, un rétrécissement partiel dans les voies respiratoires.

Cette variété de sonorité d'auscultation n'est pas un bruit,
c'est un véritable son ou ton, dû à des vibrations régulières,
et dont on pourrait déterminer la hauteur, ce qui serait
d'ailleurs sans utilité à la pratique. Ce qui est autrement
important, c'est la transmission du son sibilant dans la
zone pulmonaire située au delà du siége du rétrécissement;
en sorte que, si ce rétrécissement a lieu à la glotte, on entend le sifflement dans toute la poitrine. Il en est de même
du ronflement ou de la respiration ronflante intra-pulmonaire. C'est à ces faits que j'ai fait allusion en rejetant la
théorie de Beau comme explication générale des bruits
d'auscultation, théorie de consonnance qui n'est acceptable
*que pour les sons ou tons glottiques ayant une qualité
musicale,* comme l'est la sibilance. On doit admettre la
même explication pour la transmission de la respiration
sibilante aux zones des bronches au niveau desquelles elle
se produit. Cette respiration anomale est alors localisée au
lieu d'être généralisée.

Signification. — Pour rattacher la respiration sibilante
à sa véritable cause, il faut avoir égard à ses trois modes
d'expression : 1° sifflement localisé passager ou accidentel;
2° sifflement localisé plus ou moins persistant; 3° respiration sibilante généralisée dans un poumon ou dans les deux.

Le sifflement localisé accidentel est dû ordinairement à
un obstacle également accidentel, à une mucosité épaisse
ou visqueuse, et il a alors pour caractère particulier de
cesser ou de se modifier par la toux provoquée, ou spontanée, par suite du déplacement ou de l'expulsion de cette
viscosité intra-bronchique.

La respiration sifflante plus ou moins généralisée est
due à une CONGESTION plus ou moins étendue, soit idiopathique, soit symptomatique, notamment dans les FIÈVRES

ÉRUPTIVES, et dans la FIÈVRE TYPHOÏDE, où ce signe a été considéré comme un phénomène important de la maladie. La respiration sibilante est également un signe habituel de l'EMPHYSÈME PULMONAIRE, de la BRONCHITE, et des HÉMO-BRONCHITES, dans lesquelles elle est due non-seulement à l'hyperhémie, mais encore au gonflement inflammatoire de la muqueuse bronchique, et aux mucosités qui s'y produisent. Le même signe est la conséquence habituelle de la présence des fausses membranes du CROUP dans les conduits respiratoires, notamment quand elles occupent le larynx. La respiration sifflante, qui souvent est alors le seul bruit intrathoracique, est transmis par aspiration dans tous les points où pénètre l'air; aussi cette généralisation du sifflement dans les poumons est-elle l'indice de la lésion dans les parties supérieures des conduits aériens. Dans les accès d'ASTHME, la respiration sifflante disséminée est habituellement le seul signe d'auscultation observé, et souvent alors elle se produit non-seulement dans l'inspiration, mais encore pendant l'expiration, où elle se prolonge plus longuement que dans l'inspiration.

6° **Respiration ronflante** (ronflement, râle sonore sec). — Comme la respiration sibilante, la respiration ronflante ne saurait être considérée comme un râle, ce mot devant être réservé aux sonorités anomales d'auscultation dues à la présence de liquides plus ou moins épais dans les vides aériens. L'étude de cette respiration anomale offre autant d'intérêt que la précédente.

Caractères. — La respiration ronflante est caractérisée par un son grave qui a été comparé au ronflement d'un homme qui dort, ou au son d'une corde de basse. Laennec l'a aussi comparé au roucoulement d'une tourterelle; mais ce roucoulement est régulièrement saccadé, et d'une tonalité plus aiguë que le ronflement. Le son ronflant est uniforme, tantôt à peine accusé et tantôt très-fort; dans ce dernier cas, l'oreille qui ausculte éprouve une sensation vibratoire étendue aux parois thoraciques. Il peut occuper un seul point de la région thoracique ou être généralisé au niveau des poumons. Il est parfois expiratoire, mais il est perçu le plus souvent pendant l'inspiration. Enfin tantôt il est le seul bruit perçu, et tantôt il est mélangé à d'autres bruits respiratoires.

Laennec recommande de se donner de garde de confondre le ronflement intrathoracique avec un ronflement guttural semblable à celui du sommeil. Ce dernier bruit se passe dans le pharynx, et il est dû aux vibrations du voile du palais ; il est perçu par l'oreille restée libre et non à travers le stéthoscope.

Conditions organiques et physiques. — L'ingénieux inventeur de l'auscultation trouve difficile de déterminer la cause directe du ronflement pectoral et de ses diverses variétés. Cependant avec sa finesse habituelle d'observation, il fait remarquer que ni la nature du bruit entendu, ni l'ouverture des cadavres ne montrent qu'on doive l'attribuer à la présence de mucosités dans les bronches, et que « sa nature en quelque sorte musicale porterait plutôt à croire qu'il est dû à un changement quelconque dans la forme des canaux que l'air parcourt dans les poumons (1) ». Il est porté à croire, ce qui est d'accord avec mon explication, que toutes les causes qui rétrécissent l'ouverture d'un rameau bronchique et en rendent l'origine plus étroite que le reste de son trajet, sont le point de départ du ronflement. Cependant il ne se rend pas compte du caractère grave que prend en pareil cas la résonnance bronchique, qui lui semblerait devoir être plus aiguë en raison de la diminution du diamètre du conduit. Mais c'est justement ce rétrécissement qui donne à la résonnance qui se fait au delà, le caractère

(1) *Traité d'auscultation,* t. I, p. 106.

grave, caractère d'autant plus prononcé que toute cavité où résonne l'air a une ouverture plus étroite.

Laennec signale la pression exercée sur une bronche par une *tumeur*, le gonflement inflammatoire de la muqueuse bronchique, ou la présence d'un mucus visqueux, comme causes organiques du ronflement. Je crois qu'il faut y voir le plus souvent une respiration anomale due, comme les précédentes, à la diminution de la béance des conduits aériens. La physique nous apprend qu'il faut nécessairement que les parois bronchiques soient rapprochées et relâchées, pour que le ronflement s'y produise; or nous voyons la respiration ronflante se montrer dans les cas de diminution ou d'abolition de l'extension normale du poumon, soit par retrait ou compression de cet organe, soit par augmentation de son volume. Une pareille condition se montre dans la production de la respiration sibilante; mais l'obstacle rencontré par l'air est alors très-limité, tandis qu'il est plus étendu dans le ronflement, et caractérisé par un accolement des parois relâchées des bronches entre lesquelles ce ronflement se produit.

Signification.— La respiration ronflante est un signe de CONGESTION PULMONAIRE, de BRONCHITE, d'EMPHYSÈME DU POUMON. Je l'ai signalée au début de la PNEUMONIE AIGUË franche, et, ce qui est plus important, au moment de la résolution de l'hépatisation, lorsque celle-ci est remplacée par un engouement congestif pendant lequel le tissu pulmonaire reprend sa souplesse. Le ronflement se montre donc comme signe du début et comme signe excellent de la résolution de la pneumonie.

7° Respiration soufflante ou bronchique, souffle bronchique. — *Caractères.* — Le souffle qui caractérise la respiration soufflante a des degrés d'intensité très-variables, depuis le souffle le plus doux jusqu'au souffle intense, et plus ou moins vibrant. Il est caractérisé souvent par un son très-net, parfois musical, et sa tonalité aiguë ou grave est manifeste dans beaucoup de cas. Son timbre, parfois sourd, acquiert dans certains cas un caractère comme métallique. On imite les respirations soufflantes en formant avec les deux mains rapprochées (fig. 36) une cavité dans laquelle on souffle avec plus ou moins de force, dans la direction *a*. Les modifications de l'ouverture, plus ou moins resserrée, donnent au souffle produit une tonalité plus basse ou plus haute.

Barély a constaté que les *souffles d'induration* auxquels se rapporte le souffle bronchique, sont plus graves dans l'inspiration et plus aigus dans l'expiration, et qu'il en est de même des souffles cavitaires, à propos desquels je reviendrai sur cette question.

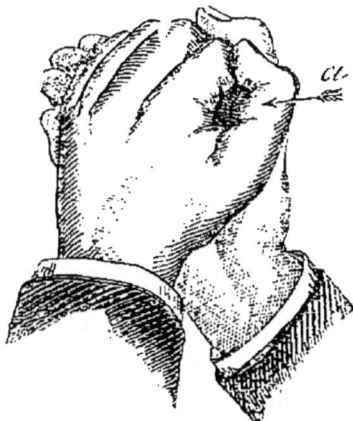

(Fig. 36.)

Ce genre de respiration anomale occupe quelquefois tout le poumon, comme on le voit dans certains épanchements pleurétiques; ou bien il est localisé à une région : à la base ou au sommet de l'organe, ou au niveau de la racine des bronches en arrière. En dehors des poumons, la respiration soufflante est surtout prononcée au niveau de la trachée; elle l'est un peu moins au niveau de la partie supérieure du sternum, à la base de la trachée, et elle se montre d'une netteté remarquable à la racine des bronches, entre la partie supérieure des omoplates; mais elle est loin d'être constante dans cette derrière région. Je l'ai rencontrée immédiatement au-dessous de l'apophyse épineuse de la septième vertèbre cervicale, qui est plus saillante que les apophyses voisines, et qui se trouve facilement chez tous les sujets.

J'ai fait en 1865, sur ce souffle, que l'on peut appeler *prévertébral*, des recherches particulières à l'hôpital Cochin (1). Il en résulte qu'il se montre dans des conditions physiologiques ou pathologiques très-variées, mais plus fréquemment chez les malades affectés de maladies thoraciques que chez ceux qui sont exempts de ces dernières. C'est un souffle ordinairement doux, très-pur, semblant se passer immédiatement sous l'oreille, le plus souvent s'entendant également pendant les deux temps de la respiration, mais dans un certain nombre de cas plus marqué pendant l'expiration que pendant l'inspiration, quelquefois même seulement pendant l'expiration (2). Ce souffle a son maximum d'intensité sous la saillie de l'apophyse épineuse de la septième vertèbre cervicale, et va en s'affaiblissant et se perdant vers les deux fosses sus-épineuses. Il n'a d'extension que d'un côté chez certains sujets. Nous verrons que ce détail n'est pas sans importance. Sa tonalité et son timbre sont bien différents du souffle laryngien ou trachéal. Les derniers caractères que nous venons de rappeler localisent ce souffle manifestement au niveau de l'origine des deux bronches principales, car s'il était un simple retentissement du bruit laryngien ou trachéal, il ne s'étendrait pas dans le sens d'une des bronches ou des deux bronches à la fois, et il n'aurait pas un timbre-différent.

Conditions organiques et physiques. — Dans la plupart

(1) Ces recherches sont inédites. Elles ont porté sur 108 malades indistinctement, hommes ou femmes, et chez 27 d'entre eux, ou sur le quart des sujets, j'ai rencontré ce souffle localisé au niveau de la racine des bronches. C'est donc un signe assez fréquemment observé.

(2) Chez 25 sujets, le temps de la respiration pendant lequel se produisait le souffle était indiqué. Il avait lieu 21 fois aux deux temps de la respiration, mais chez 7 d'entre eux le souffle était plus prononcé pendant l'expiration; chez 4 sujets il ne se montrait que pendant l'expiration.

des cas, la respiration bronchique ou soufflante est due à la diminution prononcée ou à l'abolition complète de la béance dans les subdivisions ultimes des vides aériens, d'où résulte l'imperméabilité de ces dernières divisions. L'air, arrêté alors dans les bronches, s'y réfléchit sans aller plus loin, et y résonne en donnant lieu au bruit bronchique de la respiration, à la respiration dite bronchique, comme dans les tuyaux fermés à une de leurs extrémités.

Cette réflexion du son avec résonnance soufflante peut avoir lieu à différentes profondeurs de l'arbre aérien, et pour que le souffle se produise, il n'est pas indispensable que la condensation du tissu pulmonaire soit complète. C'est ce qui arrive fréquemment pour la production du souffle prévertébral, dont la cause n'est pas toujours facile à déterminer.

C'est aux vibrations de la colonne d'air en circulation dans les conduits aériens qu'est due la production des souffles morbides ; mais les parois solides de ces conduits ne sont pas inertes dans cette production. C'est ce que démontre la transmission du souffle guttural à travers les solides de la tête, à la surface de laquelle l'auscultation le perçoit, comme l'a signalé Laennec. C'est ce que démontre encore la transmission du souffle que j'ai appelé prévertébral ou spinal et qui paraît être transmis par les corps des vertèbres au-devant desquelles il se produit, au niveau de la racine des bronches, puisqu'il diffère entièrement par ses caractères du souffle laryngien ou trachéal, et que chez certains sujets, comme je l'ai dit, il se propage d'un seul côté de la poitrine. Il me paraît être la conséquence de la réflexion de l'air au niveau de la bifurcation des bronches, dans les bronches principales ou seulement dans l'une d'elles, lorsque le poumon correspondant est plus condensé que de coutume.

Ce souffle est passager dans les maladies aiguës, ce qui

démontre qu'il est dû à une modification passagère du poumon; il est fugace dans la congestion; il est plus persistant dans la condensation inflammatoire pneumonique. Il existe aussi dans un assez grand nombre de maladies chroniques, dans lesquelles il est plus durable, et où il est encore dû à l'infiltration du tissu pulmonaire.

Signification. — Le souffle bronchique est le meilleur signe de la condensation du tissu pulmonaire par CONGESTION de son tissu, par INFILTRATION TUBERCULEUSE et surtout par l'HÉPATISATION pulmonaire, qui lui fait prendre souvent un timbre dur et métallique. La DILATATION DES BRONCHES avec induration du tissu pulmonaire ambiant est aussi une cause de souffle intra-pulmonaire. Ce signe est encore dû souvent à la compression du poumon, comme dans les ÉPANCHEMENTS PLEURÉTIQUES, ou par toute autre cause. Enfin, le souffle spinal en particulier a une importance spéciale dans la CONGESTION PULMONAIRE, dans l'ADÉNOPATHIE BRONCHIQUE et dans la PHTHISIE TUBERCULEUSE, comme nous le verrons dans la seconde partie.

2ᵉ GROUPE : RESPIRATIONS CAVITAIRES.

A l'inverse des faits compris dans le groupe précédent, où les bruits respiratoires morbides se produisent le plus souvent indépendamment de toute lésion de tissu, les respirations cavitaires ont, *dans presque tous les cas*, pour origine une lésion d'où résulte une cavité accidentelle. Comme nous allons le voir, tantôt la sonorité anomale est comme une exagération du souffle bronchique, et tantôt un souffle particulier par les caractères spéciaux et les bruits accessoires qui l'accompagnent. De là, les deux variétés de la respiration, qui est caverneuse ou amphorique. On va voir, dans l'exposé que je vais en faire, qu'il est très-important de distinguer ces deux espèces de respirations.

1° **Respiration caverneuse, souffle caverneux.** —
Skoda, se fondant sur ce que, de la respiration soufflante
la plus faible au souffle amphorique le mieux caractérisé, il existe des nuances intermédiaires infinies qui
s'enchaînent insensiblement, a rejeté l'existence ou plutôt
la distinction faite en France du souffle dit caverneux.
Cette manière de voir est exagérée, le principe des types de
convention étant indispensable pour la description des phénomènes de sensation. Il est donc nécessaire de conserver les
types de souffle bronchique, caverneux et amphorique.

Caractères. — Le souffle caverneux, dont j'aurai à rapprocher les phénomènes caverneux fournis par la voix et par
la toux, est un signe que l'on distingue du souffle bronchique en ce qu'il semble se produire dans une cavité plus
vaste que pour les bruits intra-bronchiques. On ne saurait
en donner une description plus précise; mais pour l'observateur qui a l'habitude de l'auscultation, la distinction est
le plus souvent facile. La respiration caverneuse s'imite
bien en soufflant dans la cavité formée par les deux mains
rapprochées et à demi fléchies; on obtient un son franchement soufflant, et plus ou moins grave comme pour le souffle
bronchique, suivant que l'on rétrécit ou que l'on élargit l'ouverture laissée libre par les doigts.

Nous avons vu plus haut que Baréty a signalé une tonalité
différente des souffles cavitaires dans l'inspiration et dans
l'expiration, le souffle étant plus grave dans la première
condition que pendant la seconde. Il pense que cette différence dépend de la capacité de la cavité anomale, qui s'a-
grandit dans l'inspiration et qui diminue dans l'expiration;
mais si l'on admettait cette explication, il faudrait que la
tonalité fût de plus en plus grave, pendant l'inspiration, avec
l'agrandissement graduel de la cavité, et de plus en plus
aiguë, au contraire, pendant l'expiration, avec le rapprochement des parois de la cavité. Ce n'est donc pas là

l'explication véritable, qui est encore à rechercher (1).

La respiration caverneuse n'est pas généralisée dans un poumon comme le souffle bronchique. Elle est limitée à une partie de cet organe, le plus souvent au sommet en avant sous la clavicule, ou en arrière dans la fosse sus-épineuse; mais on peut la rencontrer également dans les autres parties du poumon. C'est un signe fréquemment observé dans la pratique. Il se perçoit ordinairement pendant les deux temps de la respiration avec une intensité variable, et une tonalité grave qui dépend de l'étroitesse relative du conduit de pénétration de l'air. Tandis que le souffle bronchique peut n'avoir qu'une durée passagère dans les maladies aiguës, le souffle caverneux est presque toujours persistant. Il peut être pris pour un souffle bronchique lorsqu'il est peu accentué, ou pour un souffle amphorique si au contraire il est très-prononcé; c'est sur ces qualités intermédiaires et graduées du souffle que Skoda s'appuie pour rejeter l'existence du souffle caverneux; mais elles ne sauraient empêcher de rencontrer fréquemment des respirations franchement caverneuses parfaitement distinctes. On ne doit pas oublier que le souffle caverneux se différencie du souffle amphorique par l'absence de la résonnance harmonique ou métallique qui caractérise le souffle ou la respiration amphorique, dont il sera question tout à l'heure.

Conditions organiques et physiques. — Dans l'immense majorité des cas, la respiration caverneuse est due à des cavités accidentelles produites dans les poumons par la fonte des tubercules, par un abcès du poumon d'une autre nature, par une gangrène pulmonaire à sa troisième période, par une dilatation prononcée des bronches, ou enfin par une

(1) Barély, *Sur un nouveau bruit de souffle pulmonaire* (bruit de souffle broncho-pleural), *avec des considérations sur le mécanisme des bruits amphoriques, et les différences de tonalité dans les bruits de souffle cavitaires et d'induration.* Nice, 1878.

pleurésie localisée circonscrite au niveau des côtes par des adhérences, et en communication avec les bronches.

Dans ces différentes conditions, il y a une cavité accidentelle qui explique la production du souffle caverneux; mais cette cavité peut manquer, et le souffle caverneux se produire. Il ne faut pas croire que, dans ce dernier cas, le souffle caverneux soit peu accentué; il peut avoir alors une intensité telle que, sans se rappeler les caractères distinctifs des deux souffles, on a qualifié d'amphorique le souffle caverneux sans caverne. Cela m'est arrivé à moi-même dans le fait suivant. J'ai rencontré ce souffle au niveau d'une petite tumeur de la grosseur d'une aveline, peu distante de la plèvre, à la partie moyenne postérieure du poumon droit, et entourée de tissu pulmonaire parfaitement sain, sans aucune dilatation des bronches, et sans qu'il ait été possible de se rendre compte du mécanisme de la production du souffle, ni du son tympanique localisé qui accompagnait cette respiration caverneuse (1). Cette existence du souffle caverneux sans cavité accidentelle fut confirmée les années suivantes par Barthez et Rilliet (1853) et par Béhier (1854) dans des communications faites à la Société médicale des hôpitaux. La respiration caverneuse, dite amphorique, était perçue au niveau du poumon comprimé par des épanchements pleurétiques considérables, sans qu'il y eut aucune cavité pulmonaire dans les huit observations relatées dans leur travail.

D'autres observateurs ont rapporté des faits analogues plus ou moins probants (2).

La cause physique du souffle caverneux dû aux lésions

(1) *Observation de tumeurs fibro-plastiques généralisées et simulant un cancer du poumon* (Arch. de méd., 1852).

(2) De Beauvais, *Pleurésie chronique, avec épanchement ayant présenté les signes stéthoscopiques d'une caverne tuberculeuse* (Gazette des hôpitaux, 1855). — Landouzy, *Nouvelles Données sur le diagnostic de la pleurésie* (Arch. gén. de méd., 1856).

cavitaires rappelées tout à l'heure, est la pénétration de l'air dans une cavité accidentelle plus ou moins vaste, par un conduit ou orifice au niveau duquel il se produit une veine fluide, d'où résultent dans la masse gazeuze des vibrations sonores qui se répercutent sur les parois, et qui sont plus ou moins graves de ton suivant l'étroitesse de l'ouverture de pénétration par rapport à l'étendue de la cavité plus ou moins largement béante.

Cette béance est indispensable à la production du souffle caverneux. Le souffle ne se produit pas, en effet, si les parois de la cavité accidentelle sont accolées pendant des inspirations peu étendues; il se montre alors seulement pendant les inspirations profondes, dès que la béance s'établit, dans la cavité accidentelle, par l'écartement de ses parois.

La production du souffle caverneux est plus difficile à interpréter lorsqu'il se produit indépendamment de toute excavation pulmonaire. Comment expliquer physiquement les faits de genre? Barthez et Rilliet, ainsi que Béhier, ont expliqué le phénomène par la transmission à l'oreille du souffle trachéal à travers le tissu pulmonaire condensé par son refoulement, dans la pleurésie; mais comment se rendre compte de la production du phénomène au niveau d'une petite tumeur comme celle que j'ai rencontrée, située loin de la trachée, entourée de tissu pulmonaire sain, et sans qu'il y eût dilatation des bronches aboutissant à la masse fibro-plastique? La réponse à cette question me paraît impossible dans l'état actuel de la science.

Signification. — Les cavernes intra-pulmonaires étant l'origine habituelle du souffle caverneux, doivent d'abord faire penser à l'existence des affections que j'ai rappelées plus haut : à la PHTHISIE PULMONAIRE à sa troisième période, à une GANGRÈNE DU POUMON, à une DILATATION DES BRONCHES PRONONCÉE; plus rarement, la respiration caverneuse

dépendra d'un ABCÈS PULMONAIRE ou bien d'un foyer circonscrit de PLEURÉSIE ouvert dans les bronches. Plus rarement encore on rencontrera des bruits caverneux sans
cavité organique, au niveau d'un poumon refoulé par un
VASTE ÉPANCHEMENT pleurétique, ou au niveau d'une TU-
MEUR intra-pulmonaire.

2° Respiration et sonorités amphoro-métalliques.

(*Respiration et bourdonnement amphoriques ; tintements
métalliques.*) — Laennec, à propos du tintement métallique,
qu'il décrit à part, signale le bourdonnement amphorique
comme une qualité particulière du bruit respiratoire, mais il
ne parle pas de la respiration amphorique. Skoda ne traite
également que du bourdonnement amphorique, qu'il appelle
écho amphorique, conformément à sa théorie dont il sera
question plus loin. Il me paraît néanmoins que l'on doit
considérer l'existence de la respiration amphorique comme
un phénomène particulier d'auscultation, auquel viennent se
rattacher le bourdonnement amphorique et le tintement
métallique.

Caractères. — Ces différents phénomènes doivent être
décrits à part dans leurs caractères.

A. Le *bruit respiratoire amphorique* est constitué par
une respiration soufflante se produisant manifestement dans
une cavité vaste, et offrant souvent le caractère d'une sonorité métallique exactement semblable à celle que l'on
obtient en soufflant doucement dans le goulot d'une bouteille ou d'une carafe vide. Cette respiration amphorique
occupe toujours une certaine étendue, mais d'un seul côté
de la poitrine ; elle s'entend dans les deux temps respiratoires, et principalement pendant l'inspiration. Son intensité est variable ; sa tonalité et son timbre présentent ceci
de remarquable que la sonorité perçue est comme double,
composée d'un son grave fondamental auquel s'ajoute une

résonnance harmonique aiguë, qui lui donne le timbre légèrement métallique qu'elle présente.

Il y aurait en outre, suivant Baréty (*brochure citée*), une tonalité plus grave dans l'inspiration que dans l'expiration, et cette différence serait bien plus marquée que pour les souffles caverneux.

Cette respiration amphorique cesse par intervalles, ce qui peut faire méconnaître son existence. Il n'est pas rare que la toux facilite son apparition. — Le souffle amphorique se distingue du souffle caverneux par sa production, sensible à l'oreille dans un plus grand espace ; elle en est différente surtout par son timbre légèrement métallique, indépendant des bruits de tintement dont il va être question.

B. *Tintements métalliques.* — Ces phénomènes d'auscultation à timbre métallique se montrent le plus ordinairement avec la respiration ou le bourdonnement amphoriques ; ils ont des caractères spéciaux qu'il est nécessaire d'indiquer.

Je viens de rappeler que la respiration amphorique avait un timbre particulier résultant d'une résonnance comme argentine, métallique, rendant le souffle qui la caractérise facilement reconnaissable, et continue comme ce souffle, qu'elle double. Or ce bourdonnement harmonique supplémentaire peut, en outre, se manifester par des éclats articulés plus ou moins énergiques, ce qui constitue le tintement ou plutôt les tintements métalliques. Ces sonorités métalliques se manifestent ordinairement dans les mêmes régions que celles occupées par la respiration amphorique, et l'on peut provoquer leur manifestation, soit en auscultant au moment de la déglutition d'un liquide que l'on fait prendre au malade, ainsi que je l'ai observé, soit en ayant recours au procédé de Trousseau, qui a donné le nom de *bruit d'airain* à celui que l'oreille perçoit quand elle est appliquée sur la poitrine en arrière au niveau d'un épanchement gazeux dans

la plèvre, tandis que l'on percute le point diamétralement
opposé du thorax, soit avec deux pièces de monnaie (l'une
servant de plessimètre), soit avec une pièce de monnaie
percutée avec le doigt, soit enfin avec le plessimètre et un
marteau à percussion (1). Béhier a fait remarquer que le
phénomène peut se manifester quel que soit le point de la
poitrine que l'on percute.

Les tintements métalliques sont de plusieurs sortes (2).
Ce sont des sonorités aiguës, comme argentines : les unes
constituent un son bref et court, comparé avec raison par
Laennec à un simple tintement; d'autres, formées de plusieurs saccades successives, présentent toutes un timbre
musical aigu, se montrant dans les deux temps de la respiration, mais surtout dans l'inspiration, sans que l'on puisse
admettre, avec Béhier, que le tintement métallique est toujours isochrone avec les mouvements respiratoires (3). Il
coïncide, en effet, avec d'autres mouvements organiques,
ceux de la déglutition, par exemple. Dans tous les cas,
l'évolution du tintement métallique est quelquefois irrégulière; il se suspend pendant des interruptions plus ou moins
prolongées ou répétées.

On ne peut confondre les tintements métalliques avec aucun autre signe d'auscultation, même avec la respiration et
le bourdonnement amphoriques, qui ont une continuité

(1) *Pneumothorax : Nouveau signe physique pathognomonique de
celle affection* (*Gazette des hôpitaux*, 1857, p. 157).

(2) Dans son excellente thèse *sur le pneumothorax* (1841), Saussier a fait observer avec raison que le *tintement métallique*, signalé
par Laennec, est un signe complexe qu'on doit considérer comme un
ensemble de phénomènes sonores qu'il appelle métalliques, en faisant remarquer qu'ils doivent être distingués des phénomènes *amphoriques*, quoiqu'ils coïncident fréquemment ensemble (F. Saussier,
*Recherches sur le pneumothorax et les maladies qui le produisent,
les perforations pulmonaires en particulier*. Thèses de Paris, 1841,
p. 72).

(3) Béhier, *Conférences de clinique médicale*. Pneumothorax,
p. 407, 1864.

régulière, et bien distincte de l'éclat saccadé et souvent irrégulier du tintement métallique. La toux le fait souvent
éclater ou le rend beaucoup plus net, de même que l'articulation de la voix et la déglutition. Certains râles ou gargouillements s'accompagnent quelquefois de tintements
métalliques.

   Conditions organiques et physiques. — J'aborde la question très-intéressante du mode de production organique et
physique des phénomènes amphoro-métalliques.

   La condition organique fondamentale de cette production est l'existence d'une vaste cavité, dans laquelle ces sonorités à timbre métallique se font entendre. Cette condition
est absolue ; on n'a jamais constaté ces phénomènes dans des
espaces limités, dans des petites cavernes, par exemple, ou
bien dans les bronches, où se constate quelquefois la respiration caverneuse. Celle-ci ne doit pas être confondue, comme
je l'ai dit précédemment, avec la respiration amphorique,
qui est un souffle grave, *doublé d'une résonnance métallique* faisant défaut au souffle caverneux. C'est dans de
vastes cavernes tuberculeuses ou dans le pneumothorax
que l'on rencontre tous les phénomènes amphoro-métalliques. Exceptionnellement on constate le tintement métallique au niveau de l'estomac distendu par des gaz.

   Laennec admettait seulement les deux premières de ces
conditions organiques, les vastes cavernes tuberculeuses et
le pneumothorax, comme origine du bourdonnement amphorique et du tintement métallique. Il croyait à la nécessité
de la présence simultanée d'un liquide et d'un gaz dans la
cavité accidentelle ; mais il est démontré, comme on le verra
tout à l'heure, que la présence d'un liquide n'est pas nécessaire. Une condition indispensable à sa production est l'é-
cartement des parois de la cavité anomale, sa béance en
un mot. Les parois de cette cavité n'ont pas besoin d'être
lisses, comme le croyait Skoda ; car cette condition n'existe

pas dans les cavernes tuberculeuses. Il n'est pas non plus indispensable qu'il y ait une communication entre la cavité et les bronches pour que les phénomènes amphoro-métalliques se produisent, comme le croyait Laennec(1); cependant le professeur de Vienne est allé trop loin en considérant cette communication pleuro-bronchique comme exceptionnelle; c'est son absence qui est au contraire l'exception pour la généralité des observateurs.

En résumé, une vaste cavité organique distendue ou béante, contenant ou non un liquide, communiquant le plus souvent avec les bronches, mais parfois sans que cette communication existe : telles sont les conditions organiques sur lesquelles on peut se baser pour expliquer la production physique des phénomènes amphoro-métalliques.

On va s'en convaincre par ce qui va suivre.

Physiquement, malgré toutes les controverses et toutes les expériences intéressantes qui ont été faites, il n'existe pas une explication, une théorie, qui soit applicable à tous les faits.

Tout bruit pouvant se produire de manière à résonner dans la collection gazeuse au niveau de laquelle se perçoit le phénomène, y prend un timbre dit amphorique ou métallique. La sonorité produite a trois points de départ différents. Elle s'effectue directement au niveau d'un orifice dans l'air contenu; ou bien dans l'intérieur même de la cavité accidentelle; ou enfin elle est transmise du dehors de la cavité à ses parois, dont l'ébranlement oscillatoire se communique à la masse gazeuse. De là des théories différentes, dont chacune a sa raison d'être en présence d'un certain nombre de faits irrécusables. On ne saurait bien

(1) « L'air extérieur, disait Laennec, communiquant librement avec la cavité de la plèvre, frémit et s'agite entre la surface du liquide qu'elle renferme et les parois de la poitrine, toutes les fois que le malade tousse, parle ou respire, et produit l'espèce de résonnance que nous venons de décrire. »

juger l'une comme l'autre sans interroger les observations et les expériences, aux trois points de vue rappelés tout à l'heure relativement à l'origine des phénomènes amphoro-métalliques.

a. — *Origine des sonorités amphoro-métalliques à l'orifice fistuleux.* — Sans admettre avec Laennec la nécessité d'une ouverture de communication de la cavité anomale avec les bronches, pour la production du bourdonnement amphorique et du tintement métallique, on doit reconnaître que cette communication fistuleuse existe le plus souvent. Elle est constante dans les cas de cavernes pulmonaires. Laennec, tout en signalant cet orifice de communication, n'a pas pensé que les sonorités amphoro-métalliques eussent leur origine de production à l'orifice ou au niveau du conduit fistuleux. Il est évident néanmoins que, de l'air pénétrant avec une certaine vitesse dans une cavité par une ouverture étroite, il doit se former une veine fluide vibrante qui résonne dans la collection gazeuse, caverneuse ou pleurale. Ainsi s'explique la respiration et le bourdonnement amphoriques. Il suffit, pour le démontrer, de souffler dans une bouteille ou un vase de grès pour produire exactement le double phénomène; c'est donc un fait acquis. Castelnau, qui a défendu la théorie de l'origine des sonorités amphoro-métalliques au niveau du conduit de communication (1), l'a démontré en injectant de l'air non-seulement dans une bouteille, mais encore directement dans la plèvre d'un cadavre.

Quant au tintement métallique, dès 1834 Beau (2) l'expliquait par la conséquence d'un râle voisin de l'orifice de pénétration. Castelnau démontra expérimentalement le mécanisme de cette production. Introduisant un peu de liquide plus ou moins visqueux dans une sonde en caout-

(1) De Castelnau, *Recherches sur la cause physique du tintement métallique ou râle amphorique* (*Archives de méd.*, 1841, t. XII).
(2) *Mémoire cité.*

chouc, il la mettait en mouvement de va-et-vient à l'aide
d'une seringue, et produisait un bruit de râle. L'extrémité
libre de cette sonde étant introduite dans une bouteille ou
une cruche, le bruit de râle se transformait alors en un
véritable tintement métallique, sans qu'il y eut de liquide
dans le vase. L'expérience faite au niveau de l'une des cavités pleurales produisait les mêmes résultats.

Des observations nombreuses prouvent indirectement la
légitimité de la production des sonorités amphoro-métallique au niveau de l'orifice. En effet, ces phénomènes
peuvent cesser momentanément dès que la fistule s'obstrue,
ou définitivement s'il y a oblitération de l'orifice par cicatrisation (1). Si l'on doute de l'influence de l'obstruction
momentanée dans cette exploration, on ne saurait douter
de l'effet dû à la guérison des perforations pulmonaires, et
après laquelle la respiration amphorique cesse de se faire
entendre. Beau, Andral en ont cité des exemples. J'en ai
publié moi-même un très-remarquable dans lequel, après
avoir entendu la respiration amphorique pendant trois
mois, la cicatrisation de la fistule pleuro-bronchique ayant
eu lieu, la respiration amphorique cessa de se faire entendre pendant cinq autres mois, pendant lesquels la succussion seule démontrait la présence permanente de gaz et
de liquide dans la plèvre. La mort étant survenue par suite
d'une méningite tuberculeuse, je constatai l'obturation
cicatricielle ancienne de la fistule (2).

Le docteur Barély a trouvé à la limite supérieure du son
tympanique dû à un pneumothorax, à peu près au niveau de

(1) On n'observe pas d'interruption dans la production des phénomènes, lorsque l'orifice pleuro-bronchique est largement ouvert et
constamment béant, comme dans la 88e observation de mon *Traité
des maladies aiguës des organes respiratoires.*

(2) *Mémoire sur la guérison des perforations pulmonaires d'origine
tuberculeuse* (fasc. 3 de la *Soc. méd. des hôpitaux,* et *Archives de
méd.,* décembre 1853).

la cinquième côte en arrière, une submatité avec un souffle particulier distinct du souffle amphorique. Nous pensons que notre savant confrère est allé trop loin en faisant de ce souffle un souffle nouveau particulier de pneumothorax (*souffle broncho-pleural*), résultant du passage de l'air de la bronche dans la cavité de la plèvre. Il nous paraît plus probable qu'il s'agit ici d'un souffle bronchique tuberculeux sans communication de la bronche avec la cavité pleurale (1), et indépendant du souffle fistuleux.

On ne peut douter que le tintement métallique, dans un nombre de cas certainement très-grand, ne se produise, comme le fait la respiration amphorique, par suite du passage de l'air au niveau de l'orifice ou du trajet fistuleux. Les faits bien observés, comme les expériences, nous semblent démontrer en effet que le tintement métallique a lieu au niveau de l'orifice de la cavité lorsque la pénétration de l'air y opère un décollement qui donne au tintement alors produit le caractère d'une articulation qui pourrait être représentée par la syllabe *bi* par exemple, et qui semble due à l'écartement des lèvres de l'orifice. En l'absence de décollement, il peut y avoir un sifflement saccadé, ou enfin, si l'air traverse des mucosités dans le conduit fistuleux, comme dans l'expérience de Castelnau, il y a des saccades rapprochées. La toux accentue et accélère ces manifestations.

b. — *Origine dans la cavité.* — Les phénomènes amphoro-métalliques, du moins les tintements, peuvent également avoir leur point de départ dans la cavité même; cela est incontestable. Le gargouillement du liquide lorsque l'air traverse ce dernier pour pénétrer dans la cavité accidentelle, et les bruits amphoro-métalliques produits par la succussion dans le pneumo-hydrothorax avec ou sans oblitération de l'orifice fistuleux, démontrent bien que tout

(1) Voyez Baréty, *brochure citée.*

bruit se passant dans la cavité pleurale béante peut prendre
une résonnance amphoro-métallique. On a nié à tort que
le tintement métallique pût être dû à la chute d'une goutte
de liquide restée d'abord suspendue en haut de la cavité
anomale, et qui tomberait dans le liquide inférieur au
moment où le malade vient de se mettre sur son séant pour
l'exploration. Cette explication de Laennec est plus rationnelle qu'on ne paraît le croire, puisque le tintement métallique est produit artificiellement d'une manière bien évidente
si on laisse tomber une goutte d'eau dans une carafe à moitié
pleine. On a oublié d'ailleurs que Laennec a donné la preuve
expérimentale de cette explication sur l'homme vivant lui-
même. En avril 1822, il se trouvait au pansement d'un
malade qui avait subi l'opération de l'empyème. Il eut l'idée
de pousser lentement, par saccades, une injection dans la
poitrine, et la chute du liquide injecté par gouttes, tombant sur celui qui existait déjà, déterminait à l'oreille nue
le tintement métallique d'une manière indubitable. Ce tintement était très-distinct du bourdonnement amphorique,
dû à l'entrée et à la sortie de l'air par la plaie extérieure
dans la cavité de la plèvre et perçu facilement par l'auscultation (1).

Enfin le fait le plus probant de la production des sonorités qui m'occupent, dans une cavité envahie par des
gaz et contenant du liquide, est celui du tintement métallique se manifestant dans l'intérieur de l'estomac distendu
par des gaz. J'ai observé deux faits de ce genre dans les-

---

(1) *Ouvrage cité*, 3ᵉ édit., p. 116. — Je dois ajouter qu'à l'hôpital
Cochin, en 1863, le docteur Rigal, alors interne dans mon service, a
constaté un tintement métallique de ce genre chez une femme atteinte
de pneumo-hydrothorax, en l'auscultant après qu'elle se fut assise dans
son lit. Ce tintement métallique, indépendant de la respiration, ne put
être attribué qu'à la cause signalée par Laennec. Il a été comparé par
Rigal, à des goutelettes de pluie tombant dans un vase retentissant. La
comparaison était parfaitement juste.

quels, au moment de l'inspiration, il existait un tintement
métallique très-net; dans un cas sans doute par suite du
refoulement de l'estomac par le diaphragme, et chez l'autre
malade, comme retentissement d'un gargouillement prolongé se produisant dans le tube digestif. Ce tintement siégeait à la base antérieure gauche de la poitrine, au niveau
du mamelon et au-dessous, sans qu'il fût entendu au-dessus.
Il avait pour caractère : 1° de se produire en même temps
et avec la même expression à l'épigastre, où il se prolongeait;
2° de coïncider avec un son tympanique, également le
même au-dessous du mamelon gauche et au creux épigastrique distendu par des gaz (1).

c. — *Origine hors de la cavité accidentelle.* (*Théorie de
la consonnance.*) — Voici l'expérimentation de Skoda à ce
sujet. « Si l'on parle dans un stéthoscope placé sur un
estomac rempli d'air, dit Skoda, on entend un tintement
métallique et l'écho amphorique résonnant dans l'estomac, et cela a lieu, que l'estomac soit en partie rempli de
liquide ou qu'il n'en contienne pas une seule goutte (2). » Le
professeur de Vienne conclut de cette expérience que, dans
le pneumothorax les sonorités amphoro-métalliques ne
peuvent se produire que par consonnance. La voix, formée
dans le larynx, excite les vibrations de l'air qui se trouve
dans la plèvre; et si, par exemple, la voix consonne dans
un tuyau bronchique qui n'est séparé de l'air contenu dans
la plèvre que par une couche mince de tissu pulmonaire,
le son se propage de la bronche dans l'air contenu dans

(1) Le premier des deux faits dont il vient d'être question con-
cernait un malade obèse affecté d'une grave indigestion avec distension des organes digestifs et notamment de l'estomac, qui refoulait en
haut le diaphragme jusqu'au-dessus du mamelon gauche, comme le
montrait la percussion. Un tintement métallique des plus nets, saccadé et argentin, se produisait au niveau et dans le voisinage de ce
mamelon à chaque inspiration, et s'étendait jusqu'à l'épigastre, où il
avait la même intensité.

(2) *Ouvrage cité.* Traduction d'Aran, p. 179.

la plèvre, avec une force suffisante pour y exciter des vibrations consonnantes.

Tout en admettant, *pour un certain nombre de faits*, cette théorie, qui existait en principe dans un mémoire de Beau dès 1834 (1), la généralité des observateurs ne l'accepte pas comme théorie exclusive pour le pneumothorax. Il est assez singulier que Skoda, qui la défend, reconnaisse que « l'écho amphorique et le tintement métallique sont produits dans les excavations pulmonaires par l'entrée et par la sortie de l'air », et qu'il se refuse à reconnaître qu'il puisse en être de même pour le pneumothorax avec perforation. Il y a là une contradiction d'autant plus flagrante que la perforation, loin d'être très-rare comme le suppose Skoda, est au contraire habituelle; c'est un fait d'observation vulgaire.

Je devais rappeler la manière de voir du professeur de Vienne pour en signaler l'importance, en dehors de son exagération. L'étude clinique des faits, que l'on doit d'abord consulter, démontre en effet la réalité de la consonnance comme origine des sonorités amphoro-métalliques.

Il y a deux bons moyens de démonstration clinique de la consonnance, dont il est question. Le premier est le moyen de percussion auscultatoire indiqué par Trousseau; le second consiste à ausculter le malade qui est atteint de pneumothorax, en même temps qu'on le fait boire. A chaque gorgée de liquide ingérée, le bruit que produit son passage dans l'œsophage se transforme sous l'oreille

(1) Beau, *Recherches sur la cause des bruits perçus au moyen de l'auscultation* (*Archives de méd.*, 2e série, 1834, t. V). — Saussier a signalé plus explicitement la consonnance dans le pneumothorax en 1841. Il rappelle que, dans les épanchements liquides de la plèvre, il existe de la respiration bronchique par le fait de l'imperméabilité des vésicules pulmonaires, et il pense que, dans le pneumothorax avec ou *sans perforation*, le caractère de la respiration, par suite de la compression du poumon par le gaz intrapleural, est modifié par ce gaz et par le vide, et qu'il en résulte une *respiration broncho-amphorique*.

appliquée sur la poitrine, au niveau de l'épanchement aériforme, en tintement métallique saccadé des plus nets. Voici
le fait le plus remarquable dans lequel j'ai constaté le phénomène :

Je donnais des soins à un malade tuberculeux, chez lequel
il n'y avait d'abord aucun signe qui révélât une perforation
pulmonaire ou un pneumothorax, lorsqu'un jour, pendant
que je l'auscultais du côté droit, un mouvement de déglutition dans l'œsophage retentit sous mon oreille en tintement métallique bien distinct. Ayant seulement fait boire le
malade, le même phénomène, plus accentué, se reproduisit
*sans qu'il y ait eu aucune autre consonnance amphoro-mé-
tallique* en ce moment. Ce ne fut que les jours suivants qu'ap-
parurent les signes caractéristiques d'un pneumothorax :
son tympanique du côté droit affecté, du haut en bas en
avant; respiration amphorique avec timbre argentin; tintement métallique bien net, et enfin bruit de succussion hippocratique. Quelques jours après, ces signes avaient disparu
momentanément, puis étaient revenus pour ne plus cesser
ensuite.

Cette observation, outre qu'elle est la démonstration clinique de la réalité de la consonnance dans la production
des sons amphoro-métalliques, met en évidence cet autre
fait important que tous les bruits assez accentués ne sont
pas consonnants, car ici ni le bruit respiratoire ni les râles
n'ont été consonnants. Ils démontrent en outre, par la disparition momentanée des signes qui est survenue, combien
ils sont variables dans leur manifestation, ce qui ne devrait
pas avoir lieu si l'ouverture accidentelle, et son obstruction
qui explique si bien leur disparition, n'y étaient pour rien.

Outre la consonnance du bruit de déglutition de l'œsophage dans la cavité accidentelle, on a observé celle des
bruits du cœur, comme l'a signalé Barth, celle du gargouillement se produisant dans l'estomac et le gros intestin, et se

propageant à la poitrine, ainsi que j'en ai observé un exemple à l'Hôtel-Dieu en 1852. La consonnance des râles humides et du bruit respiratoire paraît aussi démontrée, mais les faits qui s'y rapportent nettement sont en petit nombre. Tel est celui communiqué par Hérard en août 1854 à la Société médicale des hôpitaux de Paris, et dans lequel de l'air s'étant introduit dans la plèvre par la canule pendant une opération de thoracentèse, il entendit une respiration amphorique et un tintement métallique des plus distincts (1). D'autres faits en apparence analogues ont été cités ; mais on peut y voir des exemples de ponction du poumon avec le trocart, ce qui doit faire supposer la pénétration de l'air dans la plèvre par l'ouverture accidentelle (2).

L'expérimentation donne de la consonnance une démonstration parfaite; mais en y ayant recours on a été porté bien à-tort à la considérer comme la seule théorie admissible. C'est ce que prouvent les raisons que nous avons données. Que le professeur Skoda, se posant en réformateur, ait ainsi envisagé la consonnance au point de vue du pneumothorax, cela se comprend. Mais que, dans les derniers temps, Béhier ait adopté la même manière de voir, en considérant comme non avenus les faits d'origine des sonorités amphoro-métalliques à l'orifice et dans la cavité accidentelle, c'est ce qu'il est difficile de comprendre.

Béhier, avec des aptitudes cliniques de premier ordre, avait obéi à un entraînement passionné, comme cela lui arrivait quelquefois. Pour le bien de sa cause, il considérait la communication pleuro-bronchique comme nécessaire seulement « pour créer l'établissement de la col-

(1) *Bulletin* de cette Société, t. II, p. 292.
(2) A propos de la communication d'Hérard, Barth et Moutard-Martin citèrent des observations qui me paraissent devoir être rapprochées, non de celle d'Hérard, mais des faits de respiration caverneuse sans cavité accidentelle observés dans le cours de certaines pleurésies (v. p. 218).

lection gazeuse, qui joue, dans la production des phénomènes, le rôle d'une caisse de renforcement ». Il basait
surtout son adoption absolue de la théorie de Skoda sur
une expérimentation ingénieuse, analogue à celle du professeur de Vienne, et qui démontrait artificiellement que
tous les bruits ou sons se produisant contre les parois de la
cavité, pouvaient se transformer dans son intérieur en sonorités amphoro-métalliques.

Il prenait un de ces ballons en caoutchouc vulcanisé qui
servent de jouet aux enfants; il faisait appliquer l'oreille
sur un de ses points, et elle percevait le bruit d'airain
étudié par Trousseau toutes les fois que l'on percutait légèrement la paroi opposée. Si, dans la même position, quel-
qu'un soufflait avec assez de force à l'aide d'un stéthoscope
à la surface du ballon, on percevait le souffle amphoro-métallique; la voix, articulée dans le stéthoscope, devenait la
voix amphorique. Enfin si l'on auscultait le ballon tandis
qu'il était immergé en partie dans une eau de savon un peu
épaisse que l'on insufflait pour produire des bulles, le bruit
de ces bulles isolées ou multiples se transformait en tintement métallique simple ou saccadé. (1).

Cette ingénieuse expérience, démontrant le fait physique
de la consonnance, n'a eu que le tort d'être considérée
comme applicable à tous les faits d'observation; cela n'est
pas acceptable. L'examen impartial des théories proposées conduit naturellement, je le répète, en présence des
faits et de l'expérimentation, au rejet de toute théorie
exclusive; les bruits amphoro-métalliques se produisant,
suivant les faits observés : 1° à l'orifice de communication
de la cavité accidentelle, quand cette communication existe,
ou bien au niveau du trajet fistuleux; 2° dans la cavité accidentelle elle-même; 3° en dehors de cette cavité, où viennent
consonner les bruits, que ces bruits se produisent dans le

(1) *Ouvrage cité*, p. 412.

poumon même (voix, respiration, râles), ou en dehors de
lui (battements du cœur, bruits de déglutition, gargouillements ou tintements intra-abdominaux).

Signification. — J'ai peu de choses à dire au sujet de
la signification de la respiration amphorique considérée
isolément. Elle révèle l'existence d'une cavité à parois
écartées contenant un gaz, soit dans les poumons (vaste CA-
VERNE TUBERCULEUSE), soit dans la plèvre (PNEUMOTHORAX).
Dans le cas de caverne, la respiration amphorique occupe
habituellement une partie seulement du poumon affecté, à
moins que cette caverne n'occupe le poumon en entier,
comme j'en ai observé un exemple. Dans le pneumothorax,
elle s'entend ordinairement dans une grande étendue du
côté correspondant de la poitrine, à moins cependant que
du liquide épanché ou des adhérences de la plèvre ne
limitent la place envahie par le gaz épanché.

Le tintement métallique peut s'entendre dans tout le côté
affecté; souvent il est plus prononcé ou localisé dans un point
limité, où il peut révéler le siége de la perforation pulmonaire dans le pneumothorax. C'est alors le plus souvent au
sommet du côté affecté qu'on le rencontre, comme la respiration amphorique, la perforation ayant lieu dans la plupart des cas par suite du ramollissement des tubercules au
sommet des poumons (1).

Quant au tintement métallique qui se produit dans la
cavité stomacale distendue par de l'air et du liquide — TYM-
PANITE STOMACALE; — c'est à la base antérieure gauche de la
poitrine, comme on l'a vu, au niveau du mamelon et au-
dessous, qu'il est perçu jusqu'à l'épigastre même, par suite
du refoulement du diaphragme par le grand cul-de-sac de
l'estomac. Si donc l'on perçoit le tintement métallique
dans cette région, et non au-dessus, il faut rechercher aussi-

(1) Dans son relevé de 147 cas de pneumothorax, Saussier a compté
81 cas de phthisie pulmonaire (*thèse citée*, p. 22).

tôt si l'on n'entend pas le même bruit anomal au niveau de
l'épigastre, d'où il gagne l'hypochondre gauche. Si, au
contraire, on trouve le tintement métallique limité à cette
base gauche de la poitrine sans le retrouver à l'épigastre,
c'est l'indice d'un pneumothorax avec épanchement gazeux
peu abondant, avec des adhérences de la partie supérieure
de la plèvre. Cette distinction diagnostique est très-importante à faire.

Le tintement métallique se produisant, suivant Laennec,
par le fait de l'existence de l'orifice fistuleux de la perforation pulmonaire, ou de la bronche dans le cas de caverne, il
croyait que l'on pouvait déterminer la largeur du conduit ouvert dans la cavité anomale, et la quantité respective du liquide
et de l'air. Le phénomène devait être d'autant plus sensible,
pensait-il, que le diamètre du conduit était plus considérable.
L'observation ultérieure n'a pas confirmé cette manière de
voir, qu'il était cependant nécessaire de rappeler, pour
faire remarquer qu'une ouverture large ou étroite peut seulement donner lieu, en pareil cas, à des sons plus aigus ou
plus graves. Enfin lorsque, après avoir entendu les sonorités
amphoro-métalliques pendant un certain temps chez un
malade, on cesse de les entendre, malgré la persistance
du bruit de succussion, on sera autorisé à considérer comme
oblitérée la perforation pneumo-pleurale. Il ne faut pas oublier
d'ailleurs que l'absence ou l'oblitération de l'ouverture
n'empêche pas toujours des sons amphoro-métalliques consonnants de se produire.

3e GROUPE : BRUITS PAR EXSUDATS.

Ces exsudats sont liquides ou visqueux, et produisent des
râles ; ou bien ils sont solides, et ils sont alors la cause de
bruits de frottement ou d'autres bruits divers.

§ 1er. — BRUITS PAR EXSUDATS LIQUIDES, OU RALES.

Je réserve la dénomination de *râles* au vrai sens du mot :
aux bruits résultant du passage de l'air à travers un liquide
plus ou moins clair ou visqueux, se trouvant sur son passage.
L'autorité de Laennec a fait admettre, dans la division des
râles, des bruits anomaux d'un ordre absolument différent,
et dont les qualifications de *râles secs* ou *sonores* ne peuvent satisfaire l'esprit. Ce sont des termes non justifiés que
l'on devrait rejeter, pour rendre plus correcte la distinction
des bruits d'auscultation, en plaçant ces prétendus râles
parmi les respirations anomales, ainsi que je l'ai fait.

Les râles vrais varient suivant la consistance du liquide
traversé ou agité par l'air, suivant le volume des bulles dont
on a la sensation, et selon le diamètre des conduits ou des
espaces dans lesquels ces râles se produisent. En s'appuyant
sur ces données générales, on a divisé les râles de différentes
manières. En ayant égard au volume des bulles, on les a
divisés en râles fins ou en râles à bulles moyennes ou grosses ;
suivant leur siége (1), en râles vésiculaires, bronchiques,
laryngiens, caverneux, caverneux, amphoriques ; selon la
nature des liquides, en râles muqueux ou bulleux, crépitants
avec bulles fines ou grosses, et en craquements humides. Cette
dernière distinction, basée sur la nature des liquides exsudés,
est la plus simple ; elle doit être adoptée de préférence aux
autres, parce qu'elle peut les comprendre facilement toutes.

Skoda a donné une division des râles comprenant les variétés suivantes : « 1° râle vésiculaire ; 2° râle consonnant ;
3° râle crépitant ou à grosses bulles, ou craquement ; 4° râles
indéterminés ; 5° râles accompagnés d'une résonnance amphorique et d'un tintement métallique ». Cette distinc-

(1) C'est sur cette base que Fournet a établi sa principale division
des râles, qui ne comprend pas moins de huit divisions (*ouvrage cité*,
p. 349).

tion des râles, proposée par Skoda, n'a pas été acceptée. Il a
admis, comme Laennec, des râles secs, compris sous le nom
de craquements, et sous la dénomination bizarre de râles indéterminés, qui sont incompréhensibles comme ses respira-
tionsindéterminées, dont il a été question (p. 188), parce qu'ils
n'ont que des caractères négatifs sans aucune valeur. Son
râle consonnant est aussi indéterminé; rien de plus vague,
selon l'expression d'Aran, et j'ajouterai rien de plus incom-
préhensible, que la description qu'en donne Skoda. Nous
n'avons donc pas à tenir compte de son classement. Le
plus utile nous paraît être celui qui isole les râles humides
des prétendus râles appelés secs (1), et qui comprend : 1° les
râles muqueux; 2° les râles crépitants.

1° **Râles muqueux**. (Râle humide, sous-crépitant, bulleux, gargouillement.) — *Caractères*. — On a une idée
approximative des râles muqueux par le bruit multiple que
l'on obtient de la rupture successive des bulles produites par
l'insufflation d'eau de savon. Les différences entre ce bruit
artificiel et les râles muqueux ou sous-crépitants intrathoraciques dépendent de la différence des milieux, des conduits
qui donnent passage à l'air, et du volume des bulles.

Le râle sous-crépitant ou muqueux emprunte au calibre
variable des conduits bronchiques, ou à l'étendue des cavités accidentelles où il se produit aussi, le volume plus ou
moins considérable de ses bulles; de là les termes de râle
humide trachéal, vésiculaire, etc. Il est caractérisé par une
succession de bruits bulleux, inégaux de volume et souvent

(1) Fournet, dans ses études consciencieuses, mais trop méticuleuses,
des bruits d'ausculation (*ouvrage cité*), admet quatorze espèces de râles
secs : des râles secs à ton *grave* (râles sonore, ronflant, de tourterelle,
de corde de basse, etc.), et des râles secs à *ton aigu*) (râles sibilant,
de sifflement, cri de petit chien, cri d'oiseau, etc.). Skoda admet le râle
crépitant sec ou craquement de Laennec, mais il dénie la qualification
de râles aux bruits de ronflement, de sifflement, de sibilance.

de tonalité différente, d'intensité très-variable dans leur ensemble, et semblant se passer superficiellement sous l'oreille, s'ils sont nettement accusés.

A considérer les différents degrés de manifestation du râle muqueux ou sous-crépitant, on lui trouve des caractères gradués de la petitesse à la grosseur des bulles. Les deux types extrêmes sont le *râle sous-crépitant fin* et le *gargouillement*, si bien imité par l'insufflation de l'eau de savon. Eu égard à l'humidité ou à la viscosité du liquide exsudé, le râle muqueux arrive quelquefois à présenter les caractères d'un râle crépitant à grosses bulles. C'est alors une série de grosses bulles ou crépitations se succédant irrégulièrement; ces bulles ont un timbre plus dur que le râle muqueux proprement dit, et plus humide que le râle crépitant vrai.

L'intensité du râle sous-crépitant est variable et dépend de l'abondance suffisante du liquide et de la force de pénétration de l'air. Sa tonalité est d'autant plus élevée que les bronches dans lesquelles il se produit sont plus fines, et les bulles plus petites.

Ce râle se montre dans différents points de la poitrine, tantôt limité à une partie peu étendue, au niveau du sommet du poumon, par exemple, occupant souvent les deux bases des poumons en arrière, et envahissant soit un de ces organes tout entier, soit les deux à la fois. Dans ce dernier cas, il est associé à d'autres signes parmi lesquels prédominent les diverses respirations anomales que j'ai décrites : l'affaiblissement du bruit respiratoire, qui peut coïncider avec le râle ou être remplacé par lui, l'expiration prolongée, la sibilance, le ronflement. Le râle muqueux s'entend habituellement dans les deux temps de la respiration, par suite de la pénétration et de la sortie successives de l'air à travers les mucosités intra-bronchiques.

C'est un signe dont l'évolution est aiguë ou chronique se-

lon sa cause organique, et que l'on voit s'étendre graduellement de bas en haut de la poitrine, ou décroître en sens
opposé, par suite de l'accumulation ou de la résorption gra-
duelles des mucosités bronchiques.

Lorsqu'il est peu prononcé, et composé de bulles peu
distinctes s'enchevêtrant entre elles, on peut le confondre
avec la respiration granuleuse, ou avec le bruit de frôlement
ou de frottement doux se passant dans la plèvre. Le vrai
râle humide est ordinairement modifié dans ses caractères
par la toux, par suite du déplacement brusque des mucosités, tandis que rien de pareil ne se manifeste habituellement
dans les cas de respiration granuleuse ou de frôlement
pleurétique, dont les caractères ne varient pas sensiblement. Barth et H. Roger ont parfaitement indiqué les
caractères différentiels du râle sous-crépitant avec le râle
crépitant fin, et avec le râle caverneux, ou gargouillement,
dont il est comme l'intermédiaire. Le râle sous-crépitant
fin se distingue du râle crépitant parce qu'il est entendu
dans les deux temps de la respiration, il est plus étendu,
plus généralisé, et n'est pas accompagné ni suivi de souffle
bronchique. Il diffère du râle caverneux en ce que ce dernier coïncide presque toujours avec la respiration, la toux
et la voix caverneuses.

Conditions organiques et physiques. — L'air circulant
dans des conduits ou des cavités intra-pulmonaires, en traversant des liquides fluides ou légèrement visqueux qui y
sont sécrétés : telle est la condition organique et physique
du râle sous-crépitant ou muqueux. La sécrétion du mucus,
du pus ou du sang, qui sont traversés par l'air, peuvent
dépendre d'une inflammation de la muqueuse bronchique
soit aiguë, soit chronique, ou d'une simple irritation de
voisinage, comme celle due à la tuberculisation pulmonaire
au premier degré. Dans tous les cas, le bruit produit est
transmis d'autant mieux à l'oreille de l'observateur que le

tissu pulmonaire est plus compacte entre le lieu d'origine et les parois que l'on ausculte.

Signification. —Dans l'état normal, il ne se produit pas, à l'auscultation, dans la poitrine, de bruit semblable ou analogue au râle muqueux. Sa constatation et sa persistance révèlent donc toujours une modification morbide plus ou moins grave. On le trouve comme type, localisé à la base des poumons en arrière, dans la BRONCHITE FRANCHE, aiguë, ou chronique, et disséminé dans les différentes parties du poumon dans les diverses affections CATARRHALES. Le râle sous-crépitant n'est pas, comme je crois l'avoir démontré par mes recherches, un signe fréquent de CONGESTION PULMONAIRE, ainsi qu'on le croyait auparavant. Ce râle, à bulles plus ou moins volumineuses, est localisé dans un espace circonscrit du thorax, variable du reste, dans le cas de DILATATION DES BRONCHES, et il est quelquefois le seul signe de cette affection chronique. Il est encore localisé dans les cas d'HÉMOPTYSIE et d'APOPLEXIE PULMONAIRE. Au sommet du poumon, il peut annoncer la présence des TUBERCULES; dans ce cas, il est habituellement bien circonscrit, et sa signification est fort délicate, car il peut coïncider avec la période de crudité des tubercules, qui provoquent la sécrétion bronchique par irritation de voisinage, comme ils provoquent la pleurésie sèche localisée; ou bien le râle sous-crépitant résulte d'un ramollissement tuberculeux à son début.

Le gargouillement se perçoit à distance quand il est trachéal (râle de l'agonie), et à l'auscultation lorsqu'il existe une cavité contenant un liquide assez abondant traversé par l'air : dans les CAVERNES TUBERCULEUSES, dans les ABCÈS rares dus à la pneumonie, dans certaines DILATATIONS DES BRONCHES, dans le PNEUMOTHORAX étendu ou partiel, et enfin dans les cas de CORPS ÉTRANGERS, dans les bronches.

2° **Râles crépitants.** — *Caractères*. — Le râle crépitant a été comparé par Laennec au bruit que produit du sel « que l'on fait décrépiter à une chaleur douce dans une bassine », à celui que donne une vessie sèche insufflée. La meilleure comparaison qui ait été faite est celle du râle crépitant au bruit qui se produit dans une éponge mouillée que l'on comprime et que l'on relâche alternativement en l'appliquant sur l'oreille. Outre la crépitation, ce râle produit une sensation d'humidité visqueuse bien marquée.

Le râle crépitant présente trois variétés bien distinctes par leurs caractères : 1° dans l'une, les bulles sont extrêmement fines et régulières; elles se succèdent en abondance comme par fusée, au moment de l'inspiration, qui doit quelquefois être pratiquée avec ampleur pour rendre ce râle manifeste; 2° la seconde variété se compose de petits craquements plus ou moins secs, irréguliers, qui semblent résulter du déplacement subit et répété d'un liquide gluant et visqueux, par la pénétration ou la sortie de l'air dans la partie du poumon qui en est le siége : le râle se perçoit alors habituellement à la fin de l'inspiration, ce qui démontre qu'il se produit dans les dernières subdivisions bronchiques; 3° le râle crépitant est enfin caractérisé quelquefois par des bulles crépitantes plus volumineuses, plus humides, mais conservant une dureté manifeste.

Ce râle a une intensité variable; celui à grosses bulles est le plus éclatant; il a une tonalité moins haute que les deux autres variétés. Toutes se montrent ordinairement dans un point assez limité d'un côté de la poitrine, le plus souvent vers la base d'un poumon, plus rarement à son sommet, et parfois à sa partie moyenne en arrière. Il est ordinairement passager, comme l'affection aiguë dans laquelle on le rencontre. Il coïncide habituellement avec un souffle tubaire et la bronchophonie.

La petitesse habituelle des bulles du râle crépitant le fait

quelquefois confondre avec le râle sous-crépitant fin, l'un
et l'autre occupant les dernières ramifications des voies
aériennes ; mais le sous-crépitant fin est composé de bulles
plus humides et il occupe ordinairement les deux côtés de
la poitrine, ce qui n'a pas lieu pour le vrai râle crépitant ;
néanmoins la confusion est facile, et il est nécessaire de
faire intervenir dans le diagnostic les autres données sémiologiques. Une autre confusion peut avoir lieu entre le râle
crépitant, surtout celui à grosses bulles, et certains bruits
rudes de frottement se passant dans la plèvre. Ici encore
la toux provoquée sera un moyen de le distinguer, comme
nous l'avons vu pour le râle sous-crépitant.

Conditions organiques et physiques. — Le râle crépitant se produit lorsque l'air de l'inspiration pénètre dans
les petits conduits bronchiques ou dans les vacuoles pulmonaires, à travers un exsudat visqueux comme l'est celui
de la pneumonie, ou à travers du sang épanché dans les
dernières divisions des voies aériennes ; on l'a aussi attribué à l'œdème pulmonaire.

Signification. — Pour Laennec, la variété de râles crépitants fins se montrait au début et à la fin de la PNEU-
MONIE, et il les considérait comme un signe pathognomonique de cette maladie (1) ; on sait aujourd'hui que ce râle
peut manquer, aussi bien qu'il peut continuer dans tout le
cours d'une pneumonie. Il n'est pas rare en effet de le
rencontrer comme signe de PNEUMONIE avec hépatisation
pulmonaire, coïncidant avec le souffle tubaire, le râle crépitant se passant alors dans les petites bronches ou dans les
vacuoles voisines restées perméables, et contenant des crachats pneumoniques visqueux. Le râle crépitant en fusée
semble indiquer une perméabilité plus facile ; il se rencontre fréquemment dans la pneumonie ; mais mal-

(1) Laennec attribuait la même valeur pathognomonique au râle
crépitant sec à grosses bulles dans l'*emphysème interlobulaire.*

heureusement, nous l'avons dit, il n'est pas constant.

Ce n'est pas non plus seulement dans la pneumonie que l'on trouve le râle crépitant. On l'observe encore dans l'HÉMOPTYSIE, circonscrit au niveau du point où s'effectue la pneumorrhagie; quelquefois dans celui où commence le RAMOLLISSEMENT DES TUBERCULES, ou la fonte d'un noyau de GANGRÈNE, et enfin dans certains cas d'ŒDÈME DU POU-MON.

§ 2. — BRUITS PAR EXSUDATS SOLIDES.

Il faut distinguer les signes d'auscultation qui résultent des exsudats occupant l'intérieur des conduits respiratoires, de ceux qui sont dus aux exsudats de la plèvre.

1° **Sifflement, claquement, bruit de soupape, de tremblotement, de cliquetis.** — Les exsudats de la DIPHTHÉRIE, dans le larynx ou dans les bronches, outre l'affaiblissement ou la disparition du bruit respiratoire normal et une *respiration sifflante*, peuvent produire un bruit de *claquement* ou *de soupape*, qui a été considéré comme pathognomonique, et qui est dû au déplacement brusque d'un fragment de membrane dont une partie reste libre ou flottante au moment du passage de l'air. Un CORPS ÉTRANGER solide, occupant l'intérieur d'une bronche, peut produire un bruit analogue, une sorte de *tremblotement* ou *de cliquetis* sourd au moment du passage de la colonne d'air. Il serait inutile d'insister plus longuement sur ces phénomènes d'auscultation, que j'aurai à rappeler dans la seconde partie.

2° **Bruits de frottement.** — Il est surprenant que Laennec, en étudiant les signes physiques de la pleurésie aussi bien qu'il l'a fait, n'ait pas découvert le bruit de frottement avant les médecins qui ont pratiqué l'auscultation après lui. Le docteur Honoré, qui lui succéda à l'hôpital Necker, lui signala en 1824 le bruit de frottement dans un cas de pleuropneumonie, en comparant ce bruit à deux corps durs qui se froisseraient l'un l'autre dans les mouvements d'inspiration et d'expiration. A partir de ce moment, Laennec observa le phénomène, et le dénomma bruit de *frottement ascendant et descendant.*

Caractères. — Laennec fait de ce phénomène un « bruit sourd, semblable à celui du froissement du doigt contre un os, et accompagné de la sensation d'un corps qui semble monter et descendre, en frottant avec un peu d'âpreté contre un autre ». Cette description ne saurait suffire pour donner une idée satisfaisante du bruit de frottement. Pour y arriver, il faut le considérer comme se présentant sous quatre types différents, que j'ai signalés en 1872 dans mon *Traité clinique* déjà cité.

1er *type.* — C'est d'abord le simple frôlement, qui ressemble à la respiration granuleuse, et dont il est parfois difficile de le distinguer.

2e *type.* — Dans une deuxième variété, le frottement est mieux accusé, mais il ressemble à un râle sous-crépitant obscur; c'est le frottement-râle de Damoiseau, qui a le premier attiré l'attention sur cette variété. Nous verrons tout à l'heure ce qui peut empêcher de confondre ce frottement avec des râles.

3e *type.* — Le bruit est sec, râpeux, composé de saccades inégales, saccades perçues dans les deux temps de la respiration, plus nombreuses dans l'inspiration et plus rares, plus isolées dans l'expiration. Ces saccades sont quelquefois sensibles à la main appliquée sur la région où le frottement se produit.

4e *type.* — Dans la variété extrême du bruit de frottement, le bruit est très-intense à l'auscultation, et ressemble à une crépitation osseuse. Il est très-appréciable par la palpation, et peut même être perçu par l'oreille maintenue à une petite distance de la poitrine. Il y a plus : il y a des malades qui le présentent à ce degré et qui en sont très-incommodés. J'ai vu à Necker, en 1856, un convalescent de pleurésie qui était entré à l'hôpital par suite de cette incommodité ; l'ébranlement continuel et le bruit intérieur occasionnés par le frottement pleural empêchaient son sommeil.

Les saccades sèches et inégales qui caractérisent les deux dernières variétés de bruit de frottement en font un signe des plus nets que puisse fournir l'auscultation. Mais les deux premières variétés font concevoir que l'on ait souvent confondu le frottement pleural avec des râles sous-crépitants. Cependant on comprend difficilement qu'on ait pu mettre en doute l'existence du bruit de frottement (*Soc. des hôpit.*, mai 1859). Pour éviter de confondre ce bruit de frottement avec des râles, il faut avoir égard à certaines conditions pathologiques particulières : d'abord à la persistance du bruit anomal sans modification après la toux ; à la production de saccades pendant le repos qui suit l'expiration ; et enfin à l'époque de son apparition, et à son siége.

J'ai dit plus haut que le premier type de bruit de frottement pouvait être pris pour une respiration granuleuse. Sa confusion avec un râle humide, fin et peu accentué, est encore possible. Il ne faut pas oublier que dans ce dernier cas, le râle est modifié par la toux, et que le bruit de frottement ne l'est pas sensiblement.

Conditions organiques et physiques. — Il est aujourd'hui bien reconnu que le mouvement de va-et-vient du poumon pendant l'acte de la respiration s'effectue sans aucun bruit lorsque la plèvre est saine. Il n'est pas moins bien admis que si les surfaces habituellement polies et

14.

humides des plèvres deviennent, même très-légèrement, inégales par le développement d'exsudats solides, comme c'est l'ordinaire par suite de la pleurésie, avant ou après la production de l'épanchement, il se produit à l'auscultation un bruit de frottement qui est transmis à l'oreille par les parois thoraciques. Cette facilité de production et de transmission du bruit de frottement, même dans des conditions en apparence le plus défavorables, est facile à démontrer (1).

Signification. — Le bruit de frottement est un des meilleurs signes de la PLEURÉSIE SÈCHE, non-seulement pour faire reconnaître l'existence de la maladie, mais pour en déterminer l'évolution. Laennec attribuait à tort le plus grand nombre de cas de bruit de frottement à l'*emphysème interlobulaire* du poumon, et il allait même jusqu'à considérer ce bruit comme « le signe pathognomonique » de cette affection, avec le râle crépitant sec à grosses bulles. Il est évident aujourd'hui que l'on doit attribuer ici à la pleurésie ce que Laennec attribuait à l'emphysème pulmonaire. Il soupçonnait avec raison que le bruit de frottement peut révéler « une TUMEUR *cartilagineuse, osseuse,* ou même *tuberculeuse* ou *squirrheuse,* d'un certain volume », et saillante à la surface du poumon.

Les TUBERCULES PULMONAIRES, soit en rendant inégale la surface de la plèvre, soit plutôt en déterminant une pleurésie sèche circonscrite à leur niveau, sont l'origine d'un bruit de frottement qui est un bon signe de tubercules; et généralement on considère aujourd'hui comme des bruits

(1) Si l'on applique le coin d'un tablier d'hôpital sur l'oreille de façon à la boucher avec l'index d'une main, et que l'on tende avec l'autre main un des bords, le moindre frottement ou frôlement que cette dernière effectue sur la toile fera entendre, comme s'il se passait sur l'oreille, un bruit de frottement des plus distincts. C'est une expérience que je fais depuis des années, pour démontrer aux élèves la facilité de production et de transmission du bruit de frottement.

de frottement pleurétique de ce genre la respiration saccadée rattachée à la première période de la phthisie pulmonaire par Franz Zehetmayer et par Bourgade (1).

II. — VOIX THORACIQUE ANOMALE.

Les modifications anomales que peut subir la voix thoracique sont au nombre de cinq; ce sont : 1° la *bronchophonie*; 2° la *pectoriloquie*, ou *voix caverneuse*; 3° l'*égophonie*; 4° la *voix soufflée*; 5° la *voix amphorique* (2).

1° Bronchophonie. — La bronchophonie est un épiphé-
nomène d'auscultation de la respiration bronchique ou soufflante.

Caractères. — La bronchophonie, difficile à caractériser, constitue un bourdonnement semblable à celui de la
voix d'un individu sain qui a un timbre de voix grave.
Elle en diffère cependant par un caractère important :
elle est toujours localisée, tandis que le bourdonnement
physiologique est généralisé dans toute la poitrine.
Tantôt il semble que la voix du malade, devenue bourdonnante et diffuse, se passe dans le voisinage de
l'oreille de l'explorateur, comme dans la congestion pulmonaire, la compression des poumons par des tumeurs, etc.;

(1) Bourgade, *Recherches pour servir au diagnostic du premier degré de la phthisie pulmonaire. De la respiration saccadée* (*Archives
de méd.*, 1858, 5ᵉ série, t. XII).

(2) Ces différents signes fournis par la voix sont perçus par l'auscultation quand le malade parle. Des signes analogues peuvent être perçus
par l'explorateur lorsqu'il parle lui-même, l'ébranlement vibratoire de
sa propre voix provoquant des résonnances caractéristiques dans la
poitrine auscultée. Hourmann, après Bricheteau et Taupin, qui avaient
observé ces phénomènes, a fait de ce sujet l'objet d'un travail dans lequel il proposait de donner à ce mode d'auscultation le nom d'*auto-
phonie*. (Journal *l'Expérience*, 1869.)

tantôt elle a un timbre moins moelleux, comme *métallique* (pneumonie), et il n'est pas rare, dans ce dernier cas, de voir se produire, au même moment que la bronchophonie, un *souffle articulé* à chaque mot prononcé, et semblable au souffle de la respiration. Ce phénomène de la voix, qui est bronchique et soufflant à la fois, n'a pas suffisamment fixé l'attention des observateurs : je l'ai plusieurs fois constaté dans la pneumonie et dans la pleurésie avec épanchement.

Il est impossible de préciser le degré de retentissement exagéré de la voix où finit le retentissement normal (qui est extrêmement différent suivant les individus), et où commence le retentissement bronchophonique. Pour préciser autant qu'il est possible, on peut dire que la bronchophonie ressemble au bourdonnement vocal que l'on perçoit en auscultant le larynx, ou plutôt au bourdonnement que l'on produit sur soi-même avec sa propre voix dans l'oreille que l'on bouche avec la paume de la main. La bronchophonie est un signe morbide très-fréquemment observé. Elle est le plus souvent localisée, dans les poumons, à l'un des sommets ou aux deux, à la partie moyenne en arrière, ou à la base de ces organes. Il est rare qu'elle s'étende à un poumon tout entier. D'une intensité variable, et basse de ton, la bronchophonie a une longue durée dans le cours des affections chroniques où elle se montre, et une durée passagère, au contraire, dans les affections à marche aiguë. Elle coïncide habituellement avec le souffle ou la respiration bronchique. La bronchophonie ne saurait être confondue, comme je le montrerai plus loin, avec l'égophonie ou la pectoriloquie, comme le veut Skoda.

Conditions organiques et physiques. — Pour que la bronchophonie se produise dans une partie du poumon, il faut que son tissu y soit plus condensé que de coutume, et que les bronches qui le traversent soient béantes jusqu'à la trachée. La solidification des tissus voisins des canaux bronchiques où se produit la bronchophonie a lieu par suite de l'hépatisation du poumon, de la tuberculisation, et de tumeurs solides infiltrant le tissu pulmonaire. La condensation du tissu pulmonaire par simple compression donne également lieu à la production de la bronchophonie, sans qu'elle en soit la conséquence habituelle. Des tumeurs intra-thoraciques, et plus souvent les épanchements de liquide dans la plèvre, en sont alors le point de départ. La bronchophonie, dans ces conditions, n'a pas la dureté qu'elle présente dans les cas de solidification pulmonaire; dans les épanchements pleurétiques, nous verrons qu'elle se confond souvent avec l'égophonie, ce qui l'a fait dénommer alors *broncho-égophonie*. Enfin la bronchophonie peut être due à la simple interposition, entre les conduits bronchiques et l'oreille de l'observateur, d'un corps solide ou d'une induration de tissu développée dans le voisinage des parois thoraciques.

Les conditions physiques de la bronchophonie ne sont pas difficiles à déterminer. On a vu que, dans l'état sain, la voix thoracique résultait de la transmission du son vocal jusqu'aux parois thoraciques sans résonnance dans les bronches qui traversent alors un tissu spongieux et mou. Que ce tissu se condense par une cause quelconque et que les bronches soient béantes, et l'ébranlement vibratoire subi par les tissus condensés est augmenté et résonne d'autant mieux dans l'air des cavités bronchiques, que cet air y est arrêté par suite de sa pénétration difficile ou impossible dans les vésicules pulmonaires. Cette manière de voir justifie la nécessité de distinguer en théorie la production des bruits respiratoires de celle de la voix intrathoracique, comme je l'ai fait pour les bruits normaux.

Signification. — La bronchophonie morbide étant toujours localisée, et la conséquence des affections avec condensation du tissu pulmonaire péribronchique et au niveau

des vacuoles, la valeur de ce signe, habituellement lié à la
respiration soufflante, ne saurait être contestée. Les conditions pratiques les plus fréquentes dans lesquelles on rencontre la bronchophonie sont : la PNEUMONIE comme maladie
aiguë, et l'INFILTRATION TUBERCULEUSE comme maladie
chronique. Plus rarement des TUMEURS, infiltrant aussi le
tissu pulmonaire, sont l'origine de ce signe, de même que
l'induration qui entoure certaines DILATATIONS DES BRON-
CHES. En dehors de ces condensations du tissu pulmonaire
qui produisent une bronchophonie des mieux caractérisées,
il en est de bien moindres dues à la *congestion* ou au *refoulement du poumon*. Dans les cas de ce genre, il ne faut
pas attribuer la bronchophonie à l'une des lésions plus
graves que j'ai rappelées tout à l'heure. Dans tous les cas
on devra éviter la confusion que l'on pourrait faire d'une
bronchophonie morbide avec le retentissement exagéré de
la voix que l'on rencontre assez fréquemment au sommet
du poumon droit, et qui est attribué à la longueur moindre
et au plus grand diamètre de la bronche droite principale,
comparée à la bronche gauche.

2° **Voix caverneuse** ou **pectoriloquie**. — Cette modification morbide de la voix a été signalée par Laennec, mais
niée par Skoda comme n'étant pas une altération spéciale
de la voix thoracique. Il faudrait, suivant ce dernier observateur, rapprocher la pectoriloquie de la bronchophonie,
dont elle ne serait qu'un degré plus prononcé.

Nous avons déjà fait justice, à propos de la percussion
(p. 43), du raisonnement qui consiste à nier des types dans
les phénomènes acoustiques, sous le prétexte que, dans
chaque ordre de phénomènes, il y a une sorte de fusion
insensible et graduée d'un extrême à l'autre, suivant les
sujets.

On pourrait nier de la sorte qu'il existe des types dans les voix des chanteurs, parce que les registres de leurs voix peuvent descendre graduellement de celui du ténor le plus élevé à celui de la basse la plus grave. Nous ne saurions accepter, avec la plupart des observateurs français, la suppression du professeur de Vienne.

Il va être question de la voix caverneuse qui accompagne la haute voix. Je dirai ensuite ce que l'on comprend par *pectoriloquie aphone.*

Caractères.— La voix caverneuse est si réelle, qu'elle a été le premier signe important que l'auscultation a révélé à Laennec. Il a insisté sur ces caractères que, dans la pectoriloquie parfaite, il y a une transmission évidente de la voix à travers le stéthoscope, une exacte circonscription du phénomène, avec la concomitance de la toux et des râles caverneux, qui empêchent de confondre la pectoriloquie avec la bronchophonie. Ce que l'on ne saurait admettre avec l'inventeur de l'auscultation, c'est qu'il y ait une pectoriloquie *imparfaite,* quand un de ces caractères manque et surtout quand la transmission de la voix n'est pas évidente. Il en est de même de la variété de pectoriloquie qu'il qualifie de *douteuse,* « quand la résonnance est très-faible et ne peut être distinguée de la bronchophonie qu'à l'aide des signes tirés de l'endroit où elle a lieu, des symptômes généraux et de la marche de la maladie ». Il est clair que, dans ces circonstances, la voix caverneuse n'existe pas.

Pour bien caractériser la pectoriloquie, il faut que la voix traverse le stéthoscope avec force (1), et qu'elle soit localisée. Elle est le plus souvent perçue au sommet des poumons, soit sous la clavicule, soit au niveau de la fosse sus-épineuse, ces points étant ceux où siégent habituellement les cavernes tuberculeuses.

Conditions organiques et physiques. —La pectoriloquie

(1) Il arrive quelquefois que la force de transmission est si grande qu'elle est insupportable à l'oreille qui ausculte.

se constate au niveau des excavations pulmonaires, et journellement au niveau de celles qui sont les plus fréquentes :
les cavernes tuberculeuses.

Mais il y a deux conditions anatomiques nécessaires aux
excavations tuberculeuses et autres, pour que la pectoriloquie se montre : 1° il faut que l'excavation soit béante,
et 2°-que les bronches qui débouchent dans leur intérieur
soient libres. Que les parois soient rapprochées et se touchent pendant l'inspiration, ou que les bronches soient
obstruées par une mucosité épaisse, et la voix cesse d'être
caverneuse.

Ce phénomène est d'autant plus prononcé que la voix
glottique est plus grave, parce qu'elle résonne alors plus
fortement dans la poitrine en général, et par suite dans
l'excavation, qui constitue une caisse de résonnance. Quant
à la tonalité de la voix anomale, elle dépend à la fois de la
grandeur de la caverne et des dimensions de l'ouverture de
pénétration de l'air.

Signification. — Laennec, qui pensait avoir trouvé un
signe d'auscultation pathognomonique pour chaque affection organique du poumon, signalait la pectoriloquie comme
le signe spécial des CAVERNES TUBERCULEUSES. Lorsque ce
signe faisait défaut, comme cela se rencontre chez certains
phthisiques, malgré l'existence d'excavations, il disait ou
que la pectoriloquie était *imparfaite*, ou qu'elle était *douteuse*. Quoi qu'il en soit, lorsque la pectoriloquie existe,
elle est un excellent signe d'excavation, surtout si elle coïncide avec la respiration caverneuse et du gargouillement
caverneux.

On peut rencontrer la pectoriloquie au niveau de toutes
les excavations pulmonaires d'une autre nature que celles
dues à la fonte des tubercules : celles qui résultent, par
exemple, de la GANGRÈNE DU POUMON, des INFARCTUS ramollis et communiquant avec les bronches, d'une simple

DILATATION DES BRONCHES dans certains cas. Aussi la localisation au sommet des poumons des dilatations bronchiques peut-elle faire croire à une phthisie pulmonaire.

La voix caverneuse existe encore, dans des cas rares, mais utiles à connaître, parce qu'ils ont été bien constatés : je veux parler de ceux dans lesquels *il n'y a pas d'excavation pulmonaire.* Ce sont les mêmes que les faits dans lesquels se produit en même temps la respiration caverneuse, et dont j'ai précédemment parlé (p. 218).

Pectoriloquie aphonique, bruit de chuchotement. — Lorsqu'un malade est aphone ou parle à voix basse, sa voix est quelquefois entendue à l'auscultation de la poitrine, comme si elle se produisait sous l'oreille de l'observateur, avec son caractère de chuchotement. Ce phénomène se produit habituellement dans les mêmes conditions que la pectoriloquie ordinaire, soit au moment de l'articulation de la voix chuchotée, soit sous forme de voix soufflée, dont il est question plus loin.

C'est surtout comme signe distinctif des épanchements séreux ou purulents que la pectoriloquie aphonique a été signalée. Je me contente ici de cette simple mention, en renvoyant à l'article *Pleurésie* de la seconde partie, l'exposé de cette intéressante question posée par le professeur Baccelli, de Rome, et diversement jugée par Noël Gueneau de Mussy et par d'autres observateurs.

3° **Égophonie.** — Les modifications morbides de la voix thoracique qui précèdent sont, à vrai dire, des modifications d'intensité de la voix thoracique normale plus ou moins exagérée. L'égophonie, comme les variétés qui suivent, est le résultat d'une modification plus accentuée et plus profonde.

Caractères. — Ils ont été tracés de main de maître par

Laennec, et je ne saurais mieux faire que de reproduire sa description. « L'égophonie simple, dit-il, consiste dans une résonnance particulière de la voix qui accompagne ou suit l'articulation des mots : il semble qu'une voix plus aiguë, plus aigre que celle du malade, et en quelque sorte argentine, frémisse à la surface du poumon ; elle paraît être un écho de la voix du malade plutôt que cette voix elle-même ; rarement elle s'introduit dans le tube du stéthoscope, et presque jamais elle ne le traverse complétement. Elle a d'ailleurs un caractère constant, d'où j'ai cru devoir tirer le nom du phénomène : elle est tremblotante et saccadée comme celle d'une chèvre, et son timbre, d'après la description que nous venons de donner, se rapproche également de la voix du même animal. Lorsque l'égophonie a lieu dans un point voisin d'un gros tronc bronchique et surtout vers la racine du poumon, elle se joint souvent à une bronchophonie plus ou moins marquée. La réunion des deux phénomènes présente des variétés nombreuses et dont on peut se faire une idée exacte en se rappelant les effets que produisent 1° la transmission de la voix grave à travers un porte-voix métallique ou un roseau fêlé ; 2° l'effet d'un jeton placé entre les dents et les lèvres d'un homme qui parle ; 3° le bredouillement nasal des bateleurs qui font parler le fameux personnage de tréteaux connu sous le nom de *Polichinelle*. Cette deuxième comparaison est souvent de la plus parfaite exactitude, surtout chez les hommes à voix un peu grave...

» Le chevrotement qui constitue l'égophonie semble le plussouvent tenir à l'articulation même des mots, quoique la voix qui sort de la bouche du malade n'offre rien de semblable. Mais quelquefois il en est tout à fait distinct, et l'on entend séparément, quoique dans le même instant, la voix résonnante et le résonnement chevrotant et argentin ; de manière que ce dernier semble se faire dans un point un

peu plus éloigné ou plus rapproché de l'oreille de l'observateur que la résonnance de la voix (1). »

Je donne cette longue explication de Laennec pour bien
montrer les caractères particuliers de l'égophonie, qui la
différencient si nettement de la bronchophonie, quoique
cette dernière coïncide assez fréquemment avec elle. Ce n'est
pas sans surprise que l'on voit Skoda confondre les deux
voix bronchophonique et égophonique, et refuser toute
importance à l'égophonie en auscultation. Il suffit néanmoins de lire avec attention la critique du professeur allemand, pour voir qu'il oublie d'y rappeler les caractères
les plus nets de l'égophonie donnés par Laennec.

Il aurait dû s'arrêter, en effet, à ces données caractéristiques de la voix aiguë, chevrotante, comme confinés dans
le lointain, et que Laennec dénomme égophonie, au lieu
d'insister sur la coïncidence assez fréquente de cette égophonie avec la bronchophonie, pour en faire une confusion
absolue, et en arriver à cette conclusion singulière que
l'égophonie n'est qu'une bronchophonie. Il oublie que la
bronchophonie a toujours un ton remarquable par sa gravité, tandis que l'égophonie franche est tout aussi remarquable et distincte par son acuité.

L'égophonie reste donc fixée à la place que lui a donnée
Laennec, parmi les plus remarquables modifications morbides de la voix thoracique. On peut ajouter aux caractères
si exacts qu'en a donnés Laennec, un caractère précis qui
distingue l'égophonie de la bronchophonie; c'est que l'égophonie franche coïncide avec l'abolition du frémissement
vibratoire à l'application de la main, dans la région où elle
est perçue, tandis que la bronchophonie s'accompagne de
l'exagération des vibrations thoraciques, et qu'enfin, lorsqu'il y a broncho-égophonie, il y a toujours des vibrations
atténuées, mais réelles, en rapport avec la coïncidence des

(1) Laennec, *Traité d'auscultation*, t. I, p. 70, 71.

deux voix anomales combinées. Cette preuve de leur entité
distincte me paraît péremptoire. Enfin, j'ai constaté quelquefois avec l'égophonie, et jamais avec la bronchophonie,
une voix glottique tremblotante, s'arrêtant comme épuisée,
comme si l'air manquait. C'est chez les femmes que j'ai
rencontré ce signe; leur voix aiguë et grêle, si souvent
sans retentissement intra thoracique naturel, se prête plus
facilement à la production de ce caractère de la voix parlée,
comme à la manifestation de l'égophonie franche.

Conditions organiques et physiques. — On a beaucoup
disserté sur la cause du caractère égophonique si remarquable de la voix. Pour Laennec, l'égophonie est l'indice
constant de la présence d'une petite quantité de liquide
dans la plèvre, et elle se montre surtout au début de la pleurésie avec épanchement. Les recherches faites depuis la publication de ses travaux, ont semblé fournir des exemples
de ce phénomène, dans lesquels l'épanchement intrapleural
faisait défaut; mais il faut reconnaître qu'il reste quelque
doute sur la valeur réelle de cette interprétation. Les faits
les plus probants de la production de l'égophonie sans
épanchement sont fort rares; je n'ai rencontré ce signe
que dans deux faits de *congestion pulmonaire* en l'absence
de tout épanchement, ainsi que le montra la nécropsie (1).
De son côté, Landouzy a cru que l'égophonie pouvait persister
après la guérison de la pleurésie, en l'absence de tout liquide épanché; mais le fait sur lequel il s'est appuyé n'est
nullement probant, puisqu'il s'agit simplement de la constatation de l'égophonie immédiatement après une opération
de thoracentèse, et que l'on peut être certain de ne jamais
évacuer *complétement*, par la ponction, la cavité pleurale du
liquide qu'elle contient.

L'existence de l'égophonie dans la pleurésie avec épan-

(1) *Traité clinique des maladies aiguës des organes respiratoires*,
1872, p. 297.

chement, où je l'ai constatée dans la moitié des faits que j'ai
observés, montre bien que l'épanchement n'est pas indifférent à sa production, puisque les autres conditions de la
pleurésie, le retrait ou la compression du poumon par
exemple, ne produisent pas ce signe lorsqu'on le rencontre
dans d'autres maladies.

Reynaud, disciple de Laennec, considérait l'égophonie
comme une bronchophonie entendue à travers une couche
de liquide plus ou moins épaisse (1). Il se basait sur ce
que, en faisant coucher sur le ventre ou fortement pencher
en avant [et en bas un malade égophone, non-seulement il
avait cessé d'entendre l'égophonie dans l'espace interscapulaire, mais il avait perçu à sa place une bronchophonie
manifeste. Nous ferons remarquer qu'il se passe ici un fait
analogue en avant sous la clavicule, *dans la station droite,*
quand le sommet du poumon *émerge* au-dessus du liquide,
qui n'est plus interposé entre le poumon et les parois thoraciques. La manière de voir de Reynaud n'est donc pas
justifiée; car il n'est pas sûr que la bronchophonie se produise de même dans la partie du poumon située sous le
liquide.

Comment concevoir physiquement l'origine de l'égophonie? Laennec l'a attribuée « à la résonnance naturelle
de la voix dans les rameaux bronchiques, transmise par
l'intermédiaire d'une couche mince et tremblotante de
liquide épanché, et devenue plus sensible en raison de la
compression du tissu pulmonaire, qui le rend plus dense
que dans l'état naturel et par conséquent plus propre à
transmettre les sons ». Laennec rappelle à l'appui de son
opinion que les points où s'observe l'égophonie sont ceux
qui correspondent à la partie supérieure de l'épanchement
et aux endroits où il a le moins d'épaisseur, ce qui a été
maintes fois constaté.

(1) Reynaud, *Journal hebdomadaire de méd.*, décembre 1829.

Skoda a combattu l'explication de Laennec, qui s'appuie sur l'aplatissement des tuyaux bronchiques et sur l'interposition d'une couche mince de liquide entre le poumon et la paroi thoracique. N'admettant pas que l'égophonie existe, Skoda ne cherche pas d'explication meilleure. Son objection contre l'existence de l'égophonie consiste à dire que l'on constate un signe analogue dans la pneumonie *simple*, où il ne serait qu'une bronchophonie aigre. Mais cette objection n'a aucune valeur; car il est bien reconnu aujourd'hui que, dans toute pneumonie aiguë franche, il y a un certain degré de pleurésie, et par conséquent qu'il y a au moins quelquefois un léger épanchement concomitant dans la plèvre correspondante; qu'il y a toujours, en un mot, pleuropneumonie.

Dans l'explication physique de l'égophonie, il faut d'abord songer au caractère comme lointain de la voix, qui ne semble pas être transmise directement à l'oreille. On doit en tirer la conséquence que l'arbre aérien n'a pas sa béance normale. Et en effet, dans la pleurésie avec un léger épanchement, le poumon a subi un retour manifeste sur lui-même, qui a diminué cette béance et empêché par conséquent la transmission facile de la résonnance vocale. De plus, par le fait d'un léger retour du poumon sur lui-même, il y a une diminution de la tendance au vide, ce qui donne lieu à une sorte de tremblotement du poumon au niveau de la couche peu épaisse du liquide, au moment des oscillations vibratoires vocales, de même que le tremblotement du jeton placé entre les lèvres et les dents (1). Je ne trouve dans l'œuvre du professeur de Vienne aucune preuve contraire à cette manière de voir.

Signification. — Après ce que je viens de dire des caractères et du mode de production de l'égophonie, j'ai peu

(1) Voyez la note d'Aran dans sa traduction de l'ouvrage de Skoda, à propos de l'auscultation de la voix, et en particulier de l'égophonie, p. 113.

à insister sur la signification de ce signe important dans
les ÉPANCHEMENTS PLEURÉTIQUES, dont il dénote habituellement le peu d'abondance, soit au début de la pleurésie,
soit lorsque la résorption du liquide est avancée. Elle est
de plus un signe de la hauteur occupée par l'épanchement,
dont elle marque souvent la limite supérieure ; et alors
son déplacement avec l'évolution de la maladie peut répondre aux différentes phases d'accroissement ou de déclin de la quantité du liquide épanché. L'égophonie se
rencontre assez fréquemment dans le cours de la PNEU-
MONIE, comme indice d'un épanchement pleurétique concomitant, ainsi que dans les HYDROTHORAX de diverse
origine. Ce n'est que dans des cas très-rares que l'on pourra
rencontrer l'égophonie sans épanchement dans la cavité
pleurale, comme je l'ai constaté chez deux sujets atteints
de CONGESTION PULMONAIRE.

4° **Voix soufflée.** — J'ai donné ce nom à un phénomène
vocal particulier qui doit être distingué des précédents.

A propos de l'égophonie, Laennec a signalé le chevrotement de la voix qui la caractérise comme se faisant quelquefois entendre immédiatement après la voix, et non pas
avec elle, et ne portant, comme un écho imparfait, que sur la
finale des mots. Dans ce passage, qui m'avait échappé
en 1864, Laennec a évidemment entrevu le phénomène de la
voix soufflée, sans y insister davantage, peut-être parce qu'il
ne se rapportait pas à une maladie déterminée. Quoi qu'il
en soit, c'est à propos d'un cas de pneumonie que je constatai ce signe anomal, et ce fait motiva de ma part des recherches que je communiquai en 1864 à la Société médicale des
hôpitaux (1). Elles étaient extraites du présent ouvrage sous
forme de mémoire.

(1) *Mémoires de la Soc. méd. des hôpitaux*, 1864, et *Union médicale*,
même année, t. XXIII, p. 165.

Caractères. — Pour bien comprendre le phénomène de la voix soufflée, il ne faut pas oublier qu'elle existe comme phénomène supplémentaire, lorsqu'on perçoit une respiration avec souffle bronchique, caverneux ou amphorique dans la région du thorax où elle est perçue. Il faut distinguer les cas dans lesquels le malade parle à voix haute de ceux dans lesquels il parle bas.

Quand on fait parler le malade à haute voix, lorsqu'il s'agit des faits dans lesquels il y a du souffle respiratoire, ordinairement la voix laryngienne, ou bien consonne comme un simple bourdonnement, ou bien se manifeste par de la bronchophonie, de la pectoriloquie, de l'égophonie ou de l'amphorophonie. Or toutes ces consonnances sans exception s'effectuent habituellement *en même temps* que la voix laryngienne. La voix soufflée, au contraire, s'accentue par un souffle saccadé comme les syllabes, mais *après* chacune d'elles. Cela est surtout sensible lorsqu'on fait articuler au malade des monosyllabes, comme les premiers nombres, un, deux, trois, etc. En un mot, la voix soufflée répond par un souffle, comme un écho bien distinct, aux articulations des sons de la glotte.

Lorsque le malade parle bas, ce ne sont plus que des *saccades soufflées* que l'on entend, se produisant comme dans la condition précédente, après chaque articulation parlée ; c'est la voix soufflée dans toute sa simplicité.

On voit qu'il s'agit ici d'un phénomène vocal bien distinct des autres variétés de la voix thoracique. Elle ne saurait être confondue avec elles lorsqu'il s'y joint un souffle, et lorsque ce souffle accompagne absolument toutes les articulations vocales, au lieu de les suivre comme autant de réponses. La pectoriloquie dite aphone, qui ne se manifeste que par du souffle isochrone, ne doit pas être confondue non plus avec la voix soufflée aphone, si le souffle coïncide avec les articulations de la voix laryngienne. Il en est de même du chuchotement de Skoka, qui n'est pas autre chose que la pectoriloquie aphone, et sans doute aussi, dans certains cas, la voix soufflée, confondues l'une et l'autre sous la dé-nomination de chuchotement.

Conditions organiques et physiques. — Nous avons vu que la condition générale qui domine la production de la voix soufflée est l'existence préalable de la respiration souf-flante, ou du moins des conditions organiques qui la pro-duisent (1).

En considérant son chuchotement comme un phénomène de consonnance, Skoda montre qu'il a méconnu la voix soufflée, et qu'il a mal interprété le chuchotement. Le ma-lade parlant alors à voix basse ou étant atteint d'aphonie, le chuchotement entendu serait simplement la consonnance, dans les poumons, du bruit respiratoire du larynx et non de la voix. Cette explication semble au premier abord toute naturelle; ce signe, comme Laënnec et Fournet l'ont indi-qué dans d'autres termes, se produit en effet dans l'apho-nie, alors qu'il ne saurait avoir pour origine le reten-tissement du bruit vibratoire vocal, et s'il y avait conson-nance, ce ne pourrait être que celle du bruit respiratoire glottique. Mais cette explication n'est pas admissible au point de vue de la voix soufflée.

La consonnance des bruits laryngiens dans les cavités respi-ratoires naturelles où anomales s'effectue en effet presque instantanément. Du moins l'oreille, comme le mot conson-nance l'indique, perçoit, comme étant synchrones, et le son laryngien produit et son retentissement profond. Il en est ainsi dans la bronchophonie pure. Mais pour la voix souf-flée, quand le malade parle haut ou bas, dans un cas comme dans l'autre, l'articulation simplement soufflée des mots ou.

(1) Il arrive en effet quelquefois qu'avec ces conditions il ne se pro-duit pas de respiration soufflante, et que la voix soufflée se révèle lorsque l'on fait parler le malade.

15.

des syllabes qui se fait sous l'oreille est franchement tardive, et par conséquent elle ne saurait être la consonnance des articulations glottiques.

L'explication de la voix soufflée me paraît très-difficile. J'ai proposé l'explication suivante, dont je n'hésite pas à reconnaître l'insuffisance, et que je rappelle faute d'une meilleure. Une certaine quantité d'air sort par la glotte à chaque articulation parlée. Cette sortie de l'air ayant lieu par saccades, il est remplacé au-dessous, par saccades aussi, par de l'air plus profondément situé. Or cet air confiné profondément, provenant des conduits ou sortant de cavités où se produit la respiration soufflante, le souffle saccadé s'y effectuerait et serait transmis à l'oreille de l'observateur. Cette progression avec sortie de l'air se ferait dès lors en deux temps : dans le premier, il y a le bruit glottique ou articulation aphonique, et dans le second, le souffle qui serait profondément produit par le mouvement de l'air confiné profondément. Ce qui viendrait à l'appui de cette explication, c'est que la voix soufflée intrathoracique constitue un souffle articulé profond qui est toujours identique, que la voix du même malade soit haute, vibrée, ou qu'elle soit émise bas, sans vibrations laryngiennes. J'ai recueilli deux observations qui semblaient justifier cette manière de voir. Il s'agissait de deux cas de pneumonie suivis de mort, et dans lesquels j'ai trouvé qu'au delà de l'hépatisation il y avait, une fois au sommet et l'autre fois à la base, une partie de tissu pulmonaire non hépatisée. Était-ce dans cette portion reculée de l'organe que se trouvait confiné l'air qui produisait la voix soufflée en traversant le tissu hépatisé pour gagner la glotte? ou bien une partie de l'air poussé vers la glotte ferait-il retour, à chaque articulation, dans les cavités aériennes où s'effectue la voix soufflée? Cette dernière explication me paraît préférable à la précédente.

On voit en définitive que la voix que j'appelle soufflée

est un phénomène distinct d'auscultation aussi net que possible, mais dont il est encore difficile d'expliquer le mode de production.

Signification. — La voix soufflée, en raison de cette obscurité de production, n'a pas une signifigation bien précise dans les maladies avec respiration soufflante dans lesquelles elle se montre. Ce sont la PNEUMONIE, la PLEURÉSIE, les TUBERCULES suivis d'excavations caverneuses, la GANGRÈNE suppurée, la CONGESTION PULMONAIRE lorsqu'elle produit un souffle bien distinct, et enfin le PNEUMOTHORAX avec sortie facile de l'air par la fistule (1). La voix soufflée peut-elle se produire dans la dilatation des bronches, ou dans l'apoplexie pulmonaire? Je ne saurais le dire, ne l'ayant pas rencontrée dans ces affections. Quoiqu'il en soit, ce signe m'a paru se montrer dans la période la moins grave des affections que je viens de rappeler. Mais c'est encore un sujet de recherches intéressantes à faire.

5° **Voix amphorique. Bourdonnement vocal amphorique.** — J'ai peu de choses à dire de la voix ayant le caractère amphorique. Quand le malade parle, cette voix produit un bourdonnement ayant les mêmes caractères que la respiration amphorique, avec ou sans tintement métallique. Nous venons de voir, à propos de la voix soufflée, que la voix thoracique amphorique pouvait prendre le caractère de la voix soufflée, ce souffle étant lui-même amphorique.

(1) Dans le cas de pneumothorax, le timbre du souffle a le caractère amphorique, et peut même être remplacé par un tintement métallique. Andry, dans son *Manuel d'auscultation et de percussion* (1844), a signalé ce tintement métallique comme se produisant pendant l'acte de la parole *à la fin de chaque syllabe*, les mots étant lentement et nettement articulés (p. 245). N'y a-t-il pas eu ici un phénomène analogue, pour son mode de production, à celui de la voix soufflée, qui serait due ici au retour de l'air par l'orifice fistuleux?

Cette voix amphorique se produit dans les mêmes conditions que la respiration de ce nom, et la signification est la même de part et d'autre. Je n'ai donc qu'à renvoyer le lecteur aux conditions de la voix amphorique déjà exposées.

III — SIGNES FOURNIS PAR LA TOUX.

La toux spontanée, et surtout celle que l'observateur qui ausculte réclame du sujet en exploration, n'est pas sans importance. Cependant, après avoir exposé ce qui concerne les autres signes d'auscultation, il suffit de rappeler en peu de mots les renseignements utiles qu'elle peut fournir.

Par l'inspiration plus profonde qui précède habituellement et qui suit la toux, de même que par la secousse qui chasse brusquement l'air au moment où la toux se produit, elle rend le murmure vésiculaire plus appréciable lorsqu'il est affaibli. Lorsque ce murmure respiratoire fait absolument défaut dans un lobe du poumon, par suite de l'obstruction d'une grosse bronche par une mucosité épaisse, la toux, en chassant l'obstacle, fait revenir le bruit normal dans la partie d'abord silencieuse. On peut poser en règle générale que la plupart des bruits morbides respiratoires deviennent plus accentués après la toux, qui a pour effet de rendre plus facile la circulation de l'air dans les vides aériens. La respiration soufflante n'apparaît quelquefois qu'après une ou plusieurs secousses de toux, et il en est de même de la respiration caverneuse ou amphorique. Mais ce sont surtout les râles que la toux modifie d'une manière sensible : ils deviennent plus nombreux, donnant lieu alors à une sorte de collision ou de cliquetis, ou bien ils ne révèlent leur existence qu'au moment où le malade tousse. C'est ce qui arrive souvent dans la pneumonie et dans la tuberculisation. L'apparition du souffle, ou sa plus grande intensité, peuvent coïncider avec la révélation d'un râle humide.

Indépendamment de ces modifications apportées par la toux à la manifestation des bruits morbides, on a attribué à la toux des caractères particuliers, qui dépendent de l'état des organes respiratoires. Ainsi on a distingué une toux tubaire, une toux caverneuse, une toux amphorique.

1° **Toux bronchique ou tubaire.** — Elle est caractérisée par un bruit fort et rapide, accompagné d'un ébranlement énergique, se passant dans un espace limité, et rappelant avec exagération un retentissement soufflant qui semble se passer dans un tuyau à parois solides. Cette toux est fortement accusée vers la racine des bronches dans la CONGESTION PULMONAIRE, dans certains ÉPANCHEMENTS PLEURÉTIQUES, et avec l'ADÉNOPATHIE péribronchique, ou bien dans d'autres parties du poumon où les tubes bronchiques sont entourés de tissus indurés, comme dans la PNEUMONIE, la TUBERCULISATION, certaines DILATATIONS DES BRONCHES anciennes. Dans ces différentes conditions pathologiques, la signification de la toux bronchique révèle la condensation du tissu pulmonaire, soit au-dessous des grosses bronches où elle se produit, soit autour de certaines bronches dans lesquelles elle s'isole.

2° **Toux caverneuse.** — Ce genre de toux a une importance particulière. Lorsque l'excavation est béante, il y a un retentissement énergique ayant de l'analogie avec le bruit caverneux de la respiration, mais parfois tellement fort qu'il est insupportable à l'oreille.

En agitant brusquement l'air contenu dans la caverne, lorsqu'il y a en même temps du liquide, la toux caverneuse exalte momentanément l'expression du râle caverneux, en augmentant son intensité et le nombre de ses bulles.

Lorsque la caverne a ses parois opposées rapprochées

l'une de l'autre, la toux peut être caverneuse en révélant
instantanément le souffle et le râle caverneux ou le râle
seulement; et dans ce cas, la toux révèle un signe qui,
rapproché des autres phénomènes de la maladie, acquiert
une très-grande valeur. J'ai à peine besoin de rappeler
que c'est le plus souvent dans les *cavernes tuberculeuses*
que la toux caverneuse se manifeste.

3° **Toux amphorique.** — Elle révèle tout à coup un
souffle de caractère amphorique, avec ou sans râle, subitement plus intense que les bruits amphoriques respiratoires, et s'accompagnant très-fréquemment d'une résonnance ou d'un tintement métallique des plus nets. Ces
phénomènes sont plus marqués dans le *pneumothorax*
que dans les vastes *cavernes tuberculeuses*.

ART. 3. — Auscultation du larynx et de la trachée.

Depuis que l'emploi du laryngoscope est venu donner à
l'exploration directe du larynx une précision devant laquelle s'effacent beaucoup d'autres données physiques de
diagnostic, l'auscultation du larynx a perdu de son importance. Il ne faut pas perdre de vue d'ailleurs que les affections
laryngo-trachéales se manifestent, en dehors de l'auscultation, par d'autres signes ou symptômes qui occupent la
plus large place dans la détermination du diagnostic. C'est
ce qu'a fait remarquer Barth, à qui l'on doit l'étude la plus
complète qui ait été publiée sur l'auscultation laryngo-
trachéale (1), et qui nous fournira les principaux éléments
de cet article.

Mode d'exploration. — Pour pratiquer l'auscultation au
niveau du larynx, le stéthoscope est indispensable. Il doit
être appliqué sur la partie antéro-latérale du cou sur le

(1) *Archives de médecine*, juillet 1838 et juin 1839.

cartilage thyréoïde, en faisant porter légèrement la tête en
arrière et en haut, du côté opposé à celui que l'on ausculte.
On aura soin de presser médiocrement en appliquant
l'oreille, de manière à ne pas produire de douleur et à ne
pas rétrécir la cavité laryngienne. On peut faire cette application successivement des deux côtés, une différence pouvant exister, dans des cas très-rares il est vrai, entre le côté
droit et le côté gauche. — On ausculte la trachée en appliquant le stéthoscope en avant du cou à la partie moyenne,
entre la fourchette du sternum et le cartilage thyréoïde.
Barth a indiqué aussi la nuque comme un point commode
où l'on peut également percevoir les bruits laryngo-trachéaux.

Caractères généraux des signes. — Comme pour les
autres parties des voies respiratoires, les signes d'auscultation obtenus au niveau du larynx se font entendre pendant l'exercice de la respiration, de la voix ou de la toux.
Les sonorités que l'on y perçoit ont le caractère de respirations soufflante, sifflante ou ronflante, et un petit
nombre de signes spéciaux dont il sera question tout à
l'heure.

§ 1. — AUSCULTATION CHEZ L'HOMME SAIN.

Le bruit respiratoire laryngé se produit dans les deux
temps de l'entrée et de la sortie de l'air. Il a une intensité remarquable, plus prononcée au niveau du larynx que
de la trachée. Il est constitué par un souffle rude, à tonalité
grave et à timbre caverneux, que l'on retrouve toujours,
plus ou moins accentué, quelles que soient les variétés que
présentent les différents individus examinés. — La voix et
la toux y produisent des résonnances en rapport avec ce
caractère caverneux de la respiration.

L'état anatomique des parties explique la production de

ces signes physiologiques. La cavité du larynx et de la trachée qui lui fait suite constituent un espace creux, à orifice rétréci par les lèvres de la glotte, par où l'air entre et sort en produisant une veine fluide d'où résultent les bruits perçus.

§ 2. — DANS L'ÉTAT MORBIDE.

Il n'y a pas lieu de faire une étude particulière de tous les signes d'auscultation perçus dans l'état morbide au niveau du larynx. Il suffit de les envisager en général dans leurs caractères, leurs conditions organiques et leur signification.

Caractères. — Les signes morbides d'auscultation constatés au niveau du larynx sont des modifications des bruits normaux ou des phénomènes particuliers. Le bruit respiratoire, selon Barth, devient plus *rude*, plus *râpeux* que dans l'état physiologique; ou bien il est remplacé par un *sifflement* prolongé, un cri de ton, d'intensité ou de timbre variables, par un *ronflement* prenant le caractère du *cornage*, et dans certains cas, un timbre métallique. Enfin on peut percevoir un *ronchus humide à grosses bulles* ressemblant au râle caverneux. — Plus rarement il y a un *bruit de grelot*, ou une espèce de *murmure vibrant*, de *tremblotement*, de *bruit de drapeau*, comme si un voile morbide membraneux était agité par le passage de l'air. Plusieurs de ces sonorités peuvent être entendues par l'oreille nue.

Une particularité qui n'a pas été notée, c'est la condition du retentissement dans toute la poitrine de certaines sonorités qui se produisent au niveau du larynx. Pour que cette propagation ait lieu, il faut, ai-je dit, qu'il se produise des *sons* ou des *tons* à vibrations régulières au niveau de la glotte. On peut s'assurer en effet que la respiration sifflante

ou ronflante, le cri sonore, et le gargouillement laryngo-trachéal sont perçus nettement dans les différentes parties du
thorax; comme si ces phénomènes acoustiques se passaient
sous l'oreille. L'arbre aérien constitue dans ces cas une
cavité résonnante, à la condition toutefois d'avoir sa béance
normale.

Conditions organiques et physiques. — De même que le
passage de l'air dans la cavité laryngo-trachéale par l'orifice
glottique explique les bruits normaux intralaryngiens, de
même aussi les modifications anatomiques de cette cavité
et de cet orifice permettent de se rendre compte des bruits
anomaux produits. Ces modifications aiguës ou chroniques
sont principalement des lésions qui rétrécissent l'ouverture
de la glotte, ou qui en produisent l'obstruction incomplète.
Cette obstruction ou ce rétrécissement sont dus à des causes
diverses : — à la congestion dans le *faux croup* et la
coqueluche; — à l'inflammation dans la *laryngite grave;* à
la *laryngite ulcéreuse* lorsque les bords de l'ulcération sont
tuméfiés; — aux rétrécissements dus à l'*œdème de la
glotte;* à des *polypes;* à des *tumeurs* développées dans
l'épaisseur des parois du larynx, ou extérieures et comprimant alors cet organe (cancer, végétations syphilitiques,
hydatides); à des *fausses membranes diphthéritiques* ou
croupales; au *spasme de la glotte.* — Une obstruction d'un
autre genre résulte de la présence de mucosités abondantes
dans le larynx, où elles produisent un râle trachéal qui est
un phénomène d'agonie des maladies graves, lorsque l'expulsion des mucosités ne peut plus avoir lieu.

Signification. — Les signes qui se rattachent aux diverses causes du rétrécissement laryngo-trachéal, tels que
la rudesse du souffle respiratoire, la respiration sifflante,
ronflante, le cri sonore même, sont communs à un grand
nombre d'affections. Ces signes ne sont donc pas caractéristiques d'une affection plutôt que d'une autre, parmi celles

qui rétrécissent la glotte. Il n'y a que trois signes qui aient
une valeur particulière. Ce sont : le *bruit de grelot* laryngien
dû, dans certains cas, à la présence d'un corps étranger
mobile ; le *bruit de drapeau*, perçu dans des cas exceptionnels de croup, puisqu'il faut qu'une fausse membrane soit
en partie détachée de la muqueuse et flottante ; et enfin le
gargouillement humide, qui n'est qu'un phénomène d'agonie
asphyxique.

Art. 4. — Auscultation de l'œsophage.

Aucun mouvement sonore appréciable ne se produit dans
l'œsophage à l'état de repos ; mais on a cherché à utiliser,
pour le diagnostic des affections de ce conduit musculaire,
l'auscultation du bruit produit par le passage d'une sonde
dans l'œsophage, et surtout le bruit de déglutition, qui vari·
selon la lésion existante. Hamburger est l'observateur qui
s'est occupé le plus de cette question de sémiologie dans
des travaux récents (1868 à 1870).

C'est en arrière de la poitrine, dans l'espace interscapulaire, que peuvent se percevoir les bruits intra-œsophagiens.
En faisant avaler une cuillerée à soupe de liquide au moment
de l'application du stéthoscope, celui-ci fait percevoir chez
l'homme sain une sorte de glouglou normal, qui est modifié
par les lésions organiques de l'œsophage, et notamment par
son rétrécissement. Dans ce dernier cas, Hamburger signale
les signes suivants : si le bruit de déglutition est normal, il
s'arrête tout à coup au niveau du point rétréci, ou bien
l'écoulement du liquide au passage du point rétréci prend
le caractère d'un bruit de frottement.

S'il y a une dilatation paralytique de l'œsophage au-dessus
de l'obstacle, on perçoit un bruit de jaillissement et de
ruissellement, et parfois un bruit de régurgitation, ou du
gargouillement. Une sonde donne un bruit de frottement ou

de grattement, lorqu'elle chemine au niveau des rugosités que peut présenter le rétrécissement, ou bien un exsudat diphthéritique, des ulcérations inégales, des excroissances, un corps étranger. Un bruit sifflant ou amphorique est signalé aussi par Hamburger dans les cas de rupture de l'œsophage dans la cavité pleurale.

Ces différentes données diagnostiques ont besoin d'être étudiées pour que leur signification puisse être bien établie; elles ont une utilité qui, jusqu'à de nouvelles recherches, paraîtra secondaire en présence des autres signes cliniques déjà connus.

II. — ORGANES CIRCULATOIRES

L'auscultation s'emploie au niveau du cœur, des vaisseaux artériels ou des vaisseaux veineux, pour percevoir les bruits naturels ou morbides qui s'y produisent.

AUSCULTATION DU CŒUR

Après Laennec, et depuis les recherches si remarquables du professeur Bouillaud, on a tellement écrit sur l'auscultation du cœur, tant à l'étranger qu'en France, qu'il serait difficile de faire ici un exposé succinct de ces nombreux travaux (1). Je me contenterai donc de les rappeler à l'occasion dans le cours de ce qui va suivre. Malheureusement, malgré l'importance et la multiplicité de ces publications, beaucoup de questions relatives à l'auscultation du cœur restent encore obscures. Les nouvelles recherches physiologiques sur le cœur ont néanmoins permis d'élucider différents points de l'étude de l'auscultation cardiaque. Maurice Raynaud, dans son intéressant article CŒUR du *Nouveau Dictionnaire de médecine et de chirurgie pratiques*, a fait une véritable mo-

(1) On trouve une bibliographie étendue des travaux relatifs à l'auscultation du cœur et des vaisseaux jusqu'en 1870, dans l'ouvrage de P. Niemeyer (*Handbuch der percussion und auscultation*, 2e partie, p. 207). On y trouve mentionnés plus de quatre cents ouvrages ou articles.

nographie de la pathologie cardiaque. Luton, J. Parrot,
Potain et Rendu, dans des travaux remarquables que j'aurai
souvent aussi à citer et à utiliser, ont profité des données
physiologiques nouvelles. J'espère montrer moi-même que
l'on peut encore puiser dans les recherches physiologiques
accomplies, de nouvelles clartés pour l'étude qui m'occupe.
Mais avant d'aborder l'étude de l'auscultation du cœur, il me
paraît utile de rappeler les conditions générales dans lesquelles se produisent les signes constatés au niveau de cet
organe.

Nous avons vu la circulation de l'air dans les voies
aériennes produire les bruits d'auscultation respiratoire, et
malgré quelques obscurités, ces bruits s'expliquer convenablement par suite de conditions anatomiques et physiques,
faciles à saisir. Les bruits qui se produisent au niveau du
cœur sont beaucoup plus compliqués. Ici ce sont les contractions de l'organe, et comme conséquence fondamentale, la
circulation d'un liquide plastique, le sang, qui donnent lieu
aux bruits normaux et anomaux. On a d'abord appliqué à la
circulation du sang dans le cœur la loi physique de la veine
fluide dans les canaux, et cette loi a été invoquée ensuite
pour la circulation de l'air dans les conduits aériens, comme
on l'a vu. Nous reviendrons plus loin sur cette question. Re-
marquons seulement que le fluide ne circule pas, dans le
cœur, par un simple mouvement de va-et-vient, comme l'air
dans les conduits de la respiration; les mouvements du sang
sont autrement compliqués.

Il y a des cavités principales, les deux ventricules, d'où le
sang est lancé dans les artères pour revenir par les veines;
des veines le sang passe dans deux cavités accessoires,
les oreillettes, alimentant de sang les ventricules. Ces cavités
ont des orifices munis de soupapes en valvules, en rapport
avec la colonne sanguine. De plus, il y a des contractions,
des dilatations des parois de ces cavités, des rétrécissements

divers qui modifient la circulation du sang, des béances résultant du relâchement ou de la déformation des soupapes qui font rétrograder le sang sur lui-même ; et avec tout cela, une rapidité dans la succession des phénomènes de mouvement, d'où résultent les bruits entendus, et qui en rend la détermination plus obscure. Voilà un aperçu sommaire des conditions complexes dans lesquelles s'effectuent les mouvements du cœur traversé par le sang. Certains de ces mouvements se font avec des bruits qui sont toujours en très-petit nombre, et toujours les mêmes chez l'homme sain, tandis qu'ils sont très-variés et beaucoup plus nombreux dans les maladies du cœur. Quoique ces bruits normaux et anomaux ne soient qu'un seul élément de diagnostic au milieu d'autres éléments symptomatiques qui demandent à être groupés autour de la donnée stéthoscopique, celle-ci n'en a pas moins une très-grande valeur comme point de départ du diagnostic.

Pour nous guider sûrement dans l'étude difficile et controversée des bruits cardiaques, il me paraît indispensable, après avoir traité d'abord des méthodes d'exploration, d'exposer ce qui se passe dans l'état physiologique, où les phénomènes d'auscultation se montrent dans leur plus grande simplicité. L'étude des bruits des organes circulatoires dans les maladies, se fera ensuite sur des bases plus sûres.

CHAPITRE PREMIER

EXPLORATION.

Comme pour l'auscultation des organes respiratoires, j'ai à traiter ici 1° des moyens d'auscultation, et 2° des règles à suivre.

§ 1er. — MOYENS D'AUSCULTATION.

Nous avons vu Laennec avoir la première idée de l'auscultation, à propos des bruits du cœur. Jusqu'à lui on avait rarement recours à l'application de l'oreille à la région précordiale, pour percevoir les bruits cardiaques (v. p. 125); c'était l'auscultation immédiate. Laennec eut recours à l'auscultation médiate en inventant son stéthoscope, qu'il considérait comme indispensable pour l'auscultation du cœur, comme pour l'auscultation des organes respiratoires. Nous avons vu que, pour l'appliquer à l'exploration du cœur, il obturait l'évasement inférieur de son stéthoscope avec un embout traversé par le conduit destiné à transmettre les sons à l'oreille.

Depuis que l'instrument de Laennec a été abandonné pour des stéthoscopes plus portatifs, on s'est servi de ces derniers indifféremment pour les organes respiratoires et circulatoires. Je n'ai donc pas à revenir ici sur la description que j'en ai donnée (v. p. 132). Des stéthoscopes ont cependant été inventés dans le but spécial de mieux ausculter les bruits cardiaques : ce sont ceux de Marsh, de Cincinnati, et de Rudolf Kœnig. Dans l'un et dans l'autre de ces procédés, l'emploi des conduits en caoutchouc a été utilisé. Il s'agit donc ici de stéthoscopes flexibles.

Marsh en avait imaginé deux. L'un était simplement composé d'un tube en caoutchouc très-flexible, communiquant avec la cavité d'un embout hémisphérique que l'on appliquait sur la poitrine. L'autre était un stéthoscope en gutta-percha, dont la plaque auriculaire était remplacée par un ajutage muni de deux tubes en caoutchouc perpendiculaires au tube principal; on pouvait en outre remplacer le pavillon par un autre embout supportant deux tubes en caoutchouc munis à leur extrémité libre d'un petit pavillon en corne.

Cet appareil permettait d'ausculter avec les deux oreilles deux points différents du cœur, et de rechercher s'il y avait en ces points synchronisme, même étendue et même timbre des bruits du cœur (1).

Le docteur Constantin Paul reconnut que le stéthoscope s'appliquant à une seule oreille était un assez mauvais conducteur du son. Il n'en eut pas moins la pensée de le perfectionner pour avoir un stéthoscope pratique, présentant par sa mollesse et sa flexibilité des avantages réels que ne présentent pas les stéthoscopes durs.

Le stéthoscope flexible dont se sert habituellement Constantin Paul (fig. 37) est analogue à celui de Marsh. Il se compose d'un tube en caoutchouc vulcanisé (n° 8 de l'échelle de Galante), ayant une extrémité libre c destinée à entrer par frottement dans le conduit auditif externe de l'explorateur, et supportant à l'autre extrémité un pavillon b en ivoire, évasé

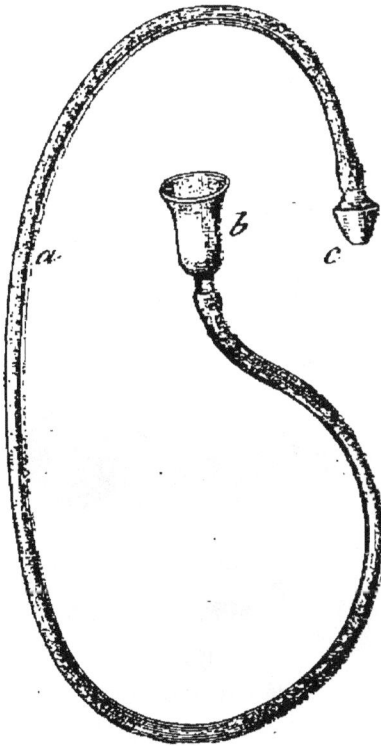

(Fig. 37.)

comme le sont les pavillons des trompettes. Notre collègue trouve à l'emploi usuel qu'il fait de ce stéthoscope pour l'exploration cardiaque de très-grands avantages. Je les ai rappelés déjà précédemment (p. 136) ; je n'ai donc pas à les reproduire ici.

(1) Constantin Paul, *les Avantages du stéthoscope flexible* (*France médicale*, mars 1876).

Quant au stéthoscope biauriculaire de Marsh (fig. 38), il augmente l'intensité des bruits, mais il fait perdre de la netteté aux sons perçus. Au lieu de l'audition simultanée de deux bruits produits dans deux points différents du cœur, comme les fait entendre un autre stéthoscope de Marsh, l'ausculta-

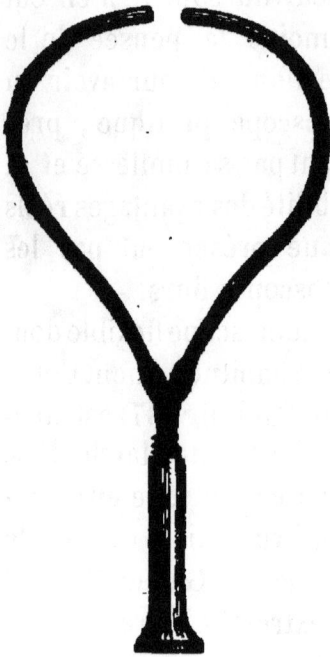

Fig. 38.
Stéthoscope biauriculaire.

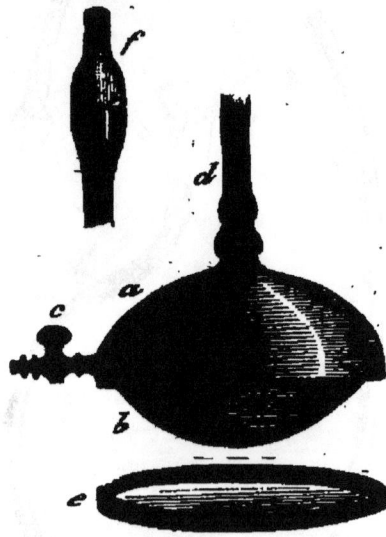

Fig. 39.
Stéthoscope de Kœnig.

tion successivement faite de ces deux points nous paraît bien préférable, même dans les cas où les deux bruits ne se produisent pas au même temps, l'exploration du pouls carotidien ou temporal, pendant l'auscultation, étant le meilleur guide du temps auquel ces bruits se rapportent

Le stéthoscope de Kœnig fut construit sur la demande du docteur Hiffelsheim, qui désirait analyser avec précision les battements du cœur. Malheureusement cet instrument ne répondit pas à l'attente de l'habile constructeur, quoiqu'il en ait poursuivi la réalisation dans des conditions physiques des plus ingénieuses signalées par Helmoltz : l'une, la transmission avec beaucoup de force à l'oreille des plus légers mouvements ou changements de densité dans une masse d'air mise en communication avec l'oreille par un tuyau en caoutchouc ; l'autre, le principe des résonateurs. Ce stéthoscope (fig. 39) est composé d'une capsule en cuivre hémisphérique a, de 5 centimètres de diamètre, et dans laquelle est fixée par ses bords une lentille en caoutchouc b, que l'on gonfle ou que l'on dégonfle à l'aide d'un petit robinet c. Au sommet de la capsule est fixé un tube en caoutchouc d de 67 centimètres de longueur, terminé par un embout f se plaçant dans l'oreille. Un couvercle inférieur e garantit la lentille d'avaries lorsque l'on porte l'appareil sur soi.

En définitive, l'auscultation avec le stéthoscope ordinaire, ou à pavillon rétréci pour bien limiter certaines lésions locales, est celle que l'on préfère généralement.

§ 2. — RÈGLES A SUIVRE.

Relativement aux règles à suivre pour l'exploration du cœur et des gros vaisseaux, j'ai quelques observations à faire, en dehors des recommandations générales que j'ai rappelées précédemment (p. 138).

En auscultant les parties centrales des organes circulatoires, il faut se souvenir qu'une compression exagérée de la région précordiale par le stéthoscope, par la tête de l'observateur ou par la main, peut atténuer les souffles existants, de même qu'une compression exercée intérieurement par une tumeur sur le cœur (Stokes). On a admis que ces compressions pouvaient, non pas seulement atténuer les souffles morbides ou les faire disparaître momentanément, mais au contraire les renforcer, ou même en faire paraître de nouveaux (1). Une pression, même modérée, exercée à gauche du sternum, au niveau du troisième cartilage, peut faire naître, chez les jeunes sujets à parois thoraciques flexibles, un souffle systolique ventriculaire manifeste, et qui disparaît dès que cesse la compression. C'est une particularité rappelée par plusieurs observateurs, et entre autres par Latham (1845), Jenner (1856) et Friedreich (1873). Ils l'attribuent à la compression de l'artère pulmonaire. Potain et Rendu, qui ont vérifié le fait, n'admettent pas cette explication. Ils font observer que, si une pression modérée provoque le souffle, une pression plus forte le fait disparaître, ce qui ne permet pas d'admettre que le souffle soit l'effet d'une compression artérielle, car « pour qui sait, disent-ils, à quel degré il faut porter la compression d'une artère pour y faire cesser le bruit de souffle que la pression a fait naître, il semble vraiment difficile d'imaginer qu'une pression semblable puisse s'exercer sur l'artère pulmonaire à travers la paroi thoracique et le poumon interposé (2) ». En définitive, la cause de ce souffle provoqué est encore à trouver ; le fait seul reste, et devait être rappelé.

Une autre cause, plus générale et beaucoup plus commune, d'atténuation ou de suppression d'un souffle anomal existant est la position du malade au moment de l'exploration. Elliatson, Hope, Skoda, Hokes, Schmidt, Growers, ont observé des faits de ce genre, dans lesquels la position assise atténue ou fait disparaître des souffles qui se manifestent dès que le malade est couché sur le dos. Stokes avait signalé cette particularité pour les souffles de fièvres, et Hutchinson pensait qu'elle était caractéristique de tous les souffles inorganiques et anémiques. Mais d'un autre côté

(1) Hope, avant Stokes, avait signalé l'anévrysme aortique en contact avec le cœur, comme pouvant renforcer ou étendre les bruits normaux du cœur, ou doubler le premier bruit normal.

(2) Potain et Rendu, article CŒUR du *Dictionnaire encyclopédique des sciences médicales*, t. XVIII, p. 514.

Growers et Sidney Ringer ont rencontré ce signe dans les lésions de l'orifice aortique et dans le rétrécissement mitral.

On voit qu'elles opinions différentes sont résultées du fait des variations des souffles avec la position assise ou couchée du malade. De nouvelles recherches étaient donc nécessaires. Celles de Cuffer ont-elles définitivement résolu la question, comme il paraît le croire? C'est encore à vérifier. Ancien interne de Potain, il a voulu établir, en se basant sur des faits cliniques recueillis sous les yeux de son chef, que « tous les souffles se modifient en s'atténuant, ou disparaissent lorsque l'on fait passer le malade de la position couchée à la position assise et penchée en avant (1) ». Tous les souffles qu'il lui a été donné d'observer sont rentrés dans cette règle générale, dont j'aurai à rappeler les diverses applications à propos des différentes affections cardiaques.

Il faut tenir compte aussi, dans l'exploration, de l'influence mécanique des mouvements respiratoires. Ainsi l'atténuation des souffles qui a lieu dans la position droite ou assise est plus marquée pendant l'expiration que pendant l'inspiration, et le contraire a lieu pendant l'inspiration, qui peut parfois faire reparaître les souffles morbides d'abord absents. On a vu cette réapparition résulter, dans certains cas, d'une dyspnée accidentelle qui augmentait l'étendue des mouvements respiratoires.

Nous verrons, à propos des diverses affections du cœur, quelles explications ont été données de ces modifications d'intensité des bruits cardiaques anomaux.

(1) Cuffer, *Des causes qui peuvent modifier les bruits de souffle cardiaques, et en particulier de ces modifications sous l'influence des changements de position des malades* (*le Progrès médical*, 24 mars 1877).

CHAPITRE II

BRUITS DU CŒUR DANS L'ÉTAT SAIN.

En limitant la question aux bruits physiologiques du cœur, on n'échappe pas aux difficultés de l'interprétation. Pour établir la théorie de ces bruits en rapport avec les mouvements successifs qui les produisent, on a dû multiplier les observations et surtout les expériences les plus diverses, pour lesquelles, pendant près d'un demi-siècle, on a institué des comités, multiplié les sacrifices d'animaux, sans en arriver en définitive à des conclusions assez solidement établies, pour échapper à toute controverse.

Comme pour l'étude des bruits respiratoires normaux, j'ai à considérer les bruits normaux du cœur aux points de vue de leurs caractères, de leurs conditions physiologiques et physiques, et de leur signification.

§ 1er. — CARACTÈRES DES BRUITS NORMAUX DU CŒUR.

Quand on ausculte la région précordiale d'un homme sain, on entend successivement deux bruits : l'un sourd, ayant le caractère des bruits à tonalité grave, c'est-à-dire, moelleux et comme profond ; puis un second bruit plus aigu, plus bref, ressemblant à un claquement, et semblant se passer plus près de l'oreille. Le premier se perçoit mieux qu'ailleurs au niveau de la pointe du cœur ; le second au niveau de la base de cet organe, quoiqu'on les entende bien tous les deux dans les points intermédiaires. Ces deux bruits, qui semblent se succéder immédiatement, sont séparés par un intervalle très-court, plutôt fictif que réel lorsque les battements du cœur sont rapides, mais d'autant

16.

plus facilement appréciable que les battements cardiaques
sont plus lents. Cet intervalle entre les deux bruits du
cœur est appelé *petit silence;* et l'intervalle plus prolongé
qui existe avant le nouveau retour des deux bruits successifs a été dénommé grand silence.

Ainsi le premier bruit, le petit silence, le second bruit et
le grand silence marquent à l'auscultation chaque révolution
complète du cœur. Cette révolution, on le sait, s'effectue
chaque minute, sans interruption, 60, 70 et même 80 fois
chez l'homme sain. Cette fréquence est beaucoup plus
grande chez l'enfant, surtout peu après sa naissance (1).

L'intensité des bruits normaux est variable, suivant les
individus. A peine perçus chez les uns, ces bruits sont plus
ou moins intenses chez d'autres. De plus, il ne faut pas
perdre de vue que des causes physiologiques, comme des
émotions, l'exercice musculaire, la digestion d'un repas
copieux, peuvent accélérer les bruits du cœur et les rendre,
ainsi que le choc qui accompagne le premier bruit, plus
énergiques (2).

Le timbre de ces bruits peut, dans ces diverses circonstances, être modifié au point de prendre un caractère métallique semblable à celui que produit l'observateur en percutant une main appliquée sur son oreille.

Le rhythme des révolutions du cœur est régulier chez

---

(1) Beaucoup d'observateurs ont cherché à établir la fréquence des
battements artériels ou du cœur chez les enfants. Immédiatement
après la naissance, elle a été trouvée par Smith variant entre 100 et
172 par minute, en moyenne 130 à 152. Ils se ralentissent ensuite, et
dans le premier mois il en a été trouvé de 90 à 100 par Vallin, 121 par
Grisolle, 126 par Jacquemier, 137 par Trousseau. On peut déduire de
ces données que les battements du cœur sont plus fréquents chez
l'enfant que chez l'adulte ; et le principal résultat des recherches faites,
c'est que cette fréquence reste supérieure à 100 jusqu'à l'âge de six ans
(Valleix).

(2) L'intensité variable des bruits normaux du cœur est peu importante. Mais nous verrons qu'il n'en est pas de même pour les bruits
pathologiques.

l'homme sain, non-seulement en considérant ces révolutions dans leur succession, mais encore en comparant la durée des quatre phénomènes d'auscultation de chacune de ces révolutions : leur durée relative reste la même.

Cependant ce rhythme peut être modifié assez fréquemment sous l'influence de phénomènes mécaniques de la respiration : il y a alors *dédoublement des bruits*, en sorte que l'on entend trois et quelquefois quatre bruits successifs, au lieu de deux, pendant une révolution cardiaque.

La succession de ces bruits a fait comparer le dédoublement au rappel d'un tambour, au galop d'un cheval, etc.

Longtemps on avait considéré le dédoublement des bruits cardiaques comme pathologiques, lorsque, en 1866, Potain, dans un intéressant travail, est venu démontrer que ce phénomène était assez fréquemment indépendant de toute lésion ou maladie du cœur, puisqu'il l'a noté chez un cinquième des sujets sains examinés (1).

Le dédoublement physiologique des bruits du cœur diffère de celui qui résulte d'une maladie du cœur par sa durée passagère, intermittente, puisqu'il est subordonné aux mouvements respiratoires. Le dédoublement du premier bruit est perçu d'ordinaire à la fin de l'expiration et au commencement de l'inspiration ; celui du second bruit, à la fin de l'inspiration et au début de l'expiration. Ces dédoublements physiologiques sont difficiles à expliquer. Nous allons voir quelles sont les causes organiques et fonctionnelles auxquelles ils ont été attribués, en exposant les conditions organiques et physiques des bruits normaux du cœur.

§ 2. — CONDITIONS ORGANIQUES ET PHYSIQUES.

Nous abordons la question la plus délicate de l'étude des

(1) Potain, *Note sur les dédoublements normaux des bruits du cœur* (*Union médicale*, t. XXXI, p. 866).

bruits normaux du cœur, celle de leur mode de production dans l'état sain. La solution, en effet, doit servir de base pour expliquer l'origine et l'évolution des bruits pathologiques. Malheureusement c'est un problème rempli de sérieuses difficultés, ce que démontre le grand nombre de théories proposées. L'exposé détaillé de ces théories serait inutile en présence de la solution physiologique la plus moderne dont il sera question tout à l'heure, et qui a résolu la question de la succession des mouvements des différentes parties du cœur.

Les expérimentations de Galien sur les animaux montraient déjà un progrès réel dans l'étude des mouvements du cœur. Elles engendrèrent, dans les siècles qui suivirent, de nombreuses controverses qui n'élucidèrent pas le problème. Il faut arriver jusqu'à Harvey, vivant au xviie siècle, pour trouver une description bien observée des mouvements du cœur. Il établit qu'il y a dans le cœur deux mouvements : 1° un mouvement complexe simultané consistant dans la contraction du cœur, le redressement de sa pointe, le choc contre les parois thoraciques, et l'expulsion dans les vaisseaux du sang contenu dans les ventricules ; 2° la contraction des oreillettes qui précède immédiatement celle des ventricules. Mais ce n'est que dans le siècle suivant que Haller, dans ses mémorables expériences au sujet desquelles il soutint de si ardentes discussions, formula l'évolution physiologique des mouvements du cœur d'une manière précise.

Pour Haller, la contraction commence par l'origine des veines caves et pulmonaires, puis les deux oreillettes se contractent simultanément, la systole des deux ventricules s'opère immédiatement après, et enfin cette systole est suivie du relâchement et du repos, qui est la diastole. A la systole des ventricules se rattache le choc du cœur, ce qui était d'ailleurs généralement admis. Quand ils se contractent, leur sommet se rapproche de la base et se recourbe en avant et à gauche, le cœur se raccourcit, devient plus dur et repousse le doigt qui le touche (1). Ces faits doivent être considérés comme fondamentaux; aussi n'est-ce que sur des particularités physiologiques qu'ont pu porter les recherches pendant le siècle qui s'est écoulé depuis les travaux de Haller. Ces recherches ont été surtout remarquables depuis un certain nombre d'années.

Les expériences nouvelles sur les animaux et surtout l'emploi de la méthode d'exploration graphique imaginée en Allemagne pour enregistrer les pulsations des artères (Karl Vierordt), mais fécondée et appliquée ingénieusement en France aux mouvements du cœur par Chauveau et Marey, ont précisé d'une manière remarquable la succession de ces mouvements. En présence des opinions contradictoires qui encombrent la science, la précision de ce mode d'expérimentation était nécessaire pour trancher la question. Une révolution du cœur en effet dure si peu, une seconde au plus, que les observateurs habitués, même depuis longtemps, aux expériences physiologiques, ne sont pas toujours d'accord sur la succession des mouvements de cet organe mis à nu chez les animaux. Sans entrer dans les développements que demanderait la description complète du procédé, je me contente d'en donner une idée sommaire, pour insister sur l'importance de ses résultats.

Chauveau et Marey, s'étant d'abord assurés que les contractions des cavités gauches et droites du cœur étaient absolument synchrones, n'ont expérimenté que d'un seul côté du cœur. Les cavités droites se prêtant plus facilement à l'expérimentation, ils y ont fait pénétrer, par une incision faite à la veine jugulaire, deux ampoules élastiques terminant deux petits tubes et contenant de l'air. Ces ampoules,

(1) A.-V. Haller, *Elementa physiologiæ corporis humani*, in-4º, 1757, t. I, Motus cordis, p. 385.

immergées dans le sang, y subissent une pression à chaque contraction des parois des deux cavités, et l'air comprimé qu'elles renferment s'échappe par les tubes vers l'extérieur, où il soulève les parois de petits tambours, et par suite deux petits leviers allongés dont la pointe décrit deux mouvements successifs amplifiés d'ascension et de descente. Cette pointe, traçant sa course sur un papier mû suivant la longueur du levier par un mouvement d'horlogerie, marque des lignes représentant mathématiquement la répétition de ces mouvements. Trois tracés parallèles, basés sur le même principe, ayant lieu pour l'oreillette, pour le ventricule et pour le choc du cœur, de façon à avoir le même point de départ perpendiculaire, représentent exactement la succession et les rapports synchrones des mouvements du cœur (1).

Tel est le procédé d'exploration avec lequel les habiles expérimentateurs ont résolu le problème cardiographique. Ils ont obtenu de la sorte les trois tracés de la figure 40, qui montrent avec netteté les rapports exacts des divers mouvements du cœur, comme n'avaient pu le faire jusque-là les expérimentations antérieures. En partageant en dix divisions perpendiculaires de synchronisme chaque révolution cardiaque, on obtient une détermination facile des différents temps de cette révolution du cœur, comme je le montrerai tout à l'heure.

J'emprunte ce qui suit à la description de l'évolution du

---

(1) Pour faire pénétrer les ampoules dans les cavités droites du cœur, Chauveau et Marey introduisent, par l'incision de la jugulaire du cheval, un tube renfermant les deux tubes à ampoule qu'ils font arriver en même temps, l'une dans l'oreillette, et l'autre dans le ventricule ; leur extrémité extérieure communique avec le cardiographe. Le placement de la troisième ampoule en avant de la pointe du cœur, *sans ouvrir la poitrine*, a lieu entre les deux muscles intercostaux ; c'est le moment le plus difficile de l'expérience. Répétée plusieurs fois en présence d'une commission de l'Institut, elle n'a pas néanmoins présenté les difficultés que l'on pourrait croire.

cœur ainsi déterminée, qui a été faite en 1863 par le professeur Gavarret à l'Académie de médecine (1).

RÉVOLUTION DU CŒUR.

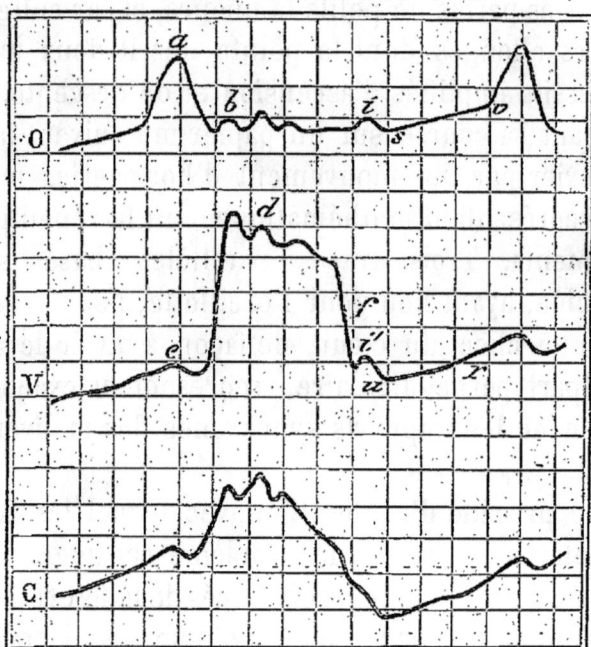

Fig. 40.

O, Tracé de l'oreillette; V, du ventricule. C, tracé du choc de la pointe du cœur; a, Contraction ou systole de l'oreillette; b, pression par la poussée du sang des veines; b, v, diastole auriculaire; d, systole du ventricule immédiatement après celle de l'oreillette a, et en même temps que le choc de la pointe du cœur; f, cessation brusque de la systole ventriculaire; ur, réplétion graduelle du ventricule par le sang de l'oreillette avant le retour v de la contraction de cette dernière; i', choc en retour du sang sur les valvules sigmoïdes.

« Cette représentation (fig. 40) d'une révolution complète du cœur (2) se compose de trois courbes superposées et obte-

(1) *Bulletin de l'Académie de médecine*, 1863-1864, t. XXIX, p. 977. C'est le troisième discours de Gavarret dans la discussion sur la théorie des mouvements du cœur, discussion à laquelle prirent également part Bouillaud, Béclard, Barth, Parchappe et Beau, à propos du mémoire de Chauveau et Marey sur le cardiographe.

(2) Ma figure 40 est la reproduction de celle qui a été insérée dans le *Bulletin de l'Académie*. J'ai seulement limité à dix les divisions per-

nues simultanément : la supérieure O est le tracé de l'oreillette; la moyenne V, le tracé du ventricule; l'inférieure C, le
tracé du choc précordial. Rappelons que ces courbes ne tra-
duisent directement que des variations de pression. Mais les
mouvements du cœur et ces variations de pression sont liés
par des rapports intimes de cause à effet; il est donc légitime de
conclure de l'observation des variations de pression à l'ordre
de succession, au rhythme et à la durée des mouvements
eux-mêmes. Faisons observer en outre, et la chose est importante, que les portions de ces trois courbes comprises
entre deux mêmes verticales correspondent à des phases synchrones de la révolution cardiaque successivement considérée
dans les mouvements de l'oreillette, dans les mouvements du
ventricule et dans les rapports du cœur lui-même avec les
parois thoraciques. »

« La comparaison de ces trois courbes nous fournit les
conclusions suivantes :

» 1° La systole auriculaire précède constamment la systole
ventriculaire; ces deux systoles sont parfaitement indépendantes l'une de l'autre.

» 2° La systole auriculaire débute brusquement; sa durée
est extrêmement courte. — La systole ventriculaire débute
par une contraction instantanée, mais elle se prolonge pendant toute la durée du passage de l'ondée sanguine à travers l'orifice artériel, et occupe ainsi une fraction considérable, du tiers au quart, de la révolution cardiaque.

» 3° La diastole de l'oreillette commence en même temps
que la systole du ventricule, immédiatement après la systole
auriculaire. Ce mouvement d'ampliation lent et progressif
est le résultat de la pression continue du sang des veines
contre les parois relâchées de l'oreillette.

» 4° La diastole du ventricule succède immédiatement à sa

pendiculaires de la révolution cardiaque, ce qui permet de mieux comparer la durée réciproque des divers mouvements et bruits du cœur.

systole; elle s'opère sous l'influence de la chute toute passive du sang de la cavité auriculaire dans la cavité ventriculaire. La contraction de l'oreillette n'intervient qu'à la
fin de cette diastole, pour compléter l'ampliation et la réplétion du ventricule.

» 5° Le choc précordial est le résultat immédiat et direct
de la systole du ventricule ; il est complétement indépendant
de la systole auriculaire qui le précède et de la diastole
ventriculaire qui le suit. »

En présence de ces tracés cardiographiques de Chauveau
et Marey, qui permettent d'analyser avec précision les
phénomènes mécaniques de la circulation cardiaque, il
devient facile d'y rattacher la production des bruits perçus
au niveau du cœur par l'auscultation, dans l'état normal.

Le premier bruit coïncide évidemment avec le choc du
cœur et la contraction ou systole *ventriculaire*. La contraction de l'oreillette, qui marque le début de la systole,
étant aphone, doit être mise par conséquent hors de cause
dans la production des bruits normaux du cœur. C'est un
premier fait très-important, sur lequel j'aurai à revenir. On
ne saurait douter d'ailleurs que la systole des oreillettes
n'intervienne en rien dans la production des bruits normaux,
puisque dans les expériences sur les animaux vivants, on
a pu immobiliser le relâchement des oreillettes en les pi-
quant (Marey), sans que les autres mouvements et les deux
bruits du cœur aient cessé pour cela d'être perçus.

A la systole des ventricules correspond donc le premier
bruit, et l'on peut ajouter le petit silence, qui coïncide
avec le moment très-court de leur relâchement. Aussitôt que la diastole se produit (fig. 40, *f*, ligne de descente du tracé V), apparaît le *second bruit*, correspondant
à un petit mamelon *i'*, qui ne peut être dû qu'à la pression
du sang en retour sur les valvules sigmoïdes s'épanouissant
vers les cavités ventriculaires. Le grand silence se continue

pendant l'inertie ventriculaire, et pendant la contraction de l'oreillette, jusqu'au moment de la systole ventriculaire.

Voilà les principaux faits physiologiques qui ressortent de l'étude comparative des bruits et des mouvements du cœur. Avant d'en déduire une théorie des bruits du cœur, il est indispensable de signaler comme inutiles à discuter, en présence des faits révélés par le cardiographe, les théories basées sur de fausses interprétations des mouvements du cœur, et qui ont pu avoir leur temps de crédit.

Théories inadmissibles. — Au temps de Laennec, la physiologie des mouvements du cœur avait été trop peu étudiée pour qu'il ait pu formuler une théorie satisfaisante. On sait que Laennec expliquait le premier bruit par la contraction des ventricules, et le second bruit par la contraction des oreillettes. Cette manière de voir était manifestement erronée; car il est évident qu'à la fin du grand silence du cœur, c'est l'oreillette qui se contracte d'abord, contraction qui est suivie de celle du ventricule. — Il n'y a pas non plus à conserver la théorie de Pigeaux (1), qui avait aussi pour base la supposition de la contraction des oreillettes immédiatement après celle des ventricules. Il attribuait le *premier bruit* au frottement excentrique de la masse sanguine artérielle contre les parois ventriculaires et les gros vaisseaux qui en partent, et le *second bruit* au frottement concentrique du sang veineux contre les parois des auricules ou oreillettes, des orifices auriculo-ventriculaires et des parois des ventricules. — Une autre théorie enfin, ayant pour base une hypothèse anti physiologique, a été celle de Piorry, reprise par Piédagnel, attribuant le premier bruit à la contraction du cœur gauche et le second bruit à la contraction des cavités droites, quoi qu'il y ait simultanéité des mouvements des deux cœurs.

Autres théories. — En dehors des théories inacceptables

(1) Pigeaux, *Traité pratique sur les maladies du cœur*, 1839.

que je viens de rappeler, il en est un grand nombre d'autres sujettes à discussion, mais qu'il serait oiseux d'exposer dans tous leurs détails. Il me suffira de rappeler ce qu'elles ont d'important dans l'explication qu'elles ont donnée des deux bruits du cœur.

Nous avons vu qu'à l'auscultation deux bruits du cœur alternent avec deux silences, et caractérisent chaque révolution complète de l'organe. Le premier bruit débute avec son impulsion et par conséquent avec la systole *ventriculaire*; c'est un fait précis qui semblerait devoir permettre de faire concorder les quatre temps des phénomènes d'auscultation (premier bruit, premier silence, second bruit, second silence) avec les mouvements divers ou les différents temps de la révolution cardiaque. Mais il n'y a pas d'accord absolu entre les bruits et les mouvements physiologiques, dont la détermination des temps a d'ailleurs été diversement comprise, suivant les théories.

Luton, dans un important travail sur la physiologie du cœur (1), a bien exposé ce désaccord entre les bruits et les mouvements du cœur. Ainsi, dit-il, « la systole de l'oreillette, qui dans l'ordre des temps marque le début de la révolution cardiaque, se trouve ici reportée tout à la fin du silence, car elle-même s'accomplit sans bruit. Il faut donc, ajoute-t-il, bien insister sur cette distinction entre les *temps* et les *bruits* du cœur : les premiers rappellent les mouvements de l'organe classés suivant un ordre naturel; et les seconds, ne coïncidant qu'avec quelques-uns de ces mouvements, ne peuvent être logiquement rangés que par rapport au grand silence qu'ils précèdent ou qu'ils suivent, comme on voudra ». Il me semble que cette conclusion incertaine montre la fragilité de ce principe de classement des bruits du cœur considérés comme précé-

(1) Luton, article cœur (physiologie) du *Nouveau Dictionnaire de méd. et de chir. pratiques* (t. VIII, 1868, p. 304).

dant ou suivant, à volonté, le grand silence. Ce n'est pas une base physiologique qui puisse s'appliquer aux bruits normaux et anomaux à la fois. Et d'ailleurs le grand silence de Luton s'étend jusqu'à la contraction ventriculaire

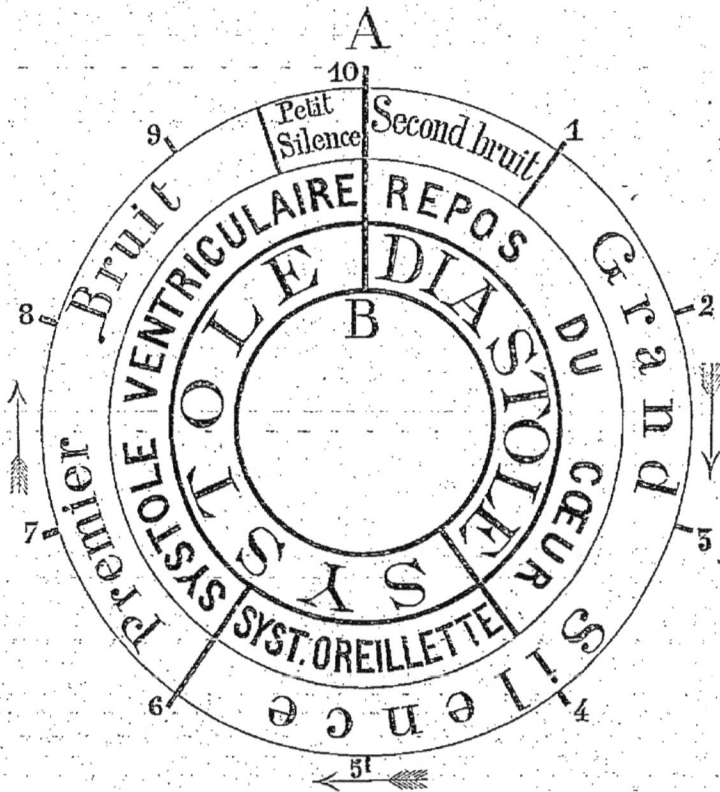

Fig. 41.

Cycle de la révolution cardiaque physiologique divisée en 10 temps.

qui marque le premier bruit du cœur, et il empiète ainsi sur la systole auriculaire.

Pour donner une idée exacte de l'enchevêtrement régulier des mouvements et des bruits normaux du cœur, j'en ai réuni les particularités, d'après le tracé Chauveau et Marey de la figure 40, dans trois zones circulaires concentriques (fig. 41). La plus intérieure répond à une révolution

cardiaque, et ne comprend que deux divisions : la systole et
la diastole. La zone intermédiaire, qui concerne les mouvements de l'organe, présente trois divisions, deux pour la
systole et une seule qui répond à la diastole. Enfin la zone
extérieure compte quatre divisions pour les deux bruits et
les deux silences. Rien ici que de fondé rigoureusement
sur la physiologie.

Un coup d'œil jeté sur ce tracé saisit facilement les rapports tels qu'ils existent entre les bruits du cœur et ses
mouvements d'une part, et entre ces bruits et ces mouvements, et les deux temps physiologiques de la révolution
cardiaque : la systole et la diastole. Cette figure nous
montre encore qu'il y a deux seuls points, dans la révolution du cœur, où un temps particulier du mouvement correspond avec un des deux bruits. Ce sont : le point A marquant l'apparition du second bruit et le début de la diastole
ou du repos du cœur, et le point B, correspondant au choc
du cœur et au début du premier bruit, mais coupant en
deux le temps fondamental de la systole. On voit encore
dans ce tracé, divisé en dix au point de vue du temps
comme le tracé cardiographique, que la durée de la systole
étant représentée par six divisions, ou les six dixièmes
d'une révolution, la diastole n'en comprend que quatre. Le
premier temps de la systole (auriculaire) est au second temps
systolique (ventriculaire) comme 2 est à 4. Enfin les divisions acoustiques répondant aux mouvements sont également discordants : le premier bruit compte pour 3 1/2 et le
petit silence pour une demie au plus; le second bruit pour
1, et le grand silence qui le suit pour 5 (1).

L'étude des bruits pathologiques du cœur nous montrera
l'utilité des distinctions que je viens de grouper. Et comme

_____

(1) Il est clair que ces rapports ne peuvent pas être considérés
comme absolus; mais les individus sains explorés ne peuvent présenter
à cet égard que de légères variantes.

on peut entendre les bruits pathologiques pendant des
mouvements variables de la systole ou de la diastole; si
l'on n'avait pas des données réciproques précises sur les
mouvements et les bruits normaux du cœur, on ne pourrait arriver à apprécier suffisamment les bruits morbides.
Tel temps des mouvements, indifférent pour l'interprétation
des bruits normaux, prend une grande importance dans
l'ordre pathologique : telle est la systole de l'oreillette.
C'est pour avoir raisonné dans le cercle des bruits normaux que Barry, Brodie, Hope et Marc d'Espine ont été
jusqu'à mettre en doute la réalité de cette systole de l'oreillette, n'admettant par conséquent le début de la systole
qu'au moment de la contraction du ventricule. Leur opinion n'a pas prévalu sur l'observation de Haller, qui a signalé les mouvements propres de l'oreillette, mouvements
confirmés d'une manière éclatante par les recherches les plus
modernes. — Malgré ce fait physiologique incontestable du
début de la systole au niveau des oreillettes, beaucoup
d'observateurs disent encore : la contraction de l'oreillette
ayant eu lieu, *la systole s'effectue.* Comme les termes ont
une valeur capitale dans l'étude des bruits du cœur, il est
absolument nécessaire de bien préciser celui qui exprime
le mouvement du cœur coïncidant avec le premier bruit
normal. Ce bruit ne peut pas être dit simplement systolique,
puisque la contraction aphone de l'oreille l'est aussi. Toutes
les théories ont admis que ce premier bruit coïncide avec
un phénomène fixe d'une manière invariable, et qui en
constitue un caractère concomitant fondamental; c'est le
choc du cœur, qui fait que la systole du ventricule est
impulsive. Le premier bruit étant dit *systolique impulsif,*
on précise ainsi exactement le rapport du premier bruit à
un mouvement du cœur bien net, facilement déterminé, et
l'on réserve la question du premier temps de la systole :
celui de la contraction des oreillettes. Nous verrons quelle

application des plus utiles on peut faire de cette nouvelle dénomination, à propos des lésions du cœur.

La systole et la diastole sont ainsi les deux bases de toute interprétation théorique et pratique (1).

Quelle est la cause intime du premier bruit du cœur? Pendant le choc qui l'accompagne, il y a systole ventriculaire, par conséquent contraction musculaire, et par suite un bruit dit rotatoire. Laennec qui l'a signalé, Hope, C. Williams, les comités de Dublin, de Londres, de Philadelphie et Barth et Roger, ont uniquement ou en grande partie attribué la production du premier bruit du cœur à la contraction cardiaque. On s'étonne de voir d'autres auteurs, qui ont discuté les questions relatives au fonctionnement du cœur, s'appuyer sur une donnée physiologique rappelée plus loin, et ne pas tenir compte de cette cause du premier bruit, quoiqu'il y eût parmi eux des hommes éminents tels que Carlile, Magendie, Burdach, Bouillaud, Gendrin, Cruveilhier, Skoda, Beau, et les docteurs Chauveau, Faivre et Marey.

Il y a cependant une expérience de Laennec bien simple que chacun peut faire, en la modifiant, et qui démontre de la manière la plus évidente que la contraction brusque d'un muscle assez volumineux produit à l'auscultation un bruit d'une similitude parfaite avec le premier bruit du cœur, organe essentiellement musculaire; voici cette expérience.

(1) Je ne saurais admettre avec un savant critique, le docteur Lereboullet (*Gazette hebdomadaire* du 2 août 1878), qu'il ne faut pas se baser sur la systole et la diastole pour interpréter les bruits du cœur. Il admet quatre temps dans chaque révolution cardiaque : 1° la systole ventriculaire; 2° la diastole active du ventricule; 3° la réplétion lente et progressive du ventricule; 4° la distension brusque et complète du ventricule. — Cette division est un nouvel exemple de l'inconvénient de faire commencer l'évolution du cœur par des *temps* arbitraires, au lieu de se baser sur la vraie systole et la vraie diastole physiologiques. On ne saurait d'ailleurs dénier à l'oreillette un vrai mouvement systolique, comme le fait l'auteur : Haller a trop bien tranché la question.

Quand on fait reposer un côté de la tête sur un oreiller dans
la résolution, si l'on contracte et relâche alternativement les
muscles masséters et temporaux, en serrant brusquement
les mâchoires préalablement rapprochées ; et si l'on répète
ces contractions de manière à imiter la succession des battements du cœur, on entend au moment de chaque contraction un bruit sourd, plus faible sans doute, mais exactement semblable, par ses caractères, à celui qui accompagne
la systole cardiaque. La reproduction est très-nette, et
doit, il me semble, faire admettre la contraction musculaire
du cœur, sinon comme la seule cause, du moins comme la
cause fondamentale du premier bruit du cœur (1).

On a objecté à cette manière de voir, tout en admettant
que les contractions de certains muscles de la vie animale
donnent lieu à des vibrations qui sont au nombre de 32 à 35
par seconde, et produisent un bruit distinct, qu'il n'en est
plus de même pour les muscles de la vie organique. Le
cœur en particulier ferait exception à cette loi parce que,
dans ce muscle, la contraction se borne à *une seule secousse*,
et que la durée de cette secousse est peu considérable.
Il nous paraît difficile d'admettre avec Marey que la contraction ne saurait se produire dans le cœur (2). Une simple
secousse qui réduit instantanément le cœur de volume, le
fait changer de position, et qui dure pendant les quatre
dixièmes du temps de la révolution cardiaque, près de la
moitié d'une seconde, ne saurait être assimilée, au point de
vue du bruit produit, aux mouvements des muscles lisses
organiques, au lieu de l'être aux mouvements des muscles
volontaires. D'ailleurs il ne faut pas perdre de vue que le
cœur exsangue extrait du corps engendre un bruit à chaque

(1) Laennec se contente de signaler le bruit rotatoire perçu quand
on contracte énergiquement les masséters, puis quand on diminue
cette contraction (t.-III, p. 53).
(2) Marey, *Du mouvement dans les fonctions de la vie*, p. 460.

contraction, malgré l'absence du sang dans l'intérieur de l'organe, ainsi que Ludwig et Dogiel l'ont constaté. Enfin, le claquement des valvules ne peut pas produire un bruit aussi prolongé que le premier bruit du cœur l'est réellement ; et d'ailleurs la tension artificiellement provoquée par un courant d'eau de la valvule mitrale donne un bruit qui ne ressemble pas au premier bruit du cœur observé sur le vivant.

Au moment où se produit ce premier bruit, il y a d'autres actes que la contraction musculaire, qui coïncident avec elle et avec le choc de l'organe, et auxquels on a cru devoir attribuer le bruit cardiaque. Il y a d'abord le choc du cœur contre les parois thoraciques, invoqué par Magendie comme cause unique, et par Skoda, par le comité de Londres, et par Chauveau, Faivre et Marey, comme cause de renforcement du premier bruit du cœur. On a signalé encore comme origine du premier bruit : les vibrations résultant de la *collision du sang* dans la systole (Gendrin) ; le *frottement du sang* contre les parois des ventricules, des orifices et des gros vaisseaux (comité de Dublin, Pigeaux) ; son *irruption dans les artères* pendant la systole (Carlile) ; son *irruption dans les ventricules* (Burdach, Beau) ; la tension ou le *redressement des valvules auriculo-ventriculaires* (Hope, Rouanet, Skoda, comité de Philadelphie, Chauveau, Faivre et Marey) ; le même redressement *avec choc des faces opposées* des valvules auriculo-ventriculaires, et *abaissement secondaire* des valvules sigmoïdes (Bouillaud) ; enfin, le *redressement brusque des valvules sigmoïdes*, c'est-à-dire leur accolement subit contre les parois aortiques au moment du passage de l'ondée sanguine.

Parmi ces différentes explications du premier bruit du cœur, la théorie basée sur le redressement ou la tension brusque des valvules auriculo-ventriculaires est celle qui a

17.

été le plus en faveur depuis que Rouanet a formulé sa théorie (1). Son adoption par le professeur Bouillaud lui a donné plus d'autorité. En 1868, Luton l'a défendue, en s'appuyant sur cette opinion de Magendie que tout bruit suppose un mouvement contrarié. Il pense que la contraction musculaire n'est pour rien dans la production du premier bruit. Il y a, dit-il, trois mouvements principaux dans la systole ventriculaire : « la sortie de l'ondée sanguine par les orifices artériels, la mise en jeu des valvules auriculo-ventriculaires, et la tendance au choc du cœur contre la poitrine (2). Or, le premier mouvement s'accomplit sans obstacle à l'état normal ; le troisième ne constitue pas un choc à proprement parler, et d'ailleurs le premier bruit s'entend encore sur un cœur mis à nu ; il ne reste donc, continue Luton, que le claquement valvulaire produit, du reste, par un effort sans issue, pour expliquer le bruit en question. Toute la masse du ventricule participe à cet effort et vibre également *à l'unisson*; voilà pourquoi le premier bruit est sourd, grave et profond. » Je dois ajouter que cet ingénieux observateur n'admet pas que la contraction musculaire du cœur puisse être invoquée, parce que la systole ne se compose aussi pour lui que d'*une seule vibration* musculaire.

Le mouvement sans issue invoqué par cet auteur pour expliquer le bruit de claquement volontaire est loin d'avoir l'importance qu'il lui donne ; car il n'y a pas arrêt du sang comme pour les valvules sigmoïdes, puisque l'effort du sang *a une issue* par les orifices artériels. De plus, si le bruit de choc au retour du sang (ou second bruit) est très-net au niveau des valvules sygmoïdes, c'est non-seulement parce que l'arrêt du sang est brusque et complet, mais encore

(1) Rouanet, *Analyse des bruits du cœur*, thèse de Paris, 1832.
(2) Il est évident néanmoins qu'il y a avant tout, comme mouvement de premier ordre, la contraction musculaire, que Luton oublie.

parce qu'il existe en deçà de l'obstacle une tendance au vide due à l'aspiration passive du ventricule. Le redressement des valvules auriculo-ventriculaires ou plutôt leur changement de position pendant la systole, se fait au contraire dans un espace entièrement immergé de sang : d'un côté, l'ondée sanguine intraventriculaire, et de l'autre le sang affluant incessamment dans l'oreillette. Toute clôture de soupape s'effectuant en plein liquide ne saurait être bien sonore. Le fût-elle d'ailleurs, le bruit valvulaire devrait être net et bref comme le second bruit du cœur, et non moelleux, prolongé, comme il l'est réellement. La clôture brusque des soupapes auriculo-ventriculaires ne doit donc pas être considérée comme expliquant suffisamment à elle seule la production du premier bruit du cœur (1).

Quant au *second bruit*, on peut dire qu'il y a unanimité d'opinion pour le placer au début de la diastole ; car les deux explications de Corrigan et de Burdach, le faisant apparaître pendant la systole, ne sont pas acceptables. Corrigan attribuait le second bruit du cœur au choc des parois opposées des ventricules après l'expulsion du sang dans les artères ; et Burdach à ce passage du sang dans les conduits artériels. Tout en faisant du second bruit du cœur un phénomène de diastole, la généralité des observateurs a varié d'opinion sur sa cause immédiate.

Aussitôt après la production du premier bruit suivi du petit silence, on entend le second bruit, plus clair et plus bref que le premier. Ressemblant à un claquement, il est

(1) Récemment, en Allemagne, Ludwig et Dogiel ont fait des expériences qui leur ont semblé légitimer le rôle de la contraction musculaire du cœur dans la production du premier bruit. Guttmann a constaté, comme eux, que le cœur exsangue rend un bruit par sa contraction, et que le claquement valvulaire est plus sourd et tout à fait différent. O. Bayer s'est aussi appuyé sur des faits pathologiques pour soutenir l'origine musculaire du premier bruit du cœur. Toutefois cette interprétation n'est pas considérée comme exclusive par ces observateurs.

attribué par la plupart des observateurs et expérimentateurs au redressement brusque des valvules sigmoïdes ; il est dû au retour subit du sang lancé dans les artères, en éprouvant un mouvement de recul sur les soupapes sigmoïdes, par le fait de la tension artérielle, et de la rencontre des vaisseaux capillaires. Hope, Rouanet, Carlile, Cruveilhier, C. Williams, les trois comités de Dublin, de Londres et de Philadelphie, Bouillaud, Chauveau, Faivre et Marey, Barth et Roger, etc., ont adopté cette explication. D'autres observateurs ont considéré comme causes du second bruit : la dilatation ventriculaire (d'Espine); le choc du cœur retombant sur le péricarde (Turner) ; le choc de la face antérieure du cœur contre les parois de la poitrine (Magendie); le frottement du sang arrivant par les veines contre les parois des oreillettes, des orifices auriculo-ventriculaires et des ventricules (Pigeaux); la percussion ou le choc de ce sang contre les parois des oreillettes ou contre les parois des ventricules (Gendrin et Skoda).

Comment conclure, d'après des données aussi diverses? J'admets avec Barth et Roger que de nombreux phénomènes concourent à la production de chaque bruit du cœur; mais je ne saurais en conclure qu'on doive en faire un faisceau dans lequel chacun de ces phénomènes aurait la même puissance acoustique. Il me paraît évident que chacun des deux bruits du cœur a sa cause fondamentale qui domine toutes les autres.

Pour le premier bruit, c'est la contraction musculaire brusque des ventricules du cœur; pour le second bruit, c'est la tension brusque des valvules sigmoïdes aortiques et pulmonaires, avec le choc en retour de la colonne sanguine artérielle. On peut en rapprocher les autres conditions proposées comme des données accessoires ou complémentaires qui ont leur valeur, non pas comme explication de la genèse des bruits normaux du cœur, mais comme permettant d'expliquer peut-être plus facilement la production de certains bruits pathologiques.

Nous considérons donc, comme données accessoires ou secondaires du premier bruit, les différents phénomènes déjà rappelés (p. 297). Quant au second bruit, son origine n'a pas de données secondaires importantes; il est impossible d'admettre que le frottement du sang arrivant graduellement par les veines dans les oreillettes et les ventricules pendant la diastole, soit un phénomène sonore à rapprocher du claquement bref qui constitue le second bruit.

Les conditions organiques dont il vient d'être question sont les principales à invoquer pour expliquer la production des bruits normaux du cœur.

En les exposant, nous avons à la rigueur fait connaître les conditions physiques de ces bruits. Nous avons rappelé qu'ils devaient leur origine à des contractions musculaires, au passage des valvules du cœur de leur état de relâchement à leur tension brusque, du choc en retour du sang sur les valvules sigmoïdes.

Je ne parle pas de la collision du sang, ni de son frottement dans les cavités ou les conduits vasculaires, frottement que l'on a rejeté comme origine des bruits normaux, mais que j'aurai à rappeler à propos des bruits morbides.

3. — SIGNIFICATION.

Les bruits normaux du cœur, se succédant régulièrement avec les caractères que nous avons indiqués, sont habituellement l'indice de l'intégrité anatomique et fonctionnelle de l'organe central de la circulation. Cependant il y a à cette règle des exceptions dont il faut tenir compte; car nous verrons que, dans de certaines conditions, des lésions parfois profondes du cœur, mais n'altérant ni la souplesse des valvules, ni le calibre des passages, ne s'accompagnent d'aucune modification apparente des bruits cardiaques, et c'est dans l'ensemble et le rapprochement des symptômes observés qu'il faut alors chercher la solution du diagnostic.

CHAPITRE III

SIGNES ANOMAUX OU MORBIDES

Nous venons de voir ce que sont les bruits du cœur dans l'état sain. Dans l'état pathologique, ces bruits sont modifiés, ou accompagnés, ou remplacés par des bruits morbides. Ces derniers se montrent aussi en dehors des temps marqués par les bruits normaux; car on peut dire qu'il n'est pas un seul moment de la révolution cardiaque pendant lequel des bruits morbides ne puissent sinon se produire, du moins se faire entendre.

Art. 1er. — Signes morbides d'auscultation du cœur en général.

Avant de les décrire en particulier pour en montrer l'origine pathologique, il est indispensable de rappeler sommairement : 1° leurs caractères généraux ; 2° leur mode de production ; 3° leur constatation ; 4° leur classification, les termes scientifiques ayant une importance incontestable pour la clarté des raisonnements.

§ 1er. — CARACTÈRES GÉNÉRAUX.

Les mouvements et les bruits normaux du cœur peuvent présenter, dans l'ordre pathologique, des anomalies sous le rapport de leur siége, de leur intensité, de leur tonalité, de leur timbre, de leur rhythme, que j'aurai à exposer plus

loin. Mais en dehors de ces conditions que l'on peut dire
accessoires, il y a des bruits anomaux qui ont des caractères spéciaux. Ces bruits morbides sont en général des
murmures, des souffles doux ou rudes, imitant parfois un
raclement, un bruit de râpe, d'étrille, de scie, de lime, de
piaulement, de sifflement, un choc à timbre métallique.
Ces sonorités diverses constituent des bruits si les vibrations sont irrégulières, ou de véritables sons musicaux plus
ou moins accentués. Je ne saisis pas l'importance que l'on
a attribuée à la dénomination de *tons* appliquée à tous les
bruits du cœur par Skoda.

§ 2. — MODE DE PRODUCTION. — THÉORIES.

Les bruits morbides ont une origine organique et physique.

Les lésions organiques occupent le plus souvent le lieu
où se produit le phénomène anomal d'auscultation. L'endocardite est le point de départ habituel des boursoufle-
ments, des déformations des valvules, qui rétrécissent les
orifices du cœur; ou bien ces mêmes valvules, devenant
impuissantes à remplir leur fonction de soupape, par suite
de lésions analogues ou particulières, laissent le sang rétrograder en partie. Il résulte de là des *rétrécissements* ou
des *insuffisances* d'orifices du cœur, qui sont les points de
départ des signes observés.

Outre ces lésions locales, il y a des lésions de voisinage
qui produisent des insuffisances en agrandissant des orifices
que les valvules, saines d'ailleurs, ne peuvent plus fermer
suffisamment. La dilatation du ventricule droit produit de
la sorte l'insuffisance de l'orifice tricuspidien, et la dilatation de l'aorte ascendante la même lésion à l'orifice aortique. Les dilatations des cavités du cœur et les altérations
de son tissu, telles que son hypertrophie, la myocardite, et

la transformation graisseuse de ses fibres musculaires, ne produisent pas par elles-mêmes des bruits d'auscultation ayant des caractères spéciaux, mais seulement des modifications d'intensité des bruits normaux ou anomaux du cœur.

C'est encore parmi les conditions organiques qu'il faut ranger, comme causes cherchées des bruits morbides du cœur : 1° l'état vital spasmodique que Laennec avait déduit des expériences d'Erman et de Wollaston, et qui est seulement acceptable comme contribuant à la production du bruit normal, ainsi que nous l'avons vu dans le précédent chapitre (1); 2° l'augmentation de la quantité du sang (Andral), et sa fluidité exagérée, d'où résulteraient des modifications dans les parois des cavités circulatoires.

A ces questions organiques se rattachent des données physiques fondamentales pendant longtemps négligées, ou mal comprises, et qui sont à l'ordre du jour sans être encore résolues malheureusement d'une manière définitive. Quoique les lois qui président à la circulation des liquides dans les conduits dont le calibre varie, soient plus particulièrement applicables aux bruits morbides produits dans les vaisseaux, elles le sont aussi aux bruits morbides du cœur. Il est donc nécessaire de les rappeler ici.

Théories physiques. — Chauveau a invoqué les expériences de Savart sur la *veine fluide* pour expliquer la production physique des phénomènes d'auscultation. Dans son mémoire sur les murmures vasculaires (2), il montra, d'après ses expériences, que la veine fluide et ses conséquences acoustiques, signalées par Savart, se produisent dans les

(1) C'est à tort, on l'admet généralement aujourd'hui, que l'augmentation de force de la contraction du cœur a été indiquée comme une cause de souffle cardiaque.

(2) Chauveau, *Expériences physiques propres à expliquer le mécanisme des murmures vasculaires ou bruit de souffle* (*Bulletin de l'Acad. de méd.*, t. XXIII, 1858, p. 1174).

conduits fermés, comme au niveau d'un orifice ouvert, toutes les fois que le liquide traverse une portion plus ou moins dilatée d'un appareil tubulaire, ou une dilatation relative résultant d'un rétrécissement localisé. Il fit plus : il appliqua, comme nous l'avons dit à propos des bruits respiratoires d'auscultation la théorie de la veine fluide aux fluides gazeux intrapulmonaires, de même qu'aux liquides. Il rejeta toute autre cause de bruit de souffle : 1° le frottement exagéré qui résulterait du passage du liquide à travers un tube rétréci, et qui était depuis Laennec l'explication généralement adoptée (1); 2° les rugosités qui peuvent exister sur les parois des tuyaux; 3° la flaccidité de ces parois; 4° la fluidité des liquides en circulation; et enfin 5° la vitesse du courant sanguin.

Cette théorie de Chauveau fut accueillie avec faveur, mais elle laissait plusieurs parties du problème sans solution. Marey, se basant sur ses intéressantes recherches expérimentales, constate quelques années plus tard, que la cause des bruits de souffle circulatoire n'est pas encore connue, et que cependant on s'accorde mieux sur les conditions physiques, qui sont : 1° un courant sanguin rapide; 2° le passage du liquide d'une partie étroite dans une partie plus large. Il insiste à ce propos sur ce fait que le liquide rencontre, dans le dernier cas, une pression inférieure à celle qui existe au-dessus du rétrécissement, ce qui le fait se précipiter dans le point dilaté.

La veine fluide, le tourbillon ou le remous de Heynsius, et de Corrigan n'expliquent pas, ainsi que le fait remarquer Marey, comment agit le courant pour produire le souffle. Les vibrations du liquide sont seules démontrées, ainsi que leur propagation aux solides voisins, révélée par le fré-

(1) Gendrin est l'auteur qui a le plus insisté sur le frottement comme cause essentielle des souffles, qu'il a désignés par la dénomination de *frottements vibratoires* (*Leçons sur les maladies du cœur*, 1841-1842).

missement tactile. Il considère comme une condition fondamentale la tension plus forte au-dessus de l'obstacle réel
ou relatif, et la tension plus faible au-dessous. Luton
adopte cette manière de voir (1), et rejetant la théorie du
frottement de la colonne sanguine, il admet que le liquide
en mouvement est le point de départ des vibrations. Toutefois il pense qu'une partie du mouvement, qui n'est pas
entièrement consacré à pousser l'ondée sanguine dans
certains cas, se disperse perpendiculairement à la direction
de la colonne fluide, et met en vibration les bords de l'orifice d'écoulement. Ce serait alors qu'apparaîtraient les
bruits de scie, de râpe et aussi les bruits musicaux.

Bergeon, dans un remarquable mémoire (2), publié une
dizaine d'années après celui de Chauveau fit remarquer,
comme Marey, que la veine fluide est un phénomène secondaire, et qu'il faut chercher l'origine réelle du bruit dans
es oscillations qui accompagnent la formation de la veine
fluide, comme nous le verrons tout à l'heure. Il a démontré,
par des expériences, les conditions dans lesquelles doivent
être les modifications de calibre des tubes, pour la production
des oscillations vibratoires. Il est intéressant de les rappeler. Le rétrécissement d'où résulte la veine fluide peut
affecter trois formes : d'abord celle des figures 42 et 43, en
A et A', puis la forme d'un rétrécissement partiel dans un
tube uniforme d'ailleurs (fig. 44 en A''). Mais en outre
Bergeon fait remarquer que le souffle se manifeste aussi
lorsque le liquide passe d'une portion large dans une portion
plus étroite; seulement le souffle en pareil cas n'est plus
constant. Il ne se produit pas si les tubes affectent les dispositions tracées en B et B' (fig. 45 et 46); mais si le passage
dans la partie la plus étroite présente une disposition en

(1) Article cité (AUSCULTATION) du *Nouveau Dictionnaire de méd. et
de chir. pratiques.*
(2) Bergeon, *Des causes et du mécanisme du bruit de souffle*, 1868.

cul-de-sac B″ (fig. 47), un souffle bien net apparaît. Cette dernière expérience me paraît avoir une portée plus grande que
celle qui lui a été attribuée par Bergeon. Le fluide produisant
un bruit de souffle lorsque le rétrécissement est en cul-de-
sac, il devient très-probable que les aspérités rugueuses d'un

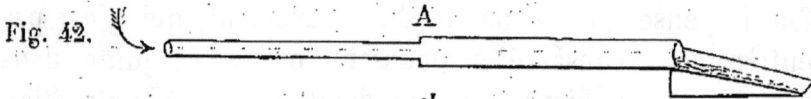

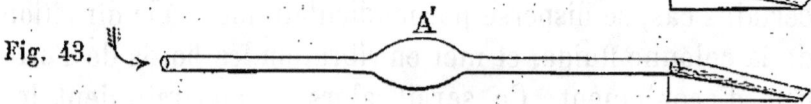

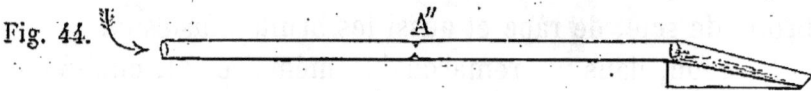

Fig. 42.

A

Fig. 43.

A′

Fig. 44.

A″

orifice du cœur ou d'un anévrysme, aspérités auxquelles
on dénie aujourd'hui toute influence sur la production des
bruits morbides, exercent une influence réelle par les nombreuses inégalités dont un grand nombre doivent affecter

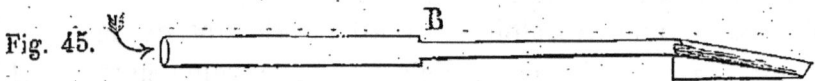

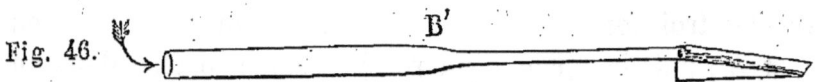

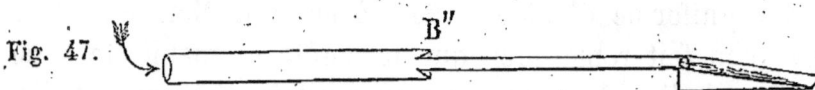

Fig. 45.

B

Fig. 46.

B′

Fig. 47.

B″

en petit la disposition en culs-de-sac partiels. On reviendrait
ainsi d'une façon rationnelle à l'explication trop dédaignée
des bruits râpeux ou des bruits de scie, par les aspérités rugueuses des orifices du cœur, par suite des obstacles opposés à la colonne sanguine passant d'une cavité large dans
une cavité relativement étroite.

Les bruits produits au niveau des orifices du cœur y restent limités, ou bien se propagent en différents sens. Longtemps on a cru que ces bruits se propageaient exclusivement dans la direction du courant sanguin; mais s'il en est ainsi dans certains rétrécissements, il n'en est pas de même dans les insuffisances, où la propagation peut se faire aussi en amont du cours du sang. Bergeon a fait remarquer avec raison que ce n'est pas l'ébranlement subi par la veine fluide qui engendre le murmure perçu, mais que ce sont les mouvements alternatifs de compression et de réaction des molécules du liquide qui constituent l'ébranlement primitif, cause première de tous les sons. Cela permet de comprendre comment, dans le tube avec rétrécissement en cul-de-sac (fig. 47), le murmure produit se propage au-dessus de l'obstacle. L'application de ce principe de l'ébranlement primitif aux insuffisances, permet seule d'expliquer la propagation du souffle et du *frémissement* remontant dans l'aorte, et s'entendant quelquefois au niveau des carotides dans l'insuffisance aortique, au lieu de se propager à la pointe du cœur (1).

Je viens d'exposer les théories générales plus ou moins bien applicables aux bruits morbides dans les cas de lésions organiques matérielles. Malgré les progrès modernes dus à l'étude physique de ces phénomènes d'auscultation, on a dû

_____

(1) « Sur le pourtour de l'hiatus (de l'insuffisance), contre ces productions quelquefois si dures qui envahissent le bord libre des valvules malades, des molécules sanguines sont comprimées exactement comme sur le biseau d'un sifflet; elles réagissent en vertu de leur élasticité; de là mouvement, ébranlement primitif déterminant des vibrations secondaires dans la masse sanguine placée au-dessus, c'est-à-dire dans l'aorte. Cette masse en vibrant produit le souffle et le frémissement, souffle et frémissement qui se propagent dans le sens de l'ébranlement primitif, et comme cet ébranlement primitif est produit par l'élasticité des molécules réagissant contre le courant qui les comprime, c'est contre le courant aussi que se propageront le souffle et le frémissement. » (Bergeon, *mémoire cité*, p. 80.)

voir qu'elle laissait encore mal expliqués un assez grand nombre de faits. Mais les lacunes sont autrement grandes pour les bruits morbides ou souffles dits *inorganiques*. Ici l'application aux conditions organiques des théories physiques est bien plus difficile en l'absence de ces lésions, qui modifient le calibre et la forme des orifices cardiaques.

Pour Parrot (1), il y aurait une assimilation complète à faire des bruits organiques et inorganiques au point de vue de leur origine physique, qui serait de part et d'autre la production d'une veine fluide oscillante. Mais son opinion au sujet des conditions organiques, que nous exposerons plus loin en traitant des souffles en particulier, n'est pas généralement acceptée. C'est à propos de ces bruits dits inorganiques que l'on a cherché la cause des bruits dans l'état du liquide, dans son abondance ou sa pénurie, dans sa fluidité exagérée : conditions que l'on a rejetées de nos jours pour invoquer la tension variable des cavités parcourues par le sang.

La question reste cependant indécise. Bergeon rejette comme causes de bruits, avec Chauveau, la quantité de liquide, sa vitesse et même sa tension.

Outre les causes physiques générales de la production des phénomènes d'auscultation du cœur, j'ai à rappeler celles qui influent sur le caractère du bruit ou du son anomal. On pensait autrefois que la douceur du souffle perçu dépendait du défaut d'inégalités ou de rugosités des parois de la région où il se produit, et que les bruits rudes, de râpe, de scie, d'étrille avec frémissement cataire, étaient dus aux aspérités rugueuses des bords de l'ouverture traversée par le sang. On se basait sur la théorie du frottement comme cause de ces différents phénomènes. Le frottement ne peut être invoqué pour les bruits doux, au sujet des-

(1) Parrot, art. CŒUR (pathologie) du *Dictionnaire encyclop. des sc. méd.*, t. XVIII, p. 413.

quels la théorie de la veine fluide et de ses conséquences acoustiques est parfaitement applicable. Quant aux bruits rudes et râpeux, sans admettre exclusivement le frottement comme cause physique, je crois avoir montré (p. 307) que l'on peut l'invoquer pour certains bruits râpeux ou de scie, coïncidant avec des aspérités inégales des orifices altérés, en l'expliquant par la théorie de Bergeon au sujet du souffle produit au niveau des tubes abouchés en cul-de-sac. Cette explication me paraît moins obscure que celles qui sont basées sur la manière dont se comportent les oscillations vibratoires du liquide ébranlant les parties solides au point de produire le frémissement cataire.

Les sonorités morbides qui sont vraiment musicales, et qui constituent des sifflements, des roucoulements, des piaulements, sembleraient devoir se prêter à une explication physique plus nette. Cependant il est loin d'en être ainsi : leur origine physique est au contraire obscure. On sait que les vibrations doivent être régulières, mais sans pouvoir saisir la cause matérielle de cette régularité. On a admis que le son est musical et sibilant lorsque le fluide rencontre, au voisinage du rétrécissement, une membrane fixée dans un tuyau comme dans les instruments à anche; cependant cette condition est bien loin d'exister dans la plupart des cas où se produisent les bruits musicaux au niveau du cœur.

En résumé, la production des bruits anomaux du cœur a été rattachée physiquement à deux conditions principales : 1° au frottement de l'ondée sanguine au niveau du rétrécissement, théorie rejetée aujourd'hui comme explication générale, et 2° aux oscillations vibratoires du fluide en mouvement, diversement interprétées, mais que les expérimentations modernes ont fait rattacher à la production de la veine fluide. Cette veine fluide serait due à la tension diminuée en aval d'un rétrécissement, aux pressions et ré-

actions moléculaires qui en dérivent, et qui caractérisent
les vibrations, régulières ou irrégulières engendrant, les sonorités anomales dont il est question. Cette théorie due
aux travaux de Chauveau, Marey et Bergeon nous paraît
celle que l'on doit adopter dans l'état actuel de la science.
Nous en verrons plus loin l'application à l'étude particulière des bruits anomaux.

§ 3. — CONSTATATION DES SOUFFLES CIRCULATOIRES DU CŒUR.

Les conditions générales de cette constatation se rattachent : 1° à la connaissance des points où sont perçus
les bruits morbides, à leur topographie; 2° aux conditions
dans lesquelles se trouve le malade.

A. Topographie des souffles cardiaques en général. —
Pour savoir où l'on doit chercher les différents souffles
cardiaques, qui se produisent aux quatre orifices du cœur,
il faut naturellement connaître les points de la cage thoracique qui correspondent à ces orifices, mais de plus tenir
compte de la propagation des souffles, et des modifications
qui surviennent dans le volume et la position des cavités
et de la pointe du cœur.

Orifices du cœur. — Un assez grand nombre d'observateurs ont cherché à préciser la position des orifices du cœur
par rapport à la cage thoracique. Bouillaud, Hope, Gendrin,
J. Meyer, Luschka, Hamernjk, Friedreich, sont les principaux.

La base du cœur où se trouvent ses orifices est la partie
la moins mobile de l'organe. Cette base est obliquement située derrière le sternum, au niveau des troisièmes
côtes en avant, comme nous l'avons vu (p. 47). Ce n'est cependant pas à la même hauteur que se trouvent les orifices. Trois

d'entre eux, il est vrai, les deux orifices artériels et l'orifice mitral, sont situés plus ou moins profondément au niveau ou très-près du bord gauche du sternum, à la hauteur du deuxième espace intercostal, de la troisième côte et du troisième espace intercostal (fig. 48); mais le quatrième orifice est situé au centre du sternum, à la hauteur des quatrièmes côtes ou du quatrième espace intercostal. — Ce dernier est l'orifice auriculo-ventriculaire droit ou *tricuspidien* (*a*, fig. 48). — L'orifice auriculo-ventriculaire gauche ou mitral est plus profondément placé au niveau de l'origine du troisième espace intercostal gauche, *b*. Cet orifice, comme le précédent, regarde en haut, à droite et en arrière. — Des deux orifices artériels situés l'un devant l'autre, l'orifice aortique a son centre au niveau de l'articulation sternale de la troisième côte gauche *c*, et regarde aussi en haut et à droite. — Enfin l'orifice pulmonaire, qui est le plus rapproché des parois thoraciques, a son centre au niveau du deuxième espace intercostal gauche *d*, à quelques

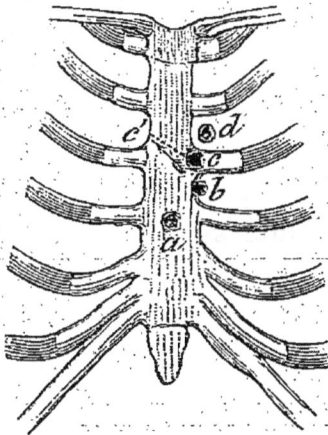

Fig. 48.

Schéma montrant le siége des quatre orifices du cœur : *a*, orifice auriculo-ventriculaire droit (tricuspidien); *b*, orifice auriculo-ventriculaire gauche (mitral); *c*, orifice aortique d'où l'aorte se dirige en *c'*; *d*, orifice pulmonaire.

millimètres en dehors du bord sternal, et il regarde en haut et à gauche. J. Meyer fait observer qu'une ligne partant du point *c*, et gagnant le bord droit du sternum, au niveau du deuxième espace intercostal *c'*, indique la direction de l'aorte ascendante. Cette remarque est très-importante : elle montre le trajet que suit l'aorte pour se dégager de l'artère pulmonaire située au-devant d'elle à leur origine, et se rapprocher des parois thoraciques en *c'*, où il faut chercher les souffles dont l'orifice aortique est le point de départ (1).

Pointe du cœur. — La détermination du lieu occupé par la pointe du cœur, où se perçoivent certains souffles, est aussi importante à connaître que celle des orifices. C'est en effet la partie la plus libre et la plus mobile du cœur, qui est à peu près fixe au niveau de sa base. La place occupée par la pointe du cœur chez l'homme sain est révélée à l'explorateur par son choc ou battement, au niveau du quatrième et rarement du cinquième espace intercostal, au-dessous et en dedans du mamelon gauche (2). Il est rare que cette impulsion de la pointe, révélée par la palpation, l'auscultation, et quelquefois par la vue, varie de position dans l'état sain. Cela est important à savoir, attendu que le souffle a fréquemment son maximum d'intensité au niveau de la pointe du cœur. Cette pointe se déplace dans l'état morbide.

Tantôt elle est abaissée obliquement en s'éloignant du sternum, parce qu'elle glisse sur le diaphragme vers la gauche,

(1) Cette détermination de la position des orifices du cœur, je dois le dire, a varié un peu suivant les auteurs. Hope et Gendrin ont les premiers, je crois, recherché les rapports existant entre ces orifices et les points correspondants de la cage thoracique, en enfonçant perpendiculairement des aiguilles à différents niveaux. J. Meyer place l'orifice tricuspidien un peu plus bas que dans la figure 48, au niveau du 4e espace intercostal, et l'orifice mitral plus haut (insertion du bord supérieur de la 3e côte). Gendrin abaisse l'orifice aortique au bord inférieur de la même 3e côte, et il place, ainsi que Walshe, à la même hauteur l'orifice pulmonaire, en indiquant le bord inférieur de la 2e côte comme le siége de la bifurcation de cette artère. La topographie que j'ai exposée est le plus généralement admise. Une précision absolue est d'ailleurs impossible, et il faut se contenter d'une indication approximative, les recherches ne pouvant avoir lieu que sur le cadavre, où les rapports des organes ne sont pas exactement les mêmes que pendant la vie.

(2) La pointe du cœur se relève au moment du choc du cœur. Dans la diastole, la pointe du cœur est située plus bas que les points indiqués ici, mais le praticien doit surtout tenir compte de celui où l'on perçoit le choc ou le bruit de choc de cette pointe.

WOILLEZ. 18

et elle occupe alors le sixième, septième ou même le huitième espace intercostal; elle est éloignée du mamelon, dans
les cas extrêmes, de quatre travers de doigt en bas et en dehors. C'est principalement dans l'*hypertrophie* du cœur que
ce genre de déplacement s'opère. Dans les *dilatations* considérables de cet organe, sa pointe est aussi repoussée à
gauche, mais sans subir un aussi grand abaissement que
par l'hypertrophie. Le refoulement du cœur à gauche peut
aussi être produit par un *épanchement pleurétique* du côté
droit. — La pointe du cœur est fréquemment refoulée du
côté droit par des *épanchements pleurétiques gauches*. Le
déplacement, en pareil cas, est parfois assez considérable
pour que le maximum du premier bruit normal du cœur,
perçu à la pointe, siége au niveau du sternum ou même
au delà, jusqu'au voisinage du mamelon droit. J'ai constaté
le battement de la pointe à 3 centimètres en dessous et en
dehors du mamelon *droit* dans un fait que j'ai publié (1).
Dans des cas rares, le déplacement de la pointe du cœur
résulte, suivant Gendrin, de l'abaissement de la base du
cœur dû aux anévrysmes de l'aorte, de l'artère pulmonaire
à leur origine, ainsi que de quelques déviations du rachis. Le cœur descend alors vers le diaphragme, et sa pointe
est d'autant plus déplacée que le point de suspension du
cœur par les gros vaisseaux s'abaisse davantage (2).

Il est rare que la pointe du cœur remonte vers la base

(1) *Observation de fibro-plastie généralisée simulant un cancer du
poumon* (Arch. de médecine, août 1852).

(2) Gendrin, *ouvrage cité*, p. 27. — J. Guérin, dans son travail sur les
difformités du système osseux, dont il a été question précédemment,
a rapporté aux quatre conditions suivantes, les déplacements du cœur
par les déviations prononcées de la colonne vertébrale dorsale : 1° cœur
très-rapproché de la paroi antérieure du thorax, envahissant le médiastin antérieur jusque sous le sternum, avec la déviation latérale
dorsale *moyenne* à droite ; 2° cœur refoulé en haut et à droite
avec sa pointe au milieu du sternum, avec la déviation latérale dorsale
inférieure à droite; 3° cœur porté fortement en avant, en bas et à

de cet organe. Cependant on observe ce déplacement en haut dans les épanchements du péricarde, et suivant Gendrin, avec les anévrysmes de l'aorte descendante, ou avec les abcès par congestion qui se développent au niveau du corps des 5e, 6e et 7e vertèbres dorsales.

Ces notions doivent guider l'explorateur qui cherche s'il n'existe pas de souffle à la pointe du cœur.

Les ventricules gauche et droit subissent aussi des changements utiles à connaître. On sait que, dans l'état sain, le ventricule gauche n'est en rapport avec la partie antérieure du thorax, de la base à la pointe, que le long du bord gauche du cœur vu de face. Dans *l'hypertrophie*, qui affecte presque toujours le ventricule gauche, les poumons se trouvent écartés, et le ventricule occupant un espace plus grand en avant, les bruits d'auscultation qui se passent au niveau du cœur gauche en sont plus accentués et plus faciles à percevoir.—Par contre, la dilatation, qui porte le plus souvent sur le ventricule droit, modifie autrement les rapports du cœur avec les parois thoraciques, et tend à masquer entièrement le ventricule gauche.

B. *Conditions dans lesquelles se trouve le malade.* — L'état du malade au point de vue du fonctionnement du cœur, contrarie souvent l'exploration. Il faut savoir que, si l'on perçoit facilement un souffle anomal lorsque la révolution du cœur se fait sans accélération et régulièrement, il n'en peut plus être de même dans les cas de rapidité et d'irrégularité, et nous aurons souvent à rappeler les difficultés qui en résultent. La fréquence des mouvements du cœur peut tellement s'accélérer, et le rhythme se modifier

droite, avec une déviation dorsale *supérieure* considérable; 4° enfin cœur placé presque horizontalement, avec l'oreillette droite en contact immédiat avec le diaphragme, avec une déviation latérale dorsale *moyenne* droite extrêmement considérable (*ouvrage cité*, p. 186).

si profondément, que les deux bruits du cœur se succèdent avec des intervalles égaux ou avec des inégalités indescriptibles. Alors il devient presque impossible de déterminer le temps auquel on doit placer le souffle concomitant, et l'exploration la plus attentive est indispensable.

Les modifications des souffles peuvent aussi dépendre de l'état de la lésion, ou de causes étrangères à l'état anatomique. Ils ne se produisent que lorsque la lésion est parvenue à un certain degré; il arrive aussi, lorsque cette lésion est très-avancée et qu'un rétrécissement d'orifice, par exemple, est devenu très-considérable, que le bruit soufflant s'atténue. Il y a aussi des cas, on ne saurait trop le répéter, où, malgré une lésion très-avancée, il ne se produit pas de bruit anomal, tandis qu'une lésion légère s'accompagne quelquefois de souffles énergiques. Il peut même arriver qu'un souffle très-net coïncide avec l'intégrité anatomique du cœur, comme pour les souffles dits inorganiques.

§ 3. — CLASSIFICATION.

En toute science, la justesse et la clarté des expressions techniques, comme leur classification, facilitent d'une manière particulière l'étude du sujet à traiter. Or il n'en est pas en médecine qui ait autant besoin de ces favorables conditions que l'étude méthodique des bruits morbides du cœur, à propos desquels la valeur des termes et les interprétations sont continuellement controversés. On doit donc faire tous ses efforts pour ne pas trop se hâter de conclure en présence des classifications plus ou moins légitimes qui ont été proposées. Ici comme dans toute autre question d'auscultation, il faut se baser principalement sur les données d'observation pratique, sans négliger toutefois celles que nous fournit la physique. A ce dernier point de vue, on ne saurait accepter une classification exclusive. On l'a tenté en Allemagne sans y avoir pu réussir. C'est ainsi que Paul Niemeyer s'est appuyé sur les trois conditions physiques suivantes, pour formuler la distinction qu'il propose : 1° la rencontre d'une membrane par le fluide sanguin, au voisinage d'un rétrécissement; 2° la fixation de cette membrane dans un tuyau où elle remplit l'office d'une anche; 3° et enfin le simple effleurement de cette membrane par la veine liquide. Il en résulterait des bruits ou des sons, qui représentent pour lui les trois sortes de signes d'auscultation applicables à l'ensemble des bruits circulatoires : 1° les bruits oscillatoires; 2° les bruits sibilants; 3° les bruits oscillatoires vibratoires. En admettant que ces applications de la physique aient une certaine importance comme explication des bruits produits, on ne peut les donner pour base du diagnostic pratique; ce serait, loin d'élucider le diagnostic, vouloir en aggraver les difficultés. Cette classification est donc inadmissible (1).

Au point de vue clinique, on s'est d'abord occupé de la manifestation des bruits morbides dans leurs caractères généraux immédiatement saisissables : leur intensité, leur tonalité, leur rhythme, leur timbre, et leurs caractères spéciaux comme *souffles et bruits de frottement* (2). C'est une base générale de classification qu'il y a nécessité de conserver. Cependant l'étude des bruits morbides spéciaux oblige à faire d'autres distinctions bien fondées, et dont il faut par conséquent tenir grand compte. Le point de pro-

(1) On ne saurait non plus se rattacher à la classification que P. Niemeyer applique à l'ensemble des données auscultatoires, en cinq divisions des bruits normaux et morbides : A. bruits sourds indéterminés; B. bruits mieux définis et plus prolongés; C. bruits se rapprochant des sons musicaux (bruits du cœur normaux); D. sons musicaux composés (voix); E. sons amphoriques comprenant le cliquetis métallique du cœur (*Précis de percussion et d'auscultation*, trad. de A. Szerlecki fils, p. 52).

(2) Il y a en outre les *bruits de froissement* du poumon par le cœur, qui sont compris dans les bruits extra-cardiaques.

duction des bruits perçus est le plus souvent intra-cardiaque, mais il y a aussi des bruits qui sont extra-cardiaques,
et qui peuvent être confondus avec les précédents. Cela oblige
à faire intervenir ces deux divisions dans la classification

RÉVOLUTION DU CŒUR.

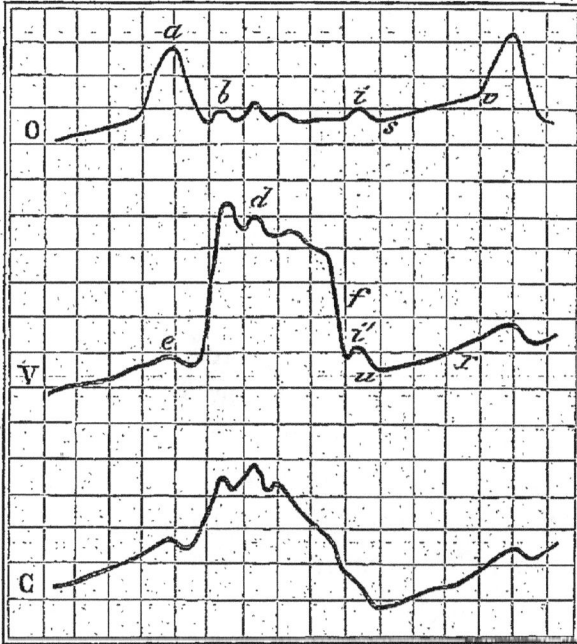

Fig. 49.

O, Tracé de l'oreillette ; V, du ventricule ; C, tracé du choc de la pointe du cœur.
a, Contraction ou systole de l'oreillette ; b, pression par la poussée du sang des
veines ; b, v, diastole auriculaire ; d, systole du ventricule immédiatement après
celle de l'oreillette a, et en même temps que le choc de la pointe du cœur ; f, cessation brusque de la systole ventriculaire ; ur, réplétion graduelle du ventricule par
le sang de l'oreillette avant la contraction de cette dernière ; i', choc en retour du
sang sur les valvules sigmoïdes ; 1, 2, 3, 4, 5, 6, systole du cœur ; 7, 8, 9, 10,
diastole.

précédente. Enfin, il n'est pas moins indispensable d'étudier les bruits morbides du cœur aux différents *temps* des
mouvements de la révolution cardiaque; on peut même dire
que c'est à ce point de vue que les discussions et les dissenti-
ments se sont montrés, et persistent depuis des années, à pro-

pos de l'interprétation des bruits du cœur. Ces divergences dépendent de ce que l'on considère différemment les rapports des bruits avec les divers temps des mouvements du cœur. Déjà nous avons traité ce sujet à propos des bruits normaux de cet organe (p. 292), nous devons y revenir avec d'autant plus d'attention que les rapports des bruits et des temps sont ici plus nombreux, et par conséquent plus difficiles à interpréter.

Corvisart, et le professeur Bouillaud après lui, ont insisté avec raison sur la nécessité de se baser sur la physiologie du cœur, pour bien interpréter les signes cliniques qu'il fournit. Mais au commencement du siècle, et pendant un long temps après, cette physiologie était loin d'être précise comme elle l'est devenue aujourd'hui par l'emploi du cardiographe, dont j'ai reproduit précédemment le tracé. Nous avons vu que ce tracé, qu'il est utile de remettre ici sous les yeux du lecteur (fig. 49), démontre d'une manière très-nette qu'il n'y a, dans l'ensemble de chaque révolution du cœur, que deux actes successifs se succédant l'un l'autre : la *systole* et la *diastole;* la systole comprenant la contraction de l'o-reillette et du ventricule (1, 2, 3, 4, 5, 6); la diastole l'état de repos et de réplétion passive du cœur (7, 8, 9, 10).

Pour beaucoup d'observateurs, la systole était autrement comprise. On la considérait comme le premier acte du cœur, « celui, dit Gendrin, dans lequel *le sang est chassé du ventricule dans les artères* (1) » et auquel correspond l'impulsion que le cœur communique aux parois de la poitrine. Le second acte, la diastole, était celui dans lequel *le sang pénètre dans les ventricules du cœur et les remplit.* Cette diastole était considérée comme un temps très-court.

Ainsi compris, les actes du cœur étaient l'origine des deux bruits normaux qui se succèdent, bruits correspondant exac-tement à la systole et à la diastole, et séparés par le petit

(1) Gendrin, *ouvrage cité.*

silence, et le grand silence ou temps de repos du cœur. Le premier, ou petit silence, qui suit immédiatement la systole, était désigné par Gendrin sous le nom de *périsystole*; le second silence, *qui succède à la diastole* (second bruit), était la *péridiastole*, dont la durée était considérée comme

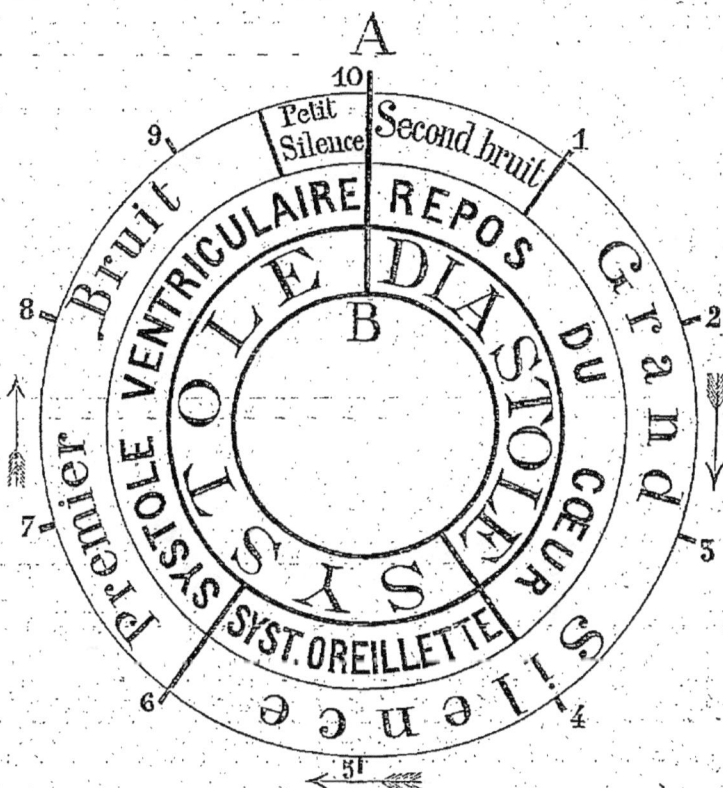

Fig. 50.

Cycle des mouvements et des bruits du cœur en rapport avec la systole et la diastole, dans l'état sain.

égale à celle de la systole, de la périsystole et de la diastole réunies. Enfin, ajoutait Gendrin, « à l'instant où le cœur (lisez ventricule) va se contracter et passer à l'état de systole, il y a, à la fin du grand repos du cœur, un moment auquel peuvent se produire des phénomènes morbides, c'est la *périsystole*,... c'est la systole imminente ; de même à la fin du petit repos du cœur ou de la périsystole, il y a un moment qui précède immédiatement celui de la diastole, que nous appelons *prédiastole* (1) ».

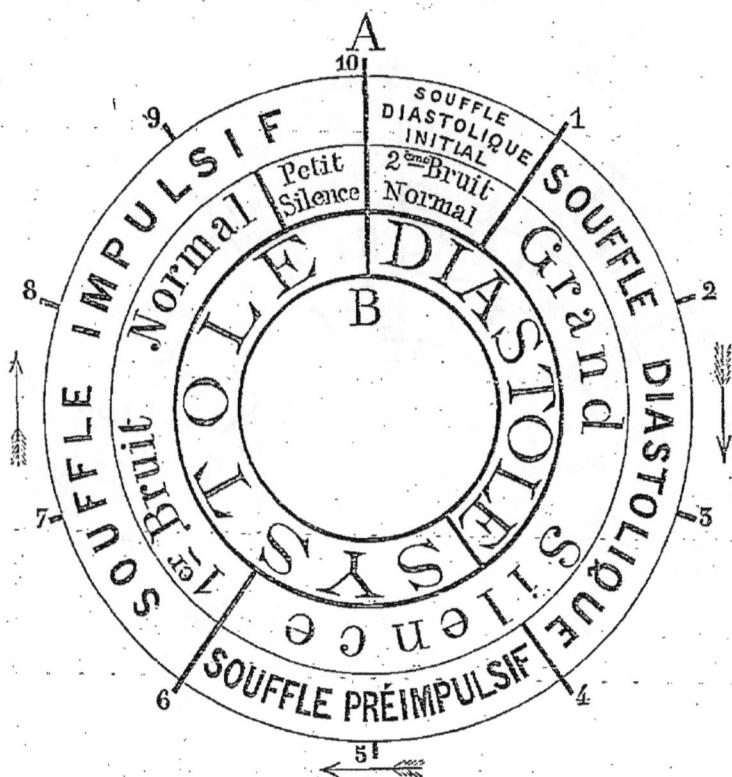

Fig. 51.

Cycle des souffles anomaux systoliques et diastoliques, dans leurs rapports avec les mouvements et les bruits normaux du cœur. — AB, seul point concordant de ces phénomènes.

Ce néologisme, imaginé pour faciliter « l'application exacte de tous les phénomènes pathologiques qui s'accomplissent dans le cœur », portait malheureusement à faux ; car il se basait sur des conditions physiologiques erronées. L'intention était excellente ; mais les éléments distinctifs diffi-

(1) *Ouvrage cité*, p. 31.

ciles à admettre. Les mots *périsystole, péridiastole, pré-*
systole, prédiastole ne pouvaient évidemment se comprendre
qu'avec la systole et la diastole antiphysiologiques rappelées
tout à l'heure, la systole étant considérée comme uniquement composée de trois actes synchrones : contraction ventriculaire, choc du cœur, pénétration du sang des ventricules dans les grosses artères; la diastole comme le court
moment d'une pénétration et d'une réplétion presque instantanée des ventricules par le sang.

Je n'ai pas besoin d'insister sur cette distinction erronée.
La systole vraie, en effet, comprend, avant la contraction des
ventricules, celle des oreillettes (complétement oubliée tout
à l'heure), et celle des ventricules eux-mêmes; tandis que
la diastole vraie répond à tout l'intervalle qui sépare la fin
d'une vraie systole et le début de la systole suivante, diastole
pendant laquelle se fait *graduellement* la pénétration du
sang des oreillettes dans les ventricules.

Pour les bruits morbides comme pour l'état sain, c'est
immédiatement au début de la diastole que se trouve le seul
point neutre distinct des mouvements et des bruits du
cœur. C'est un point fixe et invariable, d'où l'on devrait à la
rigueur faire partir chaque révolution cardiaque. Ce point
est représenté par la ligne AB des figures 50 et 51 que
nous avons mises en regard, et qui représentent : l'une l'état
physiologique, et l'autre l'état pathologique des bruits et
des mouvements du cœur.

Il est si difficile de se défaire des vieilles habitudes scientifiques contractées, lorsque survient une révolution physiologique comme celle qui a été formulée par le cardiographe
de Chauveau et Marey, que des observateurs des plus auto-
risés ont conservé une partie des erreurs et des expressions
que j'ai rappelées tout à l'heure. On en rencontre encore qui
comprennent la systole comme Gendrin, et qui admettent
une périsystole comme lui, en la plaçant au moment de la

contraction auriculaire, sans songer que, la systole vraie
étant la contraction successive et rapide des fibres musculaires du cœur, celle de l'oreillette marque nécessairement
le début de cette systole. Il y a donc dans le mot présystolique une qualification inacceptable.

Tous les bruits sont systoliques ou diastoliques.
Cette proposition est absolue, et doit dominer toute étude
des bruits anomaux du cœur. Il n'y a nullement place, entre
ces deux temps bien précis aujourd'hui, pour des bruits
présystoliques ou périsystoliques, et encore moins, si c'est
possible, pour des bruits prédiastoliques ou péridiastoliques.
Ces fausses dénominations n'ont pas échappé à la critique
de certains observateurs. Maurice Raynaud, tout en blâ-
mant ces dénominations, conserve cependant le terme *présystolique* pour exprimer les bruits se faisant entendre immédiatement avant le premier bruit normal du cœur. Il
emploie ce mot comme pis aller, dit-il, tout en regrettant
qu'il n'y ait pas autre chose qu'une périphrase inacceptable
pour exprimer le fait. On peut cependant tourner la difficulté, sans être contraint à accepter l'erreur commise ; on
peut remplacer l'adjectif présystolique par un autre plus
correct, comme je vais le démontrer.

Nous avons vu, à propos des bruits et des mouvements
du cœur, qu'il y avait trois phénomènes connexes au moment du choc ou de l'impulsion du cœur : d'abord cette
impulsion elle-même, qui est un excellent point de repère,
puis la contraction ventriculaire de l'organe, et enfin la production de son premier bruit. Aussi qualifions-nous ce premier bruit de *bruit systolique impulsif*. Parmi les souffles
morbides, ceux appelés présystoliques, parce qu'ils ont lieu
pendant la contraction aphone de l'oreillette chez l'homme
sain, sont manifestement systoliques. Mais ces souffles ne
sont pas systoliques *impulsifs* comme le premier bruit du
cœur ; on peut dire d'une manière très-précise qu'ils sont

préimpulsifs et qu'ils doivent être dénommés *systoliques préimpulsifs*. On voit qu'en se basant sur le phénomène précis de l'impulsion du cœur, les souffles anomaux dits simplement systoliques et présystoliques sont mieux déterminés. Les autres ne le sont pas moins correctement. Il n'y a pas lieu de s'occuper d'un souffle qui se produirait après l'impulsion du cœur, pendant le petit silence, un pareil souffle ne pouvant être qu'une prolongation du souffle systolique impulsif.

Quant aux bruits morbides diastoliques, je dénomme : *souffle diastolique initial*, celui qui lieu a lieu *au début* de la diastole qui correspond alors au second bruit normal du cœur ; *souffle diastolique*, celui qui se produit *pendant* le cours de la diastole, correspondant au grand silence, jusqu'à la contraction de l'oreillette, c'est-à-dire jusqu'au début (aphone dans l'état sain) de la contraction auriculaire. Je puis ainsi faire concorder le cycle des souffles morbides (fig. 51) avec celui des bruits et des mouvements du cœur normaux, dans le tracé analogue de la figure 50 (pp. 321 et 320).

On voit que, dans cette classification des bruits anomaux du cœur, deux se rapportent à la systole cardiaque, et deux à la diastole. Cette division, qui simplifie l'étude des bruits morbides cardiaques en les comprenant tous, peut être résumée ainsi :

Souffles systoliques	1° Souffle systolique préimpulsif.
	2° Souffle systolique impulsif (1er bruit normal).
Souffles diastoliques	3° Souffle diastolique initial (répondant au 2e bruit du cœur).
	4° Souffle diastolique du grand silence, jusqu'à la contraction de l'oreillette.

Nous verrons l'utilité pratique de cette classification qui ne préjuge en rien la question de durée des bruits anomaux, et qui se rapporte uniquement au début de ces bruits.

ART. 2. — **Signes morbides en particulier.**

Dès que l'on aborde l'étude des bruits morbides du cœur, la révolution cardiaque ne se présente pas toujours avec sa caractéristique de deux bruits séparés par deux silences, avec son rhythme régulier et sa fréquence modérée. Tout se complique plus ou moins dans l'ensemble comme dans les détails. Pour mettre de l'ordre dans l'exposé des éléments nombreux du diagnostic qui en résultent, il est nécessaire d'examiner à part les modifications générales que subissent les mouvements et les bruits du cœur, et les bruits morbides particuliers.

§ 1. Modifications générales des bruits.

Les bruits perçus par l'auscultation peuvent être modifiés dans leur siége et leur étendue, dans leur intensité, leur fréquence, et leur rhythme ou succession, et enfin dans leur timbre ou leurs qualités propres, qui constituent leur caractère principal.

1° **Dans leur siége.** — Les bruits morbides du cœur n'ont pas un siége limité et précis comme dans l'état sain. Ils se manifestent souvent dans des points différents par des causes diverses. Sans parler des vices de conformation du cœur, il peut y avoir *transposition* naturelle de cet organe, mais surtout des *déplacements* du cœur tout entier, ou de certaines parties de l'organe.

Lorsque la transposition du cœur a lieu, elle ne produit par elle-même aucun trouble dans la santé, ce qui fait qu'on n'est pas porté à sa recherche. Cependant on a pu

WOILLEZ. 19

la diagnostiquer dans certains cas communiqués à la Société anatomique de Paris, dans lesquels on a reconnu la transposition pendant la vie, les bruits du cœur ayant été entendus à droite en avant, et au niveau de l'aisselle ou en arrière du même côté, sans être perçus du côté gauche.

Par le fait de l'augmentation de volume du cœur, dans l'*hypertrophie* par exemple, l'organe étant fixé à sa base par les gros vaisseaux, se développe surtout vers sa pointe, comme je l'ai fait remarquer précédemment (p. 313). Aussi les bruits qui se manifestent alors à la pointe, doivent-ils être cherchés en dehors et en bas du mamelon gauche, dans les 5e, 6e, 7e, et quelquefois même au niveau du 8e espace intercostal. C'est au professeur Bouillaud que l'on doit d'avoir insisté sur cet excellent signe d'augmentation de volume du cœur, bien préférable à l'étendue de la matité considérée isolément, et pouvant être due à d'autres causes (1).

Je renvoie ce qui est relatif aux modifications du siége des bruits cardiaques produits par la dilatation du cœur et ses déplacements en masse, à ce que j'en ai dit plus haut.

Indépendamment des points maxima du choc et des bruits, se déplaçant avec le cœur, il y a à considérer l'étendue plus ou moins grande des régions dans lesquelles se propagent les bruits cardiaques. Ils sont parfois perçus dans tout un côté de la poitrine, et d'autres fois au delà, sans que l'on puisse en préciser les limites. Cette extension des bruits coïncide habituellement avec une énergie exagérée des battements cardiaques.

2° **Intensité.** — L'intensité exagérée des bruits du cœur peut dépendre de causes agissant en dehors du cœur. Nous

(1) Les déplacements de la pointe du cœur ne peuvent pas toujours être appréciables, par son impulsion, à l'application de la main; l'auscultation est le meilleur moyen de constatation, en révélant le maximum d'intensité des bruits cardiaques.

avons vu les mouvements respiratoires influer sur l'intensité des bruits de la respiration. Quoique les mouvements
du cœur soient indépendants de la volonté, ses mouvements
peuvent être excités accidentellement par une impression
vive, une névrose, des boissons ou des aliments excitants;
par le soulèvement du diaphragme au niveau du cœur; par
des gaz accumulés dans la grande extrémité de l'estomac;
enfin par certaines affections des poumons se rapportant
au même ordre de causes extrinsèques. — Les affections
du cœur qui augmentent l'énergie de ses contractions doivent être signalées ici. En niant que les bruits du cœur
puissent être entendus à distance, on n'a pu avoir en vue
que le cœur sain; car avec certaines lésions du cœur,
comme l'hypertrophie (Laennec, Bouillaud), et dans des
lésions des orifices donnant lieu à la production d'un souffle
râpeux très-intense, comme dans certains rétrécissements,
il n'y a aucun doute que l'on ne puisse entendre quelquefois les bruits du cœur à quelques centimètres de distance
des parois thoraciques.

Au lieu d'être plus intenses, *les bruits du cœur peuvent
être diminués d'intensité*. C'est ce qui arrive quand un liquide s'interpose dans la cavité du péricarde, entre le cœur
et les parois thoracique (PÉRICARDITE, HYDROPÉRICARDE),
lorsque les battements du cœur sont affaiblis par des causes
diverses, dans la DÉFAILLANCE, la SYNCOPE, et surtout dans
les cas de mort apparente. Mais ces conditions sont étrangères à notre sujet. Comme causes les plus fréquentes de
l'affaiblissement cardiaque, nous avons à signaler la surcharge et la DÉGÉNÉRESCENCE GRAISSEUSE du cœur, et
l'épuisement de la force contractile de cet organe d'où résulte l'ASYSTOLIE. Il est singulier qu'un état du cœur bien
différent, l'HYPERTROPHIE, s'accompagne quelquefois d'un
affaiblissement d'intensité des bruits du cœur. Cela paraît
dépendre de la gêne dans laquelle se trouve l'organe, lors-

qu'il est comme à l'étroit dans la cage thoracique, par suite de son excès de volume.

Les modifications d'intensité, au lieu d'être considérées dans l'ensemble de la révolution cardiaque, ont lieu aussi pour les bruits comparés entre eux ; ou bien le même bruit ou son se montre avec des degrés d'intensité différents dans le cours de l'affection qu'il révèle. Il y a même des conditions qui le font disparaître momentanément, et qui sont bien connues aujourd'hui. On sait que les souffles organiques du cœur s'accentuent de plus en plus avec le développement de la lésion valvulaire, et que, la lésion une fois établie, le cœur perdant peu à peu l'énergie de son action contractile, l'impulsion du sang devient insuffisante pour continuer à produire les souffles organiques. Ils finissent alors par disparaître, pour revenir quelquefois aussitôt que les fibres musculaires du cœur reprennent leur énergie. J. Parrot a signalé, comme se substituant alors à ces souffles disparus, celui qu'il qualifie de *murmure asystolique*, dont il sera question plus loin, comme caractérisant cette impuissance du cœur.

3º **Fréquence**. — Les mouvements de la révolution du cœur ont une fréquence variable comme les battements du pouls, qui peut servir souvent par lui-même à les faire connaître. Cependant il faut se garder, dans les cas de troubles cardiaques prononcés, de se fier exclusivement au pouls pour juger de la fréquence des battements du cœur. Il arrive quelquefois que le nombre des pulsations est bien moindre que celui des contractions du cœur, d'où l'ondée sanguine n'arrive pas toujours jusqu'à l'extrémité de la radiale. Il en résulte des fausses intermittences dont il sera question tout à l'heure, à propos du rhythme des bruits du cœur.

La fréquence normale des bruits du cœur est augmentée

ou ralentie. — Leur fréquence est parfois considérable, et ils se répètent jusqu'à 150 ou 160 fois par minute. De ce rapprochement incessant des différents temps de chaque révolution cardiaque, résulte une exploration du cœur des plus difficiles, dans laquelle la succession des mouvements de l'organe ne se retrouve plus. — Le ralentissement des mouvements et des bruits du cœur, qui peut descendre à 50, 40 et même à 25 révolutions par minute, comme Barth et Roger l'ont observé par suite de l'emploi de la digitale, permet au contraire de mieux distinguer les différents temps et les divers bruits du cœur, dont la durée réciproque se trouve prolongée, ce qui les rend plus faciles à saisir.

4° **Rhythme.** — Au point de vue du rhythme, qui est la condition générale des bruits morbides la plus importante à étudier, on a à considérer : 1° l'irrégularité des bruits; 2° leurs intermittences; ou au contraire 3° leur dédoublement.

A. **Irrégularités.** — Au lieu de la régularité des mouvements du cœur, il se présente souvent des modifications qui portent, soit sur la succession des temps ou des bruits et des silences, soit sur la succession des révolutions complètes du cœur. Les bruits, et les silences qui séparent ces bruits sont en effet modifiés d'une façon très-variée. On a vu que l'on pouvait considérer chaque révolution du cœur comme composée de quatre temps : les deux premiers qui sont le premier bruit et le petit silence à peine sensible; et les deux autres, le second bruit et le long silence. Il peut arriver, quand il y a une grande fréquence, que les deux bruits marquent deux temps séparés par deux silences égaux, comme dans une mesure à deux temps. Le petit silence peut seul être prolongé; il y a alors une sorte de retard dans la production du second bruit. — D'autres fois c'est le grand silence qui se prolonge au détriment du premier. —

Enfin il peut y avoir une irrégularité extrême dans le rhythme. Plusieurs révolutions se succèdent rapidement en s'affaiblissant, s'arrêtent pour reprendre; et cela sans aucun ordre. On a dit qu'il y avait alors une sorte de folie des mouvements cardiaques. On a fait remarquer que les insuffisances ont plus de tendance que les rétrécissements à troubler le rhythme des mouvements du cœur; mais il n'y a rien d'absolu. Le désordre extrême des mouvements cardiaques s'observe habituellement dans l'asystolie.

Quant aux causes intimes de ces irrégularités, on n'a pu parvenir encore à les expliquer, quoiqu'on ait invoqué l'influence de l'innervation, l'action mécanique des lésions valvulaires, et les mouvements respiratoires.

B. Intermittences. — Les arrêts ou intermittences du cœur résultent de la suspension ou de l'arrêt de l'organe pendant la durée d'une révolution cardiaque. Ces intermittences, lorsqu'elles existent avec le trouble excessif des mouvements dont je viens de parler, ne doivent pas être confondues avec celles dont il va être question.

Ces intermittences sont vraies ou fausses.

Les intermittences vraies se rencontrent dans une foule de conditions différentes. Elles ont été bien étudiées par Richardson (1), et surtout par le professeur Lasègue (2).

L'intermittence consiste en un repos du cœur plus ou moins prolongé, survenant après une série de battements bien ordonnés, pour se montrer plus ou moins tardivement après une nouvelle série de battements, dont le nombre est très-variable, mais dont la succession offre une certaine régularité. Il n'est pas très-rare de rencontrer des personnes en apparence très-bien portantes, même du côté du cœur, et qui ont des intermittences sans rien ressentir de parti-

---

(1) B. Richardson, *Discourses on Practical Physic*, 1871.
(2) Lasègue, *Des intermittences cardiaques* (Arch. de médecine, 1872. T. II, p. 641).

culier au moment où elles se produisent, et cela pendant un très-grand nombre d'années. D'autres fois, il survient au moment de l'intermittence une sensation très-incommode, mais passagère. C'est comme un éclair douloureux, comme un besoin d'éructation, comme un baillement avorté avec tension épigastrique, ou un baillement véritable. Aussi Lasègue se demande-t-il si le désordre atteint primitivement le cœur ou l'estomac, et il admet que la pneumogastrique participe au désordre des battements du cœur, contrairement à l'opinion de Richardson. Il y a suivant Lasègue, trois conditions dans lesquelles on observe l'intermittence : 1º un trouble général et profond de la santé, avec menace de maladie ; 2º perturbation à l'occasion d'une affection localisée, qui jette le malade dans un état de cachexie à fin prématurée et imprévue ; enfin une affection intestinale sans gravité, dans laquelle les intermittences se multiplieraient par le fait d'émotions morales. Cette troisième condition, à laquelle l'auteur n'attache qu'une valeur exceptionnelle, a paru très-fréquente à J. Parrot (1), et je me range à son avis. Un de mes clients, qui a des intermittences habituelles sans trouble apparent, en présente de bien plus fréquentes dans les cas de surcharge de l'estomac après un diner copieux, ou avec des flatuosités dans le grand cul-de-sac de l'estomac. Les troubles apportés à la petite circulation par les affections du poumon me paraissent aussi se caractériser assez souvent par des intermittences, passagères comme l'affection elle-même. C'est ce que j'ai constaté dans certaines pneumonies.

Il y a des *fausses intermittences*, désignées ainsi par Laennec, et qu'il faut distinguer des intermittences vraies. Elles résultent de ce que, la contraction du cœur ne manquant pas, cette contraction est trop faible pour faire

(1) Article cœur (pathologie) dans le *Dictionnaire encyclop. des sciences médicales*. T. XVIII, p. 407.

arriver l'ondée sanguine jusque sous le doigt qui explore le pouls. Bouillaud a qualifié la fausse intermittence de *faux pas* du cœur, et il l'attribue à la masse insuffisante du sang chassé par le ventricule, tandis que Laennec, remontant plus haut, l'attribuait à une contraction incomplète du ventricule gauche.

Il résulte de cette interruption accidentelle du pouls, lorsqu'elle se répète, une appréciation fausse de la fréquence des mouvements du cœur, qui paraissent bien moins répétés qu'ils ne le sont en réalité. J'ai vu, chez un malade, une différence considérable de pulsations dans une minute, entre les systoles ventriculaires sensibles à l'auscultation et les pulsations du pouls. Cela prouve que lorsque le pouls présente des irrégularités, il ne peut pas donner l'idée de la fréquence réelle des révolutions successives du cœur, et qu'il est indispensable de compléter l'examen par l'auscultation de l'organe. On y est d'ailleurs porté en constatant l'irrégularité des pulsations artérielles.

c. **Dédoublement des bruits du cœur.** — A propos des bruits normaux, j'ai rappelé que les dédoublements de ces bruits pouvait s'observer dans l'état sain, sous l'influence des mouvements respiratoires (p. 283). Il n'en est pas de même des dédoublements d'origine morbide ; ils se succèdent sans subir l'influence des mouvements mécaniques de la respiration. Cette différence constitue le caractère distinctif des deux ordres de phénomènes.

A chaque révolution du cœur, le dédoublement pouvant affecter soit le premier bruit, soit le second bruit, soit tous les deux, est tantôt simple, et tantôt double ; on en peut même compter trois à chaque révolution du cœur. On n'est pas d'accord sur la cause de la répétition du premier bruit ; on la considère généralement comme due à un défaut d'isochronisme dans la contraction des deux ventricules. Beau et Charcelay l'attribuaient à la systole des oreillettes.

Potain a signalé dans le *bruit de galop* une variété de dédoublement, dans laquelle le bruit surajouté, plus sourd que le bruit physiologique, précède franchement la systole, ventriculaire, et se fait entendre au milieu du grand silence. Il a son maximum le long du bord gauche du sternum, et s'accompagne d'une ondulation dans cette région. Il paraît dû à la systole de l'oreillette, et il subit parfois l'influence respiratoire. Bouillaud a étudié le dédoublement du second bruit, et donné le nom de *bruit de rappel* à la succession des trois bruits produits. Il y aurait ici défaut d'isochronisme dans le jeu des valvules sigmoïdes des deux artères ; aussi a-t-on considéré ce signe comme l'indice du RÉTRÉCISSEMENT DE L'ORIFICE AORTIQUE, ou de certaines altérations de ce vaisseau. Il se montrerait à la fin de la PÉRICARDITE suivant Barth et Roger, et dans les agitations nerveuses du cœur, selon Stokes.

§ 2. — BRUITS MORBIDES SPÉCIAUX.

Les bruits morbides du cœur, dont le timbre est varié, ont des caractères particuliers qui sont les meilleurs éléments du diagnostic anatomique, premier degré d'un diagnostic plus complet. De ces signes, la plupart se passent dans l'intérieur du cœur, et sont dûs à la circulation du sang ; ils sont franchement circulatoires. Les autres se passent en dehors du cœur ; ils sont extra-cardiaques et dûs, non plus au passage du sang dans les cavités du cœur, mais aux mouvements extérieurs de l'organe. Il en résulte deux divisions bien tranchées : 1° les *souffles intra-cardiaques* ; 2° les *bruits morbides extra-cardiaques*, qui sont des souffles par refoulement du poumon, et des bruits de frottement.

19.

I. — SOUFFLES INTRA-CARDIAQUES.

Les bruits morbides que nous avons ici à examiner sont des souffles variés, dont j'ai déjà exposé les caractères généraux, et qui sont dûs le plus souvent à des lésions locales. Ils sont dits alors *organiques*, par opposition à d'autres souffles dits *inorganiques*, parce qu'ils n'ont point de lésions anatomiques comme point de départ. Il nous paraît utile de conserver cette division.

1er **Groupe**. — *Souffles intra-cardiaques organiques*. — On s'accorde généralement, dans l'étude des souffles perçus au niveau du cœur, à les distinguer d'après le temps de l'évolution du cœur auquel ils se rapportent. La première chose à faire, quand on entend un souffle au niveau du cœur, est donc de chercher à déterminer d'abord à quel moment il se produit. Ce premier problème est facile à résoudre toutes les fois que les battements du cœur sont lents et bien rhythmés. La solution est au contraire difficile lorsque les révolutions cardiaques sont précipitées, et surtout lorsque leur rhythme est en même temps modifié. Il arrive souvent alors que la détermination du temps des mouvements du cœur est presque impossible ; mais comme elle est nécessaire pour formuler un diagnostic de la lésion locale, il faut s'aider des différentes données de la maladie en dehors des signes physiques. C'est dans les difficultés de ce genre que l'on trouvera un grand avantage à pouvoir consulter la seconde partie de cet ouvrage, où se trouvent, rapprochées des signes physiques des affections du cœur, les données complémentaires du diagnostic. Aussi vais-je me contenter, dans ce qui va suivre, d'exposer succinctement ce qui a rapport à l'étude des souffles organiques des différents temps du cœur dans leur simplicité, avec

l'indication des affections auxquelles ces souffles se rapportent. Je m'occuperai ensuite de la coïncidence des
lésions qui produisent ces souffles.

Nous avons vu que la systole du cœur comprenait *deux
temps* bien distincts physiologiquement, la contraction de
l'oreillette et celle du ventricule, et la diastole également
deux temps bien déterminés. De là quatre divisions des mouvements du cœur, dans lesquels je pense qu'il faut chercher
l'origine des souffles anomaux, et entre lesquelles il n'y a
place pour aucun temps intermédiaire auquel puisse débuter un souffle quelconque, à moins qu'il ne se passe hors
du cœur. Cette division physiologique me semble simplifier
l'étude des souffles, en rendant cette étude plus correcte,
et en lui faisant comprendre tous les souffles intra-cardiaques sans exception.

A. *Souffles systoliques.*

On a admis qu'aux différents temps de la systole précédemment indiqués, le contraction de l'oreillette, celle du
ventricule, et le petit silence, correspondent trois bruits de
souffles morbides. Les tracés cardiographiques (p. 287,
fig. 40) montrent qu'il est impossible d'admettre qu'un
souffle puisse *débuter* au moment dit du petit silence.

Il ne peut pas y avoir de lésion qui occasionne un bruit
de souffle se manifestant *exclusivement* pendant le petit silence. Celui-ci représente en effet le moment très-court
pendant lequel il n'y a pas de circulation intra-cardiaque :
le sang ne sort pas des ventricules, et il n'y rentre pas
non plus. Gendrin a dit que les souffles « dus aux orifices
auriculo-ventriculaires sont *prédiastoliques* ». Ce temps, dit
de prédiastole, ne saurait s'appliquer qu'à la fin de la systole
précédant la diastole, par les motifs que j'ai fait valoir précédemment. Cependant s'il n'y a pas de souffle propre à

un troisième temps de la systole, dont le *début* corresponde au petit silence, on constate assez fréquemment la prolongation d'un souffle produit pendant la systole du ventricule, souffle qui persiste *pendant le petit silence*. Il semble qu'alors l'obstacle à la sortie du sang hors du ventricule prolonge la contraction graduelle et active de ce ventricule jusqu'à l'apparition brusque de la diastole. En tout cas, le souffle ainsi prolongé jusqu'à ce début de la diastole ne saurait cesser d'être *systolique*. On doit donc se dispenser de qualifier le souffle ainsi prolongé par un terme particulier.

Je n'ai donc à m'occuper que de deux souffles systoliques : 1° l'un se produisant immédiatement avant le choc du cœur et la contraction ventriculaire; 2° le deuxième correspondant au moment de ce choc et de cette contraction ventriculaire (1er bruit normal).

1° Souffle précédant immédiatement le 1er bruit du cœur, à la fin du grand silence (*souffle systolique préimpulsif*). — Il est évident qu'un souffle de cette espèce coïncide avec la contraction ou la systole de l'oreillette, qui constitue le premier temps de la systole cardiaque, et qu'il ne saurait être dit *présystolique*. Cette contraction de l'oreillette, silencieuse à l'auscultation dans l'état sain, s'annonce par un souffle dès que l'orifice mitral est rétréci. C'est donc un souffle annonçant un rétrécissement auriculo-ventriculaire, et plus spécialement le RÉTRÉCISSEMENT MITRAL. C'est ce que Fauvel a démontré par des faits probants. Avant lui Barth et Roger avaient soupçonné ce signe, et Gendrin l'avait signalé. Mais ce qui n'a été dit que par Fauvel (1), c'est que ce souffle a pour caractère de cesser

(1) Fauvel, *Mémoire sur les signes stéthoscopiques du rétrécissement de l'orifice auriculo-ventriculaire gauche* (Archives gén. de médecine, 1843. T. I, p. 1).

aussitôt que se produit le premier bruit du cœur, et si-
multanément la contraction ventriculaire, et le choc de
l'organe. On a dit, il est vrai, que ce souffle se prolongeait
pendant le 1er bruit. Mais avec un rétrécissement mitral
simple, il est évident que cette prolongation est impossible,
puisque le souffle est dû au passage du sang de l'oreillette
dans le ventricule, et que, pendant le 1er bruit, le sang
serait chassé au contraire du ventricule dans l'oreillette. Il
est clair qu'il y aurait alors une lésion concomitante du rétrécissement mitral, l'*insuffisance mitrale*, qui donne lieu
à un souffle accompagnant le 1er bruit, et qui, en suivant le
souffle préimpulsif, semble ne former avec lui qu'un souffle
morbide. L'erreur a dû être d'autant plus facile à commettre, que la lésion de la valvule mitrale est très-souvent
caractérisée à la fois par le rétrécissement et l'insuffisance
de l'orifice. Les deux souffles seraient peut-être distincts
l'un de l'autre, si les mouvements du cœur étaient lents;
mais le plus souvent ils sont accélérés et souvent irréguliers, ce qui rend la distinction difficile.

Un souffle semblable pourrait se montrer dans le rétrécissement correspondant de l'orifice du cœur droit, le RÉTRÉ-
CISSEMENT TRICUSPIDIEN; mais on a observé cette lésion dans
des cas tellement exceptionnels, que l'on doit avoir rarement à en tenir compte dans la pratique. Le cœur gauche
étant d'ailleurs à peu près toujours affecté, et le plus affecté
lorsqu'il y a une lésion des orifices du cœur droit, le souffle
systolique préimpulsif conserve toute sa valeur comme signe de RÉTRÉCISSEMENT MITRAL.

Hérard, dans un intéressant mémoire (1), avait combattu
en 1853, l'idée de rapporter à ce rétrécissement un seul

----

(1) Hérard, *Des signes stéthoscopiques du rétrécissement de l'orifice*
auriculo-ventriculaire gauche du cœur, et spécialement du bruit de
souffle au second temps (Actes de la Société méd. des hôpitaux de Pa-
ris, 3e fasc., p. 77).

souffle caractéristique ; et il cherchait à démontrer, d'après l'observation des faits cliniques, que cette lésion « est susceptible de produire, toutefois, avec des degrés divers de fréquence, un bruit de souffle au premier temps (*systolique?*) un bruit de souffle un peu avant le premier temps (*présystolique?*), un bruit de souffle au deuxième temps (*diastolique*); et qu'enfin quelquefois, chez les vieillards, il ne s'annonce par aucun bruit anormal ».

Nous ne citons ce passage que pour montrer combien étaient incertaines les inductions basées sur la systole considérée comme isochrone du choc du cœur. Je suis autorisé à dire que mon savant collègue, éclairé par les enseignements cardiographiques, a rejeté aussi, avec sa loyauté bien connue, l'idée qu'il avait soutenue d'un souffle de rétrécissement mitral pendant la systole ventriculaire. J'aurai d'ailleurs à revenir sur cette question de l'ensemble de souffles dus au rétrécissement mitral. Je n'ai à m'occuper ici que du souffle du début de la systole, dit à tort présystolique, et qui ne saurait être entendu pendant le choc du cœur ; puisque la contraction ventriculaire alors produite arrête immédiatement, je le répète, le passage du sang dans le ventricule au niveau de l'orifice rétréci, lorsqu'il n'y a pas en même temps insuffisance.

2º **Souffles accompagnant ou remplaçant le premier bruit du cœur** (*souffle systolique impulsif*). — Il n'est pas toujours aussi aisé qu'on le pourrait croire, de déterminer la production d'un souffle au même moment que le premier bruit physiologique du cœur. Il peut en effet arriver, lorsque les bruits de l'organe se succèdent rapidement sans silences intermédiaires, que leur rhythme représente une succession de bruits égaux et réguliers, parmi lesquels il est impossible de discerner ceux qui coïncident avec le premier, ou avec le second bruit du cœur. Les faits de ce genre sont fréquents dans la pratique (1). L'exploration du choc du cœur, s'il est possible, indique pendant l'auscultation, que le souffle qui se produit en même temps est un souffle remplaçant le premier bruit : un souffle systolique impulsif. A défaut de choc sensible, qui est le guide le plus certain pour la détermination du souffle, l'examen du pouls, dont la pulsation a lieu immédiatement après la systole ventriculaire, fait aussi assimiler au premier bruit le souffle qui précède immédiatement le battement de la radiale, de la temporale, ou bien de la carotide, qui battent presque en même temps que se produit le premier bruit du cœur.

Lorsque le souffle systolique impulsif est reconnu, se produisant avec le premier bruit ou le masquant entièrement, il faut le rapporter à la lésion qui en est l'origine. Sa signification est complexe. Nous trouvons d'abord unanimité de la part des pathologistes pour considérer ce signe comme conséquence du RÉTRÉCISSEMENT AORTIQUE, la connexité du premier bruit normal avec le passage du sang du ventricule gauche dans l'aorte étant admise par tous comme un fait hors de contestation. Ce souffle n'a pas son maximum au niveau de l'orifice aortique (insertion de la troisième côte gauche au sternum), mais vers la droite de cet os au point où l'aorte devient superficielle, comme on le voit à la figure 52.

Il s'accompagne souvent de frémissement cataire. Il se propage dans l'aorte et les carotides, et il diminue d'intensité de la base à la pointe du cœur, où l'on perçoit les deux bruits.

Le souffle au premier bruit se rencontre aussi dans une affection du cœur relativement rare : le RÉTRÉCISSEMENT DE L'ORIFICE PULMONAIRE. Ici il a son maximum au niveau du deuxième espace intercostal gauche près du sternum, et il se

____

(1) Il arrive assez souvent que plusieurs observateurs, examinant le même malade, ne sont pas d'accord sur le temps du souffle, les uns le considérant comme isochrone au premier bruit, et les autres au second bruit.

prolonge à gauche en dehors et en haut vers la clavicule, ce qui est caractéristique (voy. fig. 53). Ce souffle peut être prolongé, et envahir non-seulement le premier bruit, mais encore le petit silence. Les dernières recherches physiologiques avec le cardiographe ne permettent plus d'admettre

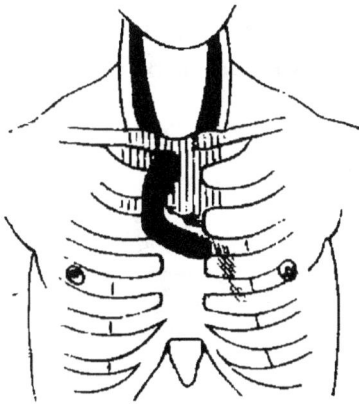

(Fig. 52).

Schème du souffle du rétrécissement aortique; le maximum est indiqué par une teinte plus foncée.

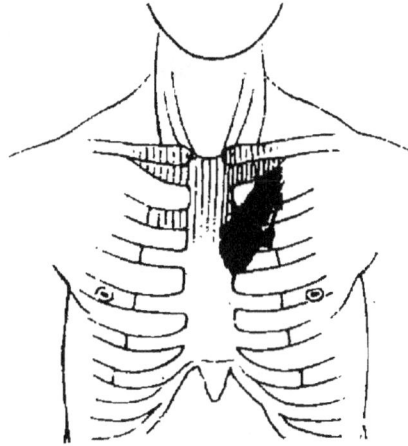

(Fig. 53).

Schème du souffle du rétrécissement de l'orifice pulmonaire.

comme autrefois qu'un souffle, au moment du premier bruit, puisse résulter d'un rétrécissement auriculo-ventriculaire ou mitral, le passage du sang de l'oreillette dans le ventricule à travers l'orifice mitral rétréci étant nécessairement empêché par la tension intra-ventriculaire du sang pendant la systole impulsive. C'est donc avec raison que Marey attribue ce souffle à l'insuffisance mitrale (1). Il est générale-

(1) Hérard, en défendant l'existence d'un souffle *au premier temps*, s'appuyait sur un fait (obs. 1re de son *Mémoire*) qui n'est pas aussi probant qu'il l'a pensé. Le cœur battait 100 à 110 fois par minute, ce qui rend bien difficile la détermination d'un souffle se produisant au moment de la systole ventriculaire, ou un peu avant; de plus il pouvait exister un souffle d'insuffisance greffé sur celui du rétrécissement. attendu qu'il existait un rétrécissement mitral *circulaire*, admettant

ment admis aujourd'hui que le souffle systolique impulsif est le signe principal de cette INSUFFISANCE MITRALE, et qu'il est dû au refoulement du sang du ventricule vers l'oreillette, en même temps que le sang est refoulé vers l'aorte.

On conçoit ainsi que le souffle de l'insuffisance mitrale et celui du rétrécissement aortique puissent avoir lieu au même moment de la révolution du cœur. Le premier a pour caractère distinctif d'être le seul souffle produit par cette affection, et de ne pas s'accompagner, comme le souffle du

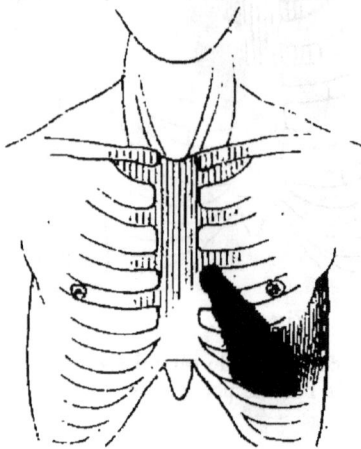

(Fig. 54).

Schème du souffle de l'insuffisance mitrale.

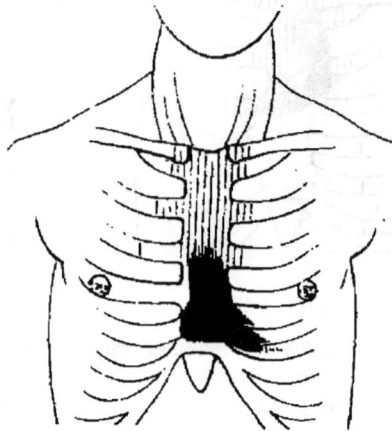

(Fig. 55).

Schème du souffle de l'insuffisance tricuspidienne.

rétrécissement mitral, du dédoublement du second bruit. Ici la propagation du souffle ne se fait que faiblement en aval du cours rétrograde du sang vers l'oreillette et l'aisselle gauche. Elle a lieu principalement en amont vers la pointe, contrairement au cours anomal du sang (fig. 54). On a donné diverses explications de cette anomalie. On a pensé

à peine l'extrémité du petit doigt, ayant un *rebord arrondi;* « ayant subi la transformation fibro-cartilagineuse, ce bord est devenu inextensible ». Tel est le résumé du seul fait cité par Hérard, qui en a depuis reconnu l'insuffisance, comme je l'ai rappelé (p. 337).

que la propagation de ce souffle vers la pointe dépendait des rapports immédiats du ventricule gauche avec les parois thoraciques, la partie supérieure de l'organe étant recouverte par le poumon ; aussi Friedreich (1) pense-t-il que le maximum du souffle se déplace et remonte au troisième espace intercostal gauche, quand les poumons sont écartés de la base du cœur. D'un autre côté, Bergeon, d'après ses expériences, considère la forme conique de l'ouverture insuffisante tournée vers la pointe, et dans laquelle s'engage le sang du ventricule, comme l'origine physique de la propagation du bruit produit en sens inverse du courant sanguin. On a fait observer aussi que ce cône, ayant sa pointe dirigée vers le sommet du cœur dans le ventricule, il est tout naturel que le maximum du souffle produit soit perçu dans le même sens. Pour Marc Sée, on s'en rend compte par l'abaissement systolique des valves de la valvule mitrale dû à la contraction des muscles papillaires, valvule dont l'orifice est inférieur, et se rapproche par conséquent de la pointe du cœur (2). Il me semble que la meilleure explication est de considérer la transmission du souffle à la pointe du cœur comme le résultat de sa propagation par les fibres du ventricule, dont la contraction fait du tissu du cœur un moyen de transmission des plus favorables.

Quoiqu'il en soit de ces explications, le fait de l'existence maximum du souffle à la pointe du cœur, signalé d'abord par Briquet, a une grande valeur diagnostique.

L'INSUFFISANCE TRICUSPIDIENNE, lésion la plus fréquente du cœur droit, se révèle, comme l'insuffisance mitrale, par un souffle systolique impulsif qui a un siége particulier. Il ne s'entend pas à la pointe du cœur, mais vers les inser-

---

(1) *Traité des muscles du cœur*, trad. Lorber et Doyon, 1872.
(2) Marc Sée, *Recherches sur l'anatomie et la physiologie du cœur*, in-4°, 1875.

tions des quatrième et cinquième cartilages gauches au sternum, ou au niveau de cet os à la même hauteur; en un mot, au niveau du ventricule droit du cœur qui est en rapport avec cette partie des parois thoraciques (fig. 55). Il est doux ou rude, et peut se prolonger pendant le petit silence jusqu'au second bruit. — Dans l'ASYSTOLIE, il existe aussi un souffle systolique impulsif doux qui, suivant J. Parrot, se perçoit entre la troisième et la cinquième côtes, et parfois un second souffle rude à gauche du précédent, au niveau de la région précédente, et qui masque le premier. On se demande si ces souffles, le premier du moins, n'est pas simplement un signe de l'insuffisance tricuspidienne due à la dilatation du cœur droit.

Le souffle systolique impulsif se manifestant au moment du premier bruit du cœur, se remarque également dans l'ANÉMIE et la CHLOROSE, vers la base du cœur. Il est alors toujours doux, velouté, au lieu d'être rude et râpeux comme dans la plupart des cas de rétrécissement aortique; de plus, le souffle anémique se propage dans les vaisseaux du cou, où il devient parfois continu ou musical. Il peut s'entendre en même temps dans les principales artères de l'économie, et surtout il s'accompagne des autres troubles caractéristiques de l'anémie, que l'on constate facilement. Le souffle anémique cardiaque est généralement considéré comme se produisant au niveau de l'orifice aortique; mais pour Constantin Paul, dont j'exposerai plus loin la théorie, à propos des souffles inorganiques, il se constaterait le plus souvent à l'orifice pulmonaire. Pour Parrot, il se passe toujours au niveau de l'orifice tricuspidien des cavités droites, par suite de l'insuffisance de cet orifice. Cet ingénieux observateur est loin d'avoir convaincu tous les praticiens. Il règne donc un grande incertitude au sujet du souffle impulsif de l'anémie.

Dans d'autres conditions pathologiques, il existe des

souffles systoliques impulsifs qui n'ont pas la même valeur diagnostique que dans les cas précédents; mais ils n'en sont pas moins nécessaires à connaître. Tels sont : le souffle léger à la base du cœur et se propageant vers l'aorte, que Stokes a signalé dans la TRANSFORMATION GRAISSEUSE DU CŒUR; le souffle accidentel qui s'observe lors de la formation de CAILLOTS INTRA-CARDIAQUES, s'ils obstruent incomplétement un orifice artériel; enfin le souffle intense qui peut accompagner la RUPTURE des tendons valvulaires, déterminant une insuffisance auriculo-ventriculaire.

B. Souffles diastoliques.

On les constate comme doublant ou remplaçant le second bruit normal, ou dans le cours de la diastole.

3° Souffle au début de la diastole, (*souffle diastolique initial*). — La tension subite des valvules sigmoïdes qui suit immédiatement la systole, et qui résulte du retour brusque du sang arrêté par ces valvules dans l'état normal, produit quelquefois un souffle qui accompagne le second bruit du cœur, ou se substitue à lui, lorsque l'occlusion valvulaire est insuffisante et permet au sang rétrogradant de pénétrer dans le ventricule.

Nous avons parlé plus haut (p. 338) de la difficulté que l'on peut éprouver dans certains cas à décider que le souffle se montre réellement au moment du premier bruit, et non au moment du second bruit. Nous pourrions retourner la difficulté, en rappelant que le souffle qui remplace le second bruit peut être rapporté au premier, lorsque les bruits cardiaques sont fréquents, et les silences égaux. Mais pour faire bien connaître le souffle qui remplace le second bruit, nous devons supposer qu'il se montre dans les conditions les plus favorables : avec des révolutions du cœur peu accélérées, régulières, et sans autre souffle anomal concomitant.

Ce souffle apparaît immédiatement au début de la diastole; il ne saurait donc jamais être considéré comme faisant son apparition avant cette diastole, ainsi que l'avaient d'abord pensé certains observateurs. Il se prolonge au contraire souvent au delà du temps du second bruit, et empiète sur le grand silence, parce que le cours du sang qui le produit est centripète, comme celui qui pénètre naturellement, en même temps, des oreillettes dans les ventricules pendant toute la diastole. Simplement initial ou plus prolongé, quelle que soit sa durée en un mot, il est doux, comme filé, aspiratif, prenant quelquefois le timbre musical d'un roucoulement ou d'un piaulement. — Son siége est à la base du cœur.

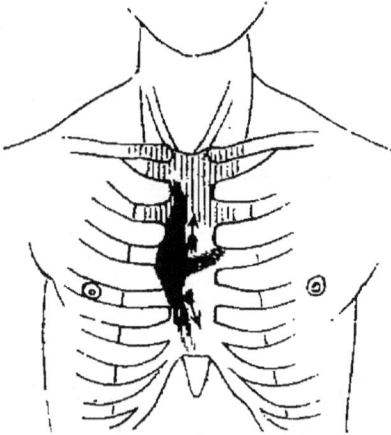

(Fig. 56).

Schème du souffle de l'insuffisance
aortique.

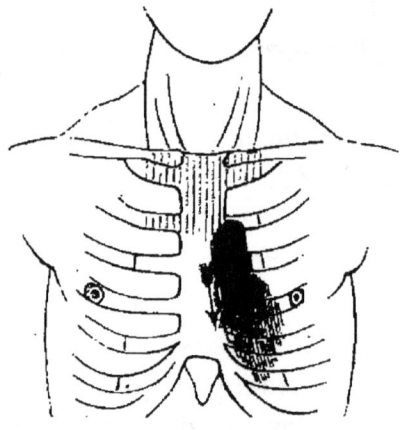

(Fig. 57).

Schème du souffle de l'insuffisance de
l'orifice pulmonaire.

Mais quoiqu'il se produise au niveau de l'insertion du sternum du 3e cartilage costal gauche, ce n'est pas dans ce point qu'est son maximum d'intensité. Ce maximum comme le souffle systolique du rétrécissement aortique, est en dedans du troisième espace intercostal *droit* (fig. 56) et dans la portion du sternum qui l'avoisine. De ce centre il se prolonge dans la direction de la crosse de l'aorte. Il s'atténue en descendant vers la pointe du cœur, sauf dans certains cas où un second centre se trouve à la pointe même de cet organe. On s'est étonné de rencontrer des faits avec ce maximum d'intensité à la pointe du cœur. Ne suffit-il pas que l'abord rétrograde du sang dans le ventricule prédomine sur l'arrivée du sang venant de l'orifice mitral, pour que le souffle se propage dans le sens du courant sanguin rétrogradant jusqu'à la pointe? Il faut tenir compte aussi de la transmission possible du bruit anomal de la base à la pointe du cœur, par les parois hypertrophiées de l'organe (1). Quoi qu'il en soit de cette dernière application, le plus important est de déterminer le point maximum du souffle remplaçant le second bruit, et qu'il faut toujours chercher d'abord à droite du sternum, comme nous l'avons indiqué.

Tout ce que nous venons de dire se rapporte à l'existence de l'INSUFFISANCE AORTIQUE, à laquelle le souffle diastolique initial est dû, dans la grande majorité des cas, avec des conditions anatomiques exposées dans la seconde partie de cet ouvrage. On verra que le souffle diastolique de cette insuffisance a des caractères accessoires précieux, qui servent à en déterminer l'origine. Le pouls large, vibrant et facilement dépressible, et le double souffle entendu au niveau de l'artère crurale (Duroziez) donnent au souffle de l'insuffisance aortique sa véritable signification. — Assez souvent la lésion de l'insuffisance donne lieu en même temps à un rétrécissement aortique. On perçoit alors deux souffles successifs : le premier rude, coïncidant avec la contraction ventriculaire, et le second doux et moelleux, dû à l'insuffisance. Il n'y a qu'une affection qui puisse, dans le voisi-

---

(1) Cette transmission semble avoir eu lieu dans un fait de Foster (*British Med. Journ.*, 1873), dans lequel il fut constaté que le segment gauche des valvules aortiques était seul malade.

nage de la base du cœur, produire deux bruits analogues, qui pourraient être pris pour les précédents ; c'est un ANÉ-VRYSME DE L'AORTE qui serait latent par tout autre signe.

L'INSUFFISANCE DE L'ORIFICE PULMONAIRE s'annonce éga-lement par un souffle diastolique initial comme l'insuffi-sance aortique ; mais il part du 2ᵉ espace intercostal gauche contre le sternum, et descend en s'affaiblissant jusqu'au quatrième espace, comme le montre la fig. 57. C'est une lésion du cœur extrêmement rare ; elle coïncide ordinaire-ment avec le rétrécissement du même orifice pulmonaire, ce qui donne lieu à deux souffles successifs, qui sont carac-téristiques par leur siége.

4. Souffle diastolique pendant le grand silence. — Ce souffle peut être une prolongation du bruit diastolique initial dont il vient d'être question, et alors il s'éteint dans le cours du grand silence ; ou bien il occupe toute la diastole. *Il est impossible qu'un souffle débute au milieu de la diastole.* La physiologie démontre que, pendant ce repos du cœur, il n'y a pas de passage brusque du sang par un orifice, mais une simple filtration du sang de l'oreillette dans le ventricule. Cet écoulement ne peut donner lieu qu'à un murmure morbide sourd, grave, prolongé, se rap-prochant plutôt d'une vibration tactile que d'une vibra-tion sonore, mais occupant toute la durée de la diastole. Ce murmure peut exister : il a été signalé par Duroziez comme un des bons caractères du RÉTRÉCISSEMENT MITRAL. C'est dire qu'il s'observe avec le souffle systolique préimpulsif, et avec le dédoublement du second bruit, qui caractérisent aussi ce rétrécissement. Le murmure diastolique commence en pareil cas avec le dédoublement qui marque le début de la diastole, se fait entendre pendant le grand silence, et se renforce aussitôt à la fin par la production du souffle systo-lique qui précède immédiatement la systole ventriculaire.

— J'ai rappelé que le docteur Hérard plaçait dans la diastole une des variétés de souffle qu'il attribuait au rétrécissement mitral. Pour démontrer sa manière de voir, Hérard ne s'est appuyé que sur deux observations de Fauvel, qui démontrent qu'il s'agit simplement d'un souffle précédant la systole ventriculaire, et que l'on doit attribuer à la systole de l'oreillette. Dans le rétrécissement mitral, il n'y a pendant la diastole que le murmure de Duroziez.

C. Coïncidence des souffles valvulaires.

Il est bien rare que, dans la pratique, on rencontre isolées les différentes lésions cardiaques, avec leurs signes caractéristiques. Elles sont le plus souvent multiples ; de là des confusions de signes, ou des coïncidences qui ont été exposées avec soin par Potain et Rendu (1). De là aussi une source de difficultés qui se présentent chaque jour dans la pratique. Je renvoie aux ouvrages spéciaux où se trouvent exposées les conditions pathologiques complexes dans lesquelles se développent les affections multiples du cœur, et l'évolution par enchaînement des lésions entre elles : les unes produisant des dilatations de cavités, des hypertrophies de leurs parois, et mécaniquement des distensions d'orifices voisins ; les autres déterminant des inflammations de voisinage, comme l'endocardite mitrale entraînant des lésions du cœur droit. Je veux rappeler seulement quelques notions nécessaires à connaître, quand on est en présence de malades affectés de plusieurs lésions valvulaires du cœur.

D'abord se présente la question de la fréquence relative de ces lésions. Celles qui affectent le cœur gauche sont infiniment plus fréquentes que celles du cœur droit. Des statistiques portant sur des centaines d'observations ont été faites.

(1) *Dictionnaire encyclopédique*, 1re série. T. XVIII, p. 663.

Il résulte de celle de Chambers que, dans plus des deux tiers des faits, il y avait des lésions mitrales (rétrécissement, insuffisance), et dans la moitié des faits, des lésions de l'orifice aortique en même temps (1). On voit quelle prédominance les lésions du cœur gauche ont sur celles du cœur droit. Ces dernières lésions sont le plus souvent *congénitales*, à l'exception toutefois de l'insuffisance tricuspidienne, qui est de beaucoup la plus fréquente des lésions du cœur droit, et qui se rencontre assez souvent avec les lésions du cœur gauche. Les lésions mitrales sont même l'origine assez fréquente de cette insuffisance, de même que les lésions de l'aorte à son origine. Un enchaînement d'un autre ordre est celui que les lésions des orifices déterminent dans la substance du cœur (hypertrophies), au niveau de ses cavités (dilatations), ou enfin dans les mouvements du cœur, qui peuvent être affaiblis au point de produire l'asystolie.

Toutes ces influences obscurcissent la manifestation des signes de percussion ou d'auscultation, dont l'étude réclame la plus grande attention de la part du praticien. Il ne doit pas perdre de vue ces différentes causes de modifications des bruits morbides du cœur, s'il veut arriver à une conclusion rationnelle et vraie.

Quand les signes de lésions d'orifice sont multiples, ces lésions n'en sont pas moins caractérisées par les signes que je viens d'indiquer pour chacune d'elles. La difficulté est cependant réelle quand deux souffles d'orifices analogues se produisent simultanément dans le voisinage l'un de l'autre, comme pour le rétrécissement simultané de l'orifice aortique et de l'orifice pulmonaire, ou ceux d'une insuffisance mitrale et tricuspidienne à la fois.

Par contre, il n'est pas rare de diagnostiquer une double

_____

(1) Tourtelot a pris pour sujet de sa thèse (Paris 1875) cette *coïncidence des lésions mitrales et aortiques.*

lésion d'orifice, alors qu'il n'y en a qu'une seule. « On ausculte le cœur et l'on trouve, à la pointe et à la base, un souffle systolique dont le timbre est différent suivant qu'on l'examine en ces deux régions. Sur une zone intermédiaire, le murmure pathologique disparaît, ou tout au moins s'atténue considérablement, en sorte qu'il semble y avoir deux maxima pour les bruits du cœur. Or, très-fréquemment, c'est une insuffisance mitrale ou un rétrécissement aortique dont le bruit se propage d'une manière insolite, et s'entend de préférence aux points où le cœur est plus immédiatement en contact avec la paroi précordiale (1). »

En définitive, le praticien a besoin de toute sa sagacité et de toute son attention pour bien établir la signification des bruits cardiaques, en utilisant, en dehors d'eux, l'état du pouls, celui de la circulation générale et de la petite circulation, et les conséquences qui s'y rattachent.

2e **Groupe.** — *Souffles intra-cardiaques* dits *inorganiques*. — Ces souffles se produisent indépendamment de lésions, soit des orifices du cœur, soit de toute autre lésion de l'organe.

Caractères. — Les souffles inorganiques sont toujours *systoliques impulsifs*, couvrant le premier bruit normal du cœur. *Le second bruit reste clair.* Ils sont habituellement remarquables aussi par leur douceur; néanmoins ils ont parfois une rudesse ordinairement passagère. Ils se perçoivent principalement à la base du cœur, mais aussi dans d'autres points, sur lesquels les pathologistes ne sont pas d'accord. Pour les uns, le souffle se propage le long de l'aorte et jusqu'aux sous-clavières et aux carotides; d'autres le nient et le localisent à droite du sternum vers le quatrième espace intercostal, d'où il s'étendrait vers l'articula-

(1) Potain et Rendu, *Article cité*, p. 669.

tion sternale de la clavicule, ou à gauche au niveau du deuxième espace intercostal. Nous allons revenir sur ces diverses localisations, qui démontrent une grande incertitude sur le siége que l'on doit assigner aux souffles inorganiques, et en même temps la nécessité de les distinguer des souffles extra-cardiaques dont il sera question plus loin.

Conditions organiques et physiques. — C'est principalement comme signe d'anémie que l'on rencontre les souffles intra-cardiaques inorganiques.

On les a signalés également comme passagers dans les fièvres; mais on est généralement d'accord pour nier l'existence d'un souffle inorganique comme conséquence des troubles nerveux du cœur, auxquels on en attribuait autrefois.

Pour exposer les théories dont les souffles inorganiques ont été l'objet, il va me suffire de rappeler celles qui ont été formulées à propos de l'anémie, vue un peu trop partout dans les faits où s'est montré ce signe.

D'abord on s'est borné à considérer les souffles inorganiques comme se produisant à l'orifice aortique et dans les vaisseaux artériels, l'aorte, les artères sous-clavière et les carotides principalement. La plupart des pathologistes adoptèrent cette manière de voir. Mais dans les dernières années, la question s'est compliquée par la constatation des souffles inorganiques dans les fièvres, et par l'importance qu'a prise la question des souffles extra-cardiaques indiqués simplement par Laennec, et dont il sera question plus loin. On ne doit donc pas être surpris que le mode de production des souffles inorganiques intra-cardiaques, les seuls en question ici, ait été très-controversés, et que l'on ait proposé des explications très-différentes.

D'abord le siége anatomique de ces souffles est resté mal déterminé. Les uns le placent à l'un ou à l'autre des orifices artériels : Laennec, Bouillaud, Barth et Roger, Beau,

Hope, Marey et beaucoup d'autres observateurs, en placent l'origine à l'orifice aortique; Hugues, et récemment Constantin Paul, à l'orifice de l'artère pulmonaire; le professeur J. Parrot à l'orifice auriculo-ventriculaire droit; enfin Niemeyer à l'orifice mitral.

L'explication physique a nécessairement varié avec l'idée de ces différents siéges anatomiques. Laennec considérait le souffle comme dû à un rétrécissement spasmodique artériel, Bouillaud et Beau l'attribuaient à l'hydrémie. Marey pense que le souffle inorganique, dans toutes les conditions au milieu desquelles il se montre, est dû à la diminution de la tension artérielle, et à la vitesse plus grande avec laquelle s'accomplit la systole ventriculaire. J. Parrot a combattu cette manière de voir. Il regarde le phénomène d'auscultation comme un souffle d'insuffisance tricuspidienne. S'appuyant sur l'opinion des observateurs qui ont noté avec raison la dilatation du ventricule droit par suite de l'affaiblissement musculaire des parois cardiaques (Chan, Bamberger, Friedreich, Winderlich, Vogel, Starck), il admet que, la paroi interne du ventricule étant la plus faible, elle est repoussée en dehors, et qu'elle entraîne dans ce mouvement excentrique la valve correspondante et les cordages qui s'y insèrent. Les mêmes causes détermineraient l'élargissement de l'orifice; et sous cette double influence, l'ajustement des bords valvulaires n'aurait pas lieu au moment de la systole ventriculaire. C'est ce qui fait dénommer *tricuspidien*, par J. Parrot, le souffle inorganique, qu'il soit dû à l'anémie ou à des fièvres. Il résulte de là qu'il place le siége de ce souffle au niveau du quatrième espace intercostal gauche contre le sternum (comme le montre la figure 58), d'où il s'étendrait en s'affaiblissant vers l'articulation sternale de la clavicule droite; il se propagerait à peine dans les autres sens.

Pour soutenir son opinion, cet ingénieux observateur

n'admet donc pas que les souffles inorganiques se propagent
dans l'aorte ou les vaisseaux du cou, et il signale l'existence du pouls veineux comme démontrant l'insuffisance
tricuspidienne. Cette théorie a soulevé de nombreuses objections, parmi lesquelles les plus fortes sont : d'abord
l'existence exceptionnelle du pouls jugulaire, qui devrait
être constant s'il y avait toujours insuffisance, et en second lieu, la transmission du souffle cardiaque au niveau
des carotides, avec les mêmes caractères de timbre qu'au
niveau du cœur. Ce sont
des conditions qu'il est
impossible de faire con-
corder avec la théorie de
Parrot.

La théorie de Constan-
tin Paul, développée ré-
cemment devant la société
médicale des hôpitaux (1),
diffère de toutes les autres.
Hugues avait signalé le
souffle anémique comme
siégeant par exception au

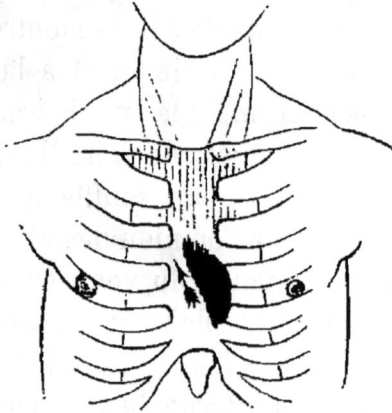

(Fig. 58).

Schème du souffle tricuspidien de Parrot.

niveau de l'artère pulmonaire, à la partie interne du deuxième espace intercostal gauche. Le docteur Constantin Paul
a affirmé cette origine comme à peu près constante dans l'a-
némie, avec les souffles veineux du cou. Pour lui, les souffles
anémiques artériels forment quatre types différents :

1er type : le souffle occupe la partie interne du deuxième
espace intercostal gauche jusqu'à 4 centimètres du bord
sternum (figure 59);

2e type : le souffle a son maximum dans le même point,

(1) Constantin Paul, *sur le bruit de souffle anémo-spasmodique de
l'artère pulmonaire, désigné généralement sous le nom de bruit anémique de la base du cœur* (*Union médicale*, mars, avril et mai 1878).

20.

mais il s'irradie jusqu'au niveau des 1er et 3e espaces intercostaux (figure 60) ;

3e type : le siège du souffle présternal est abaissé, et se

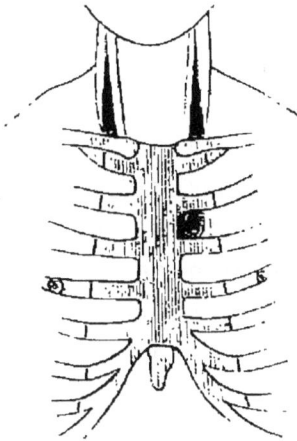

(Fig. 59).

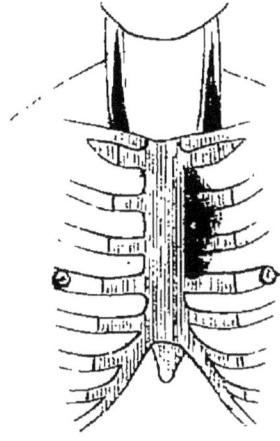

(Fig. 60).

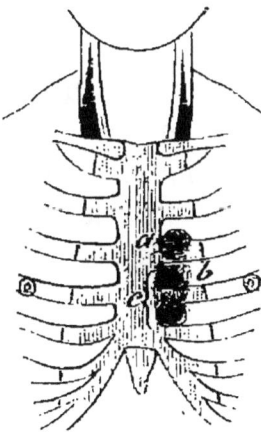

(Fig. 61).

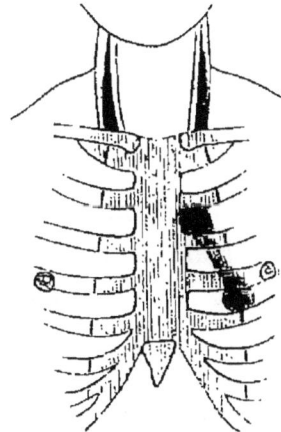

(Fig. 62).

Fig. 59, 60, 61, 62 : premier, deuxième, troisième et quatrième types du *souffle
anémo-spasmodique* de Constantin Paul.

constate, tantôt au niveau du bord supérieur de la troisième
côte (figure 61, *a*), tantôt au niveau du troisième espace intercostal (*b*), tantôt enfin il s'étend du troisième au quatrième espace (*c*);

4ᵉ type : le souffle ayant toujours son maximum en dedans du deuxième espace intercostal gauche, a un autre centre à la pointe du cœur qui se relie au précédent (figure 62).

Cette théorie a le mérite d'avoir attiré l'attention sur un siége des souffles inorganiques que l'on n'était pas habitué à rechercher, et dont la fréquence ressort du mémoire de l'auteur. Cependant il paraît bien difficile de conclure que cette théorie est la seule vraie. Des souffles extra-cardiaques pourraient bien en avoir imposé à notre savant collègue dans la détermination de ses trois derniers types (1). Il insiste sur la coïncidence des souffles veineux jugulaires avec les souffles qu'il a décrits, pour considérer ces derniers comme anémiques ; mais cette coïncidence peut aussi bien avoir lieu avec les souffles extra-cardiaques.

On voit par cet exposé que la vraie théorie des souffles inorganiques ne saurait être considérée comme formulée.

Quant à la question physique, c'est toujours la production de la veine fluide vibrante que l'on invoque, pour la production des souffles inorganiques, sans que toutefois, comme on vient de le voir, il soit possible d'expliquer organiquement sa formation, sauf dans l'hypothèse de l'insuffisance de la valvule tricuspide.

Il n'est pas besoin d'insister sur l'importance de pou-

(1) Constantin Paul explique les variétés de son 3ᵉ type par l'abaissement du cœur résultant de l'abaissement du foie, qui a été de 3 ou 4 centimètres dans sa 17ᵉ observation. Mais alors comment expliquer de la même manière que le souffle puisse s'entendre à la fois au 3ᵉ et au 4ᵉ espaces intercostaux? Tout en convenant que la confusion est possible entre les souffles intra-cardiaques et extra-cardiaques, l'auteur donne comme principaux caractères distinctifs des premiers, qu'ils sont toujours systoliques et non pas systoliques ou diastoliques ; qu'ils ne se transforment jamais en bruit saccadé; qu'ils se montrent à toutes les révolutions du cœur sans interruption, et qu'ils sont beaucoup moins transitoires que les souffles extra-cardiaques. On voit que ces distinctions ne portent pas sur des particularités suffisamment caractéristiques.

voir discerner un souffle inorganique d'un souffle dû à une
lésion du cœur. C'est en tenant compte des particularités
des lésions des divers orifices, des antécédents étiologiques,
des symptômes qui coïncident avec le bruit morbide, de
son évolution accidentelle, et des accidents consécutifs à
une lésion des orifices, que l'on pourra arriver à déterminer la nature du souffle observé. Il y a des faits très-dif-
ficiles à élucider. L'existence d'un rhumatisme subaigu, par
exemple, qui donne si souvent lieu à une anémie secondaire, de même qu'il se complique fréquemment de lésions cardiaques, fera nécessairement hésiter sur la signification du souffle perçu.

Les souffles inorganiques ont une marche différente
suivant leur cause. Ils sont passagers dans le cours des pyrexies, car ils disparaissent avec ces maladies aiguës; et
ils sont permanents au contraire pendant un temps plus ou
moins long dans l'*anémie* et la *chlorose*, à moins que l'a-
némie ne soit accidentelle, comme celle produite par une
hémorrhagie, dont les conséquences sont de peu de durée.

Il résulte de ces considérations que le diagnostic des
souffles inorganiques est une question dont la solution est
extrêmement importante; car elle est intimement liée au
pronostic et au traitement de la maladie dans laquelle on
observe le souffle. Il n'en est que plus regrettable que les
conditions dans lesquelles ces phénomènes se manifestent
soient encore mal connues (1).

II. — BRUITS EXTRA-CARDIAQUES.

Ces bruits sont de deux sortes. Ce sont : 1° les *souffles* dits
extra-cardiaques, et qui se produisent autour du cœur *dans*

(1) Le professeur Potain, qui poursuit avec tant de persévérance ses
recherches sur les maladies du cœur, et auquel j'ai fait appel pour

les lames des poumons qui recouvrent cet organe : 2° les bruits extra-cardiaques de *frottement*, qui ont lieu au niveau du péricarde ou de la plèvre. Les uns comme les autres ont une commune origine, différente de celle des souffles intra-cardiaques : les mouvements extérieurs du cœur.

Ier groupe. — *Souffles extra-cardiaques,* ou *cardio-pulmonaires.* Lorsqu'une lame de poumon est interposée entre le cœur et les parois thoraciques, la propulsion cardiaque aplatit instantanément la lame pulmonaire, et en chasse l'air en amont des vides respiratoires; il en résulte un souffle que l'on peut appeler souffle de refoulement (1), ayant un caractère analogue à celui d'un souffle doux intra-cardiaque. On conçoit toute l'importance d'une distinction des deux phénomènes. Nous avons déjà parlé incidemment de ces souffles, dont on s'est beaucoup occupé dans les derniers temps. Les recherches les plus récentes et les plus approfondies sont dues au professeur Potain (2). Son élève Cuffer, qui a pris lui-même une certaine part à ces recherches, les a reproduites récemment dans un très-bon travail (3).

---

donner plus de précision à mon étude des souffles inorganiques, reconnaît l'extrême difficulté d'un pareil travail. Il est porté à considérer comme étant *extra-cardiaques* presque toujours, ou même toujours, les souffles observés dans n'importe quelle partie de la région précordiale (sans souffles veineux concomitants) et considérés comme anémiques intra-cardiaques.

(1) Il peut en outre arriver qu'un énorme épanchement du péricarde, en refoulent la partie inférieure du poumon gauche, soit l'origine d'une matité avec absence du murmure respiratoire, qui serait remplacé par un souffle bronchique avec retentissement exagéré de la voix, comme l'a observé Dance. Mais ces signes de compression pulmonaire sont tout différents de ceux dont il est question ici.

(2) Mez Bourian, *Sur le diagnostic des bruits de souffle extra-cardiaques.* Thèse, 1874, d'après la clinique de Potain en 1872.

(3) *Modifications des souffles extra-cardiaques (Le Progrès médical,* 1877).

A l'état normal, le cœur, nous l'avons vu, est plus ou moins recouvert par le poumon, et la partie découverte de l'organe cardiaque ne dépasse guère quatre centimètres carrés. Or, les souffles extra-cardiaques se passent tous au niveau de la partie du cœur qui est recouverte par le poumon ; et le souffle cesse d'être entendu naturellement là où commence la partie découverte. Mais le souffle ne s'entend pas avec la même intensité dans toutes les parties du cœur qui sont recouvertes ; c'est surtout sur les confins de la lame pulmonaire précordiale qu'il se produit avec le plus de netteté : dans les points où cette lame est le moins épaisse. Il siége ordinairement un peu au-dessus de la pointe du cœur (1).

Ce souffle a pour caractère d'être isochrone à l'impulsion cardiaque, et parfois, comme Potain l'a observé, de se montrer pendant une systole plus forte, pour s'atténuer pendant les suivantes, puis redevenir plus fort. Il est tantôt uniforme et tantôt *saccadé*. Potain a bien fait connaître cette variété saccadée du souffle extra-cardiaque, et démontré que *la respiration saccadée en avant du cœur n'était qu'un souffle extra-cardiaque* (2). Je dois ajouter que le souffle prolongé m'a paru en désaccord avec le premier bruit du cœur qui coïncide avec ce souffle. Une jeune dame anémique, extrêmement impressionnable et sujette à de violentes palpitations à la moindre émotion, m'a présenté, dans la position couchée, un souffle uniforme qui commençait avant le premier bruit, et qui persistait pendant et après lui ; il

(1) Il est douteux que ce souffle puisse occuper la base du cœur. Chez une malade qui présentait un souffle extra-cardiaque à la pointe, et en même temps un souffle à la base, Cuffer émet l'hypothèse que ce dernier pouvait être dû au refoulement du poumon par l'artère pulmonaire. Mais c'est une simple hypothèse, de même que la production de souffles pulmonaires qui siégeraient *en arrière du cœur*, lorsqu'il est hypertrophié.

(2) Potain a signalé ce souffle saccadé au sommet du poumon, comme nous le verrons à propos de la *phthisie pulmonaire*, et l'a attribué également aux mouvements circulatoires.

se continuait en un mot pendant toute la systole cardiaque, et il cessait dans la position droite, ainsi qu'en dehors du temps des palpitations. Cuffer a rappelé les palpitations violentes comme favorisant la production du souffle extra-cardiaque, lorsque les mouvements respiratoires sont en même temps ralentis; car les grands mouvements respira-toires, coïncidant avec des battements du cœur exagérés, font ordinairement disparaître le souffle.

Potain et Cuffer insistent sur le caractère de la percep-tion de ce souffle dans la position couchée, et de sa dispa-rition dans la position assise. Ils ont fait remarquer que plu-sieurs observateurs ont considéré à tort cette particularité comme un signe distinctif pathognomonique des souffles extra-cardiaques, puisque l'on sait maintenant que les souffles intra-cardiaques présentent le même caractère dans certains cas. Il peut arriver que les souffles extra-cardiaques soient diminués par le décubitus du côté droit, qui déplace nécessairement le cœur. Le déplacement du cœur a lieu également dans les grandes inspirations qui abaissent le diaphragme, et qui font disparaître quelquefois le souffle extra-cardiaque, en écartant le cœur de la lame pulmonaire (1).

L'important est de distinguer le souffle extra-cardiaque du souffle intra-cardiaque, car c'est souvent trancher la question de l'existence ou de l'absence d'une lésion du cœur. Lorsque le souffle intra-cardiaque se produit, il pré-sente des particularités qui doivent empêcher de le con-fondre avec un souffle extra-cardiaque : il se prolonge dans un sens bien déterminé, s'accompagne de troubles circulatoires, de modifications du pouls, en rapport avec la lésion cardiaque dont il est symptomatique. Rien de sem-

(1) Da Costa a signalé ce déplacement du cœur dans une inspiration forcée. Le choc du cœur a lieu alors plus bas et plus en dedans que dans l'état normal.

blable n'existe pour le souffle extra-cardiaque. Lorsqu'il se montre dans le cours d'un rhumatisme aigu, comme l'a observé Potain, sa signification est facilement méconnue et l'on peut croire à une endocardite qui n'existe pas, si l'on ne songe pas à rechercher les particularités rappelées plus haut. Il ne faut pas oublier que l'excitation du cœur, dans le cours du rhumatisme, est une cause prédisposante de ces souffles extra-cardiaques.

En tous cas, voici comment Cuffer conseille d'agir pour s'éclairer : on fait suspendre au malade sa respiration pendant quelques instants, et, après cinq ou six pulsations du cœur, le souffle disparaît, même pendant la position horizontale. Il est évident qu'alors il ne s'agit pas d'un souffle intra-cardiaque, qui persisterait pendant la suspension de la respiration. L'auteur pense que, dans ce cas, l'air étant expulsé pendant la suspension de la respiration, le souffle cesse de se produire jusqu'à ce que la respiration en fasse pénétrer de nouveau (1). Je crois que l'on peut trouver aussi un excellent signe distinctif dans le défaut de synchronisme du souffle extra-cardiaque avec les deux bruits du cœur. J'en ai rappelé un exemple tout à l'heure, et tout récemment j'ai constaté un souffle de cette espèce, débu-

(1) Cuffer a voulu démontrer la justesse de cette explication expérimentalement. On fait tenir par le malade, entre ses lèvres, un tube de caoutchouc aboutissant au cardiographe de Marey, puis l'on fait suspendre la respiration du malade, la glotte restant ouverte. On voit alors le levier du cardiographe être animé d'oscillations qui, d'abord assez étendues en hauteur, ne tardent pas, après cinq ou six oscillations, à diminuer de plus en plus. Ces oscillations résultent de la masse d'air contenue dans le poumon indépendamment de tout mouvement respiratoire, et sont l'effet des systoles du cœur refoulant le poumon et par conséquent l'air qu'il contient. Cuffer admet que, lorsque le poumon est *trop distendu*, dans l'emphysème par exemple, le souffle extra-cardiaque ne se produit pas par l'effet de l'augmentation d'épaisseur du tissu pulmonaire. La cause de cette absence de souffle me paraît être simplement dans le défaut de *béance continue* de l'arbre d'air intra-pulmonaire qui existe dans l'emphysème.

tant entre les deux bruits cardiaques, qui conservaient
toute leur pureté.

2ᵉ groupe. — *Bruits extra-cardiaques de frottement.* —
Parmi les bruits d'auscultation extra-cardiaques dus aux
mouvements du cœur, les frottements du péricarde et de la
plèvre forment deux divisions particulières très-intéressantes à connaître.

A. **Bruits de frottement du péricarde.** — Nous avons
décrit précédemment les bruits de frottement qui se produisent au niveau de la plèvre pendant les mouvements
respiratoires. Ces frottements se ressemblent dans toutes
les séreuses. Dans le péricarde comme dans la plèvre, ils
sont caractérisés par des saccades inégales, sèches, se succédant irrégulièrement; mais le frottement y est toujours
limité, et sans concordance régulière avec les bruits naturels
du cœur; il se manifeste pendant la systole ou la diastole,
ou pendant ces deux mouvements successifs, ou bien il
succède de préférence à la systole. Assez souvent le bruit
est unique et doux, et constitue un frôlement qui a une
grande analogie avec un souffle doux intra-cardiaque; néanmoins il se distingue de ce dernier en ce qu'il ne se limite pas
exactement à un temps donné du cœur, et qu'il empiète sur
les temps voisins. Dans certains cas, il est rude, saccadé,
inégal, ce qui ne permet pas alors de douter de son existence. Ce frottement péricardique se perçoit indifféremment dans les divers points du cœur, mais le plus ordinairement vers sa pointe, où les mouvements sont plus étendus
et plus énergiques. Il a un siége limité, il ne s'étend pas
aux parties circonvoisines comme les souffles cardiaques;
et au delà des points où il est constaté, on perçoit les bruits
du cœur avec leurs caractères très-purs. Les souffles cardiaques, au contraire, s'entendent plus ou moins loin, en
s'affaiblissant dans les parties voisines.

Ce bruit de frottement est dû anatomiquement aux inégalités ou aux fausses membranes résultant de l'inflammation du péricarde, ou à des plaques laiteuses résultant
d'une ancienne péricardite. Dans les cas d'épanchement
abondant, le bruit de frottement ne saurait se produire;
mais quand l'épanchement est médiocre, on entend
des saccades de frottement dans la position couchée du
malade, par suite du contact des deux feuillets du péricarde
dans cette position, et l'on cesse de les percevoir dans la
position assise, par suite de l'interposition du liquide, qui
a lieu entre le cœur et la paroi thoracique. On ne l'entend
quelquefois que vers la base, si l'épanchement n'occupe
que la partie inférieure. On ne doit pas oublier que ces
frottements peuvent résulter d'une ancienne péricardite.

Ces caractères distinctifs suffisent ordinairement à faire
distinguer le frottement péricardique isolé. Mais cet isolement n'est pas la règle ordinaire. Habituellement la péricardite coïncide avec l'endocardite, dont les souffles variés
peuvent se manifester en même temps que le frottement.
Il faudra, dans ces cas parfois difficiles, bien analyser les
différents bruits perçus par l'auscultation, pour les reconnaître à leur régularité ou à leur irrégularité de succession.

B. **Bruits de frottements pleuraux.** — Ils se manifestent dans les cas de pleurésie sans épanchement de liquide,
qui empêcherait le contact des deux feuillets des plèvres
dans le voisinage du cœur. Il peut alors arriver que le choc
du cœur fasse frôler les surfaces enflammées des plèvres, et
produise un bruit de frottement isochrone à la systole ventriculaire. Barth a signalé les bruits de frottement dus à
cette cause. Choyau, dans sa thèse bien connue (1), les a
étudiés avec soin. Je reviendrai plus longuement sur cette
question à propos de la pleurésie.

(1) Choyau, *des bruits pleuraux et pulmonaires dus aux mouvements
du cœur*. Thèse, 1869.

II. — AUSCULTATION DES VAISSEAUX

L'exploration des vaisseaux fournit à l'auscultation des souffles ou des murmures qui varient suivant la nature du conduit, suivant son volume et son état anatomique. Ils doivent être étudiés dans les artères et dans les veines.

CHAPITRE PREMIER

SOUFFLES ARTÉRIELS

Il est nécessaire de distinguer, au niveau des vaisseaux artériels, les souffles en *intra-vasculaires* et *extra-vasculaires*, comme on le fait pour les souffles intra ou extra-cardiaques. Je montrerai plus loin que les faits observés justifient cette division nouvelle.

ART. 1. — Souffles intra-artériels.

Ces souffles se produisent dans l'aorte ou dans les artères secondaires.

1° **Bruits aortiques.** — L'aorte, par son volume, sa proximité du cœur et par les lésions particulières dont elle est affectée, fournit à l'observateur des signes d'auscultation normaux et morbides qui ont une très-grande importance. Avant de les décrire, il est nécessaire de rappeler la position de ce vaisseau.

L'aorte pectorale comprend trois divisions de convention bien connues, qui sont très-utiles pour l'étude des affections qui y siégent. — 1° L'*aorte ascendante*, qui s'étend de gauche à droite et de bas en haut, de la base du cœur à la courbure de la crosse, sort du ventricule gauche derrière l'artère pulmonaire, et ne se met en rapport avec le sternum qu'à la hauteur du milieu ou du tiers inférieur du deuxième espace intercostal droit; elle monte le long du bord droit du sternum, qu'elle dépasse quelquefois un peu, puis elle se courbe en arrière et à gauche pour former la crosse, à partir du milieu du premier espace intercostal droit. — 2° La *crosse* n'est en rapport avec le sternum qu'à son origine au niveau du deuxième espace intercostal droit. Elle se recourbe obliquement en arrière et à gauche, sa concavité répondant en arrière à la trachée, et au-dessous à l'artère pulmonaire. Elle est embrassée par le nerf récurrent. — L'*aorte descendante*, après avoir fourni la sous-clavière gauche, occupe le côté gauche du corps des vertèbres et se trouve en rapport : en avant, avec la bronche gauche; au-dessous avec le péricarde; à droite avec l'œsophage; à gauche avec la plèvre et le bord postérieur du poumon gauche.

L'*aorte ventrale* se montre dans l'abdomen entre les deux piliers du diaphragme, et elle suit le corps des vertèbres en devenant médiane; elle se termine en se bifurquant au niveau de la quatrième ou cinquième vertèbre lombaire. Je n'insiste pas sur ses rapports anatomiques bien connus.

Le stéthoscope est indispensable pour percevoir les souffles aortiques. Indifférent à employer pour ausculter le poumon, il est plus nécessaire pour l'auscultation du cœur et de l'aorte, et indispensable au niveau des vaisseaux secondaires.

Au niveau de l'aorte, dans l'état sain, on entend les deux

bruits du cœur, qui sont transmis par propagation, par l'intermédiaire de l'ondée sanguine et sans doute aussi par les parois artérielles. — Les bruits sont seulement plus faibles qu'au niveau du cœur, mais ils offrent les mêmes caractères : le premier bruit est sourd et grave, le second clair et aigu. Ce retentissement des bruits normaux du cœur peut être aussi fort qu'au niveau même du cœur, dans les excitations des mouvements cardiaques se traduisant par des palpitations plus ou moins violentes.

Caractères des bruits morbides. — Ces bruits morbides sont de deux sortes : il y d'abord le *bruit de choc*, quand l'aorte a une expansion brusque et puissante, et des bruits de *souffle*.

Le *choc* perçu au niveau de l'aorte a un caractère expansif remarquable, que l'on observe dans les cas d'ANÉVRYSMES AORTIQUES. Cette expansion se révèle à l'auscultation par une sensation particulière, difficile à décrire, mais qu'on n'oublie plus lorsqu'une fois on l'a perçue. Cette expansion peut d'ailleurs se manifester par le soulèvement local, à chaque systole cardiaque, d'un espace intercostal du côté droit contre le sternum, au niveau de l'aorte dilatée ou anévrysmale; plus rarement à gauche de cet os, ou au-dessus de la fourchette du sternum. L'expansion peut être sentie à la palpation dans ces différents points; ou bien elle est visible, comme elle l'est aussi au niveau d'une TUMEUR ANÉVRYSMALE qui a corrodé les parois thoraciques, en faisant au dehors une saillie caractéristique, lorsque cette saillie présente des battements *avec l'expansion* dont je m'occupe.

Les *souffles* perçus, lorsqu'il existe un anévrysme aortique, sont simples ou doubles. Mais il faut distinguer ceux qui résultent de la transmission des bruits normaux du cœur, et ceux qui naissent au niveau même de la tumeur. Suivant Luton, la transmission a lieu lorsque les

tumeurs sont voisines du cœur et encombrées de caillots
sanguins, et parfois les deux bruits sont plus énergiquement
accusés qu'au niveau du cœur (1). Les bruits anomaux
se produisent dans la tumeur même, au niveau de son orifice de communication avec l'aorte. Ce sont des souffles,
des murmures et des bruissements particuliers; le souffle
est doux si l'orifice est uni; rude, râpeux, s'il est inégal.
Le premier bruit de souffle correspond à la contraction du
cœur et à la dilatation ou diastole de la tumeur. Le second
souffle, plus rarement constaté que le premier, est dû à la
sortie de la tumeur, au moment du retour sur elle-même,
de la poche anévrysmale d'abord distendue; il y a alors
une sorte de régurgitation. Le second souffle peut disparaître s'il y a un anévrysme vrai, c'est-à-dire une dilatation
de l'aorte sans le sac de l'anévrysme. On observe ordinairement un signe concomitant remarquable perçu à l'auscultation, et surtout à l'application de la main; c'est un frémissement vibratoire plus ou moins accentué, auquel
Laennec a donné la dénomination très-juste de *frémissement cataire* (*thrill* des Anglais), que l'on observe fréquemment aussi avec des lésions cardiaques des orifices.

Conditions organiques et physiques. — La production
des souffles de l'aorte a deux origines. La première comprend des lésions matérielles comme pour le cœur, lésions
qui sont dues à deux causes particulières, les *athéromes* et
les *anévrysmes;* les autres, encore mal expliquées, sont
étrangères à des lésions matérielles. En un mot il y a ici,
comme pour l'organe central de la circulation, des souffles organiques et inorganiques, ces derniers rentrant
dans les conditions des souffles inorganiques cardiaques
(v. p. 351). — On a donné de la production *physique*
de ces souffles la même explication que pour les bruits

(1) Luton, Article AORTE du *Nouveau dictionnaire de méd. et de
chirurgie*, t. II, p. 771.

cardiaques anomaux. Je n'ai donc pas à m'y arrêter ici.

Quant à la *signification* des souffles aortiques, lorsqu'ils ne sont pas l'extension d'un souffle produit au cœur au niveau de l'orifice de l'aorte, et qu'ils en sont bien distincts, on doit les attribuer à un ANÉVRYSME ou à une DILATATION morbide de l'aorte.

2° Souffles dans les artères secondaires. — Au niveau des artères carotides ou des crurales, plus rarement au niveau des artères sous-clavières, toutes assez superficielles pour être abordées par le stéthoscope, et assez volumineuses pour donner lieu à la production de bruits morbides, on perçoit des souffles importants à bien connaître.

Comme ceux entendus au niveau de l'aorte, ce sont des bruits de retentissement de ceux du cœur, ou des souffles locaux dus à une *compression par une tumeur* ou par le stéthoscope, ou dus à un anévrysme de l'artère. Les bruits de propagation s'observent au niveau des artères voisines du cœur, les carotides ou les sous-clavières, plus rarement dans les crurales. Ils sont la reproduction des bruits normaux, ou l'extension du souffle du *rétrécissement de l'orifice aortique*, de l'*insuffisance* du même orifice et de l'*anémie*. En tous cas, les souffles sont ordinairement simples, sauf dans le cas de RÉTRÉCISSEMENT MITRAL, qui s'accompagne, suivant Duroziez, d'un souffle double au niveau de l'artère crurale.

Art. 2. — Souffles extra-artériels.

De même que le cœur produit des souffles pulmonaires par refoulement rapide du tissu du poumon, de même l'expansion diastolique de l'aorte et des gros vaisseaux en contact avec le poumon, peut aussi produire des souffles analogues.

En 1860, j'ai eu à examiner un étudiant allemand, affecté

d'une énorme dépression thoracique antérieure (1), chez lequel, ainsi que le montre la coupe schématique ci-contre (fig. 63), l'aorte descendante était refoulée à gauche derrière le poumon de ce côté par le fait de la déformation. La position de l'aorte à ce niveau était révélée par l'auscultation, qui faisait nettement percevoir des battements uniques et isochrones à l'impulsion du cœur. Ces battements, plus

Dos.

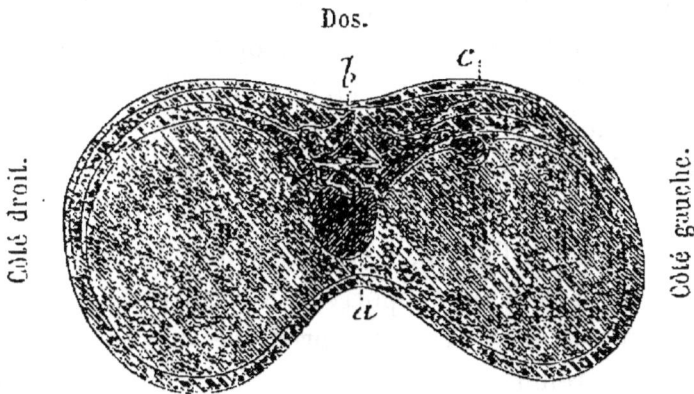

Fig. 63. — Coupe horizontale de la poitrine au niveau de la déformation. — a. Fonds de la dépression antérieure; — b. Épine vertébrale; — c. Aorte déviée.

rapprochés supérieurement de la colonne vertébrale, étaient éloignées de six centimètres en dehors de l'épine, à la hauteur de la dixième apophyse dorsale. A ce niveau de son plus grand écartement, et à ce niveau seulement, correspondant à la plus grande profondeur de la dépression antérieure, on percevait deux bruits particuliers, manifestement pulmonaires. *Dans l'inspiration*, le bruit respiratoire était *renforcé* et *comme soufflé* au moment de chaque battement artériel, qui lui-même avait un caractère *granuleux*, appréciable dès que le sujet suspendait sa respiration.

Ce souffle, isochrone, à la diastole du tronc aortique, se produisait évidemment dès que la distension inspiratoire du

(1) *Rapport sur un cas de difformité thoracique considérable, avec déplacement inoffensif de plusieurs organes et signes stéthoscopiques particuliers.* (1860, *Bulletin de la Société des hôpitaux*, t. IV, p. 462.)

poumon faisait mieux appliquer cet organe contre l'artère, en même temps qu'elle agrandissait les vides aériens. Le caractère granuleux du battement aortique me paraît devoir être rapporté au frôlement de l'aorte contre le tissu pulmonaire dans la systole.

La même année Richardson a cité un fait de « *crépitation pulmonaire pulsative* », perçu à gauche de la colonne vertébrale, à la base du poumon, synchrone à la systole cardiaque et au battement du pouls, et entendu aussi seulement pendant l'inspiration (1). C'était évidemment un murmure pulmonaire *extra-aortique*. Je ne connais pas d'autres faits que je puisse rapprocher des deux précédents. Choyau, dans son excellente thèse (2), n'en rapporte pas d'autres.

En dehors de l'aorte, ce sont surtout les artères sous-clavières qui sont en rapport de contiguïté avec le sommet des poumons, et qui peuvent produire des souffles pulmonaires par refoulement. En 1868, j'ai rencontré chez un phthisique de l'hôpital Necker, un souffle ainsi produit par la sous-clavière gauche.

Richardson a signalé sous le nom de *murmure sous-claviculaire*, un groupe de bruits qui, suivant la juste remarque de Choyau, comprennent des murmures veineux ou artériels des vaisseaux sous-claviculaires, des bruits dus à la compression du parenchyme pulmonaire par les gros vaisseaux artériels au moment de leur diastole.

Toutefois, aucun fait de souffle artério-pulmonaire, perçu sous la clavicule, n'a été publié, en dehors de celui que j'ai observé à l'hôpital Necker en 1868, chez un phthisique, et que j'ai publié en 1871 (3). C'était un jeune homme qui

(1) Richardson, *Bruits entendus à l'auscultation, et produits par l'action du cœur sur le poumon* (Médical Times, 1860).

(2) P. Choyau, *des bruits pleuraux et pulmonaires dus aux mouvements du cœur* (Thèse, 1869).

(3) *Traité des maladies aiguës des organes respiratoires*, p. 304.

21.

était arrivé à la dernière période de sa maladie. Il présentait un souffle mélangé de râles humides sous les deux clavicules. Sous la gauche, le bruit respiratoire était saccadé régulièrement *par le renforcement du souffle*. En tâtant le pouls pendant l'auscultation, je constatai que les saccades étaient isochrones aux pulsations artérielles. J'expliquai dès lors ce bruit anomal intermittent par la compression d'une caverne par l'artère sous-clavière. Je pus en effet constater, la mort étant survenue quelque temps après, qu'il existait une caverne superficielle en rapport avec cette artère au sommet antérieur du poumon (fig. 64, *a*); mais cette ca-

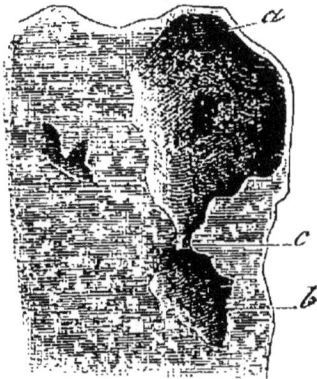

Fig. 64.

verne avait la forme d'une gourde, comme le montre cette figure, et l'air comprimé pendant l'auscultation artérielle produisait un souffle par son passage dans l'arrière cavité *b* à travers la partie rétrécie intermédiaire *c*.

On se demande si l'on n'a pas pris quelquefois ce phénomène d'auscultation pour de la respiration dite saccadée. Déjà la confusion n'est faite avec le bruit de frottement, et Potain a signalé une nouvelle source d'erreur dans des bruits extra-cardiaques sous-claviculaires. L'existence du bruit respiratoire véritablement saccadé dû à une lésion pulmonaire, présente donc des conditions de plus en plus limitées.

CHAPITRE II

BRUITS VEINEUX.

Laennec, qui a le premier décrit le bruit de *souffle continu* avec ou sans renforcement et le *bruit musical*, au niveau des vaisseaux du cou, en a placé l'origine dans les artères, tout en soupçonnant toutefois « que le bruit de souffle confus et sans diastole distincte, que l'on entend surtout sur les parties latérales du cou, avait son siége dans les jugulaires internes ». Mais il ne s'arrêta pas à cette supposition, en considérant que le bruit, au bout de quelques heures, redevenait rhythmique et isochrone à la pulsation de la carotide.

Il est admis aujourd'hui que les souffles continus, se produisant au niveau des vaisseaux du cou, se passent dans les jugulaires ou les veines sous-clavières, tout en pouvant coïncider fréquemment avec le souffle impulsif de la carotide. Les veines avoisinant les artères dans les points où se perçoivent les souffles vasculaires, il en résulte la perception simultanée des bruits anomaux qui se passent dans les deux ordres de vaisseaux; c'est ce qui explique que l'on ait méconnu d'abord l'origine des souffles veineux, attribués exclusivement pendant assez longtemps aux artères.

Caractères. — On doit rechercher les souffles veineux au niveau du cou, dans les mêmes points que ceux occupés par les souffles de la carotide et de la sous-clavière, c'est-à-dire au niveau du bord interne et moyen du muscle sterno-mastoïdien et de l'écartement de ses deux insertions claviculaire et sternale. Seulement ici la pression du stéthoscope devra être modérée, pour favoriser l'apparition du souffle. Elle ne devra pas être trop forte, parce qu'alors, ou bien l'on fait apparaître un souffle dans l'état normal, ou bien, lorsqu'un souffle morbide existe réellement, une pression trop forte le fait disparaître, et l'on n'entend plus que les bruits artériels plus profonds. Le praticien devra donc se préoccuper beaucoup, dans cette recherche, du degré de pression du stéthoscope, pour trouver celui qui fait le mieux percevoir le murmure continu anomal (1).

Si, pendant qu'on ausculte, on appuie avec le doigt sur la partie supérieure de la veine jugulaire externe ou interne, le murmure continu disparaît; tandis qu'il persiste si la compression a lieu au-dessous du stéthoscope, mais en diminuant et cessant bientôt, pour reprendre dès qu'on laisse libre la circulation veineuse vers le cœur. Cette seule constatation, sur laquelle Aran a insisté avec raison (2), est la preuve péremptoire de l'origine veineuse du souffle continu.

Le souffle jugulaire se rencontre de préférence à droite. Il est plus marqué pendant l'inspiration que pendant l'expiration, ou lorsque la vitesse du cours du sang est prononcée, et enfin nettement perçu dans la position droite du sujet exploré. Il est continu comme le cours du sang veineux, tantôt uniforme et tantôt avec des redoublements isochrones à la distension artérielle. On lui donne le nom de *bruit de diable* (par comparaison avec le bruit du jeu de ce nom), lorsqu'il est ainsi à double courant, et d'une grande intensité. C'est surtout alors que le murmure veineux est musical et à tons modulés, comme Laennec le premier en a noté des exemples (3). Lorsqu'il est simple, il peut être

(1) Une certaine pression sur la jugulaire étant indispensable pour la manifestation du murmure veineux, on ne peut approuver le conseil de Vernois d'échancrer le bord évasé du stéthoscope dans deux points opposés, pour ne pas comprimer la veine sous-jacente.

(2) Aran, *Recherches sur le murmure continu vasculaire simple et composé* (Arch. gén. de méd., 1864, t. II).

(3) Le timbre musical du murmure veineux est très-variable. On a comparé alors le son à celui de la guimbarde, du diapason, du bourdonnement de la mouche, etc.

comparé au bruit lointain de la mer, ou à celui que produit un coquillage univalve dont l'ouverture est rapprochée de l'oreille. Lorsqu'il est intense, il s'accompagne
d'un frémissement sensible à l'auscultation et au toucher.
On le distingue des bruits artériels par sa continuité, et par
sa disparition dès que l'on pratique la compression de la
veine au-dessus du stéthoscope, pression qui le fait disparaître, tandis qu'elle n'empêche pas la persistance des bruits
artériels, plus profondément situés et d'ailleurs non continus.

Conditions organiques et physiques. — La difficulté
d'expliquer la production des bruits veineux repose sur les
mêmes données que les causes des souffles organiques du
cœur, et que celles des souffles artériels carotidiens. Je
renvoie donc à ce que j'en ai dit précédemment. C'est
encore dans le cours de l'*anémie,* de la *chlorose*, des
cachexies, que l'on rencontre les souffles veineux. On les
a constatés aussi au niveau des veines superficielles dilatées sur l'abdomen (Hope), ou à la région épigastrique (Her-
bert Davies), sur le trajet de la veine porte (Raeser), et, dans
la cirrhose du foie, entre cet organe et le pli de l'aine (Sappey).
Comme condition particulière de production des murmures
veineux, il faut noter la nécessité d'un courant sanguin
rapide dans les veines, qui explique pourquoi les veines du
cou, surtout dans la position droite, sont celles où se perçoit principalement le phénomène, en raison de l'action de
la pesanteur, qui s'ajoute à l'aspiration et à la propulsion
du sang veineux. Cette action est démontrée par la suspension des bruits lorsque le malade est horizontalement placé,
et si la tête est dans une position déclive; les murmures
n'existent pas dans les veines des membres inférieurs, précisément parce que le sang veineux y circule contre son
propre poids.

Les souffles veineux, avons-nous dit, sont tantôt continus

simples, tantôt avec des redoublements ou des renforcements, tantôt enfin musicaux ou modulés. La continuité du
murmure s'explique par celle du courant sanguin veineux.
Les renforcements peuvent s'interpréter de deux manières :
ils sont dus à la pulsation de l'artère carotide voisine, ou
bien à la contraction de l'oreillette qui relève les valvules
des jugulaires. Les bruits musicaux ont été attribués par
Chauveau aux vibrations de ces valvules agissant à la manière des anches vibrantes ; mais cette explication ne suffit
pas pour rendre compte des modulations observées. Il nous
paraît probable que la pulsation artérielle contre la veine,
lorsque le son musical y est produit, module ce son en diminuant le calibre de la veine et en haussant par conséquent
le ton à chaque pulsation.

La *signification* des murmures veineux est la même
que celle des souffles inorganiques des artères. Néanmoins,
lorsqu'on les rencontre coïncidant avec les souffles artériels
inorganiques, on doit diagnostiquer une ANÉMIE. De plus le
souffle veineux se produit constamment au niveau de la
communication anomale entre une artère et une veine ; c'est
donc un excellent signe de PHLÉBARTÉRIE. Ici le souffle veineux résulte de la précipitation, avec une grande vitesse, du
sang de l'artère dans la veine avoisinante, par l'orifice accidentel relativement rétréci. On se gardera de considérer
comme pathologique le murmure que peut produire la
simple pression du stéthoscope chez un individu sain. Ce
n'est qu'en se familiarisant avec la pratique de ce détail
d'auscultation, que l'on arrivera à éviter l'erreur.

III. AUSCULTATION DE L'ABDOMEN

En dehors de la grossesse, dans le cours de laquelle l'auscultation a une grande importance, l'auscultation de l'abdomen fournit seulement quelques signes physiques d'une certaine valeur.

Dans l'état sain, l'auscultation de l'abdomen donne des signes insignifiants. Au niveau de l'épigastre, on peut percevoir le *gargouillement* accidentel dû à l'arrivée du liquide ingéré dans l'estomac, au moment de la déglutition. Dans les intestins, il se produit des bruits de *borborygmes* et le *gargouillement intestinal*, qui résultent de la migration des gaz mélangés de liquides. Plus profondément le stéthoscope, en déprimant la partie moyenne de l'épigastre ou la région ombilicale, fait percevoir les *pulsations de l'aorte*. Mais des signes plus nombreux et d'une réelle valeur se constatent dans l'état de grossesse et dans quelques affections des organes abdominaux.

CHAPITRE PREMIER

AUSCULTATION DANS LE COURS DE LA GROSSESSE
(AUSCULTATION OBSTÉTRICALE).

Ce mode d'auscultation a pour but principal de constater la réalité de la grossesse, et la vie ou la mort du produit de la conception. Les signes se perçoivent au niveau de l'utérus gravide (1).

Depuis la constatation par Mayor, de Genève, des bruits du cœur du fœtus, et la publication en 1822 du mémoire important de Kergaradec sur les deux signes principaux d'auscultation dans la grossesse, de nombreux travaux ont été publiés contenant la description de signes nouveaux. Parmi ces publications, le plus complet est le traité spécial de Depaul (2). Plus récemment il a résumé l'état actuel de la question dans un dernier ouvrage (3). Je ne puis mieux faire que de me baser sur ces derniers travaux.

L'application de l'auscultation à la grossesse demande une étude approfondie et des essais multipliés, si l'on veut éviter des mécomptes. On ne devra pas en chercher les signes avant la treizième ou quatorzième semaine. Dans des cas rares, on voit ces signes faire défaut pendant tout le cours de la grossesse.

§ 1. — MÉTHODE D'EXPLORATION.

Kergaradec pensait que l'application directe de l'oreille était préférable comme embrassant une plus large surface; mais l'emploi du stéthoscope a prévalu. Lui seul d'ailleurs permet l'exploration dans les premiers mois; et, de plus, il la facilite lorsque la femme a un certain embonpoint, et lorsqu'il faut refouler l'intestin ou du liquide interposé entre l'utérus gravide et les parois abdominales. Il remédie aussi à l'inconvénient, pour le médecin, de trop incliner la tête vers l'abdomen.

(1) J'ai rappelé précédemment comment, au niveau de la poitrine, la grossesse avancée modifiait mécaniquement le bruit respiratoire, ainsi que le font les tumeurs intra-abdominales volumineuses.

(2) Depaul, *Traité théorique et pratique d'auscultation obstétricale* (1847).

(3) Depaul, *Leçons de clinique obstétricale*, 1872-1876.

On peut se servir du stéthoscope utilisé pour l'auscultation thoracique. Cependant Depaul croit que la forme de l'instrument n'est pas indifférente; il conseille l'emploi d'un stéthoscope long de 15 centimètres (fig. 65), dont l'extrémité inférieure a un diamètre de 4 1/2 centimètres (B) et un bord arrondi très-épais, pour permettre une plus forte pression. La tige, de 15 millimètres d'épaisseur, est creusée du conduit habituel, qui s'évase au niveau de la partie auriculaire, dont le diamètre est de 5 centimètres, et qui est fortement creusée en godet, comme l'indique sa coupe en A (1).

L'application du procédé est quelquefois contrariée par des contractions de l'utérus qui empêchent de comprimer l'organe, ou par la contraction des muscles abdominaux qui produit un bruit dit rotatoire. Aussi doit-on recommander à la femme d'être dans l'abandon le plus complet, pour éviter ces contractions musculaires. Par contre, l'exploration est facilitée lorsque les parois abdominales sont très-relâchées par des accouchements antérieurs.

Fig. 65.

Une sensibilité très-vive des parois abdominales, et la production incessante de bruits intestinaux, peuvent gêner l'explorateur.

(1) Un stéthoscope flexible a été imaginé par Comins, mais il n'a pas été accepté. Il en a été de même du *métroscope* conseillé par Nanche après Maygrier, et qui était destiné à être appliqué par le vagin jusque sur le col utérin, et même dans son orifice, ce qui était une grave imprudence, et n'avait aucun avantage.

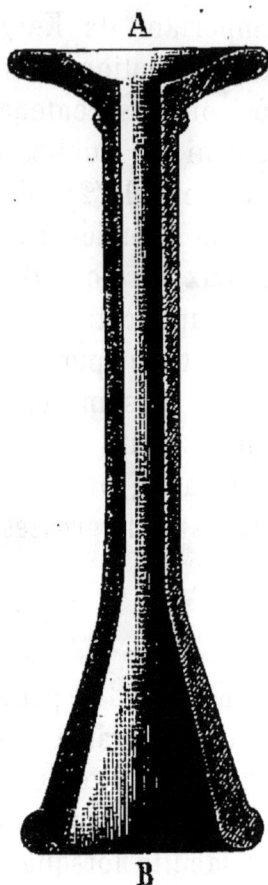

Dans les cas de grossesse peu avancée, il faut rechercher les bruits anomaux à la partie inférieure du ventre, en déprimant la paroi abdominale perpendiculairement au détroit supérieur du bassin. Si la grossesse est de 6, 7 ou 8 mois et plus, il faut ausculter toute la surface utérine pour rechercher les battements du cœur du fœtus. En général, c'est au-dessus des régions inguinales, de la gauche surtout, qu'il faut d'abord appliquer le stéthoscope.

§ 2. — SIGNES A RECHERCHER.

Ces signes sont au nombre de quatre : 1° le souffle dit utérin; 2° les battements du cœur du fœtus; 3° le souffle fœtal; 4° les bruits de choc ou de frottement, déterminés par les mouvements actifs de l'enfant.

1° **Souffle dit utérin**. — Ce souffle a été différemment dénommé suivant la théorie formulée.

Caractères. — Il a été comparé au souffle artériel; mais Depaul a fait remarquer qu'il est dépourvu de choc et d'impulsion. Il constitue un bruit de souffle, légèrement séparé par un intervalle court, mais distinct, du bruit suivant. Il est comme renflé au milieu de sa durée. Il a une intensité variable qui s'accroît avec le développement de la grossesse. Son timbre peut varier sur la même femme pendant l'exploration; il est quelquefois sibilant à des degrés divers, tantôt grave et ronflant, ou plaintif. Il a pour caractère fondamental d'être isochrone à la circulation artérielle de la mère. Il disparaît sous une pression trop forte du stéthoscope. — Il n'y a pas de loi applicable à tous les cas pour l'époque de la grossesse à laquelle on perçoit ce signe, et il est constaté d'autant plus tôt que les parois abdominales sont plus relâchées. Son apparition est signalée à la fin du 4° mois par Monod; à cette fin du 4° mois,

ou au commencement du 5e, par Dubois ; au 3e ou 4e mois,
suivant Carrière et Stoltz. — Toutes les régions de l'utérus accessibles au stéthoscope peuvent le présenter. Plus
communément, il est perçu sur les régions latérales d'un
seul ou des deux côtés : plutôt à droite suivant Hohl ; plutôt à gauche, selon Naegele fils et Jacquemier.

Conditions organiques et physiques. — Les théories les
plus diverses ont été formulées à propos du mode de production de ce souffle, et surtout de son point de départ. Il a
été placé en dehors de l'utérus (dans les artères avoisinantes)
par Hans et par Bouillaud ; à l'insertion du placenta, dans le
tissu inter-placentaire ou la portion utérine correspondante
(Laennec, Kennedy, Monod, Hohl) ; dans les parois utérines (P. Dubois) ; dans les divers points du système artériel
utérin, opinion qui est le plus généralement adoptée, ainsi
que le fait remarquer Depaul (1). Bouillaud, dans une discussion récente à l'Académie de médecine, a soutenu de
nouveau sa théorie du souffle extra-utérin dû à la compression des gros troncs artériels du bassin. Il a insisté depuis
longtemps sur les changements que produit ce souffle avec
la position de la femme, souffle qui disparaît du côté opposé à celui du décubitus. Je dois rappeler que Laennec et
Carrière avaient tenté vainement de produire ces variations
du souffle suivant la position de la femme. Depaul a défendu
de nouveau la production du souffle dans les parois utérines, opinion formulée par Paul Dubois. — Corrigan, puis
Kennedy, ont expliqué physiquement le phénomène par le
passage du sang d'un tube de petit calibre dans un tube de
calibre plus considérable : c'est la théorie moderne de la
veine fluide, dont il a été question plusieurs fois précédemment. Suivant de Laharpe, de Lausanne, le souffle dépen-

----

(1) On ne s'est pas arrêté à l'opinion de Capuron, qui attribuait le
souffle au passage du sang fœtal par le trou de Botal.

drait de la réunion dans un même point de vaisseaux multipliés.

On peut dire qu'il n'y a pas de théorie qui puisse entièrement satisfaire, tout en admettant que celle de Paul Dubois, qui place le souffle dans les parois utérines, est celle qui laisse le moins à désirer, en faisant une réserve pour les souffles réellement dus à la compression des artères extra-utérines (aorte et artères iliaques), souffles perçus du côté de l'inclinaison de l'utérus quand elle a lieu, et disparaissant quand l'inclinaison cesse.

Signification. — L'existence du souffle utérin a été utilisée dans différents buts. — 1° Comme *signe de grossesse*, il n'a pas à beaucoup près de valeur absolue. Jacquemier, en effet, a observé quatre cas de ce souffle avec des tumeurs dans la cavité abdominale; Stoltz l'a signalé au niveau d'une tumeur fibreuse de l'utérus; Depaul a rapporté aussi des faits analogues. Cela se comprend, puisque le souffle, suivant le plus grand nombre des observateurs, dépend du développement des vaisseaux utérins, qui a lieu dans ces faits comme dans la grossesse. — 2° On a pensé que le souffle devait disparaître après la mort du fœtus, en admettant comme vraie la théorie du souffle placentaire (Monod), et on a vu dans cette disparition un signe indirect de la mort de l'enfant. Mais il est démontré aujourd'hui que le souffle a existé avec des enfants putréfiés au moment de l'accouchement. Il ne faut pas croire non plus que le souffle puisse servir toujours à reconnaître l'état maladif du fœtus, son degré de force ou de faiblesse, l'existence des altérations du placenta, la forme du gâteau placentaire, et enfin son lieu d'insertion sur les parois utérines. Cette dernière condition est importante au point de vue de l'opération césarienne; aussi la signification du souffle en pareil cas a-t-elle attiré l'attention des observateurs. Ollivry, Cazenave, de Lens, Lacroix, Monod, Carrière, et d'autres encore, ont dit avoir constaté le souffle de la grossesse au niveau du placenta, dont la position ainsi déterminée aurait été constatée ensuite après l'expulsion du fœtus.

Le souffle n'est pas non plus un signe suffisant pour déterminer la situation du fœtus dans l'utérus, ou pour diagnostiquer des grossesses multiples. En un mot, le souffle n'a pas par lui-même une importance sémiologique absolue, même dans le cas de grossesse, et il tire sa principale valeur de sa coïncidence avec les signes suivants.

2° **Battements du cœur du fœtus.** — Malgré ce qui a été dit précédemment de la constatation de ces battements au niveau de l'abdomen de la femme, il est difficile de préciser les points où ils sont entendus, la mobilité du fœtus pouvant les faire varier beaucoup. Cependant lorsque l'utérus s'élève au-dessus du détroit supérieur du bassin, c'est plutôt latéralement qu'à la partie médiane du ventre qu'il faut rechercher ce signe, et, quand la grossesse est avancée, de préférence sur le trajet d'une ligne dirigée de l'épine iliaque antérieure et supérieure gauche à l'ombilic.

Caractères. — On a comparé avec justesse les battements du cœur fœtal au tic-tac d'une montre enveloppée et placée un peu loin de l'oreille. Chaque battement constitue deux bruits distincts l'un de l'autre, le premier plus fort et plus sonore que le second, qui est à peine perceptible, chaque battement complet étant séparé par un intervalle plus marqué que les deux bruits eux-mêmes. Ces battements ont pour caractère fondamental d'être beaucoup plus précipités que les battements du cœur maternel, sauf dans les cas où ces derniers sont très-accélérés. Suivant P. Dubois et Depaul, le nombre des battements du cœur fœtal serait communément de 140 à 150 par minute pendant tout le cours de la grossesse (1), avec une intensité

_____

(1) Depaul n'admet pas avec Bouillaud que le nombre des batte-

progressive jusqu'au terme de la gestation. Leur rhythme subit des modifications peu importantes au moment des contractions utérines.

On ne confondra pas les battements du cœur du fœtus avec ceux de la mère, lorsque ceux-ci sont propagés par le globe utérin jusqu'au voisinage du pubis; le défaut d'isochronisme suffira pour faire éviter l'erreur. Il en sera de même des pulsations de l'aorte ou des artères iliaques, se propageant quelquefois jusqu'à l'oreille de l'observateur à travers les parois utérines.

Dans les grossesses gémellaires, on percevra, dans des centres distincts, des battements de cœur fœtal qui auront pour caractère distinctif une différence de 6 à 8 pulsations comme minimum entre le nombre des battements de part et d'autre. On devra s'assurer en pareil cas que les battements du cœur de la mère sont hors de cause. Nægele fils est le seul qui ait pu diagnostiquer, à l'aide de l'auscultation, la présence de trois enfants dans la cavité utérine.

Conditions organiques et physiques. — Il ne saurait y avoir ici de doutes, comme cela arrive pour le souffle abdominal ou utérin de la grossesse, sur l'origine des doubles battements attribués au cœur du fœtus, et leur transmission à l'oreille de l'observateur à travers les parties solides intermédiaires. Nous disons parties solides, car, pour être ainsi transmis, il faut que la région thoracique de l'enfant soit appliquée contre les parois utérines sous-jacentes au stéthoscope. Le volume du thymus, la densité des poumons et leur épaisseur moins considérable qu'après la naissance, facilitent cette transmission, qui a lieu principalement du côté gauche jusqu'au sacrum et jusqu'au cou (Carrière), mais non jusqu'à la tête. En définitive, c'est au niveau du dos, et du

---

ments va diminuant dans le cours de la grossesse; ni avec Nægele fils, que leur nombre puisse descendre à 90 par minute comme minimum.

côté gauche, que les battements s'entendent avec le plus de force (Carrière, Depaul), les pulsations décroissant à mesure qu'elles s'éloignent de leur point de départ. Ce dernier fait a été utilisé pour diagnostiquer les présentations de l'enfant comme on va le voir.

Signification. — La constatation du signe qui m'occupe est la meilleure preuve de l'existence de la grosses-se : on est unanime sur ce point. — Quant au dia-gnostic des présentations du fœtus, on n'est pas gé-néralement d'accord sur les résultats de l'auscul-tation des battements du cœur fœtal. Depaul est le plus chaud partisan de cette ressource de dia-gnostic. Il en expose les résultats en divisant le globe utérin par deux li-gnes fictives, l'une verti-cale, l'autre horizontale (fig. 66. AB, CD), et il pose en principe que les pul-sations fœtales se propa-

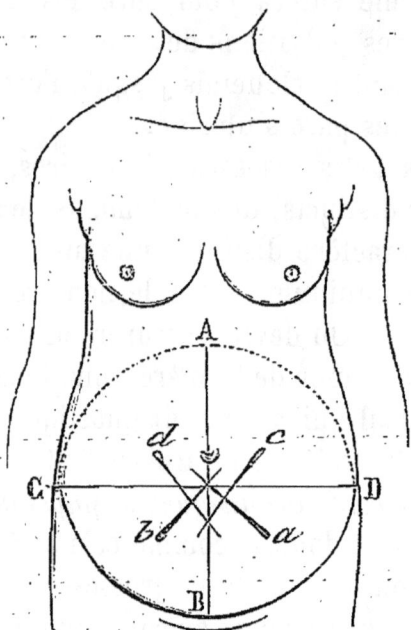

Fig. 66.

Indiquant le siège et la direction des bat-tements du cœur fœtal, dans la présen-tation céphalique *a b*, et dans la présen-tation de l'extrémité pelvienne.

gent de bas en haut en diminuant d'intensité à partir de *a* ou de *b*, lorsque la tête se présente, tandis que ces pul-sations se propagent au contraire de haut en bas en s'af-faiblissant (à partir de *d* et de *c*) lorsque c'est l'extrémité pelvienne. Dans le premier cas, le maximum de force des battements répond à un point voisin du détroit abdominal, dans le quart inférieur droit ou gauche de l'utérus ; et dans le cas de présentation pelvienne, c'est dans un des quarts supérieurs qu'est le maximum perçu, comme le montre la figure.

Cependant cette précision n'est pas absolue. Un assez grand nombre d'observateurs l'ont combattue dans ce qu'elle a de trop positif, tout en admettant que l'auscultation peut servir dans un certain nombre de cas à diagnostiquer les positions et les présentations. Mais tout récemment, le docteur A. Ribémont émit des opinions en désaccord sur plusieurs points avec celles qui ont cours dans la science (1). Par des coupes faites sur des cadavres congelés de fœtus, il a montré que le cœur était à égale distance des extrémités céphalique et pelvienne, et non pas plus rapproché de l'extrémité supérieure. Il a insisté aussi sur ce fait que le maximum des bruits du cœur ne correspond pas toujours à la région vertébrale, et qu'on peut le constater en avant, où le cœur est plus rapproché des parois, et sur le côté gauche, malgré l'interposition du bras. Il en conclut que l'auscultation seule ne peut suffire pour diagnostiquer la position du fœtus, puisque à son aide on ne saurait déterminer ni la direction du corps du fœtus, ni la région sous-jacente. Il fait d'ailleurs remarquer comme autre cause d'erreur, que la hauteur du point maximum des doubles bruits d'auscultation sur l'abdomen de la femme est différent selon que la tête de l'enfant est ou non engagée dans la cavité pelvienne.

Comme preuves, l'auteur rapporte une vingtaine d'observations qui ont présenté le maximum des bruits au-dessous ou au niveau de l'ombilic; dans un seul cas, relatif à une grossesse gémellaire le point maximum, pour un des deux fœtus, a été constaté dans la zone supérieure à la cicatrice ombilicale. Je me contente de ce simple exposé,

---

(1) A. Ribémont, *Recherches sur l'anatomie topographique du fœtus*, in-folio avec planches, 1878.

sans prétendre trancher la question, et en rappelant que le toucher est ici un complément obligé de l'auscultation.

3° Bruit de souffle fœtal, souffle ombilical. — En dehors du souffle utérin, « on peut rencontrer deux bruits spéciaux : l'un qui a son point de départ dans le cœur de l'enfant et qui accompagne le second temps (ou bruit), l'autre qui a son origine dans le cordon ombilical, et qui est très-probablement produit par une gêne de la circulation dans cette tige vasculaire, soit parce que le cordon est enroulé autour du cou de l'enfant, soit parce que ce même cordon est comprimé entre le corps du fœtus et la face interne de la matrice, soit enfin parce que l'observateur le comprime pendant l'auscultation (1) ». Suivant F. Nægele, le souffle ombilical aurait une situation variable selon la présentation céphalique ou pelvienne de l'enfant, comme nous l'avons vu pour le souffle utérin.

Le *souffle du cœur fœtal* paraît dépendre du passage du sang par le trou de Botal, car il cesse après la naissance. — Le *souffle ombilical*, appelé *son ombilical* par Kennedy, qui l'a découvert, peut faire soupçonner une compression ou un simple enroulement du cordon, sans que ce signe ait la gravité pronostique qu'on a cru devoir lui attribuer.

L'obstacle au cours du sang qui produit le souffle ombilical ou *funiculaire* n'est pas en effet exclusivement dû à la compression du cordon, avec ou sans enroulement autour du cou de l'enfant. Le docteur Pinard a démontré que ce souffle se produisait surtout dans l'intérieur des vaisseaux artériels ou veineux du cordon, où il existe de nombreux replis extrêmement développés, oblitérant plus ou moins la lumière des deux ordres de vaisseaux, parfois d'un tiers, de la moitié ou même des trois quarts de leur dia-

---

(1) Depaul, *Leçons citées*, p. 89.

WOILLEZ.   22

mètre. C'est dans les cas de souffles doubles, permanents, avec maximum éloigné du cœur, que les replis diaphragmatiques étaient le plus prononcés. Berger avait constaté ces replis anatomiquement, quand Pinard eut l'idée de rechercher s'il n'existait pas de rapports de cause à effet entre ces replis et le souffle dit ombilical. Les faits nombreux qu'il a recueillis lui ont démontré que c'est là en effet qu'est la cause habituelle de ce souffle en particulier (1).

4° Bruits de choc ou de frottement par le fœtus. — Les mouvements perceptibles du fœtus sont un signe précieux de la grossesse. Aussi la recherche des bruits qui en résultent a-t-elle été le point de départ de l'auscultation obstétricale. C'est ainsi que Mayor de Genève et de Kergaradec ont été conduits à leurs découvertes, et que Nauche a eu l'idée de son métroscope pour apprécier, dès le troisième mois de la grossesse, les petites saccades produites par les mouvements actifs du fœtus, avant que la mère pût les sentir, et que le ballottement fut sensible par le toucher.

Un premier bruit sec et court a été attribué par Hohl à l'agitation du liquide amniotique par les mouvements de l'enfant. Il constitue un bruit sourd, accompagné d'un choc assez brusque. D'autres fois il y a un bruit de frôlement ou de frottement, qui résulte du mouvement du fœtus, contre les parois de l'utérus. Enfin, il y a quelquefois un bruit de véritable choc, qui provient de la pression brusque d'une ou de plusieurs extrémités du fœtus contre les parois de l'organe, o du déplacement en masse de l'enfant. Si la grossesse est avancée, il en résulte extérieurement des saillies sensibles à la palpation et même à la vue.

Tout l'intérêt pratique de la constatation des bruits dûs aux mouvements de l'enfant se rapporte aux premiers mois

(1) A. Pinard, *Du souffle fœtal* (*Gazette médicale*, 1876, page 1344).

de la grossesse, surtout à l'époque où la mère ne peut pas encore en avoir conscience. Depaul les a constatés sur plusieurs femmes arrivées à la fin du troisième mois de leur grossesse, ou qui n'avaient pas dépassé la quatorzième semaine, tandis que la mère n'a conscience de ces mouvements que vers quatre mois et demi de gestation. Enfin Depaul, qui accorde à la recherche de ces bruits une grande importance, a constaté quelquefois au début du travail, le bruit de frottement dû au déplacement de la tête sur le segment inférieur de l'utérus quand le crâne commence à s'engager dans le détroit supérieur. Il l'a apprécié plus d'une fois aussi par le toucher.

5° **Bruits d'auscultation dus au décollement du placenta.** — Aussitôt l'enfant expulsé, il se produit dans la région hypogastrique des bruits qui ont été étudiés par Caillaud (Thèse de 1852). Ce sont d'abord des gargouillements dus à la circulation des gaz intestinaux; puis, après deux ou trois minutes d'attente, des légers craquements sonores, suivis bientôt d'autres craquements plus sonores et plus rapprochés. L'auteur les attribue au décollement du placenta; mais Depaul pense que ces bruits sont sous la simple dépendance des contractions utérines.

CHAPITRE II

SIGNES D'AUSCULTATION ABDOMINALE EN DEHORS DE LA GROSSESSE.

Les signes dont il va être question ont pour la plupart leurs analogues au niveau de la poitrine. Ils sont plus variés qu'on ne le pourrait croire. Ce sont des gargouillements simples ou amphoro-métalliques, des souffles vasculaires ou intra-péritonéaux, des crépitations sèches ou de vrais frottements. Ces signes révèlent ordinairement des lésions plus ou moins graves des organes : collections de liquides mélangés de fluides aériformes, exsudats, communications morbides, affections lithiasiques.

1° Gargouillements, et bruits amphoro-métalliques. — Les sonorités de gargouillement ou de glouglou, qui résultent de la migration de gaz ou de liquides en médiocre quantité, dans l'estomac et les intestins, dans l'état morbide comme dans l'état sain, n'offrent aucun intérêt pratique.

C'est seulement lorsqu'il existe une accumulation assez considérable de gaz et de liquides dans le tube digestif que l'on peut constater des signes de quelque valeur. Ces signes sont quelquefois entendus à distance, soit qu'ils se produisent spontanément, soit qu'on les provoque par la palpation.

Au niveau de l'*estomac* plus ou moins *distendu par des gaz et des liquides*, les bruits qui se produisent dans l'intérieur de cet organe, prennent à l'auscultation une consonnance amphorique ayant souvent un retentissement métallique ou argentin. Ces bruits sont dus aux mouvements des liquides dans une cavité close contenant aussi un fluide gazeux. Il se passe alors dans l'estomac ce qui a lieu dans la plèvre avec le pneumo-thorax par perforation. Au niveau de l'épigastre, on peut provoquer l'apparition des signes qui m'occupent en imprimant une pression brusque aux parties voisines du stéthoscope, en faisant faire au malade une inspiration profonde et assez rapide, ou bien encore en auscultant au moment de la déglutition d'un liquide pénétrant dans l'estomac. Nous avons vu que des phénomènes amphoro-métalliques pouvaient s'étendre de l'épigastre à la base gauche de la poitrine sous le mamelon, lorsque la grosse extrémité de l'estomac envahit l'hypochondre gauche, de façon à refouler le diaphragme. Une secousse brusque imprimée au tronc produit en outre un bruit de flot ou de clapotement, entendu soit à distance, soit par l'auscultation.

Il est rare que les gaz et les liquides soient épanchés dans l'intestin en quantité assez considérable pour que l'on puisse entendre les mêmes signes amphoro-métalliques par l'auscultation. Si le bruit est très-persistant, et coïncide avec la dilatation de l'abdomen, il y a lieu de croire à un *rétrécissement de l'intestin*. Le gargouillement limité au niveau de la fosse iliaque droite (cœcum), dans la fièvre typhoïde ou l'embarras intestinal, peut se révéler par l'auscultation; mais il est plus facilement perçu par la pression. — Il en est de même dans certains cas de *hernie*, si l'anse intestinale contenait des gaz et un liquide. Dans ce cas, le gargouillement suffirait pour éloigner toute idée d'une hernie épiploïque. Enfin Barth a vu un *cancer du côlon* descendant produire dans l'aine gauche une tumeur envahissant la partie supérieure de la cuisse, et au niveau de laquelle le stéthoscope, en la comprimant, déterminait des craquements sensibles, qui permirent de diagnostiquer une *perforation intestinale*. La sonorité claire obtenue par la percussion au niveau de cette tumeur faisait déjà soupçonner la perforation.

On rencontre quelquefois le bruit de gargouillement dans des organes abdominaux solides, dans le foie par exemple, et plus rarement au niveau du rein. Dans les faits de ce genre, le gargouillement ressemble plutôt à celui des organes respiratoires qu'au gargouillement gastro-intestinal. La communication d'un *abcès hépatique* avec les bronches s'annonce ordinairement par une expectoration de matières plus ou moins abondantes provenant du foie; dans ce cas le gargouillement est à son maximum au moment des inspirations profondes. Il est moins facilement caractérisé quand la communication a lieu avec l'estomac ou l'intestin; on facilite alors l'apparition du bruit anomal en faisant tousser

le malade, ou en lui faisant faire de profondes inspirations,
comme Williams l'a observé au niveau d'une tumeur élastique, sonore à la percussion, et occupant l'hypochondre
droit au-dessus du rebord des côtes ; l'abcès du foie s'était
ouvert dans le côlon (1).

On voit que l'on a vérifié les prévisions de Laennec au
sujet du gargouillement, et même du tintement métallique,
qu'il a pensé devoir se produire dans certaines cavités accidentelles du foie, d'abcès ou de kystes hydatiques communiquant avec l'estomac, les intestins ou les poumons.

2° **Tintement métallique.** — Je viens de rappeler que
ce signe accompagnait parfois le gargouillement, surtout
amphorique, siégeant dans l'estomac ou l'intestin ; mais le
tintement métallique est parfois seul perçu au niveau d'une
tumeur rénale contenant des gaz et des liquides, sans
communication avec les organes voisins, ainsi que l'a constaté Hérard, qui a perçu le tintement en pratiquant la
percussion combinée avec l'auscultation (2). Le même
signe a été rencontré par d'autres observateurs dans des
cas de *pyélites* avec urines purulentes.

3° **Souffles.** — Des souffles vasculaires morbides variés
sont aussi perçus par l'auscultation abdominale.

Au niveau de la *rate*, suivant Rœser (3), « dans le plus
grand nombre de cas avancés d'*engorgement de la rate*,
on trouve un bruit de souffle de l'artère splénique bien
distinct d'un souffle aortique. On trouve plus rarement
un bruit continu veineux. Dans les cas où ce bruit de
souffle manquerait, il faudrait attribuer cette absence à
une situation profonde de l'artère splénique ». Ce signe,

---

(1) *Arch. gén. de méd.*, 1846, t. X.
(2) *Bulletin de la Soc. anatomique*, 1850, p. 100.
(3) Rœser, *Note sur les bruits anormaux des vaisseaux abdominaux*
(*Bulletin de l'Acad. de méd.*, octobre 1862, t. XXVIII).

suivant l'auteur, empêcherait de confondre la rate engorgée avec toute autre tumeur occupant sa place (1).

Des *anévrysmes de l'aorte abdominale* donnent lieu à des souffles localisés à la partie moyenne et supérieure de l'abdomen; ces souffles se perçoivent au niveau de tumeurs expansives caractéristiques. Mais les souffles les plus fréquents, siégeant au niveau de l'aorte et des artères iliaques, sont ceux qui résultent de la compression de ces vaisseaux par des organes abdominaux développés, ou par des *tumeurs volumineuses*. Ils ont pour caractère principal de disparaître dès que l'on fait incliner le malade du côté du ventre opposé à celui qui est le siége du bruit anomal.

Enfin les *veines superficielles* de l'abdomen sont le siége de souffles continus, importants à connaître malgré leur rareté. En 1859, Sappey a démontré que, dans des cas de cirrhose avancée du foie, les parois du côté droit de l'abdomen peuvent présenter une dilatation de l'une des veinules comprises dans le ligament suspenseur du foie; que cette veinule, en se dilatant avec hypertrophie, établit une grande dérivation du sinus de la veine porte vers la veine principale du membre inférieur; enfin que le sang, qui se dirige de haut en bas, produit à l'application de la main un frémissement sensible, et à l'auscultation avec le stéthoscope, un murmure continu (2). Cette condition de la cirrhose ancienne est rarement rencontrée, malgré la fréquence de cette affection. Cependant H. Davies, dans un fait de cirrhose vérifié par la nécropsie, observa en 1863

(1) Rœser nous semble être allé beaucoup trop loin en disant qu'il y a des cas dans lesquels la veine-porte est le siége d'un *souffle continu* qui, lorsqu'il cesse, pourrait faire croire à la thrombose de ce vaisseau. Il en est de même d'un bruit de souffle de l'aorte abdominale dans le voisinage du foie, qui pourrait servir à déterminer le degré de glissement ou de la descente du lobe gauche de l'organe hépatique pendant une inspiration profonde.

(2) Sappey, *Mémoire sur un point relatif à l'histoire de la cirrhose* (*Bulletin de l'Acad. de méd.*; 1859, t. XXIV).

ce phénomène d'auscultation, mais limité à la droite de l'épigastre, un peu au-dessus de l'ombilic, et il le désigna sous le nom de *murmure veineux épigastrique* (1).

Tels sont les souffles vasculaires qui ont été observés au niveau de l'abdomen. Mais selon Tschudnowski certaines perforations intestinales, à large ouverture vers la cavité péritonéale, peuvent produire des murmures soufflants ou amphoriques, au moment de l'inspiration, qui fait sans doute passer les gaz de l'intestin dans la cavité péritonéale en refoulant le tube digestif. Ces signes n'ont pas encore été vérifiés; cela se conçoit quand l'on songe que la douleur péritonéale excessive, qui existe en pareille circonstance, fait instinctivement modérer autant que possible par le malade tous les mouvements du tronc.

4° **Bruits de collision.** — J'ai parlé de la sensation de collision ou de frottement que donnent des calculs agglomérés dans la vésicule biliaire par la percussion. Dans les faits de cette espèce, l'auscultation fait entendre des craquements très-accentués, lorsque en même temps on exerce des pressions sur la vésicule débordant le rebord des côtes. On obtient ainsi le bruit de collision signalé par Lisfranc dès 1823 (2). Barth et Roger ont pensé que l'on obtiendrait des résultats analogues lorsqu'il existe des calculs multiples dans l'un des bassinets des *reins.* Enfin les *calculs dans la vessie* sont l'origine d'un cliquetis très-distinct, comme l'action d'une lime sur un corps dur, dès que le cathéter les atteint, pendant que l'on ausculte à l'aide du stéthoscope appliqué sur le corps du pubis ou sur la partie postérieure du sacrum (Lisfranc). On ne voit pas une grande utilité pratique aux perfectionnements que l'on a voulu faire de

(1) *Union médicale*, 1863 n° 66, p. 112.
(2) Lisfranc, *Mémoire sur les nouvelles applications du stéthoscope*, 1823.

ce mode d'auscultation, soit par l'application d'une plaque
en liége à l'extrémité de la sonde métallique pour pratiquer
l'auscultation directe (Moreau de Saint-Ludgère, 1839),
soit par l'adaptation de valvules métalliques à une sonde
en caoutchouc (Leroy-d'Étiolles), soit enfin par l'emploi du
stéthoscope de Cornay (1).

5° **Bruit de frottement péritonéal.** — Ce signe est très-
intéressant à connaître parce qu'il se rapporte à des maladies communément observées. Piorry (1828) a attribué à
Laennec la première connaissance du bruit de frottement
dans la péritonite. Mais c'est au professeur Beaty que l'on
en doit la première étude. Sa publication parut dans le
Journal de Dublin en 1834 (2). Après lui, Bright et Corrigan ont également décrit le phénomène (3). Enfin, en 1840,
Desprès prit pour sujet de sa thèse le bruit de frottement
péritonéal, et Robert Spittal, sept ans plus tard, publia un
mémoire basé sur quinze observations (4).

Caractères. — Le bruit de frottement péritonéal se produit au passage des deux feuillets du péritoine l'un sur
l'autre. Il occupe par conséquent les régions de l'abdomen
où le feuillet viscéral est en rapport avec le feuillet pariétal
de la séreuse, et ce frottement est plus sensible à la partie
supérieure de l'abdomen, au niveau de la face inférieure du
diaphragme qui correspond à la face convexe et résistante
du foie. Il est ordinairement limité à une surface de médiocre étendue; aussi jamais il n'envahit tout l'abdomen,
comme le fait parfois le frottement de la plèvre d'un côté

(1) *Gazette médicale de Paris*, 1846, p. 473.
(2) Beaty, *Dublin journal*, n° 16, et *Arch. gén. de méd.*, 1834,
t. VI, p. 431. 2e série.
(3) Bright, *Medico-chirurg. Transactions* (de Londres) t. IX. —
Corrigan, *Dublin Journal*, n° 27, et *Arch. gén. de méd.*, 1836, t. XII,
p. 226, 2e série.
(4) Robert Spittal, *London and Edinb. Monthly Journal*, 1845, et
Arch. gén. de méd., t. VIII, p. 474.

tout entier. Il présente des caractères semblables à ceux
du frottement pleural, constituant tantôt un simple frôlement, tantôt des saccades ou craquements très-accentués ;
on a comparé ces craquements à celui du cuir. On le perçoit en appliquant, comme sur la poitrine, le stéthoscope
sur la partie à explorer, et quelquefois on est guidé par le
frémissement ressenti par l'application de la main. On le
fait apparaître ou bien on le rend plus marqué en faisant
faire de grandes inspirations au malade, ou en opérant des
pressions dans le voisinage. Cependant, si le ventre est très-
douloureux, ces manœuvres sont impossibles. Les contractions des muscles abdominaux favorisent aussi la production du frottement. Enfin Spittal attribue le même effet
aux mouvements péristaltiques de l'intestin ; et, selon lui,
le caractère continu particulier du frottement qui en résulte
suffirait pour le faire distinguer de celui de la plèvre dans
la partie supérieure de l'abdomen.

Conditions organiques et physiques. — Le défaut de poli
des surfaces péritonéales, soit par le fait de l'*inflammation*,
sans interposition d'épanchement liquide entre les deux
surfaces séreuses, soit par suite de rugosités résultant de
l'existence d'une *tumeur à surface inégale*, sont les conditions organiques habituelles de la production de ce bruit de
frottement. Le plus souvent les surfaces où il se produit
sont libres d'adhérences ; mais l'on conçoit que des adhérences lâches puissent également produire le bruit anomal.
Bright considérait même le frottement comme dépendant
toujours de l'existence de ces adhérences, quoique ce ne
fût qu'une exception. — Quant à la cause physique, elle se
révèle naturellement par le fait de surfaces inégales dé-
nuées du poli qui permet aux surfaces opposées des séreuses de se mouvoir sans bruit l'une sur l'autre dans
l'état sain. Ce bruit produit est transmis avec la plus grande
facilité par les corps solides avoisinants, même très-flexi-

bles, comme je l'ai rappelé précédemment. On a cru qu'il fallait, comme condition de production du bruit de frottement, que les inégalités des surface de la séreuse fussent très-rugueuses, mais c'est une erreur; j'ai constaté le frottement le plus manifeste au niveau de la surface convexe du foie débordant les côtes, et à la surface duquel, comme sur la séreuse pariétale correspondante, on ne voyait et l'on ne sentait pas sensiblement sous le doigt les inégalités qui ne pouvaient manquer d'exister.

Signification. — C'est dans la PÉRITONITE AIGUË à son début, et surtout dans le cours de la PÉRITONITE CHRONIQUE TUBERCULEUSE, que l'on perçoit le bruit de frottement abdominal, avant que l'épanchement, s'il survient, n'ait envahi les surfaces lésées. — Bien plus rarement la péritonite guérie avec des *adhérences lâches* peut s'accompagner également du même signe, qu'il faut se garder d'attribuer à une péritonite commençante. — Enfin, dans les cas de TUMEURS dures intra-abdominales (de l'utérus, de l'ovaire, du foie, de la rate, etc.), par le fait des inégalités de la surface de ces tumeurs ou par suite d'une péritonite de voisinage qu'elles déterminent, on constate le bruit de frottement, qu'on rapporte facilement alors à sa véritable origine, la tumeur sous-jacente étant sensible à la palpation.

IV. — AUSCULTATION D'AUTRES PARTIES DU CORPS.

On n'a pas seulement eu recours au mode d'exploration qui nous occupe pour la poitrine et pour l'abdomen. On a voulu utiliser l'emploi de l'auscultation pour l'exploration de la tête et des membres, sans être parvenu encore, il faut le reconnaître, à des résultats importants. Toutefois les études faites, et l'intérêt qui s'y rattache, obligent à bien connaître les résultats acquis, comme pouvant servir de point de départ à de nouvelles recherches.

Art. 1. — Auscultation de la tête.

Elle a été appliquée au crâne et aux diverses cavités naturelles de la face. C'est dans cet ordre que je crois devoir en exposer l'étude.

Le docteur Fisher, de Boston, commença ses recherches dès 1833, et après lui Whitney (1843), Hennig (1856), publièrent des travaux étendus (1); mais c'est surtout à H. Roger que l'on doit le travail le plus important et le plus récent sur l'auscultation de la tête, ou plutôt du crâne (2).

---

(1) Fisher : Mémoire inséré dans l'*American Journal of medical science*, août 1838. — Whitney, *même journal*, 1843. — Hennig, de Leipsick : *Archiv für physiologische Heilkunde*, août 1856.

(2) *Recherches cliniques sur l'auscultation de la tête*, 1860. Mémoires de l'Acad. de méd., t. XXIV; et *Bulletin*, 1859 : Rapport de Kergaradec sur ce mémoire.

Ce mémoire, basé sur près de trois cents observations, fait justice des erreurs produites, et établit la valeur réelle, mais bien limitée, de ce mode d'auscultation.

L'auscultation du crâne, qui n'est guère utile que chez les enfants, peut être médiate ou immédiate. Pratiquée dans les différents points de la tête, elle fait entendre des bruits normaux nécessaires à connaître. Ces bruits normaux perçus par transmission sont :

1° Le *bruit respiratoire* dû à la circulation de l'air dans les fosses nasales (bruit céphalique de la respiration, de Fisher), très-intense, très-rude, analogue au murmure respiratoire laryngé, quelquefois sibilant ou bulleux, lorsque la pituitaire est épaissie ou tapissée de mucus. Les bruits de même nature produits dans le tube laryngo-trachéal sont également perçus.

2° Si l'enfant parle ou crie, la *voix* retentit également avec une très-grande force sous l'oreille de l'observateur; elle est perçante et semble sortir du crâne.

3° On entend de la même manière le bruit de la déglutition, et même celui de la *succion* chez les nouveau-nés.

4° Enfin on perçoit quelquefois le double battement du cœur, et par exception les souffles anomaux de cet organe.

Les bruits pathologiques perçus se réduisent à un seul signe constaté en dehors des bruits précédents. C'est le *souffle céphalique*, caractérisé par un souffle systolique ventriculaire plus ou moins net, généralement doux. Il est considéré comme dépendant d'une affection cérébrale par Fisher et par Whitney; tandis qu'il est au contraire envisagé comme appartenant plutôt à l'état sain par Hennig. La vérité n'est ni dans l'une ni dans l'autre de ces conclusions, comme l'a démontré Henri Roger.

Un premier fait bien positif, c'est que le souffle en question ne se constate que chez les enfants, contrairement à l'assertion des médecins américains. Ce sont en outre les enfants du premier âge qui offrent ce signe pathologique, et ils ne le présentent, selon H. Roger, qu'au niveau de la fontanelle bregmatique où est son maximum, et par exception à la fontanelle occipitale. Ce souffle, recherché sur quarante et un enfants du premier âge, bien portants, et par conséquent exempts de toute affection cérébrale, a manqué dans la majorité des cas; de plus il a été constaté par H. Roger d'une manière manifeste chez neuf enfants très-bien portants, âgés de six à vingt-deux mois, et chez lesquels l'ossification incomplète de la fontanelle a permis de constater le souffle céphalique avec les mêmes caractères que dans l'état pathologique.

Dans l'état pathologique, ce souffle, suivant les médecins américains, serait un signe de *méningite;* Fisher en cite quatre exemples, et Whitney trois; mais aucun observateur après eux n'a vérifié cette coïncidence du souffle encéphalique dans la méningite, ni même dans les autres affections cérébrales, l'*hydrocéphalie* aiguë ou chronique par exemple (1). Mais en revanche on trouve le souffle plus fréquemment dans le *rachitisme*, où il a été signalé par Rilliet et Barthez (2), que dans toutes les autres maladies de l'enfance; et l'on peut en dire autant de l'*anémie*, comme l'a démontré H. Roger. Ce dernier observateur a vérifié les recherches de Rilliet et Barthez, en trouvant le souffle chez trente-sept rachitiques sur soixante et onze, dans plus de la moitié des faits par conséquent, et il l'attribue à l'anémie, comme dans les cas d'anémie due à toute autre cause.

La cause physique des bruits normaux perçus par l'auscultation du crâne est la transmission de ces bruits à travers les solides intermédiaires. La preuve en est dans la

(1) On n'a pu rencontrer non plus ni l'*égophonie cérébrale* ni le *frémissement cataire*, que Whitney dit avoir constatés : la prétendue égophonie dans l'hydrocéphalie, et le frémissement dans l'anévrysme des artères de la base du cerveau.

(2) *Traité clinique des maladies des enfants.* T. II, 2e édition.

nature même de ces bruits, qui se produisent dans les fosses nasales, dans la bouche et le pharynx, dans le tube trachéo-laryngien, ou même au niveau du cœur, dont le double battement a été une fois perçu.

Quant au point de départ du souffle, il est difficile a expliquer. On en a cherché l'origine dans les artères de la base du cerveau, mais aussi dans les veines intra-craniennes, sans que la question ait pu être élucidée. Ce souffle étant le plus souvent lié à l'anémie, il est plus naturel de penser qu'il n'est que la transmission du souffle anémique carotidien, ou du souffle veineux intermittent du cou ; car une fois on a trouvé le souffle céphalique continu. H. Roger, tout en rattachant les souffles encéphaliques à l'altération anémique du sang, considère l'explication physique du mécanisme des bruits comme étant impossible dans l'état de la science.

La *signification* du souffle céphalique donnée par Fisher et Whitney ne saurait être acceptée. Loin d'admettre que toutes les affections cérébrales le produisent, ce qui d'ailleurs lui ôterait tout intérêt distinctif, on doit reconnaître, d'après les recherches ultérieures, qu'il n'a aucune valeur comme signe dans les maladies, même dans la MÉNINGITE et l'HYDROCÉPHALIE, affections sur lesquelles nos confrères d'outre-mer avaient insisté. La valeur de ce souffle ne paraît pas contestable dans l'ANÉMIE, d'après H. Roger ; mais les autres signes de cette affection sont assez nets pour n'avoir pas à se compléter par l'auscultation de la tête, qui n'est d'ailleurs pas toujours facile chez les jeunes enfants. Il n'y a qu'une autre maladie due à l'altération du sang et dont le diagnostic peut être éclairé par ce moyen, c'est le RACHITISME, dans lequel, nous l'avons vu, le souffle céphalique est très-fréquent. Et comme ce souffle est au contraire très-rare dans l'hydrocéphalie, son existence chez l'enfant dont le volume de la tête est exagéré, devra faire croire au rachitisme, ainsi que l'ont fait remarquer Rilliet et Barthez (1).

C'est à la distinction diagnostique des deux maladies dont il vient d'être question, que doit se limiter l'emploi de l'auscultation du crâne, malgré les laborieux travaux dont elle a été l'objet.

§ 2. — AUSCULTATION DES CAVITÉS NATURELLES DE LA FACE.

L'auscultation a été employée pour explorer les divers sinus et certains conduits de l'appareil auditif.

A. *Sinus.* — On a pensé que le stéthoscope pourrait être utile au diagnostic des engorgements muqueux ou purulents dans les divers sinus de la face : les sinus frontaux et ethmoïdaux, et les sinus maxillaires. On s'est basé sur ce fait que, le stéthoscope étant appliqué sur les bosses sourcilières et à la racine du nez, on perçoit le bruit de pénétration de l'air dans les sinus frontaux et ethmoïdaux; tandis que, si l'on ausculte au niveau des pommettes ou sur l'arcade dentaire supérieure, on entend l'air qui pénètre dans les sinus maxillaires. Néanmoins, jusqu'à présent, ce mode d'auscultation n'a pas eu d'applications utiles.

B. *Appareil auditif.* — Laënnec a démontré la possibilité de percevoir des bruits produits dans les diverses cavités de l'appareil de l'ouïe. Cela pouvait avoir de l'importance pour reconnaître par l'auscultation l'état d'oblitération ou de perméabilité de la trompe d'Eustache, et par suite pour l'étude de certaines surdités qui en dépendent.

Ménière père a constaté que la pénétration active de l'air dans la caisse du tympan, par la trompe, ne pouvait avoir lieu par les mouvements d'inspiration et d'expiration, mais seulement par les mouvements de déglutition, et en même

(1) *Ouvrage cité.* T. II, p. 158.

temps de soulèvement de la trompe (1). Il faut ajouter à ces causes du passage dans la caisse du tympan de l'air pharyngien la contraction volontaire des muscles entourant la trompe, sans aucun mouvement de déglutition ; car je puis opérer moi-même cette contraction, qui me fait aussitôt entendre intérieurement une petite crépitation et un souffle annonçant la pénétration de l'air.

Le stéthoscope étant appliqué sur l'apophyse mastoïde, si l'on dit au malade de boucher sa narine du côté opposé et de souffler un peu fortement par l'autre narine, on entend distinctement un souffle qui résulte de la pénétration de l'air dans les cellules mastoïdiennes. Ce souffle, par suite d'un léger coryza, peut se trouver remplacé par un bruit de gargouillement, s'il se trouve des mucosités dans la trompe d'Eustache ou dans la caisse du tambour. Aucun bruit n'est entendu si la mucosité obstrue complétement la trompe.

Ces différents résultats de l'auscultation de l'appareil auditif n'ont pas eu jusqu'à présent de résultats suffisamment pratiques. Peut-être pourra-t-on utiliser l'emploi de l'auscultation que Laennec a indiqué pour l'éducation des sourds-muets. Il eut l'idée de parler, une des extrémités de son stéthoscope étant appliquée sur sa trachée, tandis que l'autre extrémité de l'instrument était posée sur l'oreille d'un sourd-muet qu'il avait reçu à l'hôpital Necker et qui entendait seulement quelques bruits très-forts. Aussitôt que Laennec eut articulé quelques mots, le sourd-muet retira aussitôt sa tête, en témoignant qu'il avait entendu comme plusieurs coups de fusil tirés coup sur coup. Il apprit par cette méthode à distinguer les objets qu'on lui montrait, en les nommant par ce moyen.

(1) Ménière, *De l'auscultation appliquée au diagnostic des maladies de l'oreille*. (*Bulletin de l'Académie de médecine*, 1857, t. XXII, p. 731.)

Art. 2. — Auscultation des membres.

On a voulu utiliser l'auscultation, au niveau des membres, pour le diagnostic des fractures. De plus, le docteur Collongues a préconisé un mode d'auscultation particulier dénommé *dynamoscopie*, dans le but de constater l'état vital du corps.

§ 1ᵉʳ. — AUSCULTATION DES FRACTURES.

Quoique Laënnec ait recommandé, avec sa sagacité habituelle, l'auscultation pour le diagnostic des fractures, en faisant remarquer que l'oreille perçoit une crépitation manifeste des fragments par les plus petits mouvements, et quoique Lisfranc en ait précisé davantage l'étude, on ne saurait recommander l'auscultation comme nécessaire ou même utile à la pratique à ce point de vue. Tel est l'avis de Cloquet et Bérard (1), et celui de la plupart des chirurgiens.

§ 2. — DYNAMOSCOPIE.

Je dirai peu de choses de ce moyen d'exploration, malgré les recherches patientes auxquelles s'est livré son ingénieux inventeur, le docteur Collongues, parce que l'interprétation et l'application des données que fournit la dynamoscopie me paraissent se limiter à un petit nombre de points, d'une utilité contestable à la pratique médicale. Je crois devoir reproduire, comme exposé, l'article que j'ai consacré à ce mode d'exploration dans mon *Dictionnaire de diagnostic médical* :

« Suivant Collongues, les actes intimes de la vie moléculaire se manifesteraient par des signes particuliers perçus

(1) *Dictionnaire de médecine* en 30 vol. T. XIII, p. 417.

par l'auscultation pratiquée au moyen du *dynamoscope*.
C'est une tige de 10 à 15 centimètres, construite en liége
ou en acier, dont une extrémité est destinée à l'oreille
de l'observateur et l'autre creusée en forme de dé à cou-
dre, pour recevoir le bout du doigt de la personne à examiner. On perçoit deux sortes de bruits à l'aide de cet
instrument : un bruit continu, dit *bourdonnement*, et des
crépitations survenant par intervalles irréguliers et appelées
par l'auteur *pétillements* ou *grésillements*. Le bourdonnement est un phénomène général ; les pétillements n'existent
qu'à l'extrémité des mains et des pieds.

» Les données fournies par l'étude de ces bruits, étudiés
avec beaucoup de soin par Collongues, ne me paraissent
pas assez importantes pour être utilisées dans la pratique,
si ce n'est peut-être pour la constatation de la *mort réelle*,
le bourdonnement disparaissant graduellement des extrémités vers la région précordiale et l'épigastre, où il
ne cesserait que quatorze à seize heures après la mort.

» Le bourdonnement paraît être dû à la contraction fibril-
laire des muscles (Barth et Roger, *Traité d'auscult.*, 1860),
ou plutôt à la *contraction musculaire tonique*. Ce n'est
donc que le bruit rotatoire de Laennec. Quant aux pétillements, qui, de l'aveu même de Collongues, ne s'observent
qu'aux mains et aux pieds, cela s'explique aisément :
selon moi, ces pétillements sont produits par les tendons
qui occupent principalement ces régions. Il m'est facile de
démontrer, en effet, qu'ils résultent du *glissement saccadé
des tendons* dans leur gaînes. Car si l'on s'applique la main
à plat sur le côté de la tête, de manière à en faire correspondre la paume au conduit auditif, on entend le bruit
rotatoire ou bourdonnement continu, et, à de rares intervalles, les pétillements ou grésillements de Collongues.
Or, que l'on soulève lentement les doigts, seulement pour
les porter graduellement dans une extension forcée, et l'on

produira des pétillements de plus en plus nombreux et confluents, qui se passent manifestement sous l'oreille dans les gaînes tendineuses, et qui deviennent rares dès que les doigts restent appuyés sur la tête. Les pétillements, dans cette dernière circonstance, sont dus sans doute à l'action tonique des muscles agissant sur les tendons.

» Les phénomènes dynamoscopiques sont donc simplement des phénomènes de contraction musculaire, non de celle qui produit les mouvements volontaires, mais de cette contraction tonique continue des muscles qui sert principalement à équilibrer ces mouvements, comme l'a démontré Duchesne. On conçoit dès lors parfaitement que l'absence des phénomènes dont il vient d'être question puisse être un signe de mort réelle ou de paralysie, mais un signe beaucoup trop secondaire, dans ce dernier cas du moins, pour être réellement utile au diagnostic. »

TROISIÈME DIVISION

EMPLOI SIMULTANÉ DE LA PERCUSSION ET DE L'AUSCULTATION

On a dénommé *percussion auscultatoire, auscultation plessimétrique, percussion et auscultation combinées*, des procédés d'exploration qui consistent à ausculter les bruits de percussion soit à côté du point percuté, soit à travers la poitrine, la percussion ayant lieu d'un côté et l'auscultation dans la région opposée.

Dès le début des recherches de Piorry, l'idée de ce procédé d'investigation était venue à l'un de ses élèves (le docteur Jules Dervieu), qui chercha à combiner l'auscultation et la percussion médiates. L'embout du stéthoscope de Laennec étant ôté, et sa cavité conoïde étant couverte par une plaque d'ivoire, une petite pelote mise en mouvement par un ressort venait, pendant qu'on auscultait, frapper dans l'intérieur même du cylindre sur la plaque qui servait ainsi de plessimètre. Mais ce moyen fut reconnu insuffisant, et d'ailleurs inférieur à la percussion médiate ordinaire, qu'il visait simplement à perfectionner.

La percussion dans le voisinage du stéthoscope avait été essayée par Laënnec et par Trousseau.

Laennec avait indiqué l'emploi simultané de la percussion et de l'auscultation dans l'ascite, pour mieux entendre le bruit de flot, et dans les cas de pneumothorax pour en limiter l'étendue, en auscultant et percutant à la fois dans différents points. « On entendait alors une résonnance

23.

semblable à celle d'un tonneau vide et mêlée par moments
de tintement. » Plus tard Trousseau fit une ingénieuse
application du procédé de Laënnec à propos du pneumothorax, non pour sa délimitation, mais dans les cas d'existence douteuse des phénomènes amphoriques qui se rattachent à la présence du gaz dans la plèvre. Il conseilla
d'ausculter la partie postérieure de la poitrine, du côté
affecté, tandis que l'on percute la partie antérieure, à l'aide
d'un plessimètre métallique choqué avec un marteau de
percussion, ou à l'aide d'une pièce de monnaie. En cas de
pneumothorax latent, on obtient alors un *bruit d'airain*
caractéristique, qui peut s'entendre également dans des cas
de *vaste caverne pulmonaire* (1).

Deux médecins américains, Cammann et Clark, ont tenté
d'ériger la percussion auscultatoire en méthode. Ils publièrent, en 1840, dans le *Journal de médecine et de
chirurgie* de New-York (1), le résultat de leurs patientes
recherches, qui avaient pour but de déterminer, plus exactement que par la percussion et l'auscultation successives, les
dimensions, la forme et les conditions anatomiques des organes. Les résultats négatifs obtenus avant eux par l'emploi
de la percussion auscultatoire ne les ont pas arrêtés. Ils se
sont appropriés ce procédé mixte, comme le dit H. Roger
dans l'exposé intéressant qu'il a fait de leur travail dans
l'*Union médicale* de 1850.

Cammann et Clark font observer que l'air transmet moins
bien le son que les solides. Un son de percussion ordinaire
étant produit sur le corps humain, mille parties se dis-
persent et se perdent, pour une qui arrive à l'oreille. Mais
si l'on reçoit les vibrations sonores, même sur une petite

---

(1) *Pneumothorax : nouveau signe physique pathognomonique de
cette affection. (Gazette des hôpitaux, 1857, p. 157.)*

(2) *A new mode ascertaining the dimensions, form and conditions of
internal organs, by percussion and auscultation, 1840.*

surface, à l'aide d'une tige solide, élastique, homogène, le son gagne beaucoup en clarté et en intensité. Ils se servent d'un cylindre plein en bois de cèdre, d'une longueur de 6 pouces et d'un diamètre de 10 à 12 lignes, garni d'une plaque pour placer l'oreille, mais de manière que le cylindre dépasse un peu le niveau de cette plaque et soit appliqué directement au tuyau de l'oreille sans changement de milieu. Pour éviter le son osseux des côtes, l'extrémité inférieure d'un de leurs stéthoscopes est taillée en forme de coin s'appliquant dans les espaces intercostaux.

Pour la percussion, le plessimètre est à peu près indispensable, quoique le doigt puisse suffire si les parties percutées ne sont pas relâchées.

On applique le stéthoscope plein sur la région médiane du viscère à explorer. On frappe sur le plessimètre par petits coups (avec un seul doigt), d'abord le plus près possible du stéthoscope pour avoir le son type, puis on s'éloigne dans différents sens en notant les changements survenus, dont on peut tracer les limites sur la peau.

Pour donner une idée aussi nette que possible des sons obtenus par ce moyen, les auteurs établissent deux types extrêmes auxquels on peut comparer les autres sons, et dont on saisit mieux les différences. Le premier type est le *son osseux*, obtenu sur la face antérieure du tibia, que l'on percute dans le voisinage du stéthoscope appliqué à la surface de l'os. Le second type est le *son aqueux*, fourni par la percussion au niveau d'un épanchement liquide intra-thoracique ou abdominal.

« Le *son osseux* est celui qui se distingue le plus aisément. Son timbre est très-élevé, très-intense, il frappe l'oreille avec une force pénible : il est plein et éclatant ; il se propage à une grande distance ; il est un peu prolongé et légèrement métallique.

» Le *son aqueux*, très-imparfaitement transmis à travers

les parois abdominales ou thoraciques, se reconnaîtra plutôt à ses propriétés négatives. *Dans l'abdomen* la percussion pratiquée à une petite distance du stéthoscope donne un son rapide, immédiat (comme sous l'oreille), aigu, d'une intensité médiocre, brusque, non élastique, bien moins impulsif que le son osseux. *Dans la poitrine*, le son du liquide a des caractères encore moins distincts : il ressemble tout-à-fait à celui du poumon sain, de sorte qu'il est probable que c'est surtout le son de la paroi qui arrive à l'oreille.

Les organes solides ou indurés donnent un son qui se rapproche beaucoup du son osseux, c'est-à-dire intense. Il faut donc ici renverser la signification des données fournies par la percussion ordinaire, qui fournit un son obscur ou mat au niveau des organes solides. Et comme cette sonorité intense et élevée des viscères solides ou des tumeurs est différente du son aqueux, et du son pulmonaire qui se rapproche de ce dernier, la percussion auscultatoire peut servir à délimiter des organes solides, non-seulement ceux du thorax bornés par le poumon, mais encore les organes abdominaux ou les tumeurs solides entourées de liquide, dans l'ascite, par exemple. Ainsi les inventeurs seraient parvenus à dessiner la rate augmentée de volume au milieu d'un épanchement séreux abdominal, et dans cette même condition à marquer les limites supérieure, inférieure et externe des reins. Mais ce dernier résultat semble d'autant plus extraordinaire, qu'ils admettent la nécessité du contact de l'organe exploré avec la paroi thoracique ou abdominale dans le point où se place le stéthoscope.

Cette méthode offrirait, selon les docteurs américains, de grands avantages pour l'exploration du foie et du cœur. Mais Barth et Roger, qui ont fait connaître ce procédé dans leur *Traité d'auscultation*, concluent, après l'avoir eux-mêmes essayé, que la percussion auscultatoire est d'une exécution très-difficile ; que son étude approfondie doit demander autant de temps que la percussion ordinaire ; que si elle peut rivaliser avec celle-ci pour la mensuration des organes solides ou indurés, elle lui est certainement inférieure dans la majorité des cas, et notamment pour l'examen des milieux plus rares.

Je crois donc inutile de m'arrêter plus longtemps à décrire cette méthode. Mais il me reste à rappeler le procédé de N. Guéneau de Mussy, qui a cherché à tirer parti de la percussion auscultatoire en appliquant l'oreille en arrière, au sommet de la poitrine et en percutant en avant le haut du sternum ou la clavicule avec les doigts, pour reconnaître la présence des tumeurs ganglionnaires bronchiques (1).

On peut aussi appliquer l'oreille sur la partie antérieure et supérieure de la poitrine, tandis qu'on percute, avec un ou plusieurs doigts recourbés, les premières apophyses épineuses dorsales. On entend, lorsque les poumons sont sains, outre le son déterminé par le choc, une vibration métallique qui accompagne et peut même couvrir le bruit sec produit par la percussion. Ce bruit peut être comparé à celui qu'on obtient en frappant sur le genou les deux mains réunies par leur face palmaire.

N. Guéneau de Mussy donne à ce bruit le nom de *transsonnance plessimétrique*, qui s'altère par les modifications de densité et de perméabilité des parties traversées. Au lieu d'être vibrant, le bruit s'affaiblit, devient plus mat, et quelquefois sa tonalité s'élève. Cependant notre savant collègue diminue beaucoup l'importance de son procédé, en avouant que ce phénomène de transsonnance est habituellement corrélatif aux modifications de sonorité que l'on constate en percutant directement au niveau des parties malades, et que « ce dernier mode de percussion, joint à l'auscultation, suffit

(1). N. Guéneau de Mussy : *Recherches sur l'auscultation plessimétrique* (*Union médicale*, 1876).

pour résoudre la plupart des problèmes cliniques que présentent au médecin les maladies des organes thoraciques ».

Il est vrai que l'auteur pense que son auscultation plessimétrique peut dans certains cas réformer, compléter, corriger les résultats fournis par la percussion ordinaire. Il tente de le prouver, à propos des indurations du sommet des poumons, et notamment de l'adénopathie bronchique, qu'il considère hypothétiquement comme la « complication presque constante des lésions pulmonaires ».

Cette dernière condition, dont la fréquence ainsi formulée n'est pas acceptée par la plupart des observateurs, jette une certaine défaveur sur l'emploi du procédé, qui d'ailleurs donne plus difficilement des résultats analogues à ceux de la percussion et de l'auscultation ordinaire.

Baas (de Heppenheim) a proposé, sous le nom de *phonométrie*, un procédé d'exploration acoustique qui se rattache à la percussion par son but, puisqu'il a pour objet de déterminer les limites des organes solides et des compacités anomales. On opère au moyen d'un diapason que l'on met en vibration et que l'on applique immédiatement ou médiatement par l'intermédiaire d'un doigt de la main libre, sur les parties à explorer. On opère ainsi sur la clavicule, les espaces intercostaux, l'abdomen, et l'on constate les différences du son du diapason, ce son diminuant d'intensité au niveau des tissus compactes, et augmentant relativement au contraire au niveau des parties contenant de l'air. P. Niemeyer considère ce moyen comme *presque aussi sûr* que la percussion; mais on doit le considérer comme une curiosité scientifique, et non comme un moyen préférable à la percussion ordinaire.

APPENDICE

À LA PREMIÈRE PARTIE

L'inspection, la palpation et la mensuration fournissent des signes qui ne sauraient être négligés, comme données complémentaires des signes obtenus à l'aide de la percussion et de l'auscultation. Je dois donc en faire un exposé sommaire avant d'aborder la seconde partie de cet ouvrage.

J'ai précédemment traité de la percussion et de l'auscultation pratiquées au niveau du thorax et de l'abdomen. En dehors de la palpation, qui peut utilement s'appliquer à l'exploration de ces deux cavités splanchniques, je limiterai à la poitrine l'étude des deux autres modes d'exploration complémentaires : l'inspection et la mensuration. Les signes qu'ils peuvent recueillir au niveau de l'abdomen sont trop peu nombreux, en effet, pour que j'aie à en faire une division particulière (1).

---

(1) L'inspection de l'abdomen fait constater sa forme insolite lorsque les parois en sont rétractées, ou plus ou moins développées, soit uniformément, soit partiellement, par les saillies des anses intestinales se dessinant en relief sous la peau, ou par des tumeurs. Le même moyen d'investigation fait percevoir les éruptions existantes, les saillies inusitées des veines sous-cutanées révélant des troubles profonds de la circulation, et les battements de ces vaisseaux ou ceux de vaisseaux artériels plus profonds, affectés ou non d'anévrysmes. — La mensuration ne peut avoir pour but, appliquée à l'abdomen, que de vérifier les progrès croissants ou décroissants de son développement par suite d'une ascite ou d'une tumeur volumineuse.

CHAPITRE PREMIER

INSPECTION DE LA POITRINE.

L'inspection de la poitrine a été utilisée par Laënnec, qui a signalé les modifications importantes de la forme du thorax dans diverses maladies, et principalement dans la pleurésie, le pneumothorax et l'emphysème pulmonaire. Mais après lui l'inspection de la poitrine n'avait été l'objet d'aucun travail spécial, lorsqu'en 1835 et 1838 je publiai le résultat de mes recherches (1). Malgré la faveur avec laquelle on voulut bien les accueillir, on n'en continua pas moins à conserver beaucoup d'erreurs que je croyais avoir détruites, et que l'on retrouve encore dans les publications les plus récentes.

L'inspection thoracique fournit à l'observateur deux genres différents de données ou signes, utiles au diagnostic et à la marche des maladies qui les produisent. Ces signes sont des anomalies sensibles à la vue, soit de certains mouvements fonctionnels, soit de la conformation de la poitrine.

Les premières résultent de l'accomplissement des mouvements mécaniques de la respiration, et des pulsations visibles du cœur, de certains vaisseaux, ou de tumeurs locales. Le second genre d'anomalies visibles consiste en saillies ou dépressions particulières, modifiant la configuration du thorax, soit localement, soit dans son ensemble.

Après avoir décrit la méthode à suivre pour cette exploration, j'en exposerai les résultats chez l'homme sain, puis dans l'état pathologique.

(1) 1835 : *Recherches sur la valeur diagnostique des déformations de la poitrine produites par les maladies des organes thoraciques.* Thèse inaugurale, Paris, 1835. — *Recherches sur l'inspection et la mensuration de la poitrine, considérées comme moyens complémentaires de la percussion et de l'auscultation,* 1 vol. in-8°, 1838.

Art. 1er. — Méthode à suivre pour utiliser l'inspection de la poitrine.

La simple inspection de la partie antérieure de la poitrine suffit pour faire juger des mouvements fonctionnels extérieurs de la respiration ou des battements visibles du cœur ou des vaisseaux.

Pour juger de l'état des mouvements fonctionnels du thorax, on devra d'abord tenir compte de l'*étendue*, de la *durée* relative et du *rhythme* des mouvements d'inspiration et d'expiration ; on aura soin de les examiner, chez l'homme, dans toute la partie antérieure de la poitrine mise à nu, et principalement à la partie supérieure et inférieure du thorax. L'exploration devra s'effectuer, chez la femme, dans les régions supérieures, puis inférieures, exploration successive toujours facile, parfaitement suffisante, et qui n'obligera pas à découvrir complétement la poitrine, ce qui est souvent commandé par la plus simple convenance.

Quant aux *mouvements d'expansion*, toujours plus ou moins limités, qui consistent en pulsations visibles des organes circulatoires, on aura surtout à déterminer leur *siège*, leur *étendue* leur *intensité* et leur *rhythme*.

Pour apprécier convenablement la configuration de la poitrine, il est indispensable que le malade soit placé dans une position favorable à l'exploration, à moins qu'il n'existe une déformation des plus prononcées, ce qui n'est pas l'ordinaire, ou une déformation très-limitée. En général, il faut une certaine attention pour constater les signes fournis par l'inspection de la poitrine et consistant en *saillies* ou en *dilatations* anomales, et plus rarement en *dépressions* manifestes : les unes et les autres plus ou moins étendues, et souvent appréciables seulement par la comparaison des deux côtés de la poitrine entre eux. C'est cette comparaison qui rend nécessaire une exploration méthodique.

On peut examiner le malade couché dans son lit, assis sur son séant, debout ou bien assis sur un siége. Dans ces différentes conditions il faut que le tronc soit dans sa rectitude, la tête droite, et que les bras soient abandonnés à eux-mêmes sur les côtés. Si le malade est couché sur le dos, position qui ne permet d'examiner que les régions antérieures, on a soin d'égaliser d'abord le plan du lit sur lequel il repose. Après avoir constaté l'état des régions moyennes (sternale en avant, spinale en arrière), on compare les régions latérales correspondantes en se plaçant en face, et l'on reconnaît ainsi les défauts de symétrie, soit dans le relief des parties, soit dans leur niveau respectif (épaules, mamelons), soit dans leur éloignement réciproque de la ligne médiane (régions inférieures et externes).

Art. 2. — Résultats de l'inspection de la poitrine dans l'état physiologique.

§ 1ᵉʳ. — MOUVEMENTS RESPIRATOIRES.

Les mouvements respiratoires s'effectuent : l'inspiration, par le soulèvement des côtes et le refoulement simultané, par le diaphragme, des organes abdominaux qui font plus ou moins saillie au-dessous des côtes ; l'expiration, par le retour de ces parties à leur position première. Ce mécanisme respiratoire est lent, gradué, régulier, et s'exécute au niveau des côtes dans toute la hauteur de la poitrine, où il constitue la respiration *costale*, qui est plus prononcée chez la femme que chez l'homme au niveau des côtes supérieures. C'est là que, chez elle, la dilatation habituelle est la plus forte. Cette expansion costale est égale des deux côtés et s'accompagne d'une dépression des espaces intercostaux plus grande que dans l'expiration. Inférieurement, l'expansion inspiratrice de la partie supérieure du ventre répond à la contraction du diaphragme (respiration diaphragmatique), et elle est également uniforme des deux côtés. — Quant aux mouvements pulsatifs du cœur et des gros vaisseaux intrathoraciques, ceux du cœur sont quelquefois visibles, mais seulement chez des sujets maigres, au niveau des espaces intercostaux gauches, contre le sternum, ou bien à la pointe de l'organe.

Telles sont les données physiologiques qu'il ne faut pas perdre de vue lorsqu'on examine la poitrine.

§ 2. — CONFIGURATION PHYSIOLOGIQUE DE LA POITRINE.

Ayant fait la plupart de mes recherches sur l'inspection de la poitrine dans les hôpitaux, c'est-à-dire sur des individus de la classe ouvrière pour la plupart, je suis porté à croire que chez eux la conformation très-régulière du thorax est plus rare que chez les individus qui sont dans l'aisance. La plupart de ceux qui m'ont présenté une poitrine très-régulière avaient moins de 30 ans, et aucun d'eux n'avait dépassé 60 ans.

A. — POITRINE A CONFORMATION TRÈS-RÉGULIÈRE.

Lorsque la poitrine est bien conformée, son diamètre transverse paraît plus étendu à l'œil que le diamètre antéro-postérieur. La région sternaire est creusée en sillon plus ou moins prononcé, suivant l'embonpoint et l'épaisseur des muscles grands pectoraux, plus marqué dans sa moitié inférieure, et souvent nul supérieurement, où l'articulation transversale des deux premières pièces du sternum fait parfois (surtout chez les sujets maigres) saillir *légèrement* la peau. La colonne vertébrale n'offre aucune incurvation latérale, et le sillon vertébral, médiocrement convexe de haut en bas, est plus ou moins profond, suivant l'état d'embonpoint ou de maigreur du sujet ; les régions latérales et postérieures, exactement symétriques dans toutes leurs parties, sont semblables dans leur forme, aucune des hétéromorphies que je vais décrire ne modifiant la convexité naturelle de ces régions. Enfin, les surfaces latérales externes de la poitrine paraissent être à égale distance de la ligne médiane, ainsi que les mamelons, qui sont situés à une même hauteur, au niveau de la quatrième côte ou du quatrième espace intercostal.

La poitrine est loin de présenter toujours, dans l'état sain, cette conformation régulière, ainsi que je l'ai démontré dans mes premières recherches. Dans un grand nombre de cas, le thorax physiologique présente des anomalies de forme ou de symétrie, trop peu prononcées sans doute pour être dénommées des déformations, mais assez accusées pour simuler certaines anomalies pathologiques. J'ai dénommé *hétéromorphies* ces anomalies de conformation.

B. — HÉTÉROMORPHIES PHYSIOLOGIQUES.

Parmi ces hétéromorphies, les unes ont plus d'importance, parce que l'on peut les confondre avec des déformations pathologiques, et que ce sont en outre celles qui sont le plus fréquemment observées. Un certain nombre d'autres au contraire sont rares ou insignifiantes au point de vue du diagnostic, et je ne ferai que les rappeler. Je vais décrire les premières, en exposant d'abord leurs caractères; je rechercherai ensuite leur mode de production.

Caractères. — Ces différentes hétéromorphies physiologiques se développent avec une telle lenteur, que l'on peut les considérer comme des modifications à peu près fixes de la configuration régulière de la poitrine. C'est un premier caractère fondamental qui les différencie de plusieurs hétéromorphies pathologiques à évolution plus ou moins rapide.

Les hétéromorphies physiologiques les plus utiles à connaître sont au nombre de cinq. Je vais m'en occuper dans leur ordre de fréquence.

1° Saillie antérieure du côté gauche de la poitrine. — Cette saillie relative du côté gauche en avant est l'hétéromorphie physiologique la plus fréquente, et celle aussi qui peut être prise le plus souvent pour une dilatation pathologique. Elle présente ceci de particulier que le côté saillant, considéré isolément, a ordinairement une configuration régulière comme le côté opposé, et qu'il n'existe à proprement parler qu'un défaut de symétrie dans leur relief réciproque, qui est plus saillant à gauche qu'à droite. Tantôt cette voussure relative occupe le côté antérieur tout entier et gagne la clavicule correspondante, qui peut en paraître moins saillante que la clavicule opposée ; tantôt la saillie générale a un relief qui s'efface et se perd avant d'atteindre la clavicule, tandis qu'en dehors elle ne dépasse pas le niveau vertical du mamelon. Ces limites sont vagues, la saillie perdant peu à peu son relief au niveau de ses bords. Son relief le plus marqué se trouve avoisiner le sternum, ce qui m'a fait lui donner la dénomination de saillie *sterno-mamelonaire*. Dans l'une et l'autre variété, la limite interne est le sillon sternaire. Cette hétéromorphie présente, dans chacune de ces deux formes, des différences de relief plus ou moins prononcées, que j'ai pu évaluer approximativement à une différence de 5 à 8 millimètres à l'avantage du côté gauche. Ces saillies antérieures gauches sont uniformes sur les sujets qui ont assez d'embonpoint pour que les espaces intercostaux ne soient pas apparents; et chez eux (surtout lorsque l'embonpoint est considérable), elles sont plus évidentes lorsqu'on examine le sujet dans la station assise ou verticale que dans les cas où il reste couché sur le dos. Il n'en est pas de même lorsque la maigreur permet de distinguer les creux intercostaux : alors les reliefs des côtes et les

concavités intercostales, qui détruisent l'uniformité de chacun
des deux côtés de la poitrine, sont plus prononcés à gauche
qu'à droite, et la saillie paraît également proéminente dans le
décubitus et dans la station. L'examen des sujets démontre
donc que c'est au relief exagéré des côtes qu'est due cette hétéromorphie. Il en est ainsi, en effet, dans l'immense majorité
des cas, mais non pas toujours. J'ai démontré que, chez les
sujets gauchers, la saillie est due à une asymétrie des parties
molles thoraciques antérieures, dont l'épaisseur, plus prononcée à gauche qu'à droite, est démontrée par la palpation. Ici,
une percussion légère vient ordinairement en appui à la palpation en produisant un *son obscur dans toute l'étendue de la
région saillante,* tandis qu'à droite la sonorité est claire et
normale. Cette saillie des gauchers, due à une exagération des
parties molles, est à peu près constante chez eux. Je ne l'ai
jamais rencontrée chez les droitiers, qui sont si nombreux.

2° **Saillie postérieure du côté droit.** — A peu près aussi
fréquente que la saillie du côté antérieur gauche, la saillie
postérieure du côté droit lui est diagonalement opposée dans
les cas où elles existent ensemble ; mais elle en est souvent
distincte et isolée. Elle constitue aussi un relief relatif par
rapport au côté opposé du dos ; mais ce relief est quelquefois
beaucoup plus prononcé que celui de la saillie précédente, et
l'on peut l'évaluer à environ un centimètre ou un centimètre et
demi chez quelques sujets. C'est au niveau de l'angle des côtes
qu'il est le plus prononcé. Cette hétéromorphie est habituellement générale du côté postérieur droit, et il est rare qu'elle
soit limitée à sa moitié ou à son tiers inférieur. La colonne
vertébrale, comme pour les saillies antérieures gauches, conserve ordinairement sa rectitude au niveau de ses apophyses
épineuses.

3° **Hétéromorphies sternaires.** — On peut constater, au
niveau du sternum, une petite saillie horizontale au niveau
de l'articulation des deux premières pièces de cet os et des
deuxièmes côtes. Mais ce qu'il y a d'important à rappeler comme
saillie du sternum, c'est celle que l'on rencontre, à la même
hauteur, en forme de bosse arrondie plus ou moins considérable,
uniforme, et dont les bords se perdent dans les parties environnantes. J'ai rencontré un cas de saillie de ce genre ayant
un aspect cordiforme et se terminant inférieurement en une

sorte de crête verticale occupant l'axe du sternum. Je n'ai jamais rencontré de saillie analogue à la partie moyenne de la hauteur de l'os.

4° **Saillie du cartilage de la deuxième vraie côte.** — Il est utile de faire remarquer que, lorsqu'une seule côte est relativement plus saillante que les autres en avant dans sa partie cartilagineuse, c'est toujours au niveau de la *deuxième* que siège cette hétéromorphie. Celle-ci peut n'occuper que la côte droite ou gauche isolément, ce qu'il est utile de savoir, comme on le verra.

Lorsque la saillie occupe le niveau de l'une des deuxièmes côtes, on ne saurait la méconnaître au premier coup-d'œil chez les individus maigres ; mais chez ceux dont l'embonpoint rend uniformes les deux régions latérales antérieures, elle forme une saillie dont on peut ne pas apprécier à la simple vue le siège précis relativement aux côtes. Dans ce dernier cas, le cartilage saillant, soulevant la peau, forme, à 3 ou 4 centimètres au-dessous de la partie interne de la clavicule correspondante, une saillie uniforme, ovalaire transversalement. Elle va en diminuant vers ses bords. Ainsi isolée, cette saillie n'est pas commune. Il est moins rare de la voir coexister des deux côtés en même temps ; mais alors elle est comme réunie par la saillie intermédiaire siégeant sur le sternum et dont il est question plus haut. Il résulte de cet assemblage une saillie unique, dont la forme assez étroite et vaguement circonscrite est allongée transversalement, d'un côté à l'autre de la poitrine, en décrivant une légère courbe à concavité supérieure.

5° **Saillie du côté postérieur gauche.** — Cette saillie est semblable à celle du côté postérieur droit, qui est beaucoup plus commune. Elle occupe tout le côté postérieur gauche et paraît indépendante, comme les précédentes, de toute déviation vertébrale apparente extérieurement. Très-rarement cette saillie n'est que partielle.

6° **Hétéromorphies secondaires diverses.** — J'ai rencontré rarement un certain nombre de déformations partielles, que je considère par cela même comme secondaires au point de vue de la pratique. Néanmoins, il en est qui sont importantes à signaler comme pouvant être parfois confondues avec des modifications pathologiques de la forme du thorax. Ce sont :

la saillie antérieure du côté droit de la poitrine, la position asymétrique des épaules , et la position asymétrique des mamelons.

J'ai rencontré seulement deux fois, sur plusieurs centaines de faits, la *saillie antérieure du côté droit*. À part son siége différent, elle était semblable à la saillie antérieure gauche. Cette rareté devra faire d'abord soupçonner la nature pathologique des saillies antérieures droites ; tandis que la fréquence de celles du côté antérieur gauche fera plutôt penser au premier abord que ces dernières sont physiologiques. — La *position asymétrique des épaules* ne s'est rencontrée qu'une seule fois, indépendamment de toute affection pathologique. Une des épaules était manifestement située plus bas que l'opposée. — Mais la *position asymétrique des mamelons* n'est pas aussi rare. Une seule fois elle a consisté dans le rapprochement relatif du mamelon droit de la ligne médiane ; tandis que, chez sept autres sujets, l'asymétrie a siégé à gauche dans tous les cas, et a été caractérisée par un abaissement de 2 à 3 centimètres du mamelon gauche par rapport au droit (1).

J'ai constaté encore l'existence rare d'autres hétéromorphies physiologiques n'offrant pas d'intérêt, puisqu'on ne peut les confondre avec les modifications pathologiques, comme les précédentes. Je range ici : 1° les *dépressions du sternum*, occupant toujours une partie plus ou moins étendue de cet os inférieurement ; 2° la dépression symétrique transversale des deux régions sous-mammaires ; 3° la saillie symétrique des deux côtés antérieurs du thorax avec dépression relative du sternum ; 4° la saillie également double et symétrique dirigée des ma-

---

(1) Cet abaissement du mamelon, que j'ai trouvé exclusivement à gauche, a été relaté d'après moi par Walshe. A ce propos, son savant traducteur, Fonssagrives, a provoqué des recherches de la part du docteur Hamelin sur le niveau respectif des deux mamelons, et il semblerait en résulter que l'abaissement du mamelon droit serait plus fréquent que celui du mamelon gauche (*Ouvrage de Walshe déjà cité*, note, p. 16); de plus, que l'inégalité de hauteur serait habituelle, puisque, sur 15 sujets, 14 l'auraient présentée, dont 8 avec abaissement du côté droit et 6 seulement du côté opposé. Je ferai remarquer qu'il s'agit dans ces faits, non de signes apparents à la vue, mais de résultats de mensurations diverses, n'ayant donné que des chiffres variant entre 2 et 10 millimètres, tandis que les différences de niveau sensibles à la simple inspection dont j'ai parlé étaient de 2 à 3 centimètres, comme je l'ai dit plus haut.

melons à la partie supérieure du sternum ; 5° la saillie verticale
de l'extrémité sternale des cartilages des vraies côtes gauches ;
6° enfin, la simple saillie du rebord cartilagineux des côtes
gauches.

Conditions de production des hétéromorphies physiologiques.
— En lisant la description de ces hétéromorphies physiologiques, on serait porté à penser, vu la fréquence des saillies antérieure gauche et postérieure droite de la poitrine, qu'elles
sont dues à des scolioses dorsales droites de la colonne vertébrale. Il résulte en effet, de la coïncidence de ces deux saillies,
une modification de forme, qui fait que la poitrine semble avoir
cédé à une double pression, opérée simultanément en sens inverse : l'une d'arrière en avant sur le côté gauche, et l'autre
d'avant en arrière sur le côté droit. Mais on ne saurait s'arrêter
à cette étiologie des hétéromorphies décrites comme compatibles
avec une excellente santé. D'une part, on ne constate pas de
déviation latérale droite de l'épine vertébrale ; et, d'autre part,
chacune des hétéromorphies décrites se rencontre souvent isolée
sur un individu, ce qui ne permet pas d'admettre que les
deux saillies qui sont les plus communes soient solidaires dans
leur développement. Ce qui le prouve encore, c'est qu'il n'est
pas rare de rencontrer des faits dans lesquels l'une des voussures a un relief beaucoup plus prononcé que l'autre.

Le mode de production de ces hétéromorphies est d'ailleurs
fort obscur, car l'analyse des faits ne fournit à ce sujet rien de
satisfaisant. On peut seulement établir qu'on observe ordinairement les hétéromorphies antérieures chez les sujets qui ont
atteint la seconde moitié de la vie, et qui sont d'une forte constitution ; tandis que celles qui s'observent en arrière de la poitrine sont plus fréquemment rencontrées chez les individus plus
jeunes, plus faibles, et dont la profession exige une activité
musculaire générale habituelle. On doit comprendre qu'il n'y a
rien d'absolu dans ces propositions concernant les causes pré-
disposantes, excepté toutefois pour ce qui regarde les saillies
antérieures gauches, dues à une épaisseur exagérée des parties
molles que je n'ai observée que chez les *gauchers*. — Quant
aux causes immédiates, elles ne peuvent non plus être bien déterminées.

L'exagération de courbure des parois thoraciques ou des
côtes saillantes, qui constitue la plupart des hétéromorphies,
a-t-elle lieu sous l'influence des actes physiologiques qui né-

cessitent la contraction répétée des muscles constricteurs du
thorax, lorsque les poumons sont distendus par de l'air volontairement emprisonné, au moment des efforts, dans les voies respiratoires ? c'est ce que les faits que j'ai observés ne m'ont pas
permis de décider. On doit cependant admettre que, dans certains cas exceptionnels, la profession a eu une influence directe
des plus manifestes (1).

En tout cas, la modification partielle de la charpente osseuse
de la poitrine est leur condition organique principale. On conçoit dès lors pourquoi elles sont beaucoup plus faciles à constater chez les sujets maigres que chez ceux doués d'un certain
embonpoint. Il en est toutefois autrement chez les gauchers,
dont la saillie antérieure gauche, fournie par les parties
molles, disparaît par un amaigrissement prononcé (2).

Signification. — Les signes qui nous occupent ne répondent
à aucune modification physiologique des organes sous-jacents.
Cependant Stokes a cru remarquer que l'entrecroisement des
bords antérieurs des deux poumons à leur partie supérieure
produisait la saillie sternale supérieure dont il a été question.
Quoi qu'il en soit, les caractères généraux qui distinguent
principalement les hétéromorphies physiologiques sont : la persistance des creux intercostaux chez les sujets maigres, et,
dans tous les cas, la constatation des signes normaux obtenus
par la percussion et par l'auscultation au niveau de ces hétéromorphies. Cette coïncidence est tout à fait probante de la nature
physiologique de l'hétéromorphie; mais les résultats contraires
de la percussion et de l'auscultation, il ne faut pas l'oublier,
ne démontrent pas toujours que l'on a affaire à une anomalie
pathologique, ainsi que je le démontrerai tout à l'heure.

(1) C'est ainsi que, chez certains cordonniers, les dépressions sternaires sont quelquefois produites par la compression répétée du sternum; je dis *quelquefois*, car j'ai démontré que cette cause est exceptionnelle, malgré l'assertion contraire de quelques anatomistes. La
compression de vêtements habituellement trop serrés au niveau de la
ceinture m'a paru avoir produit les dépressions transversales sous-
mammaires que j'ai signalées.

(2) C'est ce que j'ai constaté à l'Hôtel-Dieu en 1851, à l'autopsie d'un
sujet gaucher qui succomba dans le marasme, par suite d'une paralysie générale.

ART. 3. — Configuration de la poitrine dans l'état
pathologique.

L'inspection de la poitrine fournit des signes utiles dans un
assez grand nombre de maladies du thorax. Comme dans l'état
physiologique, ils sont de deux ordres : les uns relatifs aux
mouvements fonctionnels du thorax, les autres à sa configuration.

§ 1er. — MOUVEMENTS RESPIRATOIRES MORBIDES.

L'inspection des mouvements mécaniques de la respiration
dans les affections thoraciques a dû attirer l'attention des plus
anciens observateurs; mais ce n'est qu'au dernier siècle, et
surtout dans le courant du nôtre, que l'on a songé à en tirer
parti au point de vue du diagnostic.

Les mouvements apparents de la respiration peuvent d'abord
être exagérés à la vue dans leur ensemble, ou seulement dans
une partie du thorax. Souvent aussi ils sont modifiés dans leur
rhythme.

Leur exagération générale est le fait de toutes les dyspnées,
quelle qu'en soit la cause. Les efforts respiratoires visibles
peuvent s'exercer par le soulèvement de bas en haut de la
cage thoracique, avec contraction laborieuse des muscles respiratoires supérieurs, et même des muscles du cou : c'est la
respiration costale supérieure. Elle s'exerce lorsqu'une cause
physiologique étreint la base de la poitrine, comme cela a lieu
si fréquemment chez les jeunes femmes ; ou bien par suite
d'une affection qui empêche l'abaissement du diaphragme
simultanément avec la dilatation costale, soit qu'une douleur
vive occupe le voisinage de ce muscle ou le muscle lui-même et
l'empêche de se contracter, soit qu'il y ait une paralysie
réelle du muscle, comme on le voit dans tant de cas d'hystérie.
Dans cette dernière circonstance, il se fait à l'épigastre une
dépression au lieu d'une saillie au moment de chaque inspiration, qui est toujours très-laborieuse en pareil cas, par suite
de l'ascension du diaphragme vers la poitrine.

Au lieu de cette exagération générale ou partielle des mouvements respiratoires, on rencontre des faits de diminution
dans l'étendue visible de ces mouvements. Cette diminution est

générale pendant le sommeil chez certains individus bien portants, ou chez d'autres atteints de névroses dans lesquelles les mouvements respiratoires semblent être complétement abolis. Mais c'est surtout lorsque l'expansion respiratoire est abolie d'un côté de la poitrine par rapport à l'autre, et que ce côté semble être immobile, que ce phénomène intéresse le médecin.

Avenbrugger avait fait la remarque que le côté affecté était moins mobile pendant l'inspiration dans les *épanchements pleurétiques* et dans le *squirrhe des poumons* (qui comprenait pour lui toute induration inflammatoire, tuberculeuse ou autre, du tissu pulmonaire). Corvisart confirma la justesse de cette observation, que Laennec est venu préciser, spécialement pour la tuberculisation pulmonaire. Ce sont aujourd'hui des particularités pratiques bien connues. Dans les différents cas de compacité en bloc du tissu pulmonaire, la pénétration de l'air dans le poumon se faisant très-incomplétement ou même ne se faisant plus du tout, l'organe résiste, et les côtes ne sont pas soulevées. Il en est de même dans les épanchements intra-pleuraux très-abondants.

Le *rhythme* des mouvements apparents de la respiration est souvent modifié dans certaines maladies. Il est inégal, suspirieux, non-seulement dans les affections nerveuses, mais encore dans la *pleurésie*, surtout dans la *pleurésie diaphragmatique.*

Par suite d'une forte *congestion*, ou d'un encombrement des voies aériennes par des *exsudats liquides ou visqueux*, et surtout dans un accès d'*asthme nerveux*, l'inspiration peut être rapide et l'expiration très-prolongée, ainsi qu'il est très-fréquent de l'observer dans la pratique.

§ 2. — HÉTÉROMORPHIES MORBIDES.

Ces hétéromorphies, comme celles qui sont physiologiques, consistent en saillies, en dépressions ou rétrécissements, lorsqu'elles sont partielles. On peut ajouter que les hétéromorphies dues à des lésions organiques constituent quelquefois de véritables déformations générales. Je mets hors de cause ici les difformités du squelette dues à des lésions osseuses, et qui produisent des déviations de la colonne vertébrale. Limitées ou généralisées, les hétéromorphies morbides ont tantôt des caractères particuliers, pathognomoniques, et tantôt une ressemblance extérieure avec les hétéromorphies physiologiques. Les premières n'auront qu'à être décrites pour avoir toute leur valeur diagnostique; les secondes devront être plus étudiées, pour la détermination de leur nature pathologique. Pour certaines d'entre elles, la difficulté sera d'autant plus grande que les saillies pathologiques se développent de préférence dans les points où se constatent les saillies physiologiques les plus fréquentes, et que les rétrécissements s'opèrent plutôt dans les régions opposées, c'est-à-dire dans celles qui sont le siège habituel des dépressions physiologiques relatives de ces saillies. Cette loi est importante à retenir.

Les hétéromorphies pathologiques sont des effets physiques des altérations anatomiques que subissent les organes. Les saillies, ou les déformations plus étendues, sont produites par leur dilatation, l'augmentation de leur volume solide, ou l'accumulation dans leur épaisseur ou leurs cavités de produits morbides. Ces ampliations anomales de la cage thoraciques sont la conséquence de l'effort opéré du dedans au dehors, tant au niveau des espaces intercostaux que des côtes elles-mêmes. Les déformations étendues résultent du refoulement ou du déplacement forcé des organes, ou de l'envahissement des cavités splanchniques du tronc par les saillies ou lésions matérielles, quelquefois très-volumineuses, qui se développent d'une manière irrémédiable. Les rétrécissements de l'un des côtés ou d'une partie de la cage thoracique sont le résultat de coarctations organiques, dans certaines conditions que j'aurai à rappeler tout à l'heure. Enfin la colonne vertébrale s'incurve latéralement par suite des rétrécissements prononcés d'un côté de la poitrine.

On admet généralement à tort, c'est un point important sur lequel j'appelle l'attention, qu'une augmentation de volume d'un organe, qu'un épanchement, qu'une tumeur en rapport avec les parois thoraciques amplifient tout d'abord directement le côté correspondant de la poitrine à l'exclusion du côté opposé. C'est là une erreur que mes dernières recherches sur la mensuration (voy. plus loin) sont venues démontrer. Les organes intra-thoraciques, au point de vue physique, ne sont pas isolés les uns des autres, comme sous le rapport anatomique; leur ensemble forme une masse dont toutes les parties sont solidaires entre elles; et si une partie prend un volume exagéré, il n'y a pas d'abord pression exclusive sur la partie voisine seulement, mais sur toutes les autres. De là, comme

premier effet, une dilatation thoracique générale non sensible
à la vue, mais manifeste à la mensuration, et qui se fait surtout dans le sens antéro-postérieur (voy. MENSURATION). Ce n'est
que lorsque cette augmentation générale a eu lieu préalablement, que l'ampliation latérale se localise en quelque sorte et
devient apparente à la vue.

HÉTÉROMORPHIES MORBIDES EN PARTICULIER. — Ce sont des
dilatations ou des rétrécissements.

1° **Dilatations**. — Les ampliations ou dilatations visibles de
la poitrine sont générales ou partielles, et ces dernières sont
de beaucoup les plus communément observées.

A. Les *dilatations générales* se caractérisent par un écartement en tous sens des parois thoraciques, dont l'ampliation prend
une forme globuleuse par là projection arrondie de ces parois
en avant et effacement des espaces intercostaux, tandis qu'en
même temps le refoulement du diaphragme en bas repousse les
organes abdominaux. C'est la dilatation la plus générale. — Il
y a en outre une seconde forme de dilatation dans laquelle
l'ampliation est plus prononcée inférieurement que vers les
parties supérieures. C'est lorsque l'écartement de la cage thoracique a lieu de bas en haut, par le refoulement des organes
intra-thoraciques dû au développement insolite de l'abdomen.
Ici l'effort de la dilatation n'est plus réparti à peu près également sur les parois thoraciques. Il s'exerce principalement sur
les parties inférieures du thorax, dont il écarte les côtes, mais
en les refoulant en partie en haut et en diminuant les espaces
intercostaux.

Laennec a signalé et décrit le premier mode de dilatation
générale de la poitrine; et il l'a attribué à l'*emphysème pulmonaire,* qui donne à la poitrine une forme globuleuse avec
écartement des côtes et effacement des creux intercostaux. Le
second mode de dilatation généralisée est dû à une *ascite* considérable, ou bien à une *tumeur intra-abdominale* assez volumineuse pour déplacer les organes intra-thoraciques. Lorsque le
refoulement n'est pas extrêmement prononcé, dans la grossesse
par exemple, il peut n'y avoir qu'un simple écartement de la
base de la cage thoracique, avec diminution du diamètre vertical
de la poitrine.

B. Les *dilatations partielles* constituent les hétéromorphies
morbides les plus nombreuses, soit qu'elles occupent tout un

24.

côté de la poitrine, soit qu'elles aient des limites plus restreintes.

Un côté du thorax est dilaté visiblement par différentes causes pathologiques.

Cette ampliation est d'abord une des conséquences des déviations ou *scolioses vertébrales*. Elles produisent la saillie du dos du côté correspondant à la convexité de la courbure latérale, avec dépression relative du côté opposé; tandis qu'en avant les côtés correspondants offrent une disposition contraire : c'est le côté correspondant à l'incurvation rachidienne qui est déprimé, et le côté opposé saillaut.

La saillie accidentelle générale d'un des côtés de la poitrine qui intéresse particulièrement le praticien est celle qui est due à certains ÉPANCHEMENTS PLEURÉTIQUES très-abondants. La dilatation, qui commence alors ordinairement à la partie inférieure du côté affecté, par suite de l'accumulation du liquide dans ce point, se prononce à la fois en avant, en dehors et même en arrière. Elle a encore, comme caractères propres, son accroissement graduel, le soulèvement et l'écartement de plus en plus prononcé des côtes, et par suite l'agrandissement des espaces intercostaux, l'effacement de leur creux, puis la disparition graduelle de toutes ces modifications par la résorption du liquide de l'épanchement.

Cette dilatation, qui coïncide avec les autres signes locaux de la pleurésie, ne doit pas être confondue à gauche avec la saillie physiologique *antérieure* de ce côté (p. 416). De même il faut éviter d'attribuer à un épanchement pleurétique du côté droit la *saillie postérieure droite* physiologique que j'ai décrite. J'ai vu fréquemment commettre cette confusion.

Tout un côté de la poitrine peut encore être dilaté dans le PNEUMOTHORAX avec accumulation considérable d'air dans la plèvre. Les signes extérieurs de cette dilatation parfaitement nette, et que l'on s'étonne d'avoir vu nier (voy. PNEUMOTHORAX), sont analogues à ceux de la dilatation pleurétique, si ce n'est que la saillie n'est pas plus marquée inférieurement qu'au-dessus. Les signes si différents de percussion et d'auscultation dans les deux maladies empêchent absolument de les confondre, à moins qu'il n'y ait à la fois épanchement de liquide et de gaz dans la plèvre.

Les *saillies morbides limitées* à une partie d'un des côtés de la poitrine sont intéressantes à connaître ; elles sont plus fréquemment observées que les précédentes.

Dans l'*emphysème pulmonaire*, il y a des ampliations par-

tielles occupant le côté antérieur de la poitrine : 1° le côté
antérieur tout entier ; 2° un espace limité entre le sternum et
le mamelon; 3° l'espace compris entre la clavicule et le mamelon; 4° enfin la région post-claviculaire (Louis), dont le
creux est comblé. Ces hétéromorphies ont pour caractère d'avoir
les creux intercostaux effacés à leur niveau, où l'on constate
une sonorité exagérée à la percussion, et les signes d'auscultation de l'emphysème pulmonaire. Les deux dernières variétés
indiquées tout à l'heure, les *saillies sous-claviculaires* et *sus-
claviculaires*, n'ont pas d'analogues parmi les hétéromorphies
physiologiques.

Au niveau de la région précordiale, on a signalé depuis longtemps une saillie due à l'*hypertrophie du cœur*. Cette hétéromorphie, siégeant en plein à la place de la saillie antérieure
gauche physiologique que j'ai décrite, a la plus grande ressemblance avec cette dernière. Cette saillie physiologique étant très-
fréquente, ce n'est qu'avec une extrême réserve, que l'on est
loin d'observer, que l'on devra attribuer à l'hétéromorphie un
caractère pathologique, d'autant mieux que son développement
graduel est insensible de part et d'autre.

Il n'en est pas de même de la voussure que Louis a signalée,
dans la même région, dans la *péricardite* avec épanchement.
Ici la voussure croît avec l'épanchement et diminue avec lui.
Elle est sterno-mamelonnaire du côté gauche, et présente à son
niveau les signes caractéristiques de la maladie. Sa mobilité
croissante-et-décroissante en fait une hétéromorphie spéciale.

A la partie supérieure de la poitrine, en avant, on a depuis
longtemps observé les voussures ou *tumeurs anévrysmales*. Ce
sont des signes tout différents de ceux qui précèdent. Ce sont
d'abord de simples *pulsations* au niveau d'un espace intercostal
supérieur, puis une *saillie pulsatile* avec expansion, et enfin,
avec les progrès de la maladie, une *tumeur* plus ou moins
volumineuse qui, usant et corrodant le sternum et les côtes,
peut se montrer à la partie supérieure de la poitrine. Tout au
début, si la saillie anévrysmale se montre à droite contre le
sternum, elle pourrait battre contre le cartilage de la deuxième
côte, dont la saillie, si elle est en même temps constatée, pourrait bien être, ou avoir été, physiologique.

Enfin des *tumeurs organiques* d'un autre genre, et principalement des *tumeurs hydatiques* ou *cancéreuses*, peuvent soulever
les parois thoraciques dans une étendue plus ou moins grande
et former des saillies extérieures, dont le siége varie avec celui

de la tumeur elle-même. C'est le plus fréquemment *au niveau du foie* qu'on les rencontre, plus rarement au niveau du *médiastin*. Le soulèvement de l'hypochondre droit par un *kyste hydatique* se fait d'une manière arrondie et uniforme, dans une étendue variable, en se prolongeant assez souvent jusqu'à l'épigastre et même jusqu'à l'hypochondre gauche. La saillie est plus irrégulière dans certains *cancers du foie*. Enfin, sans être augmenté de volume, cet organe, étant fortement refoulé supérieurement vers la cavité thoracique, peut former une saillie visible par le soulèvement des côtes, dans le voisinage du mamelon droit, ainsi que j'ai pu l'observer.

2° **Rétrécissements.** — On a surtout signalé les rétrécissements de la cage thoracique dans le cours de la PLEURÉSIE, lorsque la résorption de l'épanchement s'effectue, le poumon, bridé par des fausses membranes, ne pouvant reprendre son élasticité première. Laënnec a décrit le premier ce rétrécissement remarquable, lorsqu'il est généralisé du côté affecté. Il est caractérisé par l'aplatissement du côté correspondant, et même par l'incurvation du rachis. Mais en dehors de cette déformation étendue à tout le côté malade, il y a des rétrécissements pleurétiques *partiels*, que j'ai étudiés ailleurs, et qui se font de préférence dans les points où se remarquent les dépressions physiologiques relatives des saillies de même ordre. Ainsi, le rétrécissement pleurétique occupe de préférence la partie antérieure à la suite des pleurésies droites; et en arrière le côté gauche dans les pleurésies de ce dernier côté. J'ai vu un rétrécissement sous-claviculaire si prononcé que le foie, conservant son volume normal, faisait une saillie relative manifeste au niveau de l'hypochondre droit.

La région sous-claviculaire se déprime également dans la TUBERCULISATION PULMONAIRE, lorsque le sommet du poumon s'est creusé de cavernes et a subi une atrophie croissante, de même que dans les cas de guérison, lorsque le poumon a subi une rétraction consécutive.

Peut-il se produire un rétrécissement à la région précordiale à la suite de la *péricardite*, comme à la fin de la pleurésie ? Le cœur n'étant pas compressible comme le poumon, et la résorption de l'épanchement ne pouvant que faire revenir à leur position première les parois, d'abord dilatées, de la région précordiale, il ne saurait y avoir de rétrécissement effectif et visible. Cependant un rétrécissement consécutif à la péricardite a été signalé par d'excellents observateurs, comme Larrey et Barth, au niveau du cœur. Mais la présence de la plèvre gauche en avant du cœur n'autorise-t-elle pas à croire qu'il s'agissait dans ces faits d'une pleurésie localisée ayant coïncidé avec la péricardite ? La question reste naturellement en suspens. — Je ne dois pas oublier de rappeler que l'inspection révélerait, suivant Sander, une dépression localisée dans un point limité au-dessous du rebord cartilagineux des côtes gauches, en haut de l'épigastre, et qui se produirait au moment de chaque systole cardiaque, dans les cas d'*adhérence généralisée du péricarde*.

CHAPITRE II

PALPATION

Ce moyen d'exploration a souvent une grande utilité pour faire juger de l'état des parties sur lesquelles elle s'exerce.

Elle permet de juger par le toucher de l'étendue et du rhythme des mouvements respiratoires; du degré d'intensité et de l'étendue des vibrations vocales; de l'élasticité ou de la résistance des organes ou des parties explorées; des mouvements pulsatiles, et de ceux de frémissement, de fluctuation ou de frottements intérieurs, afin d'en tirer des inductions utiles à la pratique.

On peut utiliser la palpation, comme moyen d'exploration médicale, pour l'examen des diverses parties du corps; mais je n'ai à m'occuper ici que de ses applications à la poitrine et à l'abdomen.

ART. 1er. — Palpation de la poitrine.

Laënnec a consacré à la palpation de la poitrine quelques pages qui renferment la plupart des particularités utiles qu'elle peut fournir. Après lui, Walshe est l'auteur qui en a fait l'exposé le plus méthodique.

I. EXPLORATION. — La palpation peut s'utiliser de différentes manières : par la simple application de l'extrémité d'un ou de plusieurs doigts réunis sur la partie à explorer, ou par la pression opérée avec les doigts réunis ou avec la main tout entière. Lasègue emploie les deux mains, qu'il fait mouvoir du poignet à l'extrémité des doigts dans des régions opposées de la poitrine, pour en apprécier le volume, l'élasticité et les reliefs.

II. PALPATION DANS L'ÉTAT SAIN. — Les mouvements respiratoires peuvent être appréciés dans leur nombre, leur rhythme et leur étendue, dans l'état sain, par l'application de la main sur la poitrine, à la base chez l'homme, et à la partie antérieure et supérieure du thorax chez la femme.

L'application de la main fait percevoir aussi les frémissements vibratoires que produit la voix. La perception de ce frémissement peut se trouver contrariée par une pression trop forte, suivant la juste remarque de Walshe, qui rappelle aussi que les vibrations sont en raison directe de la gravité, de la rudesse et de la force de la voix, qui est plus forte chez l'adulte que chez l'enfant, chez les hommes que chez les femmes, et chez les individus maigres que chez ceux qui ont de l'embonpoint. L'intensité de ces vibrations vocales varie aussi suivant la région explorée. Elle est un peu plus forte du côté droit en général, qu'à gauche, sans doute en raison du volume plus considérable de la bronche principale de ce côté ; plus marquée sous les clavicules, dans les régions sous-scapulaires et inter-scapulaires ; moindre au niveau du foie et de la portion découverte du cœur. Walshe, qui fait ces remarques, a noté aussi que les vibrations augmentent dans la position couchée. Pour Fournet, les vibrations sont moindres en avant qu'en arrière des deux côtés. Quoi qu'il en soit, il s'agit dans ces différents cas de nuances peu prononcées, mais qu'il est utile de connaître.

J'ai traité déjà de ce phénomène vibratoire à propos de la voix thoracique (p. 176) ; je n'y insiste donc pas davantage.

III. SIGNES MORBIDES. — Les signes morbides fournis par la palpation de la poitrine résultent de modifications des mouvements respiratoires, du choc du cœur, et des vibrations vocales qui s'observent chez l'homme sain ; ou bien ce sont des sensations tactiles particulières et anomales, qui sont en assez grand nombre.

1° Mouvements respiratoires. — La palpation permet de constater la fréquence, l'étendue et le rhythme de la respiration, lorsque la vue, qui est souvent le meilleur juge, n'est pas suffisante. Mais la vue ne saurait suppléer la palpation pour percevoir le choc du cœur et faire juger du déplacement de sa pointe par suite de son augmentation de volume, comme je l'ai rappelé déjà.

2° Vibrations vocales. — Quant aux modifications morbides des vibrations vocales, soit par augmentation, soit par diminution de leur intensité, elles sont aujourd'hui assez bien connues.

L'exagération d'intensité est tantôt générale d'un côté par rapport à l'autre, et tantôt localisée. Elle est proportionnelle au degré de condensation du tissu pulmonaire, comme l'a fait remarquer Monneret, à qui l'on doit un travail particulier sur cette question (1); mais il faut tenir compte de la béance des vides aériens, comme je l'ai fait observer. Une forte *hypérémie du poumon*, son *hépatisation* inflammatoire, l'*infiltration tuberculeuse*, la *gangrène pulmonaire*, certaines *dilatations des bronches* avec densification du tissu ambiant, et certaines *tumeurs*, renforcent les vibrations vocales qu'elles transmettent. L'apoplexie pulmonaire, à laquelle on attribue le même effet, me paraît agir plutôt par la congestion qui l'accompagne que par le noyau d'infiltration sanguine qui caractérise cette affection, et qui est ordinairement trop peu volumineux pour avoir cette conséquence.

La *cessation des vibrations*, comme l'a fait remarquer Laënnec, a lieu dès que le poumon n'est plus perméable à l'air, ou se trouve séparé des parois thoraciques par un liquide épanché dans la plèvre. Les vibrations diminuent lorsque la béance des vides aériens est incomplète. Laënnec n'a pas attaché à ce signe toute l'importance qu'il présente, en disant que, lorsqu'il existe, on peut seulement présumer qu'une partie du poumon est perméable à l'air, mais qu'on ne peut rien conclure de son absence.

3° Autres signes. — La palpation thoracique fournit d'autres signes. Avenbrugger a signalé la crépitation du pus sentie par

(1) Monneret, *Mémoire sur l'ondulation pectorale dans l'état physiologique et dans les maladies. (Revue méd. chirurg.*, 1848, t. IV.)

l'application de la main au niveau d'une *vomique* (1). Laënnec a été plus explicite. C'est ainsi qu'il a rappelé la sensation des *râles humides* ou de *gargouillement*, lorsqu'ils se passent dans les bronches, dans les abcès du poumon, et surtout dans les cavernes tuberculeuses qui sont multiloculaires et très-voisines de la surface adhérente de l'organe. Il pense qu'un phénomène analogue peut exister dans certains cas d'*épanchement pleural* avec adhérences (sans doute lâches) des lames pulmonaire et costale de la plèvre. De plus Laennec signale le *ronflement* intra-bronchique comme pouvant être senti à la main, ainsi qu'une *crépitation sèche*, qui n'est autre sans doute que la sensation de *frottement pleural*. Enfin, il indique la *sensation de flot* ou de succussion, comme étant perçue par la palpation, de même que par l'auscultation. — Ailleurs Laennec indique avec raison le *frémissement cataire* comme un phénomène important dans les affections du cœur.

Le frémissement, qui exprime une *sensation tactile* perçue par l'application de la main de l'observateur, a des caractères qui varient; il constitue un signe plus ou moins important. On a appelé *frémissement hydatique* la sensation de frémissement saccadé particulier que donne la percussion de certaines tumeurs hydatiques. Le frémissement que la main perçoit au niveau des *poumons*, comme au niveau du *cœur*, est bien plus fréquemment observé que le précédent. Dans ces deux derniers cas, le frémissement a son point de départ dans la séreuse (frottement) ou dans l'organe sous-jacent. Au niveau du cœur, en effet, le frémissement vibratoire imprimé à la main se produit entre les feuillets du péricarde devenu rugueux, ou bien au passage du sang au niveau d'indurations ou d'inégalités des orifices. Au niveau des poumons, c'est tantôt encore le frottement des feuillets opposés de la séreuse, c'est-à-dire de la plèvre, et tantôt la crépitation de gros râles bullaires dans les cavités aériennes, qui donnent lieu à la production du phénomène.

Ces différentes espèces de frémissement, dont on pourrait encore augmenter le nombre, mais sans aucun intérêt pour la précision du diagnostic, sont loin d'avoir toutes la même importance. Celui de moindre valeur est le frémissement bullaire, qui se produit dans les bronches et dans les cavités accidentelles;

---

(1) Avenbrugger, *Ouvrage cité*, § XLII.

l'air y circule à travers des mucosités (bronchite capillaire gé
néralisée, asphyxie par écume bronchique, cavernes pulmonaires). Les frémissements pleurétique et hydatique et le frémissement péricardique, et cardiaque surtout, ont une bien plus
grande importance.

Ce dernier, dénommé frémissement *cataire*, mérite une attention toute particulière. Il donne à la main de l'observateur,
appliquée à la région précordiale, la sensation d'une succession
de frôlements ou de frottements plus ou moins rudes (suivant son
intensité), synchrones à chaque retour des mouvements du cœur,
ainsi que l'on peut s'en assurer en tâtant le pouls du malade,
en même temps que l'on explore la région précordiale.

Lorsque l'on constate le frémissement vibratoire ou cataire
à la région précordiale, il faut d'abord établir son véritable
siége dans le péricarde ou dans le cœur, car cette distinction
a une très-grande importance.

Le frémissement péricardique est plus superficiel, parfois
saccadé, et il est plus intense à l'auscultation qu'à la palpation.
Le frémissement vibratoire produit dans l'intérieur du cœur, et
auquel Laennec a spécialement appliqué la dénomination de
cataire, paraît plus profond que le frottement péricardique ; il
est uniforme et sans saccades, et à l'auscultation, son intensité,
au lieu d'augmenter, diminue, parfois même se transforme
en souffle. Dans les deux variétés de frémissement, l'auscultation fournit d'ailleurs les caractères différentiels des bruits
anomaux qui accompagnent alors le frémissement vibratoire.

Ces caractères différentiels ne doivent pas être oubliés ; car
il n'est pas rare d'avoir à décider la question de siége du bruit
anomal, et cette question est toujours grave, car il s'agit de déterminer si l'on a affaire à une péricardite ordinairement curable
ou bien à une lésion chronique profonde des valvures du cœur.
La péricardite, en effet, est en voie de résolution, tandis qu'une
lésion valvulaire est essentiellement incurable et progressive.

En dehors de la région précordiale, on perçoit encore le
frémissement cataire au niveau des *tumeurs anévrysmales* et
notamment des *anévrysmes de l'aorte*.

Il faut joindre à ces différents frémissements perçus par la
palpation du thorax, d'autres signes plus rarement observés,
mais qui ne sont pas sans valeur. Tels sont les *mouvements
pulsatiles du poumon*, synchrones aux pulsations du cœur,
et que Graves a rencontrés au niveau d'une *pneumonie* et d'un
cancer du poumon. La palpation perçoit encore les pulsations

de l'*empyème pulsatile* (Voy. seconde partie : PLEURÉSIE). Un
dernier signe perçu plus rarement encore que le précédent est
la *fluctuation* dite périphérique par Tarral, et qui se pratique
au niveau d'un espace intercostal dans les *épanchements pleurétiques abondants*. Elle s'obtient en appliquant un doigt sur un
espace intercostal, tandis qu'un doigt de l'autre main donne
un coup sec dans le même espace à peu de distance du premier. C'est un signe que l'on peut très-rarement obtenir.

ART. 2. — Palpation de l'abdomen.

La résistance des parois thoraciques s'oppose à une palpation
par pression des organes contenus dans la poitrine, pression
qui ne pourrait d'ailleurs s'effectuer sans inconvénient grave.
Au niveau de l'abdomen il en est tout autrement. La palpation
s'y fait d'une manière plus complète et elle est autrement utile.

Pour la palpation abdominale, le malade doit être couché sur
le dos, les jambes et les cuisses étant maintenues demi-fléchies,
la tête relevée par des coussins, et les muscles dans un complet
relâchement, ce qu'il n'est pas toujours facile d'obtenir. La
palpation abdominale est rendue plus difficile par la sensibilité
exagérée ou par l'épaississement accidentel des parois du ventre (embonpoint œdème, phlegmons), par une ascite ; tandis
qu'elle est au contraire facilitée par la flaccidité de ces parois
par suite de grossesses antérieures, ou bien après la paracentèse.

C'est à la partie antérieure et aux parties latérales de l'abdomen que se pratique la palpation de cette cavité. On ne peut
malheureusement atteindre la profondeur des hypochondres, ni
inférieurement les organes contenus dans le bassin. Cependant
les doigts peuvent pénétrer d'autant plus profondément au niveau de ces concavités, que les parois abdominales sont plus
relâchées ; de plus pour le bas-ventre on a la ressource du toucher par les conduits naturels, qui remédie à l'insuffisance de la
palpation des parois.

Dans l'*état sain*, la palpation donne des résultats qu'on peut
dire négatifs, l'élasticité modérée des parties étant générale, sans
distension ni résistance organique anomale. Chez beaucoup de
sujets toutefois, il existe, au niveau des muscles droits, une résistance due à leur contraction involontaire.

Elle est reconnaissable à son siége à droite ou à gauche de
la ligne blanche, où la palpation sent le relief résultant du

muscle qui se contracte au contact, par suite d'un effet réflexe.

Dans l'*état morbide*, les signes fournis par la palpation abdominale sont des plus importants. Elle révèle le degré de sensibilité, la fluctuation qui peuvent exister. Au niveau du cœcum, elle produit un gargouillement caractéristique quand des gaz y sont mélangés à des liquides ; elle provoque le bruit de flot au niveau de l'estomac dilaté. La palpation, préférable à la percussion pour juger de l'augmentation de volume du foie, lorsqu'il est très-développé vers l'abdomen, permet de suivre le rebord de cet organe, de constater le poli de sa surface, ou ses inégalités lorsqu'il est affecté de cancer. Dans les cas d'*ascite*, lorsque le foie est immergé et comme flottant dans le liquide, des pressions brusques au-dessous de l'hypochondre droit font arriver les doigts au contact de l'organe hépatique par un choc en retour, et la palpation révèle ainsi son accroissement de volume, alors que la percussion, même avec dépression des parois de l'abdomen, ne peut parvenir à l'atteindre. — L'élasticité perçue, avec ou sans le frémissement caractéristique, au niveau d'une *tumeur hydatique* du foie, est aussi un bon signe de la palpation. — Il en est de même lorsque la pression de bas en haut opère le refoulement du liquide hors de la vésicule biliaire, lorsqu'elle est affectée d'*hydropisie*. La sensation de collision des calculs biliaires, quand ils sont mobiles dans le sac biliaire, peut aussi être perçue par la palpation, qui fournit de la sorte un des meilleurs signes de cette lithiase.

La palpation peut encore constater l'*augmentation de volume de la rate* avant tout autre moyen, sous le rebord des fausses côtes gauches. — Elle permet de sentir les *reins formant tumeur* au-dessous des hypochondres ; les *ovaires*, même lorsqu'ils n'ont pas encore acquis un volume considérable, et à plus forte raison quand ils envahissent plus ou moins la cavité abdominale ; l'*utérus*, lorsqu'il commence à déborder le pubis par le fait de la grossesse ou par tout autre cause, et enfin toute sorte de *tumeur solide* que l'on peut découvrir dans la profondeur de l'abdomen. Parmi les tumeurs de ce genre la plus fréquemment rencontrée est celle qui caractérise le *cancer pylorique de l'estomac*. Elle occupe ordinairement la profondeur de l'épigastre, à droite de la ligne blanche.

Pour bien déterminer les limites des différentes tumeurs, il est convenable d'exercer la pression en différents sens, en allant des parties souples et libres vers les points résistants. On parvient ainsi à constater leur forme, leur étendue, leur consistance, et souvent leur épaisseur approximative.

La palpation est encore le moyen de reconnaître la nature des agrégats irréguliers dus à l'*accumulation des matières fécales*, qui se dépriment et se déforment sous la pression exercée sur les parois de l'abdomen.

On doit reconnaître que la palpation de cette cavité splanchnique, dont je ne fais qu'énumérer les applications, a une importance analogue, et quelquefois même supérieure, à celle de la percussion, ce qui a motivé les détails dans lesquels je viens d'entrer.

Je ne dois pas omettre, à propos du palper abdominal, de rappeler les services qu'il peut rendre en obstétrique. Depuis longtemps, on connaissait la possibilité de changer la position du fœtus par la palpation méthodique du ventre, dans les derniers temps de la grossesse; mais les notions connues étaient insuffisantes. Pinard, sur le conseil du docteur Tarnier, a pu en formuler des notions beaucoup plus précises que toutes celles publiées jusqu'à lui sur ce procédé. Il a établi les règles d'une *accommodation artificielle* du fœtus, pour réduire en présentation du sommet la presque totalité des présentations autres que celles de la tête. La combinaison des moyens exposés dans son récent ouvrage (1) constitue une méthode à la fois ingénieuse et rationnelle, pour placer le fœtus dans une position favorable, et le maintenir dans cette position jusqu'au moment de l'accouchement. Il a donc fait entrer dans le domaine de la pratique, grâce au palper abdominal, une utile et inoffensive opération.

Succussion. — Quoique la succussion ne soit pas à proprement parler un mode de palpation, elle s'en rapproche par l'emploi nécessaire des mains. On sait que la succussion a été indiquée par Hippocrate. Elle consiste à saisir les épaules du malade des deux mains, et à imprimer une vive secousse au tronc, en appliquant l'oreille sur la poitrine du côté où l'on soupçonne un *hydro-pneumothorax*. On peut ne faire qu'ausculter soi-même et faire exécuter la succussion par un assistant. On perçoit alors le *bruit de flot* ou de *fluctuation* lorsque la plèvre contient à la fois du liquide et un fluide aériforme, lorsque, en un mot, il y a un hydro-pneumothorax.

(1) A. Pinard, *Traité du palper abdominal au point de vue obstétrical, et de la version par manœuvres externes*, 1878.

Les dimensions de la poitrine, et par suite sa capacité, constatées dans des conditions diverses et par différents moyens d'exploration, fournissent dans certains cas des signes qui contribuent à perfectionner le diagnostic, à faire suivre plus exactement la marche de quelques maladies et à établir leur pronostic avec plus de rigueur. Dans la pleurésie, notamment, elle est surtout utile pour donner l'idée précise de son évolution, qui est souvent latente par l'emploi des autres moyens d'exploration.

CHAPITRE III

MENSURATION DE LA POITRINE

Laennec, qui a consacré des articles particuliers à la palpation, à l'inspection de la poitrine, à la succussion et à la pression abdominale, parle incidemment de la mensuration à propos de la pleurésie. Il ne l'a envisagée qu'au point de vue de la dimension périmétrique comparative des deux côtés de la poitrine, en se servant d'un ruban gradué; mais il lui accorde moins d'importance qu'à l'inspection : erreur que l'autorité du maître a perpétuée jusqu'à nos jours, malgré les preuves contraires les plus péremptoires.

Piorry, en 1828, constata d'abord uniquement la difficulté de l'emploi de la mensuration; c'est seulement plus tard qu'il proposa de mesurer la hauteur verticale des deux côtés de la poitrine en avant, mais sans en obtenir de résultats pratiques.

Bientôt Chomel, faisant la juste remarque qu'avec le même périmètre la capacité de la poitrine augmente sensiblement si, d'ovale dans le sens transversal, elle tend à devenir circulaire, mesura comparativement le diamètre antéro-postérieur de chaque côté de la poitrine, à l'aide d'un instrument en acier analogue au podomètre des cordonniers (1). Comme Laennec, il se basait sur le fait erroné de l'égalité présumée des deux côtés du thorax, ce qui fit avorter son idée ingénieuse.

Dès 1835, j'établis que les deux côtés de la poitrine n'étaient pas égaux en dimension circulaire, ainsi qu'on le pensait généralement, et que le côté droit était plus développé que le gauche, comme on le verra plus loin, dans la très-grande majorité des

(1) *Lancette.* 1829, t. Ier, p. 213.

cas. J'indiquai aussi les causes qui peuvent expliquer les exceptions. Le même sujet fut traité en 1837, dans mon premier ouvrage, avec plus de développement.

Les recherches sur la mensuration avaient ainsi un meilleur appui que le passé ; mais les dimensions comparées des deux côtés de la poitrine étaient-elles réellement la source de données utiles ? Malheureusement non, si ce n'est dans quelques cas exceptionnels, comme on le verra plus loin. Cela me fut démontré par de nouveaux travaux sur la mensuration (1), que je repris après plusieurs années. En recueillant des observations pour étudier la mensuration comparative des deux côtés de la poitrine dans le cours de la pneumonie, je reconnus bientôt que cette capacité relative des deux côtés offrait peu d'importance par la comparaison de ses résultats aux diverses périodes de la maladie, mais qu'il n'en était pas de même de la capacité circulaire générale, comparée de même. Je remarquai de plus que le ruban mensurateur déprimait plus ou moins facilement les parois thoraciques suivant l'époque de l'affection où cette manœuvre était pratiquée, et je vis là une façon nouvelle d'apprécier l'élasticité thoracique. Les faits furent donc étudiés à ces trois points de vue différents, non-seulement dans la pneumonie, mais encore dans un grand nombre de faits de maladies aiguës autres que la pneumonie. Ils furent envisagés de la même manière, et me donnèrent des résultats analogues à ceux que j'avais obtenue déjà pour la pneumonie. Je fus amené de la sorte à réunir les cas de pneumonie à ceux des autres maladies, et à reconnaître qu'il existait dans les maladies aiguës fébriles une ampliation thoracique passagère qui ne pouvait dépendre que d'un facteur commun : la congestion pulmonaire, qui me fut ainsi révélée dans des conditions inconnues jusqu'alors, ce qui me permit de l'étudier comme maladie particulière, et comme phénomène concomitant dans les maladies.

La mensuration prenait dès lors une certaine importance qui m'obligeait à ne pas négliger l'étude des diamètres thoraciques. Après Chomel on a eu recours à divers compas d'épaisseur. Walshe, qui a fait avec soin l'exposé des moyens physiques d'exploration (2), conseille l'emploi d'un compas d'acier, dans le but de comparer les deux diamètres supérieurs d'avant en

(1) *Recherches sur les variations de la capacité thoracique dans les maladies aiguës.* (*Mémoires de la Société méd. d'observation*, t. III, 1856.)
(2) *Ouvrage cité.*

arrière, entre la clavicule et la crête de l'omoplate correspondante. Brent a comparé, sans avantage réel, le périmètre de la
poitrine à la largeur des épaules, et la distance entre les
mamelons au diamètre antéro-postérieur.

En présence de ces données incertaines, ayant constaté qu'il
existait, dans les maladies aiguës, une ampliation et une rétrocession réelles des parois thoraciques, ampliation et rétrocession sensibles à la mensuration circulaire sans l'être à la vue, je cherchai
à déterminer d'une manière précise ce qui se passait en même
temps du côté des diamètres de la poitrine. C'est ce qui m'inspira
la confection de mon *cyrtomètre*, dont il sera question plus loin,
et que j'aurais dû dénommer de préférence *cyrtographe*, car il
donnait non-seulement le périmètre et les diamètres thoraciques, mais encore des tracés sur le papier de la courbe dessinant la coupe transversale de la poitrine, à différentes époques
de la maladie. Après avoir communiqué à l'Académie de médecine, en 1857, une Note sur ce nouveau moyen de mensuration (1), je publiai la même année, dans le tome I des *Travaux
de la Société médicale d'observation de Paris*, un mémoire sur
l'emploi du cyrtomètre dans la pleurésie (2). Plus récemment
enfin, dans mon *Traité des maladies aiguës des organes respiratoires* (1872), je publiai des recherches mieux coordonnées,
en exposant les résultats de la mensuration dans des cas particuliers, avec des *tracés graphiques* dont il sera question. Le
docteur Charles Moine, dans sa thèse inaugurale, a publié des
recherches confirmatives des miennes, et accompagnées aussi
de tracés graphiques (3).

En 1874, Fourmentin publia, également dans sa thèse, les
résultats de recherches très-intéressantes (4), pour lesquelles il
a employé un instrument analogue au pantographe, et qui lui a
fourni des tracés réduits de la coupe transversale de la poitrine
analogues à ceux fournis par mon cyrtomètre.

(1) *Note sur un nouveau procédé de mensuration de la poitrine.*
(*Arch. de méd.*, mai 1857.)
(2) *Recherches cliniques sur l'emploi d'un nouveau procédé de mensuration dans la pleurésie.* (Marche, pronostic, traitement par la thoracentèse), avec figures, 1857 (*Recueil des travaux de la Société
méd. d'observation*, t. I. 1857).
(3) C. Moine, *Quelques recherches sur les modifications de forme et
de dimension du thorax dans la pleurésie aiguë.* Thèse de Paris, 1872.
(4) Fourmentin, *Études précises sur les déformations de la poitrine
avec applications à la pleurésie et à la phthisie.* Thèse de Paris, 1874.

Enfin, pour compléter cet aperçu historique, je ne dois pas omettre de rappeler les travaux qui ont pour objet des questions de détail, et que j'aurai à rappeler par la suite. Tel est le travail de Hirtz (1), et l'intéresssant mémoire de Henri Giutrac, lu à l'Académie de médecine en septembre 1862, et qui avait pour objet la mensuration avec le ruban gradué dans la phthisie pulmonaire (2).

Il résulte des travaux que je viens de rappeler rapidement, que la mensuration fournit des données plus ou moins utiles, employée avec un lacs gradué appliqué de différentes manières; avec des compas d'épaisseur; avec des instruments qui remplissent le but de ces deux modes de mensuration à la fois, et fournissent de plus le tracé des coupes du thorax, mettant sous les yeux des données importantes.

ART. 1er. — Méthodes d'exploration.

Il y a donc plusieurs procédés pour utiliser la mensuration au niveau de la poitrine; elle s'emploie de quatre manières :

1º En utilisant la périmétrie comparée des deux côtés de la poitrine, sa périmétrie générale à différentes époques, et son degré d'élasticité;

2º Les mensurations partielles à la surface du thorax;

3º La mensuration des diamètres;

4º La mensuration fournissant des tracés graphiques, sur le papier, de la coupe de la poitrine, et que l'on peut dénommer *cyrtographie*.

A part le cas des mensurations partielles à la surface de la poitrine, il faut autant que possible que le malade soit à jeun pour que l'état de vacuité de l'estomac et de l'intestin, qui sont en rapport avec la base de la poitrine, mette chaque fois le malade dans les mêmes conditions d'exploration, et rende bien comparables les résultats obtenus à différentes époques (3). Pour le même motif, il faut mensurer toujours la poitrine au même niveau, et choisir de préférence celui de la base de

(1) Hirtz, *Recherches cliniques sur quelques points du diagnostic de la phthisie pulmonaire.* Thèse de Strasbourg, 1836.

(2) H. Gintrac, *Recherches sur les dimensions de la poitrine dans leurs rapports avec la tuberculisation pulmonaire*, 1862.

(3) L'expérience nous apprend journellement que la vacuité ou la plénitude de l'estomac font varier légèrement la capacité de la poitrine vers sa base.

l'appendice xiphoïde (articulation sterno-xiphoïdienne), qui n'est pas un point mobile comme les mamelons. Appliqué à cette hauteur, le ruban mensurateur passe immédiatement au-dessous du bord inférieur des muscles grands pectoraux et de l'angle inférieur des omoplates ; et il rencontre le moins d'épaisseur possible de parties molles extérieures, ce qui est tout le contraire, par exemple, à la hauteur des aisselles. De plus, il circonscrit les organes thoraciques, et notamment les poumons, dans les points où leur épaisseur est la plus considérable, et où par suite leurs modifications de volume sont plus marquées à la mensuration.

§ 1er. — MENSURATION DU PÉRIMÈTRE.

On doit procéder différemment si l'on pratique la mensuration pour comparer les périmètres des deux côtés de la poitrine, ou si l'on veut obtenir le périmètre général à différentes époques d'une maladie.

1° **Mensuration comparative des deux côtés de la poitrine.** — Pour que cette mensuration donne des résultats bien comparables, pour qu'elle puisse s'employer non-seulement sans nuire au malade, mais encore sans augmenter sensiblement ses souffrances, il faut la pratiquer en le laissant dans son lit, et sans mettre sa poitrine entièrement à nu. Le sujet étant couché bien d'aplomb sur le dos, on abaisse les couvertures jusque vers l'ombilic, et l'on relève antérieurement la chemise jusqu'aux mamelons. Si l'on est à sa gauche, on fixe avec l'ongle du pouce droit le point initial du ruban sur la pulpe de l'index correspondant ; on porte ce ruban, en glissant la main sous le tronc (et à la hauteur de la base de l'appendice xiphoïde) jusqu'à l'épine dorsale, où il est tenu fixé. Le lacs, ainsi maintenu en arrière, est ensuite étendu à plat en contournant le côté, vers le centre de l'articulation sterno-xiphoïdienne, et l'on note le nombre de centimètres ainsi obtenus. On agit de même pour le côté opposé.

La mensuration ainsi pratiquée est très-simple. Le seul mouvement que l'on peut avoir quelquefois à réclamer de la part du sujet, est un léger soulèvement du tronc pour faire arriver le ruban jusqu'à la colonne vertébrale ; après quoi l'on recommande au malade de s'abandonner complètement à lui-même, pour obtenir le relâchement des muscles. Je conseillais autrefois de serrer le ruban autant que possible ; mais la simple application à la fin d'une expiration suffit parfaitement, sauf dans la recherche de l'élasticité pulmonaire, dont il sera question plus loin.

Cette périmétrie comparative des deux côtés, dont je décris l'emploi en raison de l'importance qu'on lui a donnée, est bien loin d'avoir la valeur qu'on lui a attribuée. Dans soixante-sept faits de maladies aiguës, dans lesquelles la périmétrie fournissait de notables modifications dans les dimensions générales du thorax, j'ai étudié avec soin la périmétrie comparée des deux côtés. Or, en comparant les chiffres obtenus à différentes époques de l'évolution de ces maladies, dans aucune de ces observations, sauf *une seule*, il n'y avait, dans la succession des mensurations comparatives des deux côtés, la preuve d'une capacité relative croissante ou décroissante du côté affecté, qui fût en rapport avec la marche de la maladie. A part l'exception dont il vient d'être parlé (1), et quel que soit le soin avec lequel on pratique la mensuration, les différences entre les deux côtés se succèdent presque toujours avec des variations irrégulières qui manquent rarement, lorsque la mensuration est souvent répétée, et qui, au lit du malade, échappent à toute analyse.

Il est donc peu utile de comparer le périmètre des deux côtés de la poitrine dans la plupart des maladies. Il faut cependant excepter de cette proscription certains cas de *pleurésie aiguë* et de *péricardite* avec épanchement abondant. Dans les affections chroniques, et principalement dans la pleurésie, on sait que la mensuration comparative des deux côtés du thorax peut être quelquefois utile ; mais, dans ces cas même, cette mensuration le cède en importance à celle dont il va être question.

2° **Mensuration périmétrique générale.** — Cette mensuration est à la rigueur la même que la précédente, puisque l'on peut obtenir le périmètre général en totalisant les chiffres de chaque côté. Mais il est plus simple d'embrasser toute la circonférence de la poitrine avec le ruban gradué, toujours à la hauteur de l'articulation xiphoïdienne, ou un peu plus haut, immédiatement au-dessous des mamelons, et en croisant les extrémités du lacs mensurateur en avant, on note le nombre de centimètres obtenus (2). On emploie aussi ce mode de mensuration le plus haut

(1) Ce fait exceptionnel est rapporté dans mon travail inséré dans le tome III des *Mémoires de la Société d'observation*, p. 139.

(2) Lorsque je croyais à la nécessité de serrer fortement le lacs mensurateur, je regardais comme nécessaire la mensuration faite

possible, au niveau des aisselles, lorsque l'on veut comparer le périmètre supérieur à l'inférieur.

Comme ce mode de mensuration est habituellement employé à différentes époques chez le même malade, ainsi que nous le verrons, il faut se servir d'un ruban inextensible, afin que des tractions successives ne lui fassent pas subir un allongement qui pourrait modifier les résultats. Il est bon aussi de se servir autant que possible du même ruban pour le même malade (1).

On s'est préoccupé à tort de la difficulté de faire correspondre le point de contact postérieur de la mensuration à la hauteur du point déterminé antérieurement. Il est toujours facile de se tenir à peu de chose près à la hauteur de l'articulation xiphoïdienne. Je me suis assuré qu'une déviation légère (et elle n'est jamais prononcée) ne change nullement les résultats. C'est dans le but de mesurer à la même hauteur les deux côtés, que Hare a joint ensemble à leur point de départ deux rubans gradués dont le point de jonction était maintenu sur l'épine vertébrale, tandis que chaque ruban ramené en avant servait à mesurer un des côtés de la poitrine. C'est une complication inutile, vu le peu d'importance de la mensuration comparative des deux côtés.

3° **Mensuration de l'élasticité thoracique.** — Ce mode de mensuration donne une mesure mathématique du degré d'élasticité de la poitrine, qui varie dans le cours des maladies. C'est une application particulière de la mensuration périmétrique que j'ai proposée dans mon mémoire publié en 1856 (2), et que l'on pratique de la manière suivante. On relève d'abord le chiffre de la capacité thoracique, comme pour obtenir la périmétrie générale, *par simple apposition* du ruban gradué; puis, sans le déplacer, on le serre immédiatement autant que possible, et l'on note le nouveau chiffre périmétrique obtenu. On a de la sorte deux nombres : celui de la mensuration générale *par simple ap-*

successivement de chaque côté. Mais de nouvelles recherches, faites à l'hôpital Lariboisière avec Leteinturier, m'ont démontré qu'il suffisait de la simple application du ruban autour de la poitrine.

(1) Les rubans peints ou gommés, et divisés par centimètres, que l'on vend chez les quincaillers, ou ceux dont se servent les couturières, sont toujours faciles à trouver. On peut à la rigueur utiliser un ruban de fil que l'on trouve dans tous les ménages, et sur lequel on trace l'étendue du périmètre avec de l'encre ou un crayon.

(2) *Mémoires de la Société médicale d'observation*, t. III, p. 160.

plication, et celui de la mensuration *par tension forcée*. La différence entre les deux mensurations, ou plutôt entre les deux nombres ainsi obtenus, indique le degré d'élasticité générale du thorax, qui est en moyenne de 6 centimètres dans l'état physiologique. On conçoit que, moins la poitrine est élastique, moins elle se laisse déprimer, et moins aussi la différence entre les deux mensurations est prononcée ; le contraire a lieu si l'élasticité est augmentée : les parois thoraciques se laissent déprimer davantage, et la différence entre les deux mensurations est plus grande.

Cette différence a pu varier, suivant les sujets et les affections intra-thoraciques, entre 2 et 11 centimètres. Ce mode de constatation de l'élasticité n'est donc pas indifférent, surtout lorsqu'il précise les degrés de l'élasticité à différentes époques d'une même maladie.

§ 2. — MENSURATIONS PARTIELLES.

Quelques observateurs ont cherché à utiliser les données que peut fournir la mensuration d'un point à un autre de la surface thoracique, soit dans le but d'avoir la hauteur intermédiaire de la poitrine, soit pour juger des différences qui surviennent dans l'écartement de deux points déterminés, par suite des modifications de la capacité de la poitrine, soit enfin pour mesurer la saillie ou la dépression d'une partie de la poitrine.

Piorry a conseillé de mesurer comparativement, des deux côtés, la hauteur verticale de la poitrine, ainsi que la largeur des espaces intercostaux dans les épanchements (1).

Henri Gintrac a constaté la distance des deux mamelons à différentes époques de la phthisie pulmonaire, pour avoir une mesure de la diminution graduelle de la capacité thoracique. — On a cherché aussi à utiliser la hauteur comparative des deux côtés de la poitrine, en tenant compte de la hauteur relative de le clavicule ou du creux sus-sternal au rebord cartilagineux des côtes. — Hamelin, sur l'invitation de Fonssagrives, a eu l'idée de faire des mensurations de ce genre pour déterminer le niveau comparatif des mamelons, en constatant leur distance, soit des clavicules, soit du creux sus-sternal. J'ai indiqué précédemment les résultats qu'il a obtenus (v. p. 419, *note*).

Mais ces différents procédés fournissent au praticien des résultats trop secondaires pour que l'on puisse les utiliser au lit des

_____

(1) Piorry, *Traité de diagnostic et de sémiologie*, 1837, t. I, p. 570.

malades. Ce sont en effet des moyens d'investigation plutôt
scientifiques que cliniques (1).

§ 3. — MENSURATION DES DIAMÈTRES.

Nous avons vu Chomel signaler le premier l'importance de
l'étude des diamètres de la poitrine, en faisant remarquer que,
sans modification du périmètre, l'ovale transversal de la poitrine,
représentant sa capacité intérieure, pouvait s'élargir d'avant en
arrière et tendre à devenir circulaire. Le cercle est, en effet, la
figure qui renferme le plus grand espace, comparé à celui de

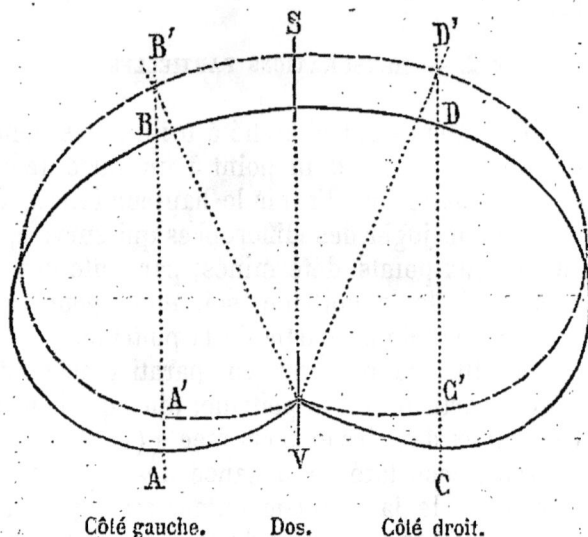

Côté gauche.   Dos.   Côté droit.

Fig. 67.

toute autre figure ayant la même étendue de contour. Ce principe est très-juste, mais l'application qu'en faisait Chomel avec

(1) Noël Guéneau de Mussy a signalé un mode particulier de constater l'ampliation thoracique d'un côté. Il compare en arrière l'inclinaison des deux dernières côtes, dont la mobilité offrirait des variations sensibles quand le diamètre vertical de la poitrine est agrandi
ou rétréci. Le diaphragme entraînant en bas la douzième côte, celle-ci
aurait, dans le cas d'agrandissement, son bord inférieur situé plus
bas que le bord inférieur de sa congénère, et se rapprocherait du rachis.

son instrument était stérile, parce qu'il comparait entre eux les deux diamètres antéro-postérieurs des deux côtés, et que cette comparaison ne donne pas les résultats espérés. Je puis faire la même réflexion à propos des autres moyens diamétriques que l'on a appliqués, dans le même but de comparaison, aux deux diamètres antéro-postérieurs. L'insuffisance du procédé ressort de cette simple considération, qu'il peut y avoir projection en avant de la courbe antérieure de la poitrine sans modification des diamètres latéraux, la courbe postérieure pouvant s'avancer également d'avant en arrière de la même étendue, comme le montre la figure 67.

Les deux diamètres antéro-postérieurs AB, CD, en devenant A'B' et C'D', peuvent conserver leur étendue réciproque, par défaut de point fixe en arrière. Ce n'est qu'en prenant, ainsi que je l'ai conseillé, l'épine vertébrale V pour point de départ fixe, que l'on peut constater, de ce point à la région mammaire, des variations dans trois directions différentes, dans le sens: 1º vertébro-sternal VS ; 2º vertébro-mammaire droit VD'; 3º vertébro-mammaire gauche VB'.

C'est donc dans ces trois directions que l'on doit utiliser les compas d'épaisseur ou les autres moyens de mensuration donnant les différents diamètres de la coupe de la poitrine. Il en serait de même à la partie supérieure du thorax, où l'on a conseillé de comparer les deux diamètres latéraux du sommet de la poitrine, de la région sous-claviculaire à l'épine de l'omoplate correspondante (1). Il serait plus rationnel que cette comparaison fût vertébro-sous-claviculaire, le point postérieur étant fixe, et l'application antérieure de l'instrument, au-dessous de la partie externe de la clavicule, étant ainsi perpendiculaire à la surface de la poitrine.

On voit, d'après la figure qui précède, que la mensuration transversale varie trop peu par elle-même, pour que l'on cherche à utiliser ces modifications. Aussi me parait-il peu utile de chercher un *indice thoracique* en comparant les diamètres transversal et antéro-postérieur moyen, comme le propose Fourmentin (2), en imitation de la recherche de l'indice céphalique des anthropologistes.

Outre cette diamétrie antéro-postérieure et latérale, on a re-

(1) Walshe, *ouv. cit.*, p. 47.
(2) *Thèse citée.*

cherché des données dans la constatation, en avant, des diamètres verticaux. On a comparé, à l'aide du ruban gradué, la distance entre le milieu de la clavicule et le point le plus déclive des côtes correspondantes.

Les résultats de cette mensuration sont insignifiants à côté des autres signes d'ampliation ou de rétrocession très-prononcée de l'un des côtés de la poitrine.

§ 4. — CYRTOMÉTRIE, CYRTOGRAPHIE.

En imaginant le *cyrtomètre*, je crois avoir apporté quelque clarté dans l'étude des diamètres, et de la mensuration en général. Cet instrument peut en effet fournir, non-seulement le périmètre de la poitrine, mais encore *ses diamètres*, et un tracé sur le papier de la coupe transversale de la poitrine, montrant toutes ces données à la fois. On obtient donc par son emploi tous les signes que peut fournir la mensuration des coupes horizontales du thorax.

Dès 1851, j'avais fait construire un cyrtomètre qui ne remplissait mon but qu'à moitié. Ce but était d'obtenir une tige prenant l'empreinte des courbes extérieures du thorax, et pouvant être retirée sans être déformée, après son application sur une surface courbe supérieure à l'étendue d'un demi-cylindre. Le tout était d'imaginer une articulation particulière permettant l'écartement de la tige à son niveau, puis le retour de cette tige à sa courbe d'application. On va voir comment j'ai résolu plus tard le problème.

Actuellement, mon cyrtomètre se compose d'une tige articulée

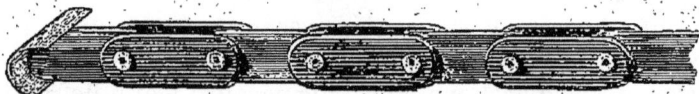

Fig. 68.

de deux en deux centimètres à double frottement (Fig. 68), s'appliquant par sa tranche et présentant sur sa longueur une ou deux articulations mobiles comme celle représentée par la figure 69, qui permettent de retirer l'instrument appliqué sur une surface d'un pourtour plus étendu qu'un demi-cylindre sans le déformer, et qui fait ensuite que l'on restitue sa forme d'application à la tige, au moyen d'un crochet d'arrêt dans le sens concentrique.

D'abord j'ai fait l'application du cyrtomètre successivement de chaque côté de la poitrine en réunissant dans le tracé les deux courbes en une seule ; mais l'expérience m'ayant démontré que les diamètres antéro-postérieurs dont il a été question précé-

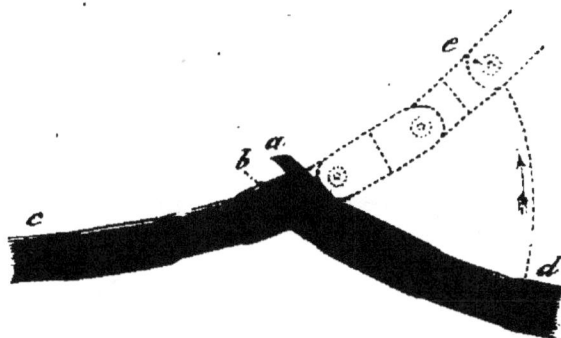

Fig. 69.

c, e, Courbe d'application du cyrtomètre. — *ad,* écartement de l'instrument. Retour possible de la partie *ad* à sa position primitive *e,* le crochet *a* de l'articulation mobile venant de nouveau s'arcbouter contre la goupille d'arrêt *b.*

demment, sont les seuls utiles à connaître, avec le périmètre général, j'ai simplifié l'application de l'instrument de la manière suivante.

Le malade étant couché sur le dos, on glisse (de préférence du côté affecté) l'extrémité initiale de l'instrument, tenu comme l'indique la figure 70 ci-jointe, jusqu'à l'épine vertébrale, à la

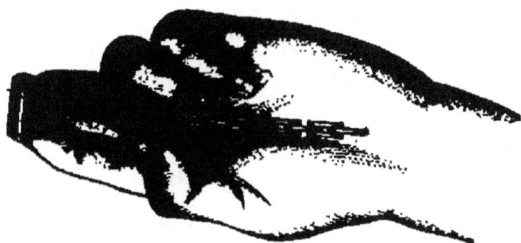

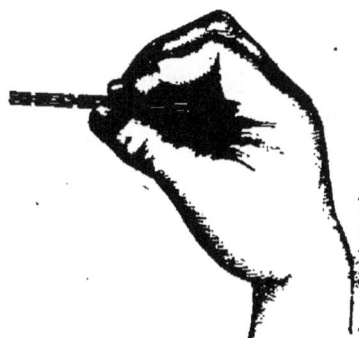

Fig. 70.   Fig. 71.

hauteur de la base de l'appendice xiphoïde, que l'on a marquée d'avance à l'encre ou au crayon ; puis l'on circonscrit le thorax à l'aide de l'autre main (fig. 71), avec le cyrtomètre placé de champ, son côté résistant touchant la peau. On a soin de noter, pendant cette application, le point correspondant à la base de l'appendice xiphoïde. L'instrument, retiré facilement, grâce à ses articulations mobiles, est porté sur le papier, où il est ramené à la courbe primitive, de façon à placer sur une ligne verticale médiane de la feuille le point correspondant à l'épine vertébrale, et celui qui était au niveau de la ligne médiane antérieure. Le tracé au crayon fait en dedans de la courbe de l'instrument,

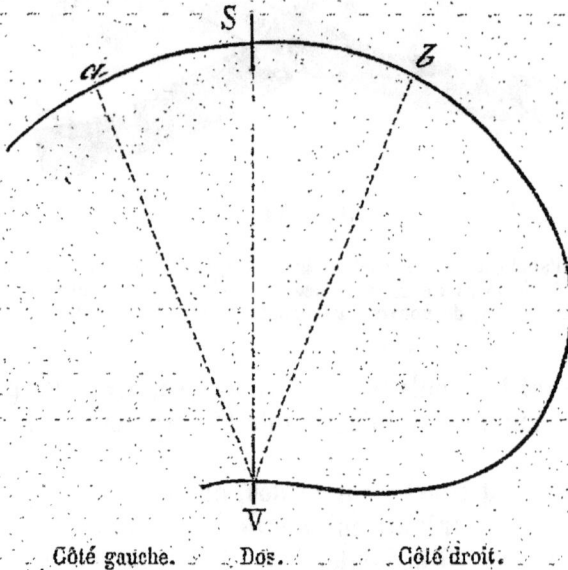

Côté gauche.   Dos.   Côté droit.

Fig. 72.

tandis que celui-ci est maintenu appliqué sur le papier par un aide, donne la courbe du côté affecté, et surtout celle de la partie antérieure de la poitrine : la seule utile à la rigueur, car le diamètre antéro-postérieur VS ((fig. 72); et les diamètres vertébro-mammaires Va, V b, sont les seuls nécessaires à constater, surtout le vertébro-mammaire du côté affecté. Cela fait, on relève, toujours avec le cyrtomètre, le périmètre du côté opposé, dont l'étendue, ajoutée à celle du côté affecté, donne le périmètre général.

L'instrument de Fourmentin a une grande précision pour obtenir le tracé circulaire de la poitrine. Il aurait une incontestable utilité s'il importait de constater, d'une manière absolue, le linéament de la courbe circulaire, et d'en mesurer la surface, comme l'indique cet ingénieux observateur. Mais ces données ne sauraient être utilisées pour la pratique. Néanmoins l'instrument, pouvant avoir son avantage au point de vue scientifique, je crois nécessaire d'en donner une description succincte.

Un ressort circulaire garni de cuir (fig. 73) est fixé autour de

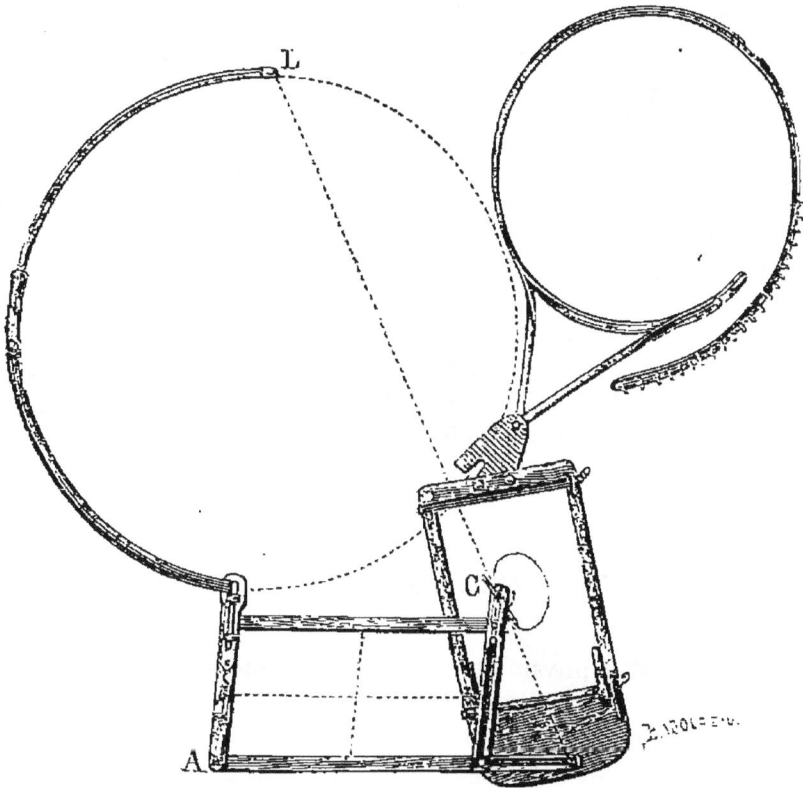

Fig. 73.

Instrument de Pourmentin.

la poitrine au moyen d'une agrafe qui reçoit un des boutons que présente le ressort. Ce dernier sert de support à une planchette, à laquelle est articulé un parallélogramme de quatre tringles, mobiles l'une sur l'autre. Sur le prolongement A est fixé une tige courbe qui sert à suivre le contour de la poitrine, par son extrémité L contre le ressort en ceinture, tandis qu'un crayon placé sur le prolongement C trace exactement en réduction sur la planchette, où se trouve une feuille de papier, le contour thoracique parcouru avec la pointe de la tige. Une moitié étant tracée, un renversement de la tige courbe permet de tracer l'autre moitié. Le patient est assis et à jeun, ou du moins n'ayant pris que peu d'aliments. L'instrument est placé de côté, les bras étant levés, et l'on commence le tracé après avoir dit au malade de rester immobile après l'expiration ; enfin après avoir retourné la branche, et permis au malade de respirer un instant, on achève le tracé, qui se fait ainsi en deux fois.

Tels sont les moyens variés qui ont été mis en pratique pour l'emploi de la mensuration : les uns plus compliqués, mais d'une valeur incontestable pour les recherches scientifiques ; les autres qui peuvent être d'un emploi usuel pour la pratique, à la condition d'être simples et par conséquent d'une application facile. Cette dernière considération m'a fait recommander de préférence la périmétrie générale, pratiquée aux différentes époques des maladies, à l'aide d'un simple ruban, comme applicable à l'immense majorité des faits dans lesquels il importe de constater la capacité de la poitrine. L'interprétation des données ainsi obtenues profite des faits théoriques mis en lumière par le cyrtomètre, que l'on m'a reproché à tort d'avoir abandonné (1).

Art. 2. — État physiologique.

Dans l'ordre physiologique, la capacité thoracique varie tellement suivant les individus, dans son ensemble et ses particularités, qu'une seule exploration ne peut avoir par elle-même aucune valeur. Il en résulte que la connaissance de cette capacité chez l'homme sain n'a pas une aussi grande importance que l'on serait tenté de le croire, et comme je le pensais moi-même lors de mes premières recherches sur la mensuration. Cependant cette connaissance de la capacité normale ne saurait être

(1). Dans la séance de la Société médicale des hôpitaux du 27 octobre 1871, Constantin Paul s'est étonné de me voir abandonner l'usage pratique du cyrtomètre, qu'il avait lui-même « employé fort souvent avec avantages », et qui donne des renseignements que ne peut fournir le simple ruban métrique. Sans doute ce dernier n'est pas applicable dans les faits où les modifications de capacité du thorax ne se font que par l'accroissement antéro-postérieur, sans modification dans la longueur du périmètre ; mais ces faits sont si rares, qu'il n'y a pas grand inconvénient à ne pas rechercher *habituellement* l'état des diamètres thoraciques au lit des malades, et à tirer surtout parti de la périmétrie générale, si simple et si facile à employer.

négligée; car n'en tenir aucun compte serait s'exposer à de fausses interprétations en présence des faits pathologiques.

La capacité physiologique de la poitrine doit être examinée aux points de vue : 1° de son périmètre; 2° de ses différents diamètres.

§ 1er. — PÉRIMÈTRES PHYSIOLOGIQUES.

J'ai montré que le niveau le plus convenable auquel on peut constater la capacité périmétrique de la poitrine était celui de la base de l'appendice xiphoïde. A ce niveau, le périmètre général varie suivant une foule de causes physiologiques qui seront exposées plus loin. J'ai trouvé que ces variations individuelles oscillaient :

Chez l'homme sain de 15 à 60 ans, entre 72 et 94 centimètres (82, 3 en moyenne);

Chez la femme de 15 à 65 ans, entre 62 et 77, la moyenne étant de 68 centimètres (1).

Enfin, chez l'enfant au-dessous de 15 ans, l'accroissement de la capacité thoracique étant incessante et considérable à partir de la naissance, il faudrait donner des chiffres trop nombreux pour obtenir un résultat qui serait de médiocre valeur au point de vue qui m'occupe.

En définitive, la capacité circulaire générale ne saurait offrir de point fixe de comparaison. Elle varie et augmente manifestement avec l'âge. Chez l'enfant, cet accroissement n'est pas douteux; et il ne l'est pas non plus chez l'adulte. D'après mes relevés, l'augmentation serait sensible de 15 à 50 ans, et d'environ 11 centimètres en moyenne. Il y aurait ensuite une décroissance graduelle en avançant vers la vieillesse (2).

La capacité thoracique générale est proportionnée également à la taille, et surtout à la force et à l'embonpoint des sujets. Cette dernière condition influe surtout sur le périmètre sous-axillaire comparé au périmètre inférieur, et qui l'emporte sur ce

(1) Ces chiffres résultent de l'analyse de 55 observations, 35 concernant des hommes et 20 des femmes.

(2) J'ai trouvé que la moyenne du périmètre général du thorax était chez l'homme : entre 15 et 20 ans, de 75 1/2 centimètres; de 21 à 30 ans, de 77; de 31 à 40, de 85; de 41 à 50, de 86 1/2. A partir de 50 ans, la capacité thoracique diminuait : le périmètre général de la poitrine n'était que de 79 centimètres, de 51 à 60 ans; et de 73, entre 61 et 70 ans.

dernier. Il faut être prévenu de ces différentes particularités,
qui ont été déjà signalées, pour apprécier à leur juste valeur
certains résultats de mensuration regardés à tort comme étant
d'origine morbide.

§ 2. — ÉTENDUE RELATIVE DES DEUX CÔTÉS DE LA POITRINE.

Depuis Laennec, qui paraissait croire à l'égalité des deux côtés de la poitrine à la mensuration, on avait établi vaguement
que le côté droit était normalement plus étendu que le gauche,
mais personne n'avait fixé la différence de cette étendue, ni indiqué les causes qui pouvaient modifier la règle générale du
développement plus considérable du côté droit à la mensuration,
lorsque, dans ma dissertation inaugurale (p. 26) et dans mes recherches publiées à la fin de 1837, j'établis les faits physiologiques suivants.

Chez la plupart des sujets dont la poitrine est très-bien conformée, le côté droit est plus développé que le gauche d'*un
centimètre et demi* en moyenne; et dans des cas rares, les deux
côtés sont égaux à la mensuration (1).

Chez ceux dont la poitrine présente des saillies très-prononcées et assez étendues sur l'un des côtés, les résultats varient
tout en restant soumis à la loi générale qui précède. Ainsi, lorsque la saillie siége à droite, la différence en plus de ce côté en
est augmentée. Si, au contraire, la voussure siége à gauche, la
différence entre les deux côtés peut être nulle, ou même à l'a-
vantage du côté gauche.

Les différences en plus à droite et à gauche peuvent osciller
entre *un demi* et 3 centimètres, même 4, ainsi que l'a constaté Corbin (2). Seulement il est rare que la différence à l'avantage du côté gauche soit des plus prononcées.

On doit ne pas oublier que, chez la plupart des gauchers,
comme je l'ai démontré ailleurs, le côté gauche est plus développé que le droit à la mensuration.

(1) J'ai obtenu les mêmes résultats chez les hommes et les femmes.
(2) Corbin, *Recherches sur la mensuration de la poitrine et appréciation de cette méthode* (*Gazette médicale*, 1838, p. 129). — On a
pensé que les recherches de Corbin étaient antérieures aux miennes.
C'est une erreur, mon livre sur l'inspection et la mensuration ayant
été publié à la fin de 1837, et n'étant lui-même que le développement
de ma thèse.

§ 3. — DIAMÈTRES PHYSIOLOGIQUES.

J'ai toujours constaté que le diamètre vertébro-sternal, quelque développée que paraisse la poitrine d'avant en arrière à la simple vue, est moindre que le diamètre transversal dans l'état sain. La mensuration cyrtométrique démontre, en effet, qu'à tous les âges, entre quinze et soixante-dix ans, la différence à l'avantage du diamètre transversé chez l'homme adulte atteint 7 à 8 centi-

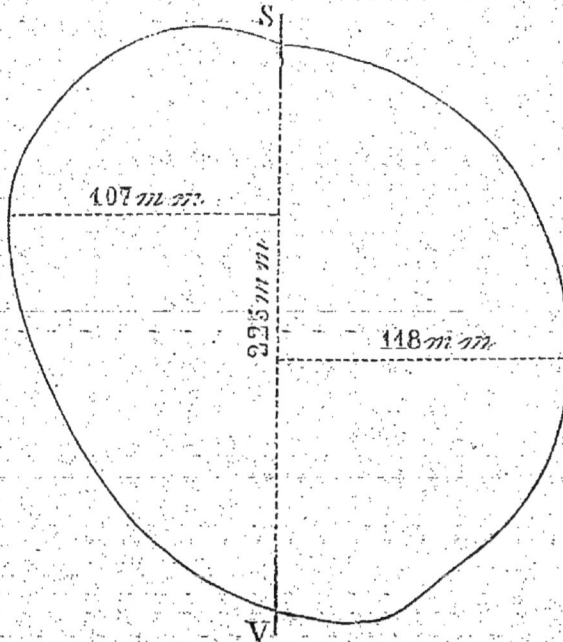

Fig. 74.

Coupe de la poitrine d'un rachitique.

mètres (7. 3 en moyenne) (1), et que la moitié droite de ce diamètre transversal, comme pour la périmétrie comparative des deux côtés, l'emporte sur la moitié gauche. Dans la plupart des

(1) Le diamètre vertébro-sternal chez l'homme a varié entre 16 et 25 centimètres, et le transverse entre 21 et 31, avec les moyennes de 18 pour le premier et de 26 pour le second. Chez la femme, dont la mensuration donne des chiffres toujours inférieurs à ceux obtenus chez l'homme, le même diamètre antéro-postérieur moyen a varié entre 14 $\frac{1}{2}$ et 21 $\frac{1}{2}$ centimètres (moyenne 17), tandis que le diamètre transverse a été en moyenne de 23 $\frac{1}{2}$ centimètres avec les chiffres extrêmes 20 et 27.

cas, cette différence en plus est, pour les hommes, de 1 à 17 millimètres (7. 3 en moyenne); et, chose remarquable et inexpliquée, cette différence à l'avantage du demi-diamètre transverse droit sur le gauche est manifestement plus prononcée chez les femmes, puisque je l'ai trouvée atteignant 9 millimètres en moyenne, avec des extrêmes de 5 et 20 millimètres (1).

Je n'ai jamais trouvé, même chez les rachitiques, le diamètre vertébro-sternal supérieur au diamètre transversal. La figure 74 représente la coupe de la poitrine d'un rachitique extrêmement déformée par une scoliose dorsale droite, et chez lequel la somme des deux diamètres transverses latéraux était seulement *égale* au diamètre antéro-postérieur moyen (vertébro-sternal).

Quant aux diamètres antéro-postérieurs des deux côtés, j'ai montré plus haut que la comparaison ne doit se faire qu'entre les deux diamètres obliques vertébro-mammaires, mais que c'est surtout en comparant le même diamètre à différentes époques de la maladie que l'on pouvait obtenir de la cyrtométrie des résultats utiles. Il est donc sans importance de rechercher les rapports existants entre ces deux diamètres vertébro-mammaires chez l'homme sain. Ils sont à très-peu de chose près égaux l'un et l'autre au diamètre vertébro-sternal à la même hauteur (v. fig. 72).

Chacun de ces derniers diamètres est, en nombres ronds, *le quart* du périmètre total de la poitrine. Le diamètre transversal est environ *le tiers* de ce même périmètre ; et, en décomposant ce dernier diamètre en latéral droit et gauche, chacun d'eux est aussi *le tiers* du périmètre de chaque côté de la poitrine.

Ces différents rapports sont intéressants à connaître ; mais ils ont une valeur bien secondaire, parce que, la poitrine augmentant ou diminuant de volume, tous les diamètres et les périmètres subissent des changements proportionnels. Cependant il peut arriver que, dans l'état physiologique, un seul diamètre

---

(1) Les 35 hommes et les 20 femmes examinés par moi, se répartissaient ainsi pour le rapport existant entre les deux moitiés du diamètre transverse de la poitrine :

	hommes.	femmes.
Demi-diamètre droit plus étendu que celui du côté gauche...........	27	14
Les deux demi-diamètres égaux.................	6	5
Demi-diamètre gauche plus étendu...............	6	1
Total.............	35	20

subisse une modification sensible de longueur, les autres restant les mêmes. Ainsi le diamètre antéro-postérieur peut varier suivant la position du sujet debout ou assis dans son lit (fig. 75). Le malade étant debout, la capacité antéro-postérieure de la poitrine est aussi peu développée que possible : la poitrine s'aplatit antérieurement, et par contre la courbure postérieure des côtes se projette d'autant en arrière, comme le représente la

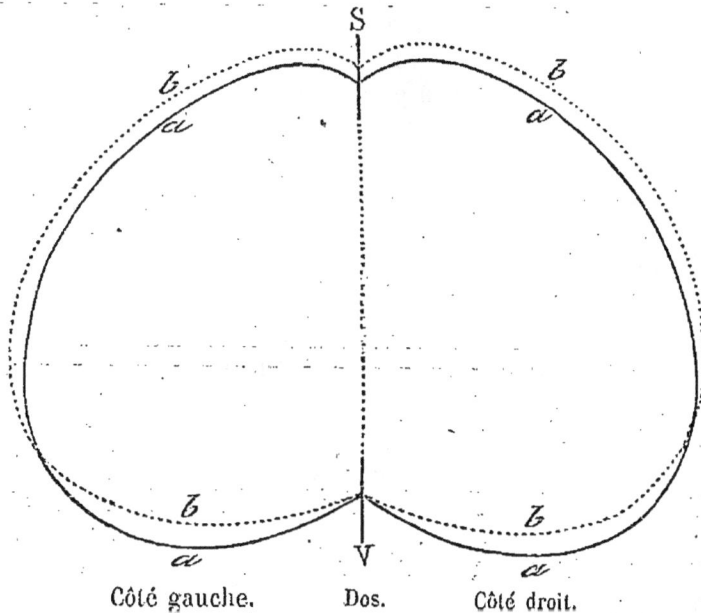

Côté gauche.   Dos.   Côté droit.

Fig. 75.

figure 75 (*aa, aa*). Quand le malade est assis la courbe antérieure du thorax tout entière et les deux courbes latérales postérieures sont portées en avant (*bSb, bb*). La différence dans les deux cas provient de ce que, le malade étant assis, les organes abdominaux sont refoulés vers le diaphragme, ce qui n'a pas lieu dans la station droite. On voit que le diamètre antéro-postérieur moyen VS varie seul ; cette variation ne dépasse pas ordinairement un centimètre. Ce que peut faire la position assise que je viens d'indiquer, l'ingestion d'aliments copieux dans l'estomac le fait aussi. Enfin l'embonpoint augmente l'étendue du diamètre antéro-postérieur relativement au diamètre transversal, sans jamais le surpasser.

Art. 3. — Signes morbides fournis
par la mensuration.

Nous avons vu que la mensuration, à l'inverse des autres moyens physiques d'investigation, ne pouvait, dans la plupart des cas, se baser sur l'état physiologique pour obtenir des signes morbides à une première exploration. C'est, en effet, seulement dans des cas exceptionnels qu'il en est autrement :

1° Lorsque par exemple le périmètre d'un côté est supérieur à celui du côté opposé, soit à gauche, soit à droite, lorsque ce côté l'emporte d'une quantité *beaucoup plus considérable* que la différence physiologique ;

2° Lorsqu'il en est de même du périmètre général relativement aux mesures extrêmes chez l'homme sain ;

3° Enfin, lorsqu'un tracé cyrtographique, ou par tout autre procédé, montre un développement ou une rétrocession notable dans le sens d'un diamètre vertébro-mammaire.

À part ces résultats exceptionnels, on peut poser en règle générale que, dans l'état morbide, les signes de mensuration résultent de la comparaison d'une mensuration à des mensurations précédemment faites, la première ne pouvant constituer qu'une sorte de jalon, un point de départ pour les explorations ultérieures.

Nous avons vu l'inspection fournir des signes d'ampliations et de rétrécissements de la poitrine, révéler des états pathologiques particuliers, venir compléter les données de la percussion et de l'auscultation, et parfois même mettre immédiatement sur la voie du diagnostic à première vue. La mensuration, sans avoir ce dernier avantage, vise aussi les ampliations et les rétrocessions ou les rétrécissements thoraciques, mais en précisant mieux leur degré, et surtout leur évolution.

Les signes morbides que fournit la mensuration se réduisent à trois : 1° les *ampliations* de la poitrine, qui comprennent une période de progrès, une période d'état, et une période de rétrocession ; 2° les *rétrécissements* ; 3° les modifications de l'*élasticité périmétrique*.

1° **Ampliations thoraciques**. — Ces ampliations sont aiguës ou chroniques, suivant la maladie qui les présentent. Leur mensuration n'est applicable qu'aux ampliations générales de la poitrine, ou à celles de l'un de ses côtés.

Caractères. — Un premier caractère des ampliations thoraciques est d'être sensible à la mensuration avant de l'être à
l'inspection. C'est en n'ayant égard qu'aux dilatations extrêmes
de la poitrine qu'on a considéré tout développement de la poitrine comme étant sensible à la simple vue avant de l'être à la
mensuration. C'est une erreur que l'on répète encore, malgré
les preuves contraires décisives que j'ai fait connaître, en étudiant les ampliations à leur début et dans leur évolution, ce
qui n'avait pas été fait d'une manière convenable. Il en résulte
non-seulement que ces ampliations sont latentes à la vue à leur
début, mais que la plupart d'entre elles restent ainsi dans tout
leur cours, et ne se révèlent que par la mensuration.

Les autres caractères de l'ampliation de la poitrine varient
suivant qu'elle est générale, ou limitée à l'un des côtés.

A. *Ampliation générale.* — Elle existe très-fréquemment,
puisqu'elle se rencontre dans toutes les maladies aiguës fébriles.
Cette ampliation générale n'est pas un accroissement de volume
du thorax sensible à la vue, même au niveau des espaces intercostaux. Mais tous les procédés de mensuration qui révèlent
cette ampliation générale n'ont pas la même valeur. J'ai dit que
la mensuration périmétrique générale comparée à différents jours
de la maladie était la plus profitable (1). C'est ce qui m'a donné l'idée de réunir, dans des tableaux analogues à ceux consacrés à la température clinique, les résultats successifs de la mensuration, dont on peut suivre ainsi facilement les différentes périodes. La figure 76 en est un exemple. Ces tableaux, que j'ai
multipliés dans mon *Traité clinique*, m'ont été fort utiles, surtout pour l'étude de la pleurésie.

Si l'on a recours au cyrtomètre, on obtient, en plus du périmètre, un tracé de la coupe transversale du thorax qui par lui-
même peut révéler l'ampliation, par le développement des diamètres antéro-postérieurs. Si l'ampliation est considérable, les
courbures postérieures peuvent être sur un même plan; tandis
que l'on peut affirmer qu'il n'y a pas de dilatation notable si
ces deux courbures sont saillantes, en même temps qu'il existe
un angle rentrant prononcé au niveau de la colonne vertébrale,
comme on le voit dans la figure 75.

(1) C'est de ces ampliations générales aiguës que j'ai fait une étude
spéciale dans mon *Mémoire* (déjà cité) *sur les variations de la capacité
thoracique dans les maladies aiguës.*

L'ampliation générale des maladies fébriles débute avec la maladie, et suivant l'époque plus ou moins avancée de cette dernière, où l'on observe les malades, les résultats de la mensuration se rapportent à l'une ou à l'autre des trois périodes de l'ampliation :

1° A l'ampliation croissante ou progressive ;

2° A l'ampliation stationnaire ;

3° A sa décroissance, ou rétrocession thoracique.

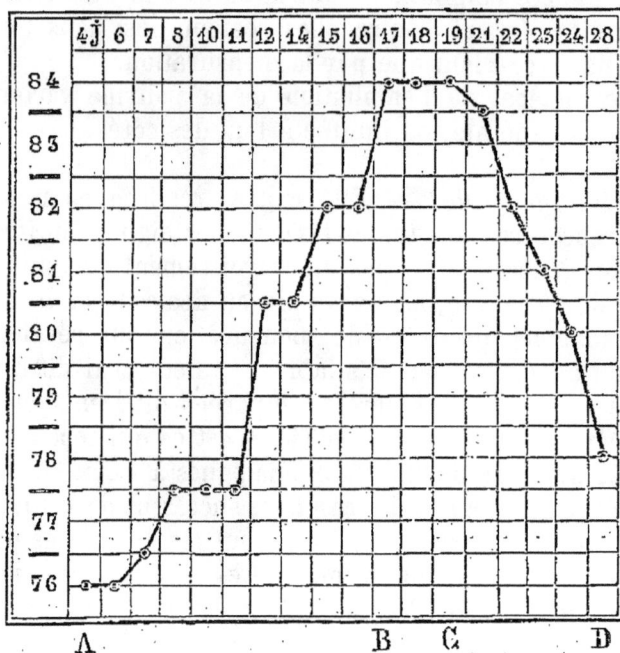

Fig. 76.

Les chiffres horizontaux supérieurs indiquent les jours de la maladie ; les chiffres verticaux le nombre de centimètres de la périmétrie générale. La ligne brisée montre la succession des mensurations aux différents jours indiqués supérieurement, et AB la période croissante de l'ampliation ; BC, la période d'état ; CD la rétrocession.

La première période, bien manifeste, est en apparence peu prononcée, parce que les malades sont habituellement observés quelques jours après le début de leur maladie, et que l'ampliation progressive est plus forte à son début que plus tard. La période d'état est très-variable en durée : tantôt elle est nulle en apparence, la rétrocession survenant du jour au lendemain ; tantôt elle persiste pendant peu de jours avant de décroître ; d'au-

tres fois, enfin, elle se prolonge longtemps et persiste avec la
maladie, dont la résolution se fait attendre. La décroissance de
l'ampliation ou rétrocession coïncide avec la résolution de l'affection aiguë. Survenant plus tard que les deux premières périodes, elle donne une idée juste de l'ampliation progressive
primitive. Dans les faits que j'ai observés, cette décroissance
a été de 4 centimètres en moyenne, au plus de 8, et, comme
l'ampliation progressive, prononcée surtout à son début.

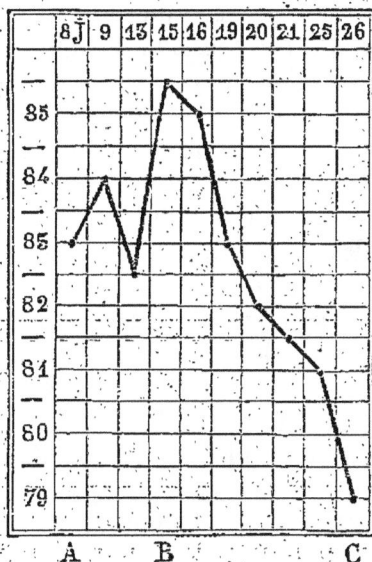

Fig. 77.

Exemple d'oscillation dans la période croissante (AB) de l'ampliation thoracique.

La durée totale de cette ampliation, de quinze jours en
moyenne, a varié suivant les maladies. Elle a été de vingt-
deux jours au plus, sauf dans certains cas, où l'ampliation stationnaire était encore plus prolongée.

La période de rétrocession est généralement égale en durée
à l'ampliation progressive. Dans ces deux périodes, la croissance ou la décroissance de la capacité thoracique présentent
une gradation régulière ; mais dans quelques faits, il y a ou des
interruptions momentanées ou des oscillations (fig, 77). En général, sauf dans certaines fièvres éruptives, où elle est plus
courte, l'ampliation complète dure autant que la maladie aiguë.

Telle est l'idée générale qu'on doit se former de cette ampliation des maladies aiguës, dont l'apparition, dès l'invasion de ces

dernières, doit être regardée comme un fait caractéristique et constant.

Période de progrès. — Cette première période peut rarement être observée dans son entier, les malades étant le plus souvent observés quelques jours après le début. C'est ce qui explique comment je l'ai trouvée inférieure à la rétrocession et ne dépassant pas 4 centimètres (1). Malgré son peu d'étendue apparente, on ne doit donc pas considérer cette ampliation comme illusoire, car sa marche est progressive, quoique parfois interrompue, et dans tous les cas où je l'ai observée, sauf chez un sujet qui succomba, elle fut suivie d'une rétrocession parfaitement caractérisée. La durée de cette ampliation progressive est en moyenne d'environ huit à dix jours; mais chez certains sujets, comme ceux atteints d'une fièvre éruptive, elle est suivie de rétrocession dès le quatrième jour.

Période stationnaire. — Lorsqu'un sujet atteint d'une maladie aiguë n'est soumis à l'observation qu'à la seconde période de l'ampliation, c'est-à-dire à la période stationnaire, on peut se demander si l'on a affaire à un sujet qui ne présente rien de particulier du côté de la capacité thoracique, ou bien à un malade arrivé réellement à la période stationnaire de l'ampliation. On ne peut en général admettre celle-ci comme positive que lorsque survient la rétrocession, preuve sans réplique d'une ampliation préalable. La capacité thoracique varie, en effet, pour chaque individu, et les chiffres exprimant cette capacité n'ont de valeur que par comparaison avec les nombres recueillis avant ou après. Cependant on pourra admettre qu'il y a ampliation stationnaire lorsque la nature de la maladie fera supposer nécessairement l'ampliation (comme on le verra plus loin), et qu'il y aura persistance des symptômes locaux de la maladie aiguë.

Période de décroissance. — L'ampliation thoracique décroissante est constatée bien plus fréquemment que la période progressive, parce qu'elle survient plus tard que cette dernière. Cette rétrocession, même lorsqu'on la constate seule, est toujours précédée d'une ampliation progressive; car sans cela il serait impossible de la comprendre, surtout quand elle est rapide. Elle débute le huitième jour en moyenne, ce qui s'accorde avec

(1) Dans la figure 76, que j'ai donnée comme spécimen de tracé graphique de mensuration, il y a une ampliation de 8 centimètres; mais il s'agit dans ce cas d'un épanchement pleurétique, et non d'une simple ampliation de maladie fébrile.

l'époque à laquelle se termine l'ampliation progressive ou stationnaire; de plus, sa durée moyenne est de huit jours, et par conséquent analogue à celle de l'ampliation proprement dite. Mais ce début et cette durée sont très-variables, comme la résolution de la maladie principale. En moyenne de 4 centimètres, elle a été jusqu'à 8 centimètres. La conformité de durée de l'ampliation progressive et de la rétrocession est un point intéressant de leur histoire, qu'il ne faut pas oublier, la règle générale étant que la rétrocession est longue ou courte lorsque l'ampliation a été également prolongée ou rapide.

Dans un certain nombre de faits, l'ampliation progressive, stationnaire, ou décroissante, ne s'annonçait pas toujours par des chiffres continuellement croissants, stationnaires ou décroissants; il y avait parfois des oscillations. Il me reste à dire un mot de ces oscillations que je constatais dans les résultats de la mensuration pendant les trois phases de l'ampliation, quel que fût le soin avec lequel la mensuration avait été pratiquée. Ces oscillations n'existaient pourtant que dans la minorité des faits, et encore plusieurs sujets n'en présentaient qu'une seule. Tel est le cas du sujet auquel se rapportait le tracé de la figure 77. Ces oscillations étaient peu considérables, d'un demi à un centimètre et demi, et n'empêchaient pas de suivre les changements de capacité qui ont été décrits; mais elles doivent être signalées, surtout dans les cas où la mensuration est quotidienne. J'en indiquerai plus loin les causes.

B. *Ampliation d'un côté de la poitrine.* — J'ai montré que toute dilatation de ce genre était précédée d'une dilatation générale de la poitrine et que la comparaison périmétrique des deux côtés fournissait des données insuffisantes, dans la plupart des cas, pour constater ce développement relatif. Il faut que l'on trouve au moins une différence de 3 à 4 centimètres du côté droit, ou de 2 à 3 à l'avantage du côté gauche, pour conclure à une dilatation latérale prédominante. La cyrtographie, en montrant dans le sens d'un diamètre oblique vertébro-mammaire, un développement croissant ou décroissant dans la rétrocession, est le seul procédé mensurateur qui puisse préciser la marche de l'ampliation latérale et le sens dans lequel elle s'effectue. La figure 78 est un bel exemple de tracé cyrtométrique de ce genre.

Conditions organiques et physiques. — L'augmentation de volume des organes intra-thoraciques, les épanchements dans les séreuses pulmonaire ou cardiaque, et le développement de

tumeurs volumineuses, expliquent le développement de la poitrine, qui se fait avec d'autant plus de facilité que les parois en
sont plus molles et plus flexibles.

Cette ampliation a d'abord lieu dans la plupart des maladies

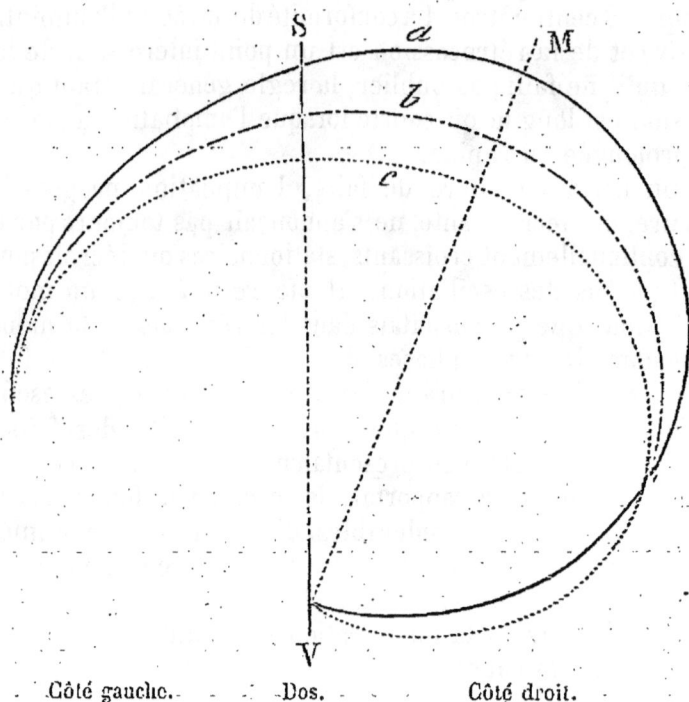

Fig. 78.

Dilatation du côté droit dans le sens du diamètre vertébro-mammaire VM. — b, c,
courbes de rétrocession suivant le même diamètre. — VS, diamètre antéro-pos-
rieur, ou vertébro-sternal.

aiguës fébriles. Je l'ai constatée dans la bronchite, la pneumonie,
la congestion pulmonaire simple, la névralgie intercostale, les
fièvres graves, le rhumatisme articulaire aigu, etc., et surtout dans
la pleurésie, dans laquelle l'épanchement constitue une cause particulière de dilatation latérale, mais où cette dilatation est d'abord
générale, comme dans toutes les conditions d'où résulte un effort
sur les parties voisines. On conçoit comment le même effet peut
résulter d'affections locales à marche chronique.

Dans tous les cas, le refoulement physique excentrique des
parois thoraciques explique naturellement l'ampliation thoracique
sensible à la mensuration.

Signification. — Si l'on a remarqué le peu d'importance que la mensuration comparative des deux côtés de la poitrine peut avoir dans des cas exceptionnels, on reconnaîtra que l'on ne saurait utiliser dans la pratique que la mensuration générale périmétrique, en attendant que le cyrtomètre, donnant toutes les données que peut fournir la mensuration thoracique, ait été assez simplifié pour devenir usuel (1). Dans l'état actuel des choses, la périmétrie circulaire générale, comme je l'ai décrite, est le moyen qui produit les signes cliniques les plus faciles à obtenir.

J'ai démontré ailleurs (2) que l'ampliation thoracique, dans les maladies aiguës fébriles, s'expliquait par l'existence de l'hyperhémie pulmonaire dans ces maladies. On ne peut, en effet, expliquer que par une congestion sanguine une ampliation se produisant avec les mêmes caractères dans les maladies les plus diverses. Il résulte de cette origine de l'ampliation qu'elle ne saurait être un signe diagnostique proprement dit, mais un signe d'évolution croissante, stationnaire ou décroissante des maladies qu'elle accompagne. Par conséquent, c'est un signe *pronostique* souvent précieux; soit qu'il annonce, par ses progrès en dehors du développement naturel de l'affection, une aggravation insolite, soit qu'il rende manifeste une résolution qui n'est pas encore appréciable par d'autres données. Les résultats fournis par la mensuration que j'ai obtenus dans les différentes maladies auxquelles je l'ai appliquée, feront comprendre l'importance des signes obtenus.

Il faut d'abord faire deux groupes des maladies fébriles en question : les unes comprenant celles des organes thoraciques, pneumonie, bronchite, hémoptysie, névralgie dorso-intercostale, pleurésie et péricardite; les autres étant des maladies générales, telles que la variole, l'érysipèle de la face, la scarlatine, le rhumatisme articulaire aigu, la fièvre intermittente, la fièvre gastrique et la fièvre typhoïde.

(1) Je ne doute pas que l'on ne parvienne à faire du cyrtomètre un instrument plus simple. Au lieu des pièces articulées qui en compliquent tant la fabrication, on ne peut malheureusement employer une simple tige de plomb, comme l'a fait le docteur Pinard pour ses *Études sur les vices de conformation du bassin* (1874). Pour circonscrire la poitrine horizontalement, en effet, il faut qu'il y ait au moins une articulation particulière qui permette de retirer la tige, comme je l'ai montré, la courbe thoracique dépassant une demi-circonférence.

(2) *Mémoire cité* plus haut.

1° Dans toutes les *affections thoraciques fébriles*, il y a amplia-tion aiguë de la poitrine ; et dans toutes, cette ampliation a les mêmes caractères généraux, *quelque soit le siège anatomique de ces affections*. Aussi devais-je, comme on l'a vu déjà, l'attribuer à l'hyperhémie pulmonaire qui en est la cause commune. A en juger par sa période de rétrocession, cette ampliation est, en général, bien plus prononcée dans cette catégorie de faits que dans les autres maladies aiguës. Dans tous ces faits de maladies thoraciques aiguës, les progrès de l'affection coïncident avec ceux de l'ampliation croissante de la poitrine, et la résolution avec la rétrocession thoracique, ce qui explique les variations de durée des trois phases de l'ampliation.

Dans la *bronchite*, l'ampliation est plus prononcée que dans aucune autre affection ; elle est en moyenne de 6 centimètres, et c'est elle qui fournit les chiffres les plus élevés. La *pneumonie*, malgré l'existence de l'hépatisation, ne vient qu'en seconde ligne pour le degré de l'ampliation. Il faut se garder d'attribuer ici cette ampliation au tissu hépatisé, puisque l'ampliation, mesurée à la base du thorax, a lieu tout aussi bien avec les pneumonies du sommet qu'avec celles de la base. Celles du côté gauche s'accompagnent d'une ampliation générale plus marquée que les pneumonies du côté droit. Une considération importante à rap-peler, c'est que la rétrocession thoracique commence quelque-fois à s'effectuer pendant l'hépatisation, et *alors que les signes locaux n'annoncent pas encore la résolution de la pneumonie.* Il en est de même dans certains cas de *péricardite ;* car j'ai vu survenir une rétrocession de 4 centimètres et demi annonçant la résolution, sans diminution des autres signes locaux.

On peut rencontrer l'ampliation thoracique dans l'*hémoptysie*, dans la *névralgie intercostale*, qui s'accompagne toujours d'hype-rhémie pulmonaire à l'état aigu, et où j'ai constaté une rétrocession de six centimètres en six jours. Mais c'est surtout dans la *pleuré-sie* que l'emploi de la mensuration est indispensable pour suivre l'évolution de la maladie aiguë. Ici l'ampliation suivie de rétroces-sion est semblable à celle observée dans les maladies aiguës précé-dentes, non sensible à la vue dans les cas de guérison assez ra-pide, et très-différente par conséquent de la dilatation et du rétré-cissement du côté affecté, signalés par Laennec dans la pleurésie.

2° La signification des données de la mensuration dans le sautres maladies aiguës n'est pas moins remarquable.

Dans les *exanthèmes* fébriles, que je dois d'abord rappeler, la durée de l'ampliation thoracique s'est montrée beaucoup plus courte que dans les autres maladies. C'est ce qui a lieu principalement dans la variole et l'érysipèle de la face, où je n'ai trouvé la durée de l'ampliation avec rétrocession que de cinq à neuf jours.

Mais ce qui doit surtout être remarqué dans la variole, c'est l'époque de la maladie à laquelle apparaît la période de décroissance de l'ampliation thoracique. Elle commence précisément à l'époque où cette éruption va acquérir son développement le plus considérable, en même temps que se résout la congestion pulmonaire qui produit l'ampliation.

Dans la *fièvre intermittente* l'ampliation présente aussi une particularité remarquable qui est à noter : elle se montre avec le frisson. — La *fièvre gastrique* (embarras gastrique fébrile) et la *fièvre typhoïde* s'accompagnent également d'ampliation thoracique, pendant leur période de progrès et d'état ; mais autant cette ampliation est passagère et brusquement suivie de rétrocession dans l'embarras gastrique fébrile, par l'effet des évacuants, autant elle est persistante avec la fièvre typhoïde, quand les phénomènes thoraciques se prolongent. Ici la durée prolongée de l'ampliation progressive ou stationnaire est la conséquence de la persistance de la congestion pulmonaire, et le début de la rétrocession indique la diminution de cette même congestion. On conçoit dès lors comment la période décroissante de l'ampliation peut annoncer la résolution de la maladie, en même temps que celle d'un de ses principaux éléments : la congestion pulmonaire qui l'accompagne.

Nous devons le dire, comme conclusion : c'est dans les bronchites graves, et dans certaines pneumonies, dont la gravité dépend de l'hyperhémie pulmonaire bilatérale, que l'on pourra utiliser la mensuration. Mais c'est principalement dans les épanchements pleurétiques que son emploi sera utile, au point de vue du pronostic.

La mensuration seule, en effet, permet de suivre les progrès de l'épanchement pleurétique, lorsque les autres signes paraissent stationnaires ; et elle annonce la résolution de la pleurésie dans les mêmes conditions, c'est-à-dire lorsque rien encore ne révèle le retrait de l'épanchement. La rétrocession accusée par la mensuration étant rapide et franchement marquée, la diminution du chiffre se rapportant à la périmétrie générale et comparé aux chiffres précédemment obtenus, doit faire porter un pronostic favorable. Les tracés représentés par les figures 76 et 77 me dispensent d'entrer dans les détails, pour démontrer l'utilité de la mensuration dans la pleurésie, où elle permet de formuler si bien les indications de la thoracentèse (1).

Dans les affections chroniques, la mensuration a aussi une certaine valeur, soit qu'on ait recours à la périmétrie générale, comme dans les *affections du foie*, et dans le cours de la *phthisie pulmonaire*, soit qu'on emploie des mensurations partielles, comme dans cette dernière affection, ainsi que je le rappellerai dans la seconde partie.

2° **Rétrécissements.** — En deçà de la rétrocession qui succède au progrès de l'ampliation de la poitrine constatée par la mensuration, il peut y avoir de véritables rétrécissements de la cage thoracique. Ils n'ont d'intérêt que dans le cours de la pleurésie, ou comme signe de la phthisie pulmonaire.

Dans la pleurésie, le rétrécissement périmétrique est indiqué par la mensuration ; mais dans la plupart des cas, lorsque déjà l'inspection peut le constater. Il arrive cependant que la mensuration seule révèle un rétrécissement tardif, latent à la vue, et que j'ai dénommé *rétrécissement de la convalescence*. Il ne fait alors que confirmer la résolution, de même que le rétrécissement apparent.

Fournet a étudié avec beaucoup de soin les résultats de la mensuration partielle pour établir la prédisposition ou l'évolution de la phthisie. Nous reviendrons sur ce sujet à propos de la tuberculisation pulmonaire, ainsi que sur la mensuration comparative du sommet et de la base de la poitrine conseillée par Hirtz.

3° **Modifications de l'élasticité thoracique.** — J'ai décrit plus haut le procédé de mensuration périmétrique qui donne une idée précise du degré d'élasticité de la poitrine, celle-ci se chiffrant par la différence de la simple application du ruban métrique à laquelle on fait succéder une mensuration aussi serrée que possible. Nous avons vu que cette élasticité, dans l'état normal, est en moyenne de 6 centimètres. Dans l'état pathologique, cette élasticité périmétrique présente ceci de remarquable qu'elle diminue par la compacité des organes intra-thoraciques, comme il est facile de le comprendre, et qu'elle augmente au contraire

(1) J'ai traité longuement ce sujet, avec preuves à l'appui, dans mon *Traité clinique des maladies aiguës des organes respiratoires*, auquel je renvoie pour plus ample informé.

quand la souplesse revient dans les tissus. En un mot l'élasticité
périmétrique diminue quand l'ampliation progresse, et augmente
quand la rétrocession est survenue.

J'ai rencontré ces différences d'élasticité dans la PNEUMONIE,
l'HÉMOPTYSIE, la BRONCHITE, la PÉRICARDITE, le RHUMATISME AR-
TICULAIRE aigu, dans les FIÈVRES ÉRUPTIVES, etc. La diminution
entre l'élasticité correspondant à l'ampliation thoracique et l'é-
lasticité constatée vers la fin de la rétrocession, a été de 1 à 3
centimètres, près de 2 centimètres en moyenne. Je dois ajouter
que l'évolution des différents degrés de cette élasticité présente
des oscillations d'un jour à l'autre qui empêchent de suivre ses
progrès jour par jour, mais qui n'empêchent pas de juger l'ensemble des résultats.

Si la compacité des organes diminue l'élasticité de la poitrine,
leur raréfaction, au contraire, augmente cette élasticité d'une
manière sensible. C'est ainsi que dans l'emphysème pulmonaire
elle est plus prononcée que dans toute autre affection; elle peut
en effet atteindre 11 centimètres.

SECONDE PARTIE

SIGNES PHYSIQUES DANS LES MALADIES

Je complète, dans cette seconde partie, l'étude des signes physiques précédemment décrits, et fournis principalement par la percussion et l'auscultation. Il ne suffit pas, en effet, de les bien connaître en eux-mêmes. Quelque familiarisé que l'on soit avec leurs caractères, et la connaissance de leurs conditions pathologiques et physiques, il faut ajouter à cette étude celle des mêmes signes groupés à leur place dans le cadre de chacune des affections qui les présentent, et dont ils sont une des manifestations plus ou moins importante.

N'ayant plus à se préoccuper de la description de ces signes, on peut leur donner toute leur valeur pratique, en les montrant au contact des autres signes ou phénomènes pathologiques qui complètent l'ensemble du diagnostic.

Je vais successivement passer en revue : 1° Les maladies des organes de la respiration; 2° Celles des organes circulatoires; 3° Les affections abdominales; 4° Les maladies diverses dans lesquelles existent des signes de percussion et d'auscultation.

J'ai dû préférer cet ordre à l'ordre alphabétique, qui aurait rendu sans doute les recherches plus faciles, mais qui aurait produit certainement une confusion regrettable (1).

(1) La table alphabétique placée à la fin de ce volume, favorisera suffisamment les recherches particulières.

PREMIÈRE DIVISION

MALADIES DES ORGANES DE LA RESPIRATION

Je vais passer en revue ces différentes maladies dans l'ordre suivant : 1° La congestion ou hyperhémie pulmonaire; 2° l'hémoptysie et l'apoplexie du poumon; 3° la bronchite et l'hémo-bronchite; 4° la pneumonie; 5° l'hémo-pneumonie; 6° la broncho-pneumonie; 7° la pleurésie; 8° la pneumo-pleurésie; 9° l'emphysème pulmonaire; 10° l'asthme; 11° la dilatation des bronches; 12° la gangrène du poumon; 13° la tuberculisation pulmonaire; 14° le pneumothorax; 15° les affections du larynx; 16° affections de la trachée et de l'œsophage; 17° les corps étrangers; 18° les infarctus du poumon; 19° les oblitérations sanguines de l'artère pulmonaire; 20° les tumeurs intra-thoraciques; 21° l'adénopathie bronchique; 22° le cancer du poumon; 23° les hydatides du poumon et de la plèvre.

I

CONGESTION OU HYPERHÉMIE PULMONAIRE

Je place en tête des maladies intra-thoraciques la congestion pulmonaire, parce qu'elle est une maladie particulière bien définie, comme je l'ai démontré ailleurs (1), et en

_____

(1) Mes *Recherches sur les variations de la capacité thoracique dans les maladies aiguës* (Mém. de la Soc. méd. d'observation, t. III, 1856) m'ont fait connaître l'existence de la congestion pulmonaire dans une foule de conditions où elle n'était pas seulement soupçonnée. J'ai complété son étude, en décrivant ses signes et en signalant son existence

outre parce qu'elle constitue un état pathologique dont les signes physiques viennent compliquer une foule d'autres maladies, soit des maladies locales intra-thoraciques, soit générales. C'est à ces deux points de vue que j'exposerai l'ensemble de ses signes physiques.

1° Congestion pulmonaire simple. — La congestion pulmonaire idiopathique débute *brusquement*, le plus souvent par une *fièvre éphémère*, et, dans tous les cas sans exception, par une *douleur* thoracique caractérisée par un point de côté ou par une vraie névralgie dorso-intercostale.

Signes physiques. — Les signes de percussion et d'auscultation sont les seuls utiles pour la constatation ou le diagnostic de l'hyperhémie pulmonaire. Il y a bien une ampliation thoracique comme conséquence de l'accumulation du sang dans le poumon; mais elle n'est nullement sensible à la vue. La mensuration seule l'a révélée scientifiquement, mais elle n'est pas nécessaire à la constatation pratique de la maladie.

Percussion. — La percussion fournit des signes très-utiles, mais qui ne sont pas constants : c'est une *sonorité exagérée* ou *tympanique*, ou de la *submatité*, l'une ou l'autre isolée ou bien occupant en même temps des régions différentes de la poitrine.

L'obscurité du son a des limites vagues, occupant en arrière la moitié ou les deux tiers inférieurs du côté affecté, rarement toute sa hauteur, et ne donnant pas sous le doigt

comme maladie particulière dans les travaux suivants. *De la congestion pulmonaire considérée comme élément habituel des maladies aiguës,* mémoire lu à la Soc. méd. des hôpitaux (Actes de cette Société, 3e fasc., et Arch. de médecine, avril 1854); *Études cliniques sur la congestion pulmonaire* (deux mémoires dans les Arch. de méd., 1866, d'août à décembre); *Traité clinique des maladies aiguës des organes respiratoires,* 1 vol. in-8° avec planches et figures, 1872.

la sensation de résistance qu'opposent à la percussion une hépatisation pulmonaire ou un épanchement pleurétique. Cette matité m'a présenté en outre cette particularité remarquable, qu'on la rencontre plus souvent du côté droit de la poitrine en arrière que du côté gauche.

La *sonorité exagérée* ou *tympanique*, plus fréquemment observée que la submatité, n'est pas un signe rare. Ce tympanisme assez souvent plus étendu que l'obscurité du son, se montre principalement à la base de la poitrine en arrière, ou en avant à la partie supérieure, entre la clavicule et le mamelon. Je l'ai vu être général des deux côtés dans un cas de congestion pulmonaire double, caractérisée aussi par des douleurs des deux côtés.

La submatité et le tympanisme ont été aussi constatés par le docteur Ern. Bourgeois, mon ancien interne (1); il a rencontré une fois une *sonorité aiguë* sous la clavicule. Enfin dans un quart de ses observations, comme dans les miennes, le son a été normal.

Auscultation. — Les signes d'auscultation sont les signes les plus importants. Le tableau suivant en donne une idée générale. Il comprend soixante quinze cas, dont vingt-cinq sont dus au docteur Bourgeois. Il y a eu dans ces soixante-quinze faits :

Respiration faible........................	43 fois
— sibilante ou ronflante...........	30 —
Expiration prolongée.....................	25 —
Respiration soufflante...................	17 —
— granuleuse ou rude............	14 —
— exagérée, dite puérile.........	13 —
Râles humides............................	18 —

A part les râles humides, on voit que les signes d'auscul-

(1) E. Bourgeois, *De la congestion pulmonaire simple* (Thèse de Paris, 1870).

tation de l'hyperhémie pulmonaire comprennent les *respira-tions anomales* que j'ai signalées et précédemment décrites. Il est à noter que toutes se rencontrent ici par le fait de la modification physique du poumon : son augmentation de volume.

Ici les respirations anomales se rencontrent isolées ou si-multanément multiples. Elles sont remarquables, j'insiste sur ce caractère, *par leur succession irrégulière* d'un jour à l'autre. Les respirations sibilante ou ronflante sont, avec la respiration soufflante, qui est souvent *prévertébrale*, (v. p. 213), et les râles humides, l'expression la plus accentuée de l'intensité de la congestion ; mais l'on voit, par le tableau qui précède, que les râles humides, que l'on rencontre dans environ le quart des faits seulement, et tou-jours localisés d'ailleurs, n'ont pas l'importance diagnos-tique qu'on leur a attribuée (1).

Valeur diagnostique. — Avant la publication des résultats de mes nombreuses recherches sur la congestion pulmonaire, on méconnaissait la plupart des signes de l'hyperhémie, que l'on attribuait à d'autres affections. C'est ainsi que la respiration faible était rattachée à l'emphysème pulmonaire, ou bien à un épanchement pleurétique ; la respiration sibilante était con-sidérée comme un *râle* de la bronchite ; l'expiration prolongée comme un indice de tuberculisation à son début, de même que la respiration granuleuse ou rude. Le souffle, uni surtout à des râles humides, faisait penser à l'existence d'une pneumo-nie. Citons quelques exemples. — Un malade présente de

---

(1) Beaucoup de médecins ne tiennent compte encore que des râles humides, comme signes de la congestion pulmonaire. Pour le docteur E. Collin (de Saint-Honoré), ces râles, occupant la partie externe ou sous-axillaire de la poitrine, à l'exclusion de toute autre région, seraient le signe pathognomonique d'une congestion particulière aux rhumati-sants, mais que, pour mon compte, je n'ai pas observée. (E. Collin, *Étude pour servir au diagnostic et au traitement de la congestion pul-monaire de nature arthritique*), (1874).

l'oppression et une respiration sifflante sans râles humides, et l'on admet une *bronchite*, malgré l'absence de toux et d'expectoration (1). — Un autre accuse d'un côté de la poitrine une douleur avec submatité et faiblesse du bruit respiratoire, et l'on croit à une *pleurésie* commençante. — Un troisième a un point de côté avec de légers signes de percussion et d'auscultation, légère submatité ou tympanisme, expiration prolongée, un peu de faiblesse du bruit respiratoire, et l'on conclut à une *pleurodynie* (2). Enfin, du jour au lendemain, au point de côté se joignent de la submatité, du souffle et quelques gros râles crépitants, et l'on diagnostique une *pneumonie*.

La fausse interprétation de ces signes de congestion pulmonaire, qui peut avoir, on le voit, de si fâcheuses conséquences, se reconnaît aisément à cette particularité très-importante, à savoir : que ces signes peuvent se constater isolément ou se combiner en assez grand nombre, tout en pouvant se succéder irrégulièrement du jour au lendemain. Cette évolution irrégulière est caractéristique (3). On observe ces signes le plus souvent d'un seul côté de la poitrine, celui oc-

(1) C'est depuis que Mériadec Laennec a considéré comme signes de *bronchite* tous les signes qui ne pouvaient se rapporter ni à la pneumonie franche, ni à la pleurésie, dans les maladies aiguës des organes de la respiration, que l'on a abusé et que l'on abuse encore du diagnostic *bronchite*. Je dois reconnaître cependant que, depuis mes publications sur la congestion pulmonaire, on en tient plus compte, et l'on prononce plus souvent le nom de congestion ou d'hyperhémie pulmonaire, qui était comme bannie de la pathologie.

(2) Je crois avoir démontré d'une manière très-nette que la dénomination de *pleurodynie* ne doit être donnée qu'à la simple douleur rhumatismale des muscles des parois thoraciques, et que les prétendus signes de percussion et d'auscultation de cet état pathologique ne sont autres que des signes de congestion pulmonaire. (Voy. *Union médicale*, 1866 : *De la vraie pleurodynie*).

(3) On peut en voir un exemple remarquable dans l'observation publiée, page 53, dans mon *Traité clinique des maladies aiguës des organes respiratoires*, où j'ai exposé avec détails l'histoire de l'hyperhémie pulmonaire.

cupé par la douleur; mais on peut aussi les rencontrer des deux côtés à la fois. — Une autre particularité tout aussi nécessaire à connaître est celle-ci : un traitement approprié, tel que vomitifs, ventouses scarifiées, évacuation sanguine, *fait disparaître en quelques heures* tous les signes observés, même lorsqu'ils ont une gravité apparente. Le son de percussion et la respiration reviennent à leur état normal, si bien que, du jour au lendemain, il semble que l'on explore un autre malade : celui de la veille est comme transformé.

Lorsque je publiai mes recherches, je signalai la fréquence de l'hyperémie dans la première enfance, en faisant appel à l'observation. Mon savant collègue, le docteur Bergeron, de l'hôpital Sainte-Eugénie, inspira des recherches de ce genre à un de ses internes (1), qui confirma absolument, dans l'ensemble et les détails, les résultats publiés par moi en 1866.

Cadet de Gassicourt, médecin du même hôpital, m'a confirmé comme parfaitement exacte chez les enfants la description que j'ai donnée de l'hyperémie pulmonaire, en me la signalant comme élément dominant trop négligé de la pathologie de l'enfance.

2° Congestion pulmonaire dans les maladies. — Il est très-ordinaire de rencontrer, dans la pratique, la congestion pulmonaire alliée à d'autres maladies. Cette hyperhémie secondaire doit être considérée: 1° comme état pathologique initial de ces maladies ; 2° comme phénomène concomitant habituel ; 3° comme complication accidentelle dans leur

---

(1) Hirne, *De la fluxion ou congestion pulmonaire simple chez les enfants* (Thèse de Paris, 1876). L'auteur, en outre des phénomènes symptomatiques que j'ai indiqués chez l'adulte, signale les *vomissements* comme habituels chez les enfants, et survenant avec la douleur de côté, qu'il a trouvée comme constante au début, ainsi que la fièvre éphémère.

cours. Il en résulte que les signes de percussion et d'auscultation ont, à ces points de vue, une importance très-grande, parce qu'ils révèlent l'existence d'un élément pathologique qui serait souvent inaperçu, sans la connaissance des signes de percussion et d'auscultation que je viens de rappeler à propos de la congestion pulmonaire idiopathique, et qui se retrouvent dans les hyperémies symptomatiques.

Ils donnent lieu à des méprises regrettables; et l'on peut placer en première ligne de ces méconnaissances les prétendus *râles indéterminés*, que Skoda a ainsi dénommés parce qu'il n'a pu les rattacher à rien de connu. Ils ont le plus ordinairement pour origine l'hyperémie prononcée des poumons.

A. — Les signes de percussion et d'auscultation de la congestion pulmonaire se manifestent *au début* d'une foule de maladies. Il faut que le praticien sache qu'à l'invasion des maladies aiguës, il peut rencontrer des hyperémies pulmonaires qui présentent cette particularité essentielle, à savoir : que *la persistance de la fièvre et des symptômes locaux de l'hyperémie* doit être jugée comme le prélude d'une maladie plus ou moins grave; car cette fièvre est éphémère dans la congestion idiopathique, et les signes physiques disparaissent par le traitement du jour au lendemain.

On trouve les signes de l'hyperémie au début de la *bronchite* et de la *pneumonie* principalement; mais aussi au début de beaucoup d'autres maladies aiguës que j'ai rappelées dans mon *Traité clinique*. Comme maladies chroniques, nous ne devons pas omettre de rappeler la *tuberculose pulmonaire*, au début de laquelle la congestion joue un rôle important.

La congestion pulmonaire a été signalée depuis longtemps, mais principalement au point de vue de l'anatomie pathologique. Dans mon Mémoire de 1854, déjà cité, j'ai démontré que cette hyperémie existait dès le début de toutes les maladies fébriles, qu'elle était prouvée par une ampliation thoracique sensible à la mensuration, et reconnaissable aux signes de percussion et d'auscultation que j'ai rappelés.

B. — *L'hyperémie concomitante* dans les maladies aiguës est extrêmement fréquente, et les signes de percussion et d'auscultation qui la révèlent sont toujours ceux que j'ai rappelés plus haut.

L'hyperhémie se manifeste par ses signes caractéristiques dans le poumon opposé à celui qui est atteint de *pneumonie*, et même dans les parties du poumon non affectées du côté de la pneumonie.

L'existence de ces signes dans les *fièvres* offre une très-grande importance. Il n'est pas indifférent, en effet, de pouvoir ou non bien étudier la congestion pulmonaire comme élément réel et plus ou moins grave de la maladie principale; et il n'est pas moins nécessaire d'éviter la confusion diagnostique qui peut résulter de l'interprétation erronée des signes qui se rapportent à l'hyperhémie.

Dans les fièvres, les troubles fonctionnels de cette hyperhémie sont loin d'être aussi complets que ceux de la congestion pulmonaire idiopathique, et ils n'ont pas la même physionomie. Ainsi *la douleur de côté fait le plus souvent défaut*. C'est là une première particularité sur laquelle j'insiste, vu le rôle important que la douleur joue dans l'hyperémie simple. Le plus souvent aussi il n'y a ni toux, ni expectoration. Mais la dyspnée est quelquefois considérable et peut constituer un signe prédominant qui attire tout d'abord l'attention, comme une complication grave qu'il faut combattre dans sa cause. De plus, la congestion, liée à toute fièvre proprement dite *dès son début*, se continue avec elle et a, par suite, une marche et une durée plus longues que l'hyperhémie pulmonaire simple. Elle n'offre pas non plus, comme cette dernière, une terminaison brusque par un traitement approprié. L'hyperhémie des fièvres fait

27.

corps en quelque sorte avec la maladie, dans des conditions que je rappellerai à propos des différents groupes de ces maladies, parmi lesquelles il faut rappeler surtout certaines affections du cœur. Il y a longtemps que la congestion pulmonaire a été reconnue dans ces affections, soit par suite d'une contraction exagérée de l'organe, soit par suite d'un obstacle valvulaire ; seulement l'on n'attribuait pas d'autres signes à cette congestion que les gros râles humides, ce qui est très-insuffisant pour le diagnostic.

C. — Enfin la congestion pulmonaire se montre assez fréquemment comme *complication accidentelle* dans beaucoup d'affections, où elle peut se montrer avec des phénomènes fonctionnels plus ou moins graves, mais toujours en se manifestant par les signes précédemment décrits. C'est en se développant dans certaines bronchites simples que l'hyperhémie les transforme en bronchite capillaire ; dans la pneumonie, dans toutes les maladies aiguës, en un mot, et dans une foule de maladies chroniques, elle peut jouer le rôle de complication. Que de prétendues pneumonies doubles ne sont que des congestions pulmonaires, au moins d'un côté de la poitrine ! Dans l'emphysème pulmonaire, j'ai signalé l'hyperhémie comme complication d'une importance particulière, fréquente, et constituant avec la bronchite, mais *souvent sans elle*, un accident temporaire bien caractérisé par les signes de l'hyperémie (1), qui disparaissent rapidement sous l'influence du traitement. On peut dire qu'il n'est pas une maladie aiguë ou chronique, principalement celles des organes de la respiration, qui ne puisse se compliquer accidentellement de congestion pulmonaire, soit comme affection intercurrente imprévue, soit comme recrudescence de l'hyperhémie concomitante.

(1) Bien des praticiens englobent encore sous le nom de bronchites les hyperhémies simples et les bronchites vraies qui compliquent l'emphysème pulmonaire.

II

HÉMOPTYSIE. — APOPLEXIE PULMONAIRE.

Quoique l'hémoptysie soit une hémorrhagie des bronches, et l'apoplexie pulmonaire une hémorrhagie interstitielle du poumon, nous pouvons, au point de vue des signes physiques, rapprocher ces deux accidents pathologiques, que révèle une expectoration subite de sang plus ou moins abondante, souvent inattendue.

Un *bruit respiratoire affaibli et obscur* ou même *aboli* dans un point limité des poumons, et le plus souvent au sommet de l'un des poumons, soit en avant sous la clavicule, soit en arrière dans la fosse sus ou sous-épineuse, où il existe une *sonorité obscure*, ou au contraire *tympanique* à la percussion; le murmure respiratoire parfois remplacé par un *souffle* bronchique; enfin des *râles humides*, fins ou gros, crépitants ou sous-crépitants, dans le même point : tels sont les signes physiques locaux qui accompagnent soit l'hémoptysie, soit l'apoplexie pulmonaire. Ils se confondent quelquefois dans une même origine, l'apoplexie pouvant être une manifestation plus avancée de la congestion pulmonaire que l'hémoptysie; mais elles se distinguent le plus souvent l'une de l'autre, aux points de vue anatomique et étiologique, que je n'ai pas à rappeler ici.

Les signes physiques empruntent ici leur valeur diagnostique au fait de l'expectoration sanguine, à laquelle Laennec attachait une grande valeur comme signe de l'apoplexie pulmonaire. Mais ces signes ne sont pas toujours perçus dans leur simplicité; quand, par exemple, l'hémorrhagie survient dans le cours d'une affection du poumon, comme la *tuberculisation*, ou la *dilatation des bronches*, avec laquelle cet accident est fréquent.

Ordinairement alors les signes physiques se caratérisent par une augmentation des râles humides dus à la présence du sang dans les cavités aériennes.

III

BRONCHITES — HÉMO-BRONCHITES.

Nous désignons par ces deux dénominations deux formes de bronchite qui diffèrent principalement par le degré de l'hyperémie pulmonaire concomitante ; celle-ci est exagérée dans les hémo-bronchites.

1° Bronchites proprement dites. — J'ai démontré ailleurs (*Traité clinique* cité) que, sous le nom de *bronchite*, on a décrit une affection très-complexe par des nuances infinies. Laennec, avec sa grande sagacité clinique, avait compris la difficulté de donner une bonne description du catarrhe pulmonaire, lorsque Mériadec Laennec voulut simplifier à tort la question en englobant la congestion, l'inflammation, le catarrhe dans le terme *bronchite*, ce qui n'était nullement scientifique. Néanmoins cette fausse vue prévalut. Nous avons simplifié la question, au point de vue de la physiologie anatomique, en montrant la congestion pulmonaire comme un élément accessoire, mais important, qui est plus accentué dans la bronchite que dans toutes les autres affections aiguës thoraciques, et dont j'ai donné tout à l'heure les caractères.

Signes physiques de la bronchite. — On constate, au début de la bronchite, les signes physiques d'une hyperhémie pulmonaire initiale, signes qui ne sont pas caractéristiques de la bronchite proprement dite. Beau, qui trouvait avec raison que la bronchite, telle qu'on la comprenait de son temps, était embarrassée de toutes sortes de difficultés qu'il ne put d'ailleurs éclaircir (1), admettait une bronchite à *râles vibrants* ou sonores, et une bronchite *à râles bullaires* ou *humides*, isolant ainsi, inconsciemment, la congestion de la véritable bronchite.

Dans cette dernière maladie, l'invasion est parfois caractérisée, aussitôt le début, par les signes de l'hyperhémie pulmonaire simple, comme j'en ai publié des exemples (2). Les signes de la congestion peuvent être alors très-accentués ou peu prononcés ; mais ils sont constants et persistants, dans certains cas, pendant plusieurs jours, avant que la bronchite présente ses caractères propres.

Percussion. — Ce mode d'exploration fournit les mêmes signes non constants que l'on rencontre dans la congestion pulmonaire. Ce sont : l'obscurité ou l'exagération du son. Des deux côtés, dans les faits que j'ai observés, la submatité occupait la partie inférieure et postérieure du thorax, rarement toute la hauteur des poumons, et le tympanisme se constatait soit en avant sous les clavicules, soit en arrière au niveau des deux bases.

Auscultation. — Quand on constate une respiration sibilante prolongée, et même quelques râles sous-crépitants plus ou moins généralisés, on doit se demander quelle est la part de la congestion et celle de la bronchite ou de l'inflammation de la muqueuse des bronches. Il faut reconnaître que, de part et d'autre, il n'y a rien de particulier dans ces signes physiques. Dans les deux cas, cette respiration sibilante ou ronflante et l'expiration prolongée, ré-

---

(1) Beau, *Mémoire sur une distinction nouvelle de deux formes de bronchite.* (Arch. de méd., 1848, t. XVIII.)

(2) Voyez notamment l'observation 23 de mon *Traité* déjà cité, page 157.

sultent de la diminution du calibre des bronches, soit par
suite de l'infiltration sanguine du poumon, dont la masse
augmente aux dépens de l'air des bronches, soit par le fait du
gonflement de la muqueuse enflammée, ou même de la présence d'une mucosité épaisse dans un conduit bronchique.

C'est une grave erreur que de croire et de répéter que
ces mucosités, auxquelles Beau a fait jouer un rôle prépon-
dérant, sont, avec le gonflement inflammatoire de la muqueuse bronchique, les seules causes des *râles sonores*
(respiration sifflante ou ronflante). J'ai démontré que la
simple hyperhémie du poumon suffisait pour les produire
très-fréquemment. Quant au râle sous-crépitant, on sait
qu'il est dû à la présence des mucosités sur le passage de
l'air qui circule dans les conduits aériens.

L'évolution de ces signes et des autres phénomènes les
différencie, comme nous le verrons tout à l'heure, dans la
bronchite et la congestion; mais la bronchite a, par elle-
même, deux caractères importants qu'il ne faut pas oublier.
Ce sont : 1° La persistance et le siége du râle sous-crépitant à la base des deux poumons en arrière, où il est limité,
ou bien plus prononcé qu'ailleurs; 2° La nature muco-purulente des crachats.

Ce siége des râles sous-crépitants, des deux côtés de la
poitrine et à la base des poumons, a été observé et signalé
dans la bronchite. Mais dans la confusion des faits de vraies
et de fausses bronchites, on ne lui a pas attribué toute son
importance. J'ai insisté avec raison, je crois, sur la valeur
diagnostique de ces râles dans la vraie bronchite à la base
des poumons (*Ouv. cité*). Ces râles n'ont, il est vrai, par
eux-mêmes, en tant que râles, aucun caractère propre qui
les distingue : ils n'ont de remarquable que leur siége. La
place qu'ils occupent, en arrière de la poitrine, à *la base
de chaque poumon*, est bornée à un petit espace; ou bien
ils s'élèvent à une hauteur plus ou moins grande à partir

de cette base. Lorsqu'on les constate en même temps en avant, sous le mamelon, cela n'arrive que lorsqu'ils s'élèvent très-haut en arrière. Il peut arriver qu'ils occupent toute la hauteur de la poitrine, ils sont alors plus nombreux, plus gros, et mieux accusés inférieurement que dans les parties supérieures.

Cette localisation des râles humides dans la bronchite est un excellent signe de cette affection, car on l'y rencontre à peu près constamment. Il ne manque momentanément que dans certains cas où l'encombrement des bronches et les autres causes d'obstruction des voies aériennes rendent le bruit respiratoire très-obscur, et lorsque l'on ne constate que des râles disséminés çà et là dans les différents points de la poitrine. Mais il arrive alors, ou bien que l'on provoque l'existence des râles à la base en faisant tousser le malade, ou bien que le traitement, en rendant la circulation de l'air dans les bronches plus facile, fait apparaître ces râles caractéristiques.

La présence des mucosités dans les bronches donne lieu, non-seulement à des râles à bulles plus ou moins volumineuses suivant le calibre des bronches où ils se produisent, mais encore à la production d'un signe que je ne saurais oublier de rappeler. Je veux parler des sifflements respiratoires, de la respiration sifflante. Ce signe disparaît souvent par la toux, qui déplace la mucosité obstruant en partie la bronche où le sifflement se produit; mais le sifflement est persistant dans la bronchite lorsqu'il dépend, dans les cas les plus graves, du gonflement de la muqueuse bronchique obstruant en partie les conduits aériens. La respiration subit alors des modifications profondes. L'inspiration peut être rude et courte, et l'expiration très-prolongée, sifflante, plaintive ou ronflante.

Diagnostic. — Les signes physiques de la bronchite, lorsqu'ils sont nettement accusés, et qu'il s'y joint l'expectoration muco-purulente de la maladie confirmée, ont une valeur diagnostique incontestable. Mais il se présente souvent des particularités qui les modifient, ou des signes d'autres affections qui ressemblent à ceux de la bronchite.

Les râles sous-crépitants, *d'un seul côté*, en arrière et à la base de la poitrine, ne peuvent être attribués à une bronchite s'ils sont persistants. Il faut noter que, dans la convalescence de la bronchite franche, ces râles peuvent disparaître d'abord du côté le moins affecté, avant de disparaître de l'autre. — En dehors de cette condition, l'on trouve le râle sous-crépitant isolé à une seule base dans la *dilatation des bronches*, et avec d'autres lésions locales que j'ai rappelées dans la Première partie. Une dilatation bronchique occupant les bases des deux poumons, ce qui est rare, présente les râles sous-crépitants ou muqueux localisés dont il est question ; mais nous verrons, à propos de la dilatation des bronches, que c'est principalement dans les cas d'hyperhémie accidentelle, venant compliquer cette affection, que l'on pourrait croire à une maladie aiguë, l'ectasie bronchique ayant une marche chronique bien caractérisée.

L'évolution de la bronchite coïncide avec certaines modifications des signes d'auscultation de cette maladie. Ces signes peuvent se manifester dès le début sans que les signes hyperhémiques se montrent d'abord seuls. A la fin de la maladie, ils peuvent persister par le passage de la bronchite aiguë à la bronchite chronique, dont les signes locaux ne diffèrent pas de l'aiguë en dehors des phénomènes locaux et généraux d'acuité. — La continuité des râles peut être interrompue pour reprendre à diverses reprises, ce qui a fait admettre par Boisseau, Broussais, Mongellaz, Bougard, des bronchites aiguës *intermittentes*. Mais il n'y a que des hyperhémies pulmonaires, prises par ces auteurs pour des bronchites, qui puissent disparaître ou revenir d'un jour à un autre, toute inflammation, même légère, étant plus per-

sistante. Nous ne saurions donc admettre que les signes de
percussion et d'auscultation de la bronchite proprement
dite soient essentiellement mobiles comme ceux de l'hyperhémie.

Les signes de la bronchite persistant ou disparaissant
à la fin de la maladie aiguë, il peut apparaître d'autres
signes de complications accidentelles ou permanentes.
L'*emphysème pulmonaire* et la *dilatation des bronches*
sont les plus fréquentes, et réciproquement le retour de la
bronchite aiguë dans le cours de ces affections est loin d'être
rare.

2° **Hémo-bronchites.** — La congestion pulmonaire étant
constante dans la bronchite, il n'y a rien d'étonnant à ce
que l'on rencontre des bronchites dans lesquelles l'hyperhémie prédomine comme élément principal de la maladie,
en leur imprimant une physionomie particulière, qui me les
a fait classer à part, sous la dénomination d'hémo-bronchites.

Signes physiques. — Les signes fournis pour la percussion et l'auscultation sont ceux de la congestion et de la
bronchite combinés, mais avec cette particularité qu'ils
sont généralisés dans les deux côtés et dans toute la hauteur
de la poitrine, en même temps qu'il existe une dyspnée
prononcée, une expectoration muco-purulente, et une persistance de la fièvre éloignant l'idée d'une congestion
simple. A la dyspnée apparente se joint une sonorité
souvent tympanique à la percussion ; tandis que les signes
d'auscultation indiquent la difficulté de la circulation de
l'air dans les bronches : faiblesse ou nullité du murmure
respiratoire, remplacé par des sifflements, des ronflements,
des bruits plaintifs, en un mot toutes les variétés de bruits
improprement dénommés râles sonores. Il s'y joint des râles
sous-crépitants plus ou moins abondants, disséminés, avec

ou sans prédominance aux bases pulmonaires. Cet ensemble de signes répond encore aux râles *indéterminés* de Skoda. Ces phénomènes d'auscultation sont entendus également dans l'inspiration et l'expiration; l'expiration dans les cas les plus graves étant très-prolongée, plus laborieuse ou active que l'inspiration, et faisant entendre à distance les bruits anomaux intra-thoraciques.

Ces signes de l'hémo-bronchite sont plus ou moins prononcés. Leur degré est extrême, et se rattache à un état asphyxique qui a fait dénommer la maladie *fausse-péripneumonie* par Sydenham, Van Swieten, Cullen, *péripneumonie catarrhale*, par Sauvages, *catarrhe suffocant* par Morgagni, et par les modernes *bronchite capillaire suffocante*. Je renvoie à la description que j'ai donnée (*Ouv. cité*) de cette affection des plus graves chez l'adulte et dans le jeune âge. Je crois y avoir démontré que l'inflammation des bronches, quelquefois capillaire en effet (1), est souvent peu prononcée, tandis que la congestion est considérable. La gravité extrême, et souvent la mort, s'expliquent ici par les troubles profonds de l'hématose, par l'asphyxie en un mot, qui résulte de la pénétration insuffisante de l'air dans les voies aériennes, et des troubles de la circulation cardio-pulmonaire.

On ne saurait admettre que ces troubles asphyxiques soient principalement dus aux mucosités confinées dans les bronches, et dont la stase a été attribuée à la paralysie des muscles de Reissessein par Stokes. Il y a, outre l'élément catarrhal, l'hyperhémie et l'inflammation de la muqueuse bronchique, deux autres éléments fondamentaux, dont il faut tenir compte, pour avoir la vraie signification des

---

(1) Cette inflammation dans les bronches capillaires est démontrée, après la mort, par la coupe du poumon, dont la pression fait sourdre des granulations-purulentes des plus petites bronches.

signes de percussion et d'auscultation dans les hémo-bronchites.

IV

PNEUMONIE.

La pneumonie n'est bien connue au point de vue ana-tomique que depuis les travaux de notre siècle. La conden-sation congestive, l'hépatisation, et la compacité dite *mas-sive* du poumon, expliquent la production des remarquables signes physiques que l'on rencontre dans cette maladie.

Signes physiques. — Il existe au début de la pneumonie une période dite d'engouement pendant laquelle l'hépati-sation n'existe pas encore, et dont les signes devraient être examinés à part, s'ils n'étaient ceux de la congestion pul-monaire, à laquelle se joint une fièvre persistante dès le début.

J'ai rencontré un grand nombre de faits qui démontrent qu'en pareils cas, la congestion ne diffère nullement par ses signes physiques, de la congestion simple.

Cette période congestive initiale et de progrès, jusqu'au moment où se montrent les signes propres à la pneumonie, a une durée variable. Tantôt elle est si courte que les signes de percussion et d'auscultation en sont à peine appréciables; tantôt cette première période est de 24 ou 48 heures; rarement elle est plus prolongée. J'ai cepen-dant observé, à l'hôpital Cochin, un malade chez lequel les signes physiques de l'hyperhémie pulmonaire ont per-sisté pendant huit jours avec la fièvre, avant que les signes caractéristiques de la pneumonie ne se soient révélés (1).

(1) Je suis forcé de renvoyer le lecteur qui désirerait une étude plus complète de l'hyperhémie pulmonaire initiale de la pneumonie, à mon mémoire de 1866 (*Arch. de médecine*) et surtout à mon *Traité clinique*, qui contient une monographie de la pneumonie.

L'hyperhémie ne se borne pas à précéder la pneumonie; elle l'accompagne dans tout son cours, avec des particularités rappelées plus loin. J'arrive aux signes physiques particuliers de la pneumonie avec hépatisation.

A l'*inspection*, le côté affecté de pneumonie ne se montre pas dilaté. Grisolle a cru en avoir observé un cas; mais il a sans doute été induit en erreur par une saillie physiologique. Je n'ai pas même constaté d'effacement des creux intercostaux chez les sujets maigres atteints de pneumonie.

A la *palpation*, les vibrations thoraciques sont augmentées au niveau du point hépatisé pendant que le malade parle. Mais ce signe, qui vient confirmer ceux que donne l'auscultation, n'est pas aussi constant qu'on l'a dit, ce qui tient à ce que les conditions dans lesquelles se produit ce signe ne sont pas toujours les mêmes. Il ne suffit pas en effet, pour que les vibrations vocales soient augmentées, que le tissu pulmonaire soit condensé et en contact avec les parois thoraciques. Il faut encore que la perméabilité des conduits aériens soit suffisante jusqu'à la lésion pulmonaire, pour que la voix y retentisse suffisamment pour produire la bronchophonie (1).

Ce degré de perméabilité variable des conduits bronchiques, peut différer du jour au lendemain; aussi ai-je rencontré, dans plusieurs observations, des modifications notables d'un jour à l'autre : un jour, des vibrations exagérées; le lendemain, des vibrations moindres, et *vice versâ*. Une autre cause de l'obtusion des vibrations est dans la

---

(1) Sur trente-quatre malades atteints de pneumonie franche chez lesquels j'ai cherché l'état des vibrations thoraciques, dix-neuf seulement m'ont présenté une *exagération d'intensité* de ces vibrations au niveau de la lésion, et quatre autres au contraire *leur diminution* sensible relativement au côté non affecté. Enfin, dans les onze faits restants, les vibrations sont restées *égales des deux côtés*, malgré l'existence d'un souffle bronchique très-fort chez un de ces malades, et d'une bronchophonie très-intense chez deux autres.

gracilité de la voix, qui fait que la voix normale de certains individus, principalement celle des femmes, ne fait pas vibrer les parois thoraciques, ou les fait vibrer très-incomplétement.

Percussion. — Les résultats de ce mode d'exploration sont remarquables dans la pneumonie, puisque l'on peut percevoir, au niveau de la partie lésée, de la *matité*, plus rarement du *tympanisme* et du *bruit de pot fêlé.*

La *matité* ou diminution d'intensité est la conséquence de la condensation du tissu pulmonaire par l'hépatisation. Elle offre tous les degrés possibles, depuis la simple acuité du son et la matité la plus légère, jusqu'à la plus absolue, avec une résistance prononcée sous le doigt. Elle siége au niveau même de l'hépatisation, le plus souvent à la base en arrière, dans une hauteur plus ou moins grande, ou dans toute la hauteur du côté affecté; plus rarement en avant vers la base en même temps qu'en arrière; rarement aussi à la partie moyenne en arrière seulement. Enfin la matité occupe le sommet en avant et en arrière dans la pneumonie du lobe supérieur du poumon. Nous allons voir, à propos de la congestion concomitante de la pneumonie, que l'on peut rencontrer une submatité des deux côtés en arrière, sans qu'il y ait pour cela une double pneumonie. Les limites de la matité pneumonique sont vagues ou nettement accusées, et l'on éprouve à son niveau une sensation de résistance plus prononcée à la percussion que dans la simple congestion.

On rencontre aussi, dans un certain nombre de pneumonies franches, une *exagération d'intensité* de la sonorité de percussion, qui mérite d'attirer l'attention. Ce tympanisme peut s'observer, au début de l'hépatisation ainsi qu'au moment de sa résolution, *au niveau même de la lésion pulmonaire*, la matité étant perçue dans la période intermédiaire; en sorte que l'évolution de l'hépatisation peut donner lieu à son début au tympanisme, ensuite à la matité, et ensuite de nouveau au tympanisme. Les faits que j'ai publiés ne laissent aucun doute à cet égard. L'exagération d'intensité du son de percussion s'est encore rencontrée, mais plus fréquemment, dans le lobe supérieur du poumon, lorsque la pneumonie occupe seulement sa base, et elle se produit alors avec des caractères analogues à ceux que l'on constate sous les clavicules dans la pleurésie avec épanchement. Ce tympanisme a été observé d'abord en Angleterre par Hudson, Graves et Williams; il fut pris au début pour un signe de pneumothorax accidentel et passager se produisant dans certaines pneumonies. Cette explication ne fut pas généralement acceptée; mais le fait de l'exagération tympanique du son au niveau de la portion du poumon non atteinte par l'hépatisation ne pouvait plus être contesté, lorsque Skoda eut signalé le même phénomène au sommet du poumon, dans les cas d'épanchement pleurétique.

Dans une conférence clinique faite à l'hôpital Cochin, en 1864, sur le son tympanique et le bruit de pot fêlé dans la pneumonie (1), j'ai assimilé les conditions organiques qui existaient dans les deux maladies, en faisant remarquer que, de part et d'autre, il y avait refoulement du poumon vers le sommet de la poitrine. Mais, dans la pneumonie, il y a une autre cause du tympanisme : l'hyperémie.

Cette exagération de sonorité, qui contraste avec la matité qui existe au niveau de la partie hépatisée du poumon, est une qualité de son qui est facile à déterminer, comme je l'ai souvent montré au lit des malades (2).

(1) *Phénomènes insolites de percussion dans la pneumonie* (Gazette des hôpitaux, avril 1864).

(2) Sur quarante-neuf d'entre eux, chez lesquels j'ai recherché, en présence des élèves du service, cette particularité de percussion dans la pneumonie, j'en ai rencontré vingt-deux, près de la moitié par conséquent, qui la présentaient. Dans la plupart des cas, la pneumonie occupant la base du poumon, l'exagération d'intensité du son se constatait en avant sous la clavicule du même côté que la pneumonie.

Le tympanisme, dans tous les cas de ce genre, occupe ainsi des parties du poumon non envahies par l'hépatisation, mais qui sont en même temps congestionnées plus ou moins fortement, comme le démontrent fréquemment les nécropsies. C'est à la même cause que l'on doit attribuer le tympanisme que j'ai rencontré à la période dite d'engouement et pendant la résolution de la pneumonie.

Avec la sonorité tympanique sous-claviculaire dans la pneumonie de la base, on rencontre assez souvent le *bruit de pot fêlé*, comme dans la pleurésie avec épanchement. C'est dans la région sous-claviculaire, au niveau des deuxième et troisième côtes et des espaces intercostaux voisins que l'on rencontre habituellement ce signe. Je l'ai trouvé une fois siégeant en dedans du mamelon. Quatre fois sur six il a été perçu chez des malades atteints de pneumonie *droite* occupant habituellement la base du poumon, la partie supérieure n'étant que congestionnée. Ce n'était souvent qu'au moment de l'expiration que le bruit de pot fêlé se manifestait par la percussion, comme je l'ai signalé depuis longtemps. C'est un signe qui existe, tantôt passager, et tantôt plus ou moins durable, dans le cours de la pneumonie.

Auscultation. — Le râle crépitant, le souffle tubaire ou respiration soufflante, et le bruit de frottement, sont les signes d'auscultation les plus importants de la pneumonie confirmée.

Le râle crépitant présente ici les caractères que j'ai rappelés précédemment (p. 244).

Il joue un grand rôle dans la description de la pneumonie que nous a laissée Laennec : il ouvrirait la scène dès la première période, celle d'engouement, dont je discuterai la valeur à propos du diagnostic, et il serait le signe pathognomonique de cette première période. Qu'il en soit ainsi dans un certain nombre de faits, nul ne saurait le nier;

mais ce n'est pas un motif suffisant pour généraliser la proposition.

Je dois faire observer d'abord que la crépitation des râles humides, gros ou très-fins, suivant leur siége dans des cavités ou des conduits plus ou moins étroits, est due à la viscosité des liquides intra-bronchiques, et que, par conséquent, les râles crépitants se produiront dans toutes les circonstances où ces liquides auront une viscosité, une ténacité suffisantes. Le sang pur, dans les cas d'hémoptysie, et le muco-pus très-épais, donnent lieu également à la crépitation des râles humides. Mais la variété des râles crépitants à bulles extrêmement fines, faisant explosion, comme on l'a dit avec justesse, sous l'oreille de l'explorateur, ne saurait être attribuée à une autre affection aiguë que la pneumonie, lorsqu'il s'y joint des crachats caractéristiques et d'autres signes de la maladie. Ainsi, ce râle crépitant fin, qui se produit à la fin de l'inspiration, par suite de la pénétration de l'air dans les dernières divisions de l'arbre aérien où s'effectue ce râle, a des caractères, sinon pathognomoniques, car on le rencontre quelquefois avec l'hémoptysie, du moins d'une très-grande valeur.

Mais il ne s'ensuit pas que ce râle existe dès le début de toute pneumonie franche. Pour cela il faudrait qu'au début, ou dans la première période de cette affection, il y eût toujours, dans les vides aériens de la partie envahie, cet exsudat visqueux qui est indispensable pour que le râle soit produit, et, de plus, qu'il fût traversé par l'air inspiré. C'est ce qui n'a pas lieu, sans aucun doute, dans un assez grand nombre de faits, puisque j'ai rencontré le râle crépitant survenant en retard comme signe stéthoscopique dans le quart des faits. Encore faut-il remarquer que ces malades ont été observés plusieurs jours après le début. Ce résultat diminue singulièrement l'importance de ce signe en tant que premier indice de pneumonie à l'auscultation. Il n'est même pas très-rare de rencontrer des pneumoniques chez lesquels il n'y a pas trace de râle humide pendant toute la durée de la maladie; chez d'autres, le souffle et la broncho-phonie n'apparaissaient même que par la toux. Un malade m'a présenté cette particularité, qu'il n'y a eu aucun râle humide dans la poitrine avant le dixième jour, malgré une abondance de crachats assez considérable pour remplir la moitié du crachoir en vingt-quatre heures.

C'est lorsque, au déclin de la pneumonie, le râle devient plus humide et à plus grosses bulles, qu'il est dénommé *râle de retour*. Il coïncide habituellement alors avec une expectoration plus abondante, dont le liquide est plus aéré et plus fluide.

Le *souffle bronchique* de la pneumonie mérite une étude spéciale, car longtemps il a été considéré comme signe essentiel d'hépatisation pulmonaire dans toute maladie aiguë. La connaissance de la respiration ou du souffle bron-chique, dû à la simple hyperhémie pulmonaire, rend ici un incontestable service, en permettant de mieux étudier le souffle pneumonique.

On a vu que, dans la congestion pulmonaire simple, ma-ladie essentiellement aiguë, on rencontre assez fréquem-ment le souffle bronchique comme signe, *occupant toujours la partie postérieure du poumon*, et ayant souvent un siège spécial : *au niveau de la bronche principale du pou-mon*, contre l'épine vertébrale. Il peut, de là, se prolonger dans la partie supérieure de l'organe, mais en s'affaiblis-sant rapidement. Ce souffle est plus ou moins marqué; mais il a un caractère moelleux remarquable.

Le souffle dû à l'hépatisation a son centre dans le tissu même du poumon, à une certaine distance de la colonne vertébrale, et c'est là qu'il a toujours son maximum d'ex-pression. Il ne saurait être confondu avec le souffle de la racine des bronches de l'hyperhémie, surtout dans les cas où, à son siége en dehors de ce point, se joint un caractère de force et de rudesse comme métallique que l'on ne rencontre jamais dans le souffle de l'hyperhémie. Ce n'est pas que l'on ne puisse rencontrer dans la pneumonie le souffle prévertébral; mais il n'est alors qu'un phénomène accessoire, qu'il suffit de constater pour en apprécier la valeur secondaire.

Quand le souffle prévertébral occupe ainsi la racine du poumon, à une distance plus ou moins grande de la partie hépatisée, ce souffle est dû à la perméabilité diminuée de cet organe, tant par le fait de la congestion que par la lésion pneumonique elle-même. Le sujet d'une de mes observations m'a offert, dans le cours de la pneumonie, le souffle prévertébral et un souffle d'hépatisation à la fois. Ce souffle est donc indépendant de l'hépatisation, puisque la lésion est éloignée, et que le souffle prévertébral a occupé plusieurs fois le poumon opposé à celui qui était affecté. Il était évident qu'alors ce souffle était un signe de congestion, comme le démontra deux fois l'autopsie.

Lorsque le souffle vient à se montrer à la racine des bronches du poumon affecté de pneumonie, à une époque avancée de la maladie, et en même temps que la résolution, il est un signe de cette résolution elle-même, car il indique alors que que le poumon passe de l'hépatisation à un engouement ou empâtement congestif qui est la période de transition à l'état normal, du tissu pulmonaire (1).

La *respiration ronflante* n'a pas été signalée à tort comme phénomène de pneumonie. Elle a cependant deux significations importantes dans le cours de cette maladie. Elle est fréquente comme signe de congestion concomitante quand elle est généralisée dans les deux poumons, chez certains sujets. De plus, lorsque cette respiration ronflante

_____

(1) Ce qui précède sur la respiration soufflante dans la pneumonie est extrait de mon *Traité clinique*.

succède, au niveau de la lésion pneumonique, au souffle tubaire caractéristique et plus ou moins longtemps prolongé dans le cours d'une pneumonie franche, il me paraît être l'indice du retour d'une certaine souplesse dans le tissu pulmonaire, ainsi que dans les parois bronchiques, et par conséquent une preuve de résolution.

Bruit de frottement. — Il n'est pas rare de constater un bruit de frottement localisé au niveau de la pneumonie-lésion, au moment de la résolution ou de la convalescence. Il démontre la participation de la plèvre à l'inflammation, sans que cette inflammation aille jusqu'à un épanchement appréciable. C'est plutôt une pleurésie sèche.

La *bronchophonie* est la conséquence de la lésion pneumonique, qui donne au tissu pulmonaire une compacité, et aux conduits bronchiques une rigidité qui y font résonner fortement les sons vocaux. Dans aucun cas, je n'ai trouvé la bronchophonie en défaut, si ce n'est momentanément au début de l'hépatisation.

Il n'est pas très-rare de rencontrer la variété de voix thoracique que j'ai dénommée *voix soufflée* (1), et qui se rencontre dans toutes les conditions organiques où existe le souffle bronchique, sans y être cependant constante.

Mensuration. — Elle révèle une ampliation thoracique générale, croissante avec les progrès de la pneumonie, et une rétrocession graduelle avec sa décroissance; mais ces deux signes ne diffèrent pas de ceux du même ordre que l'on rencontre dans le cours des autres maladies aiguës avec congestion pulmonaire. Aussi doit-on les attribuer principalement à cette dernière cause.

Il en est de même pour la mensuration de l'élasticité, diminuant pendant l'ampliation, et augmentant pendant la rétrocésion (2). J'ai montré que cette rétrocesion, annonçant

(1) Voyez 1re partie, page 259.
(2) L'ampliation thoracique dans la pneumonie a varié entre 1 1/2

la résolution de la pneumonie, était sensible à la mensuration *avant que les autres signes n'aient révélé cette résolution.* Il est donc intéressant de pratiquer la mensuration
dans ce but, dans certaines pneumonies à évolution obscure ou douteuse.

   Valeur diagnostique. — L'hépatisation a des caractères
spéciaux qui, seuls, rendent l'existence de la pneumonie
franche, irrécusable. Envisager autrement la pneumonie au
point de vue clinique, attribuer surtout des signes pathognomoniques à la période dite d'engouement, ce n'est pas
donner l'expression réelle des faits journellement observés.

   Les signes d'auscultation présentent, dans leur groupement, des particularités utiles à connaître. L'apparition des
signes propres à la pneumonie : crachats caractéristiques,
souffle bronchique, râle crépitant, bronchophonie, se fait
d'une manière très-variable. Tantôt ils se montrent du jour
au lendemain après l'invasion, tantôt, avons-nous dit, après
plusieurs jours. De plus, dans certains cas, l'existence de
la pneumonie n'est révélée que par les crachats caractéristiques joints aux signes de la congestion pulmonaire;
d'autres fois par les crachats spéciaux et le souffle bronchique sans râles crépitants; mais ce sont là des faits relativement peu fréquents. Le plus souvent crachats, râles et
respiration soufflante se rencontrent ensemble.

   Lorsque ces signes se constatent chez un malade qui a
été récemment pris de fièvre avec une douleur thoracique,
du côté où l'on perçoit les signes de percussion et d'auscultation, il n'y a pas de doutes à avoir sur l'existence d'une
pneumonie.—Cependant une hyperhémie aiguë avec fièvre,
dyspnée, submatité, respiration soufflante et gros râles cré-

---

à 6 centimètres, suivant les sujets; elle a été de 4 centimètres en
moyenne. Quant à l'élasticité, il y a eu en moyenne 1,3 de différence
entre l'élasticité constatée an moment de l'ampliation et celle de la
fin de la rétrocession.

pitants, pourrait être prise pour une pneumonie; mais seulement dès le début, pendant la fièvre éphémère. D'ailleurs l'emploi d'un vomitif, faisant disparaître tous les signes physiques du jour au lendemain, éclaire sur la nature simplement congestive des accidents. — L'existence du souffle bronchique dans les congestions pulmonaires symptomatiques, et dans les maladies nombreuses avec condensation du tissu pulmonaire, où l'on rencontre ce signe, ne devra pas être prise pour un souffle d'hépatisation, comme on le fait parfois à la légère, dans les hyperémies des fièvres par exemple.

L'évolution et les suites de la pneumonie impriment aux signes physiques des modifications qui doivent fixer l'attention. — Dans la période d'augment, pendant que les produits de l'expectoration deviennent de plus en plus visqueux et privés d'air, le souffle est de plus en plus dur, plus métallique, plus sonore, et la bronchophonie est plus accentuée. — Dans la période de résolution, qui se fait rapidement entre le septième et le neuvième jour dans la pneumonie franche, comme je l'ai démontré, les signes d'hépatisation diminuent graduellement en sens inverse de la période d'augment. Le râle crépitant devient plus humide, de plus en plus prolongé, caractérisé par des bulles de plus en plus volumineuses, et il finit parfois par se transformer en râle sous-crépitant humide. Enfin le souffle s'adoucit de plus en plus comme timbre; il se mélange graduellement de respiration vésiculaire, qui se perçoit en même temps : fait important qui n'a pas été rappelé, que je sache, et qui a cependant une grande valeur pratique. Enfin le souffle adouci ne se montre que dans l'expiration avant de disparaître tout à fait. La bronchophonie diminue en même temps d'intensité, et dans un certain nombre de cas, la respiration ronflante lui succède. Tantôt, ces signes de résolution durent seulement quelques jours; tantôt, au contraire, le souffle, la bronchophonie et les râles plus humides, persistent assez longtemps sans que les progrès de la convalescence en soient entravés. C'est une persistance assez fréquente qui ne doit pas étonner, et qui démontre que l'empâtement du poumon, qui n'est plus de l'hépatisation, est lente à se dissiper.

J'ai peu de chose à dire des *suites de la pneumonie* au point de vue des signes physiques. Les adhérences pulmonaires consécutives n'en fournissent aucun; mais si des adhérences ne se sont pas formées, dans certains points assez étendus, à la surface du poumon, la pneumonie étant guérie, on peut percevoir, pendant des années, un bruit de frottement, qui s'explique par la pleurésie anciennement concomitante de la pneumonie aiguë. Ce bruit de frottement doit être connu pour ne pas être pris pour une pleurésie actuelle. — Les *abcès du poumon*, qui sont rarement la conséquence de la pneumonie aiguë, donnent peu souvent lieu à des signes stéthoscopiques particuliers. Hirtz a constaté un souffle et un gros râle caverneux localisés au niveau d'un abcès de ce genre, survenu chez une jeune fille au vingt-sixième jour d'une pneumonie (1). Moi-même, dans un fait que j'ai publié (2), j'ai noté un souffle intense avec gargouillement dans le cours de la pneumonie, avec un changement dans les crachats qui, le treizième jour, devinrent franchement purulents et striés de sang. Trousseau a donc insisté avec raison sur ce changement purulent des crachats comme signe d'abcès dans le cours de la pneumonie.

L'étude des signes physiques de la pneumonie ne serait pas complète, si je n'attirais pas l'attention sur ceux de la congestion pulmonaire concomitante de la pneumonie, et

(1) L. Carlus, Thèse de Strasbourg, 1868.
(2) *Ouvrage cité*. Obs. 31, p. 236.

sur les anomalies que l'ensemble des signes physiques de la pneumonie peut présenter dans certains cas.

Caractères de la congestion pulmonaire concomitante. — Il ne s'agit pas ici de l'hyperhémie initiale de la maladie, mais de l'hyperhémie qui l'accompagne quand elle est confirmée. On ne saurait, sans en tenir compte, bien comprendre les signes de la pneumonie elle-même. Cette hyperhémie concomitante se manifeste d'une façon particulière, et doit être recherchée : 1° au niveau de la lésion pulmonaire ; 2° dans les parties non affectées du même poumon ; 3° dans le poumon du côté opposé.

1° Au niveau de la lésion, il peut arriver que les signes d'hyperhémie dominent ceux de l'hépatisation, lorsque celle-ci n'occupe pas le tissu pulmonaire jusqu'à sa surface.

2° Dans les parties non hépatisées du poumon affecté, je n'ai jamais rencontré le murmure respiratoire parfaitement naturel. Chez vingt-quatre pneumoniques examinés à ce point de vue, j'ai retrouvé les mêmes signes que j'ai indiqués dans l'hyperhémie pulmonaire simple.

Chez ces vingt-quatre malades, j'ai trouvé :

L'expiration prolongée.......	chez	8
La respiration ronflante......	—	6
— — soufflante.........	—	6
— — faible............	—	3
— — puérile..........	—	2
— — granuleuse ou rude.	—	2
Des râles humides..........	—	1
Enfin le son a été tympanique	chez	13

Mais je dois faire remarquer que l'origine de ces signes est ici complexe. En effet, outre la congestion pulmonaire, il faut tenir compte d'une autre cause : le refoulement de la portion non hépatisée du poumon par la lésion, portion non hépatisée où se perçoivent précisément ces bruits. Les

signes constatés le plus fréquemment sont : la sonorité
exagérée ou tympanique, constatée treize fois sur vingt-
quatre, et l'expiration prolongée, notée chez le tiers des
sujets. Ce sont en effet ces deux signes, son tympanique
et expiration prolongée, que l'on constate le plus souvent
aussi au niveau des poumons sains, quand ils sont refoulés
notablement vers le haut du thorax, par une tumeur
ou une tuméfaction volumineuse de l'abdomen soulevant
le diaphragme. C'est du moins ce que j'ai signalé et
vérifié bien souvent au lit des malades, et ce que démon-
treront encore les faits d'épanchement pleurétique. C'est
donc par ce refoulement des parties non hépatisées du poumon, tant par l'hépatisation que par l'hyperhémie en même
temps, que s'expliquent les anomalies de percussion et d'auscultation qui se rencontrent dans le poumon affecté, au
niveau du sommet, quand cette hépatisation envahit la base.

3° C'est surtout dans le poumon réputé sain, du côté
opposé à la pneumonie, que l'hyperhémie concomitante se
révèle pendant la vie par ses signes habituels, et par sa
constatation anatomique en cas de mort.

Sur soixante-deux malades atteints de pneumonie aiguë
simple explorés par moi avec soin dans toute l'étendue de
la poitrine, j'ai constaté par la percussion et à l'auscultation
chez cinquante-trois d'entre eux, au niveau du poumon réputé sain, tous les signes que j'ai rencontrés dans la congestion pulmonaire simple.

C'étaient le tympanisme ou la submatité thoracique; et par
ordre de fréquence, l'expiration prolongée, la respiration
plus ou moins affaiblie, la respiration puérile, sifflante,
ronflante ou soufflante; les râles sous-crépitants, ou enfin la
respiration granuleuse ou rude. Le souffle s'est montré quatre
fois sur sept à la racine des bronches, où il était parfaitement distinct de celui de l'hépatisation du côté opposé,
comme timbre et comme niveau. J'ai mis hors de cause les

souffles qui n'étaient que la transmission du souffle pneumonique au poumon du côté opposé. Tous ces signes, le plus souvent multiples, se sont diversement combinés ; ils présentent d'ailleurs, dans beaucoup de cas, une succession irrégulière et une mobilité qui leur donne leur véritable signification comme expression de l'hyperhémie pulmonaire (1).

La connaissance de ces signes, sur lesquels j'ai déjà attiré l'attention, est d'une grande importance. Elle fait éviter de croire à des pneumonies doubles qui n'existent pas, et auxquelles on attribue, par exemple, la submatité, le souffle et les râles lorsqu'ils existent. Si l'erreur était commise, la disparition rapide de ces signes par un traitement approprié, avec la persistance des signes de l'hépatisation du côté affecté, démontrerait qu'il s'agit réellement d'une hyperémie concomitante.

Il n'est pas rare de rencontrer des malades atteints réellement de pneumonie, présentant avec une dyspnée considérable un ensemble grave de signes d'auscultation envahissant les deux poumons, et qui éprouvent, du jour au lendemain, une amélioration très-notable par suite d'un traitement perturbateur. La pneumonie-lésion suit néanmoins son cours ; mais la dyspnée a diminué, en même temps que les signes d'auscultation se sont localisés principalement au niveau de la partie hépatisée du poumon affecté. On ne peut expliquer ce changement que par la diminution des phénomènes dus à l'hyperhémie pulmonaire, qui donne prise au traitement, tandis que la lésion inflammatoire, l'hépatisation, a son évolution naturelle.

(1) Ces signes, considérés isolément, étaient les suivants (62 malades) :

Expiration prolongée	50	Respiration granuleuse	14
Respiration faible	42	Râles humides	13
Respiration puérile	26	Submatité ou matité	5
Respiration sibilante ou ronflante	27	Tympanisme	10
Respiration soufflante	18		

Anomalies des signes physiques dans la pneumonie. — Il peut arriver que la pneumonie ne soit manifeste que par l'expulsion de crachats caractéristiques, et par d'autres signes très-légers de pneumonie, tandis que tous les autres signes physiques de percussion et d'auscultation sont simplement ceux de l'hyperhémie. J'en ai vu plusieurs exemples. Mais les anomalies les plus prononcées ne sont pas celles qui sont caractérisées par l'irrégularité des signes physique. La plus remarquable, sur laquelle je dois insister, c'est l'insuffisance absolue de ces signes. Il arrive en effet quelquefois que la pneumonie ne se révèle par aucun signe physique caractéristique. Dans mon mémoire de 1865 (1), j'ai appelé l'attention sur ce sujet intéressant et je ne saurais mieux faire que d'en reproduire un extrait.

Je crois avoir démontré qu'il fallait attribuer l'absence des signes stéthoscopiques de la pneumonie, qui existe dans certains cas, au volume considérable que prend alors le poumon par le fait de l'hépatisation et de la congestion. Cette augmentation de volume empêche, en effet, qu'il y ait une dilatation suffisante du poumon, pendant l'inspiration, pour que le souffle et le râle crépitant se produisent.

Dans les faits de pneumonie que j'ai rapportés, cette augmentation de volume du poumon était considérable, comme l'ont démontré les nécropsies. Dans un de ces faits (obs. VI du mémoire), je dus croire à l'existence d'une bronchite grave, vu l'absence de crachats pneumoniques, et l'existence de râles sous-crépitants à la base des deux poumons. L'autopsie montra qu'il existait une hépatisation suppurée du lobe supérieur du poumon gauche, bien que, pendant la vie, il n'eût été constaté à son niveau qu'une respiration sifflante ou ronflante, de même que dans le

---

(1) *Étude sur l'auscultation des organes respiratoires.*

reste de la poitrine. Un autre malade, atteint également de pneumonie du sommet du poumon gauche, ne présenta non plus aucun signe de percussion ou d'auscultation pouvant révéler cette affection, pendant les cinq jours qui s'écoulèrent jusqu'à la mort. La pneumonie ne put être diagnostiquée que par des crachats caractéristiques visqueux et couleur sucre d'orge (obs. VII, *mém. cité*). Enfin un troisième malade observé à l'hôpital Cochin en 1865, dès le second jour de sa pneumonie, présenta d'abord les signes les plus probants d'une pneumonie du côté droit : fièvre intense, dyspnée, toux avec crachats caractéristiques, souffle, râles crépitants et bronchophonie. Mais dès le quatrième jour, ces signes d'auscultation se sont atténués, et, à partir du lendemain jusqu'à la mort (qui eut lieu le septième jour), ils ne furent plus perçus : ils étaient remplacés par une respiration ronflante en même temps que la matité du côté gauche était devenue générale. Je crois être en droit de conclure que le poumon se trouvait d'abord dans une condition de béance des vides aériens convenable à une pénétration suffisante de l'air pour la production des signes de la pneumonie, et que, plus tard, le volume des poumons augmentant, la béance est devenue insuffisante, ce qui a empêché les bruits pneumoniques de se produire (1).

(1) Cet accroissement de volume n'a rien de précis en lui-même. Le volume du poumon sain étant très-variable suivant les individus, il est impossible d'indiquer une mesure précise de volume du poumon qui donne lieu à la disparition des signes caractéristiques des lésions pulmonaires. Léon Le Fort, dans ses *Recherches sur l'anatomie du poumon* (Thèse, 1858), n'a jamais trouvé au delà de 24 centimètres de hauteur, à leur face externe, pour les poumons sains ; or, en faisant l'autopsie d'un homme mort rapidement dans le cours d'un délire alcoolique fébrile, sans signes de pneumonie pendant la vie, j'ai eu à constater à l'autopsie l'hépatisation grise d'un poumon, avec augmentation notable du volume de l'organe, qui avait quarante centimètres de hauteur.

Les signes perçus par l'auscultation concordent bien avec cette augmentation de volume des poumons. C'étaient : la respiration faible, plus rarement la respiration exagérée, la respiration rude, l'expiration prolongée, et les respirations sifflante et ronflante, qui ont remplacé à l'auscultation les signes caractéristiques des lésions pulmonaires. Il y a de simples modifications trompeuses des bruits respiratoires pneumoniques. Il ne s'agit donc pas ici de faits semblables à ceux qui ont été signalés par Laennec, puis observés par Barth, Grisolle et Requin, et dans lesquels il y avait, avec la matité, absence complète du murmure respiratoire par suite de l'obstruction accidentelle d'une bronche principale.

L'obstruction, avec le silence respiratoire, était plus complète dans les faits décrits par Henrot sous la dénomination de *lymphorrhagie bronchique*, et surtout dans celui de Grancher dénommé *pneumonie massive* (1). L'un et l'autre signalent l'absence complète du murmure vésiculaire, uniquement remplacé, suivant Henrot, par le retour du bruit respiratoire, après l'expectoration des concrétions.

On ne peut expliquer les faits que j'ai cités par la simple rigidité du tissu pulmonaire hépatisé, à laquelle Stokes attribuait l'absence du souffle dans certaines pneumonies, avec induration générale du poumon. Cet organe, en effet, était nécessairement perméable dans une certaine mesure, dans les faits signalés par moi, puisqu'il faisait entendre des bruits respiratoires non pneumoniques.

---

(1) Henrot, *De la lymphorrhagie bronchique* dans la pneumonie ou la pleurésie (Association française pour l'avancem. des sc., 1877). — J. Grancher, *De la pneumonie massive* (Gaz. méd. de Paris, 1877, n° 48, et 1878, n° 1). — Il s'agit dans ces deux mémoires d'oblitération des bronches par des exsudats fibrineux.

V

HÉMO-PNEUMONIE.

Je donne ce nom à des affections aiguës qui se caractérisent par les signes prépondérants de l'hyperhémie, avec
les signes à peine accusés de la pneumonie. La distinction
que j'établis ici est basée sur le même principe que les
hémo-bronchites, mais les caractères des hémo-pneumonies sont beaucoup plus simples; il s'agit ici d'une affection qui est bénigne dans la très-grande majorité des cas;
c'est d'ailleurs, dans la pratique, une maladie commune,
dont j'ai déjà publié des faits caractéristiques.

Au début : fièvre avec point de côté et crachats caractéristiques de la pneumonie, en partie séreux et en partie
rouillés et visqueux, sans autres signes physiques que ceux
de la congestion pulmonaire. *Matité, respiration faible* ou
puérile, expiration prolongée, tels en sont les signes habituels, le tout pouvant disparaître rapidement par une
saignée ou des ventouses scarifiées, ou avec un vomitif,
comme l'hyperémie simple; il y a parfois du râle crépitant
fin, surtout par la toux, mais limité et passager.

A l'encontre des pneumonies franches, les hémo-pneumonies ne durent jamais plus de quatre ou cinq jours et
peuvent guérir sans traitement; on les a confondues à tort
avec la pneumonie vraie (1). La fièvre *synoque péripneu-
monique*, dont la durée est moindre que celle de la pneumonie ordinaire, les pneumonies dites *bâtardes*, fausses,

(1) Il faut attribuer à la nature bénigne de la maladie les succès
que l'on dit avoir obtenus par l'expectation dans certaines épidé-
mies. Les mêmes hémo-pneumonies permettent aussi d'expliquer la
jugulation de la pneumonie par la saignée, comme je l'ai constaté
dans un fait que j'ai publié (Obs. 71, *Traité clinique* cité).

catarrhales (dans la grippe), ne sont en bon nombre que des hémo-pneumonies.

VI

BRONCHO-PNEUMONIES.

Les auteurs qui ont décrit la broncho-pneumonie ont compris sous ce titre des maladies diverses, et de plus ils ne me paraissent pas avoir décrit la broncho-pneumonie vraie. Cette confusion a fait souvent considérer comme des broncho-pneumonies, soit des hémo-bronchites avec souffle hyperhémique, soit des hémo-pneumonies, que je viens de décrire. C'est l'ensemble de ces faits que Legendre et Bailly ont compris sous la dénomination de pneumonies catarrhales chez les enfants.

Parmi les faits de véritables broncho-pneumonies que j'ai observés chez l'adulte, j'en ai rencontré de deux sortes. Les uns, dans lesquels la bronchite était dominante et al pneumonie très-légère; les autres, où ces deux éléments pathologiques étaient complétement confondus en apparence.

Les signes de la bronchite, *râles sous-crépitants aux deux bases et expectoration muco-purulente*, avec les signes généralisés de la congestion pulmonaire, existent pendant la maladie. Elle présente en outre des signes caractéristiques, mais irréguliers et incomplets, de pneumonie, tels que du *râle crépitant fin* accidentel, un *souffle* passager, une légère *bronchophonie* ou des *crachats caractéristiques*.

Le plus souvent la broncho-pneumonie est secondaire et constitue alors les cas graves, qui sont souvent suivis de mort, principalement chez les enfants. Le pronostic emprunte toute sa gravité à l'engorgement catarrhal des bronches, au gonflement de leur muqueuse, et à l'imperméabilité absolue du poumon au niveau des lobules indurés, d'où résultent les troubles profonds de l'hématose que j'ai rappelés à propos de l'hémo-bronchite. Seulement les causes de l'enrayement de la circulation cardio-pulmonaire sont ici multiples, et la gravité de la maladie en est accrue d'autant plus que les sujets atteints sont plus profondément débilités. La mort est quelquefois hâtée par des influences particulières, comme par la transformation graisseuse du cœur.

VII

PLEURÉSIE.

Une remarque singulière à faire dès le début, au sujet de la pleurésie, c'est que tous les signes d'auscultation des organes respiratoires décrits dans la première partie de cet ouvrage peuvent se rencontrer directement ou indirectement dans le cours de cette affection. Cette singularité réelle donne raison de la difficulté souvent rencontrée, lorsqu'il s'agit d'interpréter les phénomènes complexes que présente la pleurésie.

Pour atténuer la difficulté d'interprétation qui en résulte, et pour apprécier la valeur des signes physiques, il faut tenir compte, comme base de divisions, des conditions variées dans lesquelles ces signes se produisent. La pleurésie en effet, est aiguë ou chronique, générale ou localisée, soit au niveau des parois thoraciques, soit seulement au niveau du diaphragme, soit enfin au niveau de la plèvre interlobaire. Les signes peuvent être différents dans ces diverses variétés (1).

_____

(1) J'ai déjà exposé, avec tout le soin possible, l'étude des signes physiques de la pleurésie dans mon *Traité clinique.* J'en abrégerai forcément l'exposé dans ce qui va suivre.

1° Pleurésie généralisée. — Dans la description des signes physiques de la pleurésie aiguë généralisée, qui est la plus communément observée, je n'ai pas, précédemment à la publication de cet ouvrage, tenu compte d'une hyperhémie pulmonaire initiale, comme pour la bronchite ou la pneumonie. Le docteur René Ferrand a récemment entrepris, sous les auspices du professeur Potain, de démontrer qu'il existe, au début de la pleurésie aiguë, une congestion pulmonaire initiale, analogue à celle que j'ai signalée dans toutes les autres maladies aiguës intra-thoraciques, la péricardite comprise (1). Je serais loin de me refuser à admettre cette coïncidence au début de la pleurésie, si elle m'était démontrée; car elle serait la confirmation complète de la loi que j'ai formulée.

Pour prouver l'existence de cette congestion du poumon, qui se manifesterait seulement pendant les premiers temps de la pleurésie (les deux ou trois premiers jours), R. Ferrand ne peut s'appuyer sur des preuves directes. Il pense que l'on doit attribuer à la congestion sanguine la submatité du début, la simple atténuation des vibrations thoraciques, le souffle de la respiration notoirement inspiratoire à la racine des bronches, le retentissement augmenté de la voix, et les *crachats aqueux, transparents;* tandis que l'épanchement donnerait lieu à de la matité, à l'abolition des vibrations, à un souffle tardif et à l'égophonie. Cette manière de voir et d'interpréter les faits mérite une sérieuse considération. Il ne faut pas néanmoins se dissimuler la difficulté pratique de cette interprétation, qui se base sur des nuances peu décisives.

En définitive, l'attention devra se fixer désormais, avec plus d'attention que par le passé, sur la signification des phénomènes physiques du début de la pleurésie au point

(1) René Ferrand, *Études sur les rapports de la congestion pulmonaire et de la pleurésie aiguë avec épanchement.* Thèse de Paris, 1878.

de vue d'une hyperhémie initiale. Dans tous les cas, cette hyperhémie cédant rapidement la place à l'épanchement de la plèvre, c'est à ce dernier point de vue que je dois exposer la sémiologie de la pleurésie.

Signes physiques. — La plupart des signes physiques de l'inflammation de la plèvre, à part ceux que fournit le thermomètre, sont donc sous la dépendance d'une condition particulière d'une extrême importance : je veux parler de l'épanchement liquide plus ou moins abondant qui se fait dans la séreuse, dans la pleurésie franche. Cet épanchement permet d'abord au poumon de se rétracter, puis le comprime de plus en plus, de manière à le rendre de moins en moins perméable, tant au sang qu'à l'air extérieur. Le liquide accumulé, tout en exerçant cette compression sur le poumon, agit excentriquement sur les parties qui sont en rapport avec la plèvre pariétale, les refoule et les déplace. Le médiastin, et par suite l'organe mobile qui s'y trouve, le cœur, sont repoussés du côté opposé, où le poumon sain subit aussi la compression dans une certaine mesure ; le diaphragme est abaissé vers l'abdomen, et avec lui le foie, ou la rate ; enfin les parois thoraciques, si mobiles et si expansibles, subissent incontestablement aussi un écartement plus ou moins considérable dû à la même cause. D'ovale dans le sens transversal, la poitrine tend alors à devenir circulaire, en même temps que son périmètre augmente d'étendue ; et cette ampliation thoracique, d'abord générale, porte ensuite davantage sur le côté affecté dans le sens du diamètre vertébro-mammaire correspondant, comme la cyrtographie l'a appris en produisant des tracés comme dans les fig. 78 et 79, (p. 463).

1° *Inspection*. — L'inspection de la poitrine dans le cours de la pleurésie fournit plusieurs signes d'une importance variable. Ce sont : la dilatation relative du côté affecté, sa dépression ou son rétrécissement visible, son immobilité dans les mouvements respiratoires, et enfin les battements que produit le cœur déplacé, au niveau des espaces intercostaux.

Dilatation. — Jamais la poitrine ne présente au début de la pleurésie la saillie que Laennec a cru constater,

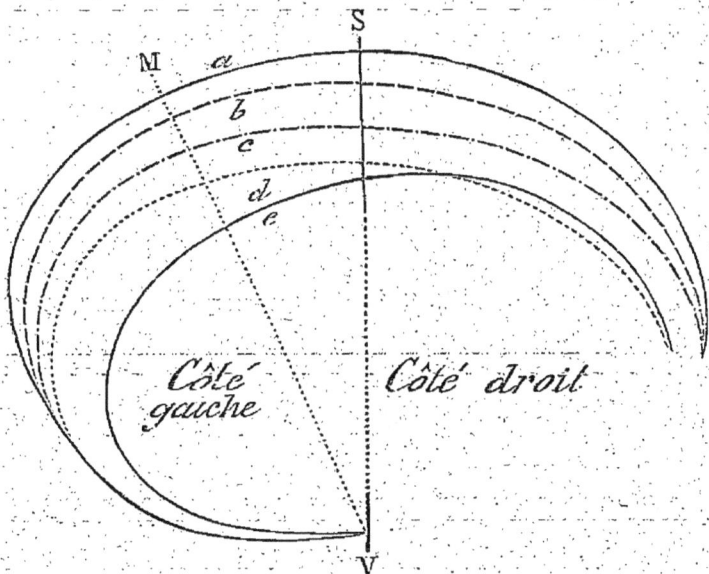

Fig. 79.

Pleurésie gauche : tracés cyrtographiques. — VS, diamètre vertébro-sternal ; VM, diamètre vertébro-mammaire ; b, c, d, e, courbes décroissantes à partir de la plus grande ampliation a, S.

même après deux jours de maladie. Depuis que les saillies physiologiques d'un côté du thorax sont connues, on s'explique l'erreur de Laennec ; et il serait grand temps de ne plus la reproduire comme une vérité, ainsi qu'on le trouve encore dans des publications récentes. La saillie physiologique de la partie antérieure gauche de la poitrine préexistant à une pleurésie du même côté, et la saillie de la partie postérieure du côté droit dans les cas de pleurésie droite, donnent facilement prise à l'erreur. Et si, chez un sujet maigre offrant la saillie antérieure gauche physiologique, survient un soulèvement simple des espaces intercostaux à son niveau, on peut croire à une saillie considérable visible.

La véritable dilatation ne se montre que dans les cas d'épanchement pleurétique considérable. Elle se prononce à la fois *en avant, en dehors*, et parfois *en arrière*. Elle est caractérisée de plus par l'effacement des creux intercostaux chez les sujets maigres, et exceptionnellement par la saillie de ces espaces. C'est surtout par la comparaison du côté affecté avec le côté sain que ces caractères sont tranchés. Cet accroissement de volume du thorax est graduel, et lorsque la guérison a lieu, l'ampliation diminue par le retour des côtes vers leur position primitive, puis par l'affaissement des espaces intercostaux.

Ces caractères empêcheront de confondre ce signe avec les saillies physiologiques, qui ont pour caractères : de se limiter à la région antérieure gauche ou à la région postérieure droite du thorax, sans s'étendre à la région externe ; d'être constatées à la première inspection, même au début de la pleurésie, et d'avoir une fixité qui les fait persister jusqu'à la fin avec les mêmes caractères. J'ai rencontré plusieurs fois ces saillies indépendantes de l'épanchement à la partie antérieure de la poitrine, où je les ai recherchées.

Rétrécissement. — Outre l'ampliation de la poitrine, on peut percevoir par l'inspection, dans la convalescence de la maladie, un rétrécissement du côté affecté sur lequel Laennec, comme on sait, a appelé le premier l'attention. Il en a parfaitement décrit le mode de production et les caractères, lorsqu'il occupe le côté tout entier. J'ai prouvé qu'il s'opérait aussi des rétrécissements partiels du côté affecté, à la suite de la pleurésie (1), et que ces rétrécissements limités se développaient de préférence au niveau des régions où s'observent habituellement les dépressions

(1) *Recherches sur l'inspection et la mensuration de la poitrine*, 1838.

relatives des saillies physiologiques, c'est-à-dire le plus souvent en arrière du côté gauche, et en avant du côté droit. Quel que soit le mode de rétrécissement, il ne se fait qu'à une époque avancée de la pleurésie, ou en pleine convalescence.

Outre la dilatation et le rétrécissement de la poitrine par le fait de la pleurésie avec épanchement, la vue peut constater l'immobilité du côté affecté, dans certains épanchements abondants, pendant les mouvements respiratoires, comme l'a parfaitement indiqué Avenbrugger; et d'autres fois une dilatation moindre pendant les inspirations, du côté affecté. Beaucoup d'autres malades ont une respiration simplement costale, avec immobilité du diaphragme par suite de la douleur pleurétique. Dans ces derniers cas, la respiration est toujours laborieuse, par suite des efforts exagérés des muscles élévateurs des côtes.

L'inspection fournit enfin un des meilleurs signes du déplacement du cœur; je veux parler des battements visibles que l'on peut constater au niveau des espaces intercostaux du côté droit dans le voisinage du sternum, lorsque le cœur est dévié à droite (1). J'ai rencontré ces soulèvements dus également à l'impulsion cardiaque, et se montrant du côté gauche dans les pleurésies droites.

Palpation. — L'interposition du liquide épanché entre le poumon et les parois thoraciques empêche, c'est un fait bien connu, le frémissement vocal transmis par le poumon à ces parois de se produire comme dans l'état normal. Reynaud (*Thèse,* 1829) a le premier signalé cette particularité des épanchements pleurétiques, qui a été vérifiée par Andral (*Clin. méd.,* t. II). Mais c'est surtout Monneret qui a insisté sur la valeur des modifications de l'*ondulation*

(1) J'ai constaté ces battements visibles à droite *pendant trois mois consécutifs,* même longtemps après la résorption du liquide, chez le sujet de la 55ᵉ observation de mon *Traité clinique.*

pectorale dans plusieurs maladies, et surtout de son abolition dans le cours de la pleurésie avec épanchement (*Revue
méd.-chirurg.*, 1848). Cependant cette abolition des vibrations thoraciques au niveau de l'épanchement pleurétique
n'a pas la valeur absolue qu'on lui a donnée. Je ne l'ai
trouvée complète que chez un certain nombre de sujets ;
d'autres ne présentent qu'une simple diminution des vibrations thoraciques ; et j'ai constaté deux fois que les vibrations se faisaient comme dans l'état normal *des deux côtés*.
Pour expliquer ces différences, il suffit de tenir compte du
caractère de la voix naturellement grave ou aiguë et grêle.
Le frémissement peut être nul dans ce dernier cas.

La palpation sert encore à constater le déplacement du
foie ou de la rate, et même celui du cœur en percevant le
choc de sa pointe. Enfin le même mode d'exploration fait
ressentir la *fluctuation intercostale*, indiquée par Corvisart
comme signe de l'hydro-péricarde, et par Tarral comme
signe d'épanchement pleurétique. Cette fluctuation est très-
difficile à produire ; et on ne peut l'obtenir que très-rarement dans des épanchements même très-abondants, et
chez des sujets qui ont les espaces intercostaux élargis.

Percussion. — Les signes fournis par la percussion sont
considérés à bon droit comme des plus importants dans la
pleurésie. Il n'y a d'exception que pour la douleur que
réveille la percussion, ce signe pouvant se rencontrer dans
toutes les affections douloureuses de la poitrine.

La *matité*, ce signe précieux de l'épanchement pleurétique, a pour caractère principal d'occuper la partie inférieure de la poitrine, surtout en arrière, lorsque le liquide
est en médiocre abondance ; elle est plus ou moins étendue
en hauteur, suivant le degré d'épanchement, et souvent
elle est générale du côté affecté, envahissant ou non le
niveau du sternum tout entier, s'étendant plus ou moins
vers les hypochondres par suite du refoulement de la rate

ou du foie, et à droite du sternum quand le cœur y est refoulé par un épanchement du côté gauche. Il ne faut pas oublier que la matité, dans des cas à la vérité exceptionnels, peut être générale à droite ou à gauche dès le début de la maladie, comme Laennec, Hirtz et moi-même l'avons constaté. J'en ai rapporté un exemple bien probant (obs. 57 de mon Traité). Il peut arriver, dans ces cas exceptionnels, que le niveau supérieur de la matité s'abaisse par les progrès mêmes de l'épanchement, ce que j'ai cru devoir expliquer, il y a longtemps, dans ma thèse inaugurale, par l'aspiration qui existe naturellement dans la plèvre au début de certaines pleurésies, aspiration cessant par les progrès de l'épanchement, qui obéirait ensuite exclusivement à la pesanteur (1).

J'ai rencontré un fait singulier de percussion qui m'a permis d'assister pour ainsi dire à l'ascension du poumon contre les parois supérieures de la poitrine. La percussion me donnait un son mat sous-claviculaire chez un pleurétique, lorsqu'une percussion plus forte me fournit instantanément un son très-clair dans le même point, par le rapprochement subit du poumon contre les parois thoraciques.

Cette matité pleurétique a une intensité variable : elle est complète, absolue, ou bien incomplète (submatité). Ses limites sont nettes ou vagues, et le niveau supérieur du liquide, sensible à la percussion, est plus élevé en arrière qu'en avant. En arrière et en dehors, il a fréquemment,

(1) Potain et R. Ferrand (*Thèse citée*) ont expliqué ces faits de matité générale au début de la pleurésie, matité s'abaissant ensuite avec les progrès de l'épanchement, par une congestion initiale. L'organe se trouverait alors comme atélectasié, et par conséquent il ne pourrait plus surnager comme lorsqu'il est sain; alors l'épanchement se répandant en couche mince, une grande matité ne correspondrait qu'à une faible quantité de liquide. Plus tard la congestion pulmonaire diminuant, le poumon retournerait à l'état sain, et le liquide s'accumulant à la base, l'étendue de la matité diminuerait. Cette explication est très-ingénieuse; mais elle attend sa démonstration.

surtout lorsqu'il est peu considérable, une forme semi-elliptique à convexité supérieure signalée par Damoiseau, qui a fait d'importantes recherches sur la pleurésie (1). J'ai bien des fois constaté cette disposition de la partie supérieure du liquide. On a considéré avec raison le déplacement du niveau supérieur du liquide, par les positions assise ou couchée du patient, comme un signe pathognomonique de la présence d'un liquide dans la plèvre. Malheureusement ce déplacement se fait dans un nombre de cas restreint, quoi qu'on en ai dit. Jamais la différence de niveau n'a dépassé la hauteur d'un espace intercostal. Cela tient à ce que le liquide n'est pas, dans la plèvre, dans des conditions exactement semblables à celles qui existent pour un liquide contenu dans un vase ordinaire. Cette mobilité, signalée par Avenbrugger (2), est considérée à tort comme constante par Piorry, tandis que Damoiseau, son élève, affirme l'avoir cherchée presque toujours inutilement.

On sait que Skoda a signalé dans la pleurésie un autre signe de percussion remarquable, dont on a beaucoup parlé dans les dernières années, et qui est perçu sous la clavicule du côté affecté, au niveau du sommet du poumon. C'est une sonorité anomale dont on lui attribue la découverte, en donnant à cette modification du son de percussion la dénomination de *bruit skodique*. Mais on a oublié qu'Auvenbrugger (3) a parfaitement signalé le son tympanique sous-claviculaire dans les épanchements moyens.

(1) Damoiseau : *Recherches cliniques sur plusieurs points du diagnostic des épanchements pleurétiques* (Arch. gén. de médecine; 1843, t. III.)

(2) Parlant des épanchements occupant la moitié du côté affecté, Avenbrugger ajoute : « *Variatur tunc sonitus evocatus, pro vario situ ægri quem assumère capax fuerit, ita ut observet rationem liquidi sese ad libellam componentis.* » (Édition de Corvisart, 1808, p. 376.)

(3) Après avoir parlé de la matité générale quand le liquide envahit le côté tout entier, Avenbrugger continue : « *Verùm si media pars aquâ repleta fuerit, evocabitur resonantia major in illâ parte, quàm aquosus humor non occupaverit.* » (Ouv. cité, p. 376.)

Les termes de *bruit skodique* impliquent l'idée d'une sonorité particulirère unique ; tandis qu'il s'agit de sonorités variées que l'on peut percevoir dans la région sous-claviculaire du côté affecté de pleurésie, ainsi que je l'ai fait remarquer en 1856 à la Société des hôpitaux. On ne saurait donc leur conserver la qualification admise, qui n'est pas juste, et qui est d'ailleurs trop vague.

Skoda en effet définit ce signe de percussion : un *son tympanique sourd*, ce qu'on ne saurait accepter en France, où le mot tympanique a une acception qui implique l'exagération d'intensité du son. On a donc préféré la qualification de skodique donnée au son de percussion, justement parce qu'on se trouvait dans l'impossibilité de le comprendre et de le définir convenablement. On doit à H. Roger d'avoir, le premier parmi nous, vulgarisé les idées du professeur de Vienne sur ce point.

J'ai traité à fond ce sujet dans mon ouvrage clinique, auquel je suis forcé de renvoyer souvent, pour éviter de donner à ces articles une étendue exagérée. Je vais seulement rappeler ici qu'en réalité, il y a, du côté affecté de pleurésie, plusieurs sonorités anomales au niveau du sommet du poumon, lorsque la matité ne l'envahit pas. Quoique certaines de ces sonorités se perçoivent quelquefois en arrière comme en avant, c'est surtout sous la clavicule qu'on les rencontre. Aussi pourrait-on leur appliquer la dénomination de *sonorités sous-claviculaires* de la pleurésie, ce qui ne préjugerait pas la question. Roger admettait aussi des variétés dans le son tympanique perçu au-dessus du niveau de l'épanchement. Mes recherches cliniques m'ont conduit à compter cinq variétés ou types de sonorités, d'après leur intensité, leur tonalité, et leur qualité ou timbre. C'est le plus ordinairement au niveau des deuxième et troisième côtes qu'on les produit.

a. — Le type le plus commun et le mieux accusé est un

son bref, sec et comme superficiel, c'est-à-dire à *tonalité aiguë*, avec une *exagération d'intensité* manifeste, par rapport au son moelleux et plus sourd du côté sain. Ces deux caractères d'intensité exagérée et d'acuité ont été constatés dans le bruit dit skodique par Ch. Williams (1). C'est à ce son aigu exagéré d'intensité que se joint parfois un *bruit de pot fêlé* plus ou moins marqué, et que Stokes avait signalé dès 1837. J'ai rencontré le plus souvent ce type dans la pleurésie gauche ; c'est celui qui a été observé par Notta (2).

b. — Un deuxième type est encore l'exagération d'intensité du son, ou *tympanisme*, avec une *tonalité grave*, c'est-à-dire avec de l'ampleur et un caractère moelleux qui l'a fait considérer comme sourd. Ce type a été, comme le précédent, plus particulièrement observé par moi dans les pleurésies gauches que dans les pleurésies droites.

c. — J'ai rencontré quatre fois, chez des malades encore atteints de pleurésie gauche, une sonorité sous-claviculaire *plus aiguë* que du côté sain, mais sans *exagération d'intensité* (3).

d. — Un quatrième type, aussi rare que le précédent, puisque je ne l'ai constaté que sur deux malades atteints de pleurésie droite, est la simple *exagération d'intensité* du son de percussion sous-claviculaire, avec une *tonalité égale* des deux côtés ; en sorte qu'en percutant moins fort

---

(1) Ch. Williams : *The pathology and diagnosis of diseases of the chest.* 4e édit., 1841, p. 107.

(2) Notta : *Note sur le développement d'un son clair, comme métallique (hydro-aérique), dans le cours des épanchements pleurétiques.* (Arch. de méd., 1850, t. XXII.)

(3) Cette simple différence de tonalité relative était la seule modification que l'on pouvait constater entre la résonnance des deux régions sous-claviculaires, également sonores d'ailleurs. La différence de tonalité était simplement relative, et le son du côté gauche n'était pas assez aigu pour avoir les caractères de dureté et de brièveté qui coïncident avec la submatité.

du côté affecté et plus fortement du côté sain, on ramenait le son à une égalité parfaite des deux côtés.

e. — Enfin deux fois j'ai trouvé le son anomal exagéré, *moins bas* que du côté opposé, et ayant en même temps une certaine ampleur relative.

C'est bien à tort que l'on a considéré le bruit dit sko- dique, ou plutôt les variétés de sonorités anomales que je viens de signaler, comme propres à la pleurésie. On les rencontre en effet dans plusieurs autres conditions patho- logiques, et en particulier dans la pneumonie, comme on l'a vu précédemment. Ces sonorités anomales peuvent se montrer lorsque le sommet du poumon qui en est le siége est légèrement condensé par son retour sur lui-même ou par son refoulement. C'est là en effet la condition orga- nique la plus générale du son tympanique (1), et c'est ce qui explique comment cette sonorité peut persister après la résorption du liquide, comme je l'ai signalé, et comme l'a confirmé Landouzy (2).

Auscultation. — L'auscultation fournit des données diagnostiques non moins importantes que celles de la per- cussion. Il faut les passer en revue du côté affecté, puis au niveau du poumon du côté sain, et enfin au niveau du cœur.

A. — *Du côté de l'épanchement*, le bruit respiratoire est le plus souvent affaibli, soufflant, plus rarement sibilant ou ronflant; il peut s'accompagner d'expiration prolongée; ou bien encore être exagéré, granuleux, dans certaines parties. La voix thoracique subit aussi des modifications multiples que l'on a voulu à tort limiter sous la double dénomination d'égophonie ou de broncho-égophonie.

(1) Voyez mon *Mémoire sur le tympanisme thoracique*. (Arch, gén. de méd., 1856, t. VIII, et l'*Union médicale* de juillet, même année.)
(2) Landouzy : *Nouvelles données sur le diagnostic de la pleurésie et les indications de la thoracentése*. (Arch. de méd., 1856, t. VIII.)

La *faiblesse du bruit respiratoire* est le signe d'auscultation le plus général de la pleurésie. On peut dire qu'on le rencontre, plus ou moins étendu, dans tous les cas de pleurésie avec épanchement. Tantôt l'affaiblissement respiratoire s'atténue du haut en bas, où il aboutit quelquefois à une absence complète de tout bruit de la respiration. Tantôt la respiration affaiblie est limitée, et si elle occupe le sommet, un souffle bronchique plus ou moins fort peut être perçu au niveau des parties du poumon situées au-dessous. Enfin la faiblesse respiratoire est un signe ordinairement généralisé lorsque la résorption du liquide pleurétique est effectuée ; et pendant des années, le côté qui a été le siège de l'épanchement peut conserver un affaiblissement relatif du bruit respiratoire, qui fait reconnaître ce siège par l'auscultation.

Un bruit respiratoire au contraire *fort, exagéré* parfois jusqu'à être presque soufflant, peut occuper le sommet du poumon, lorsque l'épanchement n'envahit pas toute la hauteur de la poitrine. Cette respiration forte peut s'accompagner d'un retentissement exagéré de la voix et de la toux, sans qu'il y ait ni pneumonie du sommet, ni tubercules, et sans que ces phénomènes existent au-dessous. J'ai trouvé une fois qu'il existait une respiration exagérée ronflante au sommet, tandis qu'il y avait un souffle très-net dans les deux tiers inférieurs. Cette exagération du bruit respiratoire du sommet du poumon, avec les autres signes d'auscultation que je viens de rappeler, sont des respirations anomales dues au léger refoulement de l'organe de bas en haut par l'épanchement, de même que le son tympanique concomitant qui existait, dans la plupart des cas, au même niveau. Il en est de même de *la respiration granuleuse*, qui peut cependant n'être quelquefois qu'un frôlement pleural.

L'*expiration prolongée* du côté de la pleurésie est une particularité presque constante des bruits respiratoires pleurétiques constatés au niveau du poumon correspondant. On rencontre cette expiration prolongée avec l'affaiblissement comme avec l'exagération du bruit respiratoire, de même qu'avec le souffle bronchique.

Cette *respiration soufflante*, ou souffle bronchique, est observée fréquemment dans le cours de la pleurésie aiguë. Je l'ai rencontrée dans les 5/8 des faits, proportion supérieure à celle indiquée par Damoiseau et par Monneret, qui la signalent chez un tiers des pleurétiques seulement. Il en est de même de Barth et Roger. Mais pour Netter, cette respiration serait constante dans la pleurésie, soit localement, soit dans toute l'étendue de l'épanchement (1). Valleix professait la même opinion dans ses leçons cliniques. Malgré mes explorations attentives, je n'ai pu arriver à une conclusion aussi générale, même en faisant convenablement respirer les malades, comme le recommandait Valleix.

Laennec n'a fait que signaler ce souffle dans la pleurésie, dans les points où se perçoit l'égophonie. Il a un caractère de douceur et d'acuité qui diffère de la rudesse à timbre comme métallique du souffle pneumonique. Il se montre le plus souvent aux deux temps de la respiration, et par les mouvements respiratoires les plus modérés. Cependant il peut ne se manifester que dans l'expiration, et, chez certains malades, être perçu seulement pendant les grandes inspirations ou par la toux. Dans ce dernier cas, il peut échapper à l'observateur, si celui-ci ne pense pas à faire tousser son malade. J'ai fréquemment vérifié ce qu'a dit Chomel au sujet du souffle bronchique, qu'il a signalé comme survenant d'abord dans l'expiration seulement, avant de se montrer aux deux temps respiratoires par suite des progrès de l'épanchement. De mon côté, j'ai constaté que la décroissance du souffle a lieu en sens inverse : il disparaît

(1) Netter, *Gazette médicale*, janv. 1843.

après s'être manifesté uniquement pendant l'expiration.

Quelle est la signification de ce souffle au point de vue de la quantité du liquide épanché? Hirtz et Monneret ont pensé qu'il ne se rencontrait que dans les épanchements faibles. Pour Fournet, Netter et Landouzy, au contraire, le souffle pleurétique était le signe d'un épanchement considérable. C'est que l'une comme l'autre de ces assertions peuvent s'appuyer sur des faits qui les justifient isolément. Non-seulement on ne saurait voir dans le souffle bronchique de la pleurésie un signe du degré de l'épanchement, mais encore on ne saurait trouver dans cet épanchement la cause nécessaire du souffle dans la pleurésie. En effet j'ai constaté, comme Landouzy, la persistance du souffle pleurétique, alors que la résorption complète de l'épanchement était manifeste. La cause immédiate du souffle bronchique dans la pleurésie doit être cherchée dans des conditions physiques du poumon encore difficiles à déterminer. Une seule nous paraît évidente, s'est l'imperméabilité complète ou incomplète des vacuoles pulmonaires par le fait du retour du poumon sur lui-même ou de sa compression, imperméabilité d'où résulte la résonnance bronchique de l'air en mouvement dans les conduits respiratoires. On peut trouver le maximum du souffle à la racine de la bronche principale, d'où il va se perdre dans le tiers supérieur du poumon.

Il est difficile d'expliquer pourquoi le souffle, dans certains cas, se limite à la partie moyenne du côté affecté en arrière, dans le voisinage de l'angle inférieur de l'omoplate, comme je l'ai constaté dans huit pleurésies, toutes *du côté gauche* (1). Ou bien ce souffle était isolé dans cette région limitée, ou bien il était plus intense dans ce point

_____

(1) Ces faits et beaucoup d'autres analogues justifient ce que j'ai di de la fréquence plus grande des signes physiques dans les pleurésies gauches que dans les pleurésies droites.

qu'ailleurs. Dans un de ces faits, très-remarquable, le souffle était limité, et avait le caractère caverneux.

L'existence d'un souffle *caverneux* avec lequel coïncide
quelquefois un gargouillement manifeste, a été aussi constatée par divers observateurs, chez certains malades atteints
de pleurésie, comme je l'ai rappelé précédemment (p. 218).
J'ai fait remarquer à ce propos que ce souffle caverneux a été
confondu à tort avec un souffle véritablement amphorique. Landouzy a démontré que cette respiration caverneuse se constatait quelquefois chez les pleurétiques *après
la résorption de l'épanchement*, ce qui s'expliquait par la
condensation persistante du tissu pulmonaire comprimé
par des fausses membranes. J'en ai noté l'existence chez
quelques-uns de mes malades. Quand le souffle caverneux
se manifeste à la suite de la thoracentèse, ou dans le cours
de l'opération, c'est que les grosses bronches, d'abord
comprimées, deviennent perméables, comme l'a fait remarquer Landouzy.

Voix thoracique. — Indépendamment du retentissement
de la voix dans l'intérieur de la poitrine, la voix extérieure
présente parfois des modifications remarquables. Chez
plusieurs malades, j'ai trouvé que cette dernière avait un
timbre aigu pour tous les assistants, qu'elle était comme
tremblotante, et quelquefois épuisée, comme si l'air manquait. Ces caractères extérieurs coïncidaient ordinairement
avec l'égophonie perçue par l'auscultation.

L'*Égophonie* est un très-bon signe de l'épanchement
pleurétique, lorsqu'elle est caractérisée par un retentissement de la voix aigu, aigre, comme concentré et chevrotant. J'ai trouvé l'égophonie bien manifeste dans la moitié
de mes observations.

Netter a pensé que l'égophonie était intimement liée à
la respiration soufflante dans la pleurésie, et que sa coïn-

cidence avec le souffle à l'expiration était constante. Les
faits ne confirment pas ces conclusions absolues.

De ce que l'on a rencontré l'égophonie sans qu'il y ait
de liquide dans la poitrine, comme je l'ai observé dans
deux cas de simple congestion pulmonaire vérifiée à l'autopsie, il n'en faut pas conclure que l'épanchement n'est
pour rien dans la production de ce signe. Sa constatation
seule dans la moitié de mes observations de pleurésie
démontre suffisamment l'influence directe ou indirecte
que doit avoir le liquide sur la production de ce signe. Il a
bien été dit que l'égophonie pouvait persister après la résorption complète de l'épanchement, mais sans aucune
preuve. Le fait de Landouzy qui a été le point de départ
de cette assertion n'est nullement probant, puisqu'il s'agit
simplement de la constatation de l'égophonie immédiatement après une opération de thoracentèse, et que l'on peut
être certain de ne jamais évacuer *complètement*, par la
ponction, la cavité pleurale du liquide qu'elle contient.

Avec ses particularités bien connues, l'égophonie peut
avoir des caractères qui se rapportent à la fois à la bronchophonie et à l'égophonie; de là la *broncho-égophonie*. Mais
il existe encore d'autres modifications importantes de la
voix thoracique qui ont été à tort négligées par les auteurs.
Elle peut d'abord être naturelle, mais simplement affaiblie
du haut en bas. La voix peut paraître simplement éloignée
et affaiblie. D'autres fois elle est exagérée, et constitue un
simple bourdonnement, soit seulement au sommet, soit
dans une plus grande étendue. Parfois ce bourdonnement
exagéré existe des deux côtés avec la même intensité, bien
que la matité soit générale du côté affecté. Dans des cas
rares, j'ai rencontré en outre une véritable bronchophonie, et la variété de voix thoracique que j'ai appelée
soufflée.

La *bronchophonie* pure a eu ceci de particulier qu'elle

n'occupait que le sommet du poumon du côté affecté, et presque constamment le sommet du poumon gauche, dans des pleurésies de ce côté. En même temps le bruit respiratoire y était exagéré et parfois soufflant. En pareils cas, le sommet du poumon émergeait du liquide épanché.

La *voix soufflée* s'est manifestée presque toujours du côté gauche, ce qui est assez remarquable. Elle était perçue en avant ou en arrière, en même temps que la respiration soufflante, comme pour la pneumonie. La voix soufflée se joint tantôt à l'égophonie, tantôt à la bronchophonie, ou à la broncho-égophonie : cela se conçoit quand on sait que la voix thoracique soufflée est indépendante de la voix elle-même. Il n'est pas très-rare de trouver chez le même malade plusieurs modifications simultanées de la voix, au niveau du poumon correspondant à l'épanchement.

Nous verrons plus loin que le professeur Baccelli, de Rome, a signalé une particularité de chuchotement qu'il considère comme un moyen de reconnaître la nature de l'épanchement.

Le *bruit de frottement* est un signe que l'on rencontre fréquemment dans la pleurésie, puisque j'ai pu le constater 5 fois sur 8 dans les faits de cette maladie que j'ai observés. Ils présentaient un des quatre degrés signalés dans la première partie (p. 244), et qui sont de plus en plus accentués du premier au quatrième degré.

C'est principalement au début, puis pendant la résolution de l'épanchement qu'on observe ce signe. Survenant ainsi dans les premiers temps de la pleurésie, il a bien moins d'importance que lorsqu'il accompagne la résolution de l'épanchement pleural. Il se montre alors en avant ou en arrière, au sommet ou à la base du côté affecté. Lorsqu'il est constaté au sommet, il annonce la disparition du liquide aux parties supérieures de la cavité pleurale, puisque le contact des deux feuillets séreux qui succède à la résorp-

tion est indispensable pour la production du bruit de frottement. Mais c'est surtout lorsqu'on le rencontre à la base
ou à l'extrême base, en arrière du côté affecté, que c'est
un signe de grande valeur comme preuve de la résorption
complète du liquide épanché. Je l'ai observé au plus tôt du
17e au 20e jour de la pleurésie. Le plus souvent ce frottement constaté à la base de la poitrine coïncide avec une
matité absolue, ou une sonorité obscure. Damoiseau pré-
tendait n'avoir jamais trouvé la matité absolue en pareille
circonstance. Elle s'est rencontrée cependant chez plusieurs de mes malades.

*Frottement pleurétique produit par les mouvements du
cœur.* — Lorsque le bruit de frottement pleurétique bien
manifeste existe *à la partie antérieure de la poitrine du
côté gauche,* dans la région du mamelon, il peut arriver
que l'impulsion cardiaque produise un bruit de frottement
isochrone au mouvement du cœur, qui fait frôler momentanément les deux feuillets rugueux de la plèvre situés au
devant de cet organe. Le Dr Stillé, de Philadelphie, avait
constaté un fait de ce genre en 1848 (1), lorsque Barth
constata le même signe dans un cas remarquable de pleurésie (2). Son malade, atteint de pleurésie, présenta d'abord
un bruit de frottement pleural coïncidant avec chaque systole cardiaque, bruit qui disparut lorsque l'épanchement
pleurétique eut envahi le côté gauche en avant. Une perforation pulmonaire étant ensuite survenue, et ayant déterminé un pneumo-thorax, chaque impulsion cardiaque, au
lieu d'un bruit de frottement, provoquait un bruit de tintement métallique manifeste. Ce fait intéressant avait attiré
mon attention lorsque, en 1866, je recueillis, à l'hôpital
Cochin, trois observations analogues au point de vue du

(1) Stillé : *Elements of general pathology.* Philadelphia; 1848, p. 338.
(2) Barth : *De quelques phénomènes rares d'auscultation. (Union
médicale,* 1850; t. IV, p. 1.)

frottement. J'ai publié deux de ces observations dans mon Traité clinique (p. 301).

Les particularités suivantes démontrent la production du bruit de frottement pleurétique dû à l'impulsion de la pointe du cœur. Ce bruit ne s'entend pas toujours directement comme dans l'observation de Barth. Les bruits du cœur peuvent être masqués par la continuité des bruits de frottement pleural dû aux mouvements respiratoires; mais alors, comme je l'ai constaté dans une de mes observations, si l'on disait au malade de suspendre les mouvements respiratoires, le bruit de frottement continu pendant l'acte de la respiration se suspendait, tandis que celui qui était produit par l'impulsion cardiaque s'accusait très-nettement, avec la même qualité de son que le frottement pleural respiratoire. Ce frottement par impulsion du cœur a cessé d'être perçu, comme chez le malade de Barth, dès que le liquide s'est accumulé dans la plèvre (1).

L'impulsion directe de la pointe du cœur n'est pas le seul mouvement de cet organe qui puisse provoquer le bruit de frottement pleural. Le déplacement du cœur qui accompagne le *second temps de l'évolution cardiaque*, la diastole, peut avoir seul le même effet dans certaines pleurésies gauches, comme je l'ai démontré en faisant connaître le seul fait de ce genre qui ait été publié. Le docteur Choyau, qui a réuni les rares travaux publiés sur cette question, ne connaissait pas d'observation semblable à celle que je viens de rappeler (2).

Suivant Robert Spittal, comme je l'ai dit précédemment, le bruit de frottement intra-abdominal qui peut exister au

---

(1) J'ai constaté à l'hôpital Necker, deux ans plus tard (en 1868), le même bruit de frottement sollicité par l'impulsion cardiaque chez un autre jeune homme de 25 ans, qui était convalescent d'une pleurésie gauche, et chez lequel le bruit anomal disparut dix jours après.

(2) Choyau, *Thèse citée*, p. 362.

niveau des fausses côtes de l'hypochondre droit, et que cet.
auteur attribue aux mouvements péristaltiques des intestins, pourrait être confondu avec un bruit de frottement
pleural. Mais ce n'est pas sans inattention que l'on pren-
drait l'une pour l'autre ces deux espèces de frottement :.
l'un continu et irrégulier, comme les mouvements de l'intestin, l'autre isochrone aux mouvements respiratoires.

B. *Signes d'auscultation du côté opposé à la pleurésie.*.
— L'auscultation fournit des signes particuliers au niveau
du poumon du côté sain. Telle est la respiration puérile.
ou exagérée d'intensité, attribuée par Laënnec à une plus.
grande énergie fonctionnelle, et qui serait une respiration
supplémentaire. Je crois avoir démontré (p. 200) que
la respiration dite puérile dépend d'une simple modification physique du poumon, produisant des respirations.
anomales. Aussi, en outre de la respiration dite *puérile,*
ai-je constaté, dans les faits observés à ce point de vue :.
l'*affaiblissement* du murmure respiratoire, l'*expiration
prolongée,* le bruit respiratoire *sifflant* ou *ronflant,* et
même *soufflant,* sans que le souffle pût être la propagation
d'un souffle du côté opposé. J'ai vu ce souffle occuper la.
racine de la bronche principale.

Ces signes me paraissent d'autant mieux devoir être.
rapportés au refoulement du poumon du côté opposé à
l'épanchement, qu'on retrouve *les mêmes signes* au niveau.
du sommet du poumon du côté de l'épanchement, lorsque
cet organe est refoulé de bas en haut par le liquide pleurétique.

Signes fournis par le déplacement des organes. — J'ai
à rappeler ici, comme des signes très-utiles à bien connaître, les déplacements des parties ou des organes contigus à la plèvre où siége l'épanchement. Ce sont : 1° le
refoulement du médiastin et principalement du cœur;
2° en bas celui du diaphragme, et par suite le refoulement

du foie ou de la rate, qui sont comme chassés des hypochondres vers l'abdomen. Ce refoulement du diaphragme
peut être considérable; car Barth l'a vu former à l'épigastre
une saillie fluctuante, due à l'extension de l'épanchement (1). Avenbrugger avait déjà indiqué ce signe.

Refoulement du cœur. — Le refoulement de cet organe
de droite à gauche dans les pleurésies droites, et de gauche
à droite dans les pleurésies gauches, est un signe important. Il est d'autant plus accentué que l'épanchement a une
abondance plus grande. Je n'ai jamais rencontré de pleurésies dans lesquelles le cœur fût refoulé directement en
avant, ou directement en arrière par le liquide, ainsi que
Heyfelder l'a annoncé. Lorsque le cœur est refoulé, l'auscultation à l'aide du stéthoscope, quand les battements ne
sont pas visibles, fait préciser le degré de refoulement de
l'organe mieux que ne peuvent le faire l'application de la
main et même la percussion. La plus grande intensité des
bruits, et les battements visibles du cœur, se perçoivent au
niveau de la partie envahie par cet organe. C'est dans les
pleurésies gauches que se constatent les déviations du
cœur le plus prononcées.

Dans ces déplacements, on ne perçoit pas de bruits anomaux au niveau de l'organe central de la circulation; seulement, chez deux de mes malades affectés de pleurésie
gauche, le premier bruit du cœur fut dédoublé, pendant le
déplacement de l'organe entre le mamelon et le sternum.

Le *refoulement du foie* vers l'abdomen, dans les pleurésies droites, n'est pas moins remarquable que le refoulement du cœur avec les pleurésies gauches. Cependant il
n'est pas la conséquence obligée de l'épanchement. J'ai
trouvé que cet abaissement du foie était dû, chez un malade, à un épanchement du côté *gauche* (2). Lorsque ce

(1) *Bulletin de l'Acad. de méd.*, 1865.
(2) On se demande si, en pareil cas, le foie serait congestionné,

déplacement est peu prononcé, on peut ne le reconnaître
qu'à une simple matité de deux ou trois centimètres au-
dessous du rebord des fausses côtes droites; d'autres fois la
palpation constate ce refoulement en même temps que la
percussion, surtout lorsque le foie, avec des épanchements
plus ou moins considérables, dépasse les fausses côtes de
deux, trois travers de doigt. Dans certaines pleurésies
droites, il n'est pas très-rare de voir le bord de l'organe
hépatique atteindre jusqu'au niveau de l'ombilic. Ces re-
foulements augmentent et diminuent avec l'épanchement,
sans pouvoir cependant servir d'échelle mobile pour suivre
son évolution, comme le pensait Damoiseau; car le déplam-
ment peut persister, à un certain degré, aux 32e, 37e et
même au 54e jour (ainsi que je l'ai observé), malgré la résolution du liquide complétement effectuée depuis longtemps. Cela me paraît dépendre alors du rétrécissement
de la poitrine qui maintient le foie refoulé.

Enfin la *rate* est refoulée aussi par certains épanchements pleurétiques gauches, comme le foie par ceux du
côté droit. Mais la rate, beaucoup plus petite et plus mobile que le foie, plus profondément située dans l'hypochondre et par suite plus difficile à délimiter, échappe
sans doute souvent à la percussion et à l'auscultation. J'ai
trouvé une fois que la percussion était douloureuse à son
niveau.

Mensuration. — Dans la pleurésie, la mensuration est
un moyen d'exploration non-seulement utile, mais indispensable pour résoudre certaines difficultés de la pratique.
Je crois avoir mis cette proposition hors de contestation
dans mes publications antérieures. Ce n'est pas comme
moyen de diagnostic de la pleurésie que la mensuration
thoracique offre le plus d'avantages. Préconisée d'abord

comme l'a observé Robert L. Mac Donnel dans la pleurésie (*Dublin
Journal*, 1844).

pour apprécier l'ampliation relative du côté affecté, en
mesurant l'étendue de son pourtour à l'aide d'un ruban
gradué, et en comparant ce périmètre à celui du côté sain,
elle a été abandonnée comme fournissant de cette façon
des renseignements très-insuffisants. Ce n'est en effet que
dans certaines pleurésies gauches, à un moment donné, que
l'ampliation relative de 2 ou 3 centimètres de ce côté par

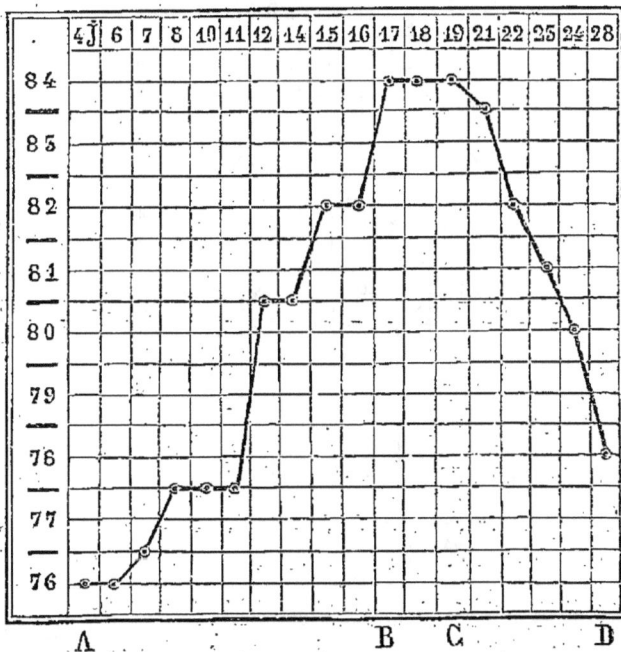

Fig. 80.

Tracé de mensuration périmétrique montrant la marche d'un épanchement pleurétique. — AB, progrès; BC, état stationnaire; CD, résolution. Chiffres supérieurs
indiquant les jours de la maladie et les chiffres de gauche les périmètres constatés.

rapport au côté droit peut fournir une indication diagnostique utile; et encore en pareils cas l'épanchement, très-
abondant, est-il appréciable par une foule d'autres signes.
Quand l'épanchement siège à droite, l'ampliation relative
de ce côté est toujours incertaine, parce que ce côté est
naturellement plus développé que le droit chez la plupart
des sujets sains.

Si, au lieu de comparer les périmètres des deux côtés l'un à l'autre, on se sert de la périmétrie générale, en comparant ses données à différents jours de la pleurésie, *on suit la marche ou l'évolution croissante ou décroissante de l'épanchement,* alors même que les autres signes sont muets à cet égard. En traçant, comme je l'ai imaginé, la succession des différents périmètres dans des tableaux

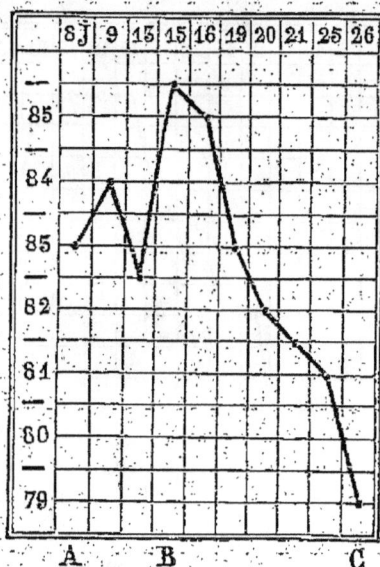

Fig. 81.

Tracé analogue à celui de la figure précédente, mais présentant une oscillation pendant la progression AB de l'épanchement, et l'absence de la période d'état.

semblables à ceux des figures 80 et 81, on obtient une ligne brisée qui représente successivement les progrès de l'épanchement, son état stationnaire et sa décroissance, avec leurs arrêts et leurs oscillations accidentels.

Ces résultats sont assez précis pour que l'on puisse dire que, sans l'emploi de la mensuration, on ne peut pas suivre l'évolution de la plupart des pleurésies avec épanchement. J'ai largement traité ce sujet intéressant dans mes publications antérieures, auxquelles je renvoie, ainsi qu'au chapitre de l'Appendice concernant la mensuration (v. p. 437).

Valeur diagnostique des signes physiques de la pleurésie.
— Il est admis qu'il peut y avoir une première période de siccité pleurale inflammatoire, qui se révèle par un bruit de frottement, ainsi que nous l'avons dit. Ce bruit de frottement est un excellent signe de pleurésie actuelle, ou plus ou moins récente ; mais quand il est isolé, il n'a pas cette signification absolue, ce signe pouvant dépendre d'une autre cause que l'inflammation de la plèvre. Il peut être constaté et persister longtemps avant que l'épanchement ne survienne d'une manière appréciable. J'ai rencontré un malade chez lequel ce signe unique a duré plus de quinze jours. Il doit être entendu que je veux parler du frottement à la base de la poitrine en arrière ; car il se montre assez souvent sous la clavicule, au-dessus d'un épanchement, au niveau de la partie du poumon qui émerge supérieurement hors du liquide épanché.

Il est admis aussi qu'il existe des pleurésies sèches, dont le bruit de frottement est le seul signe pendant tout leur cours ; mais il ne faut pas oublier qu'il y a des pleurésies à marche rapide, et que si l'on voit le malade tardivement, on peut constater le bruit de frottement de la convalescence après la résorption du liquide d'abord épanché. Les pleurésies sèches secondaires sont fréquentes.

Dans les cas les plus ordinaires on rencontre, au début de la pleurésie, trois signes réunis qui, sans être spéciaux, sont considérés comme caractérisant suffisamment la maladie. Ce sont : le point de côté, la matité localisée à la base d'un des côtés de la poitrine, et la faiblesse du bruit respiratoire au même niveau. Cependant, la première fois qu'on aborde en pareils cas le malade, il faut être réservé dans son diagnostic. J'ai été appelé, il y a quelques années, auprès d'une jeune femme qui présentait les trois phénomènes en question, et qui avait été considérée comme atteinte de pleurésie aiguë. Les mêmes signes existant au début d'une congestion pulmonaire, je prescrivis un vomitif et quelques ventouses; dès le lendemain, la matité, la faiblesse du bruit respiratoire et la douleur de côté avaient complétement disparu. Lors au contraire que ces signes persistent malgré un traitement actif de l'hyperémie pulmonaire, il faut admettre l'existence de la pleurésie.

Le doute n'existe pas lorsque aux signes précédents se joint de l'égophonie, qui est un des meilleurs signes de la pleurésie dès son début. L'existence de la pleurésie peut également être affirmée, lorsque les vibrations thoraciques sont abolies du côté affecté. Malheureusement pour la précision de ce diagnostic, il y a des sujets, les femmes surtout, qui ont la voix trop grêle pour que ces vibrations se produisent. En règle générale, il ne faut jamais oublier de rechercher si les vibrations thoraciques sont diminuées ou abolies; car dans ce dernier cas, il ne peut y avoir qu'un épanchement, et non une simple congestion pulmonaire.

La pleurésie confirmée se caractérise par des signes qui varient suivant les différents degrés de l'épanchement, degrés que l'on peut limiter à trois, pour en montrer les différences.

1° Certaines pleurésies légères restent caractérisées par des signes d'épanchement peu abondant, avec matité étendue seulement à la partie postéro-inférieure du côté affecté; et avec des particularités dont la valeur sera discutée à propos du diagnostic différentiel de la pleurésie.

2° Quand la matité occupe les régions postérieure et antérieure sans être généralisée, le diagnostic se base sur des particularités plus caractéristiques. Il faut ici distinguer les signes perçus au niveau de l'épanchement, ou de la matité, de ceux qui existent au-dessus, principalement dans la région sous-claviculaire. Inférieurement, outre la faiblesse du bruit respiratoire avec souffle, égophonie (ou autres va-

30.

riétés de la voix thoracique que j'ai rappelées), et l'absence
de vibrations thoraciques, signes qui se rattachent à l'épanchement, la matité thoracique offre des caractères parfois
spéciaux. Sa ligne de niveau, nette ou diffuse, est plus élevée en arrière qu'en avant, où elle est quelquefois mobile :
plus élevée quand le malade est assis que lorsqu'il est couché. De plus, les régions supérieures du poumon sont le
siége d'une sonorité anomale, le plus souvent exagérée d'intensité, en même temps que la respiration peut être forte
au même niveau, avec bronchophonie, parfois même avec
souffle.

Des adhérences pleurales, en fixant le poumon aux parois
costales dans une certaine étendue, peuvent singulièrement
modifier les signes de la pleurésie, et en rendre le diagnostic difficile. Ces adhérences, au niveau desquelles ne peuvent
être perçus les signes en question, se rencontrent plus
fréquemment au sommet des poumons qu'ailleurs (chez
les tuberculeux); alors la matité peut rester immobile à la
limite inférieure de l'adhérence, et cela malgré les progrès
de l'épanchement. Si les adhérences occupent la base, il y
a du son inférieurement, et l'on peut croire à l'existence
d'une tumeur au niveau de la matité produite supérieurement par l'épanchement. Lorsque enfin c'est vers la partie
moyenne de la plèvre que se sont produites les adhérences
partielles avant l'invasion de la pleurésie observée, les modifications des signes constatés sont naturellement très-inso-
lites.

3° Lorsque l'épanchement est assez considérable pour
que la matité soit générale, en avant comme en arrière, le
diagnostic peut être parfaitement net. Il y a des cas extrêmes. Lorsque par exemple, avec cette matité générale,
existent un affaiblissement très-prononcé des bruits respiratoires, une dilatation visible du côté affecté, avec élargissement des espaces intercostaux correspondants, le re-

foulement des organes abdominaux et du médiastin, et
surtout lorsque à ces différents signes se joignent une dyspnée prononcée, ou même des menaces de suffocation, en
un mot un état imminent d'asphyxie; il n'y a aucun doute
alors sur l'abondance considérable du liquide épanché.
Cependant il ne faut pas croire que ces signes soient constants.

D'ailleurs, on peut penser qu'il y a un épanchement très-
abondant lorsque la matité est générale et le bruit respiratoire extrêmement affaibli, sans qu'il y ait une goutte de
liquide dans la poitrine. Je puis dire que la mensuration
seule peut faire éviter l'erreur. Alors tantôt le liquide a été
résorbé avec la persistance de ces signes d'épanchement,
et tantôt il existe une tumeur solide simulant un épanchement pleurétique.

La quantité de liquide, on le voit, influe sur les signes
physiques perçus ; et il en est ainsi, quelle que soit la nature du liquide de l'épanchement, qu'il soit séreux ou purulent. Mais la qualité différente du liquide a-t-elle quelque
influence? C'est une question importante à examiner.

*Les signes physiques diffèrent-ils par eux-mêmes sui-
vant la nature du liquide épanché ?* On peut répondre né-
gativement pour la plupart d'entre eux, sauf pour des signes
secondaires des épanchements purulents, tels que l'œdème
local des parois thoraciques, les abcès intercostaux, et les
perforations pleuro-bronchiques. Mais ces signes, importants d'ailleurs, puisqu'ils n'existent que dans les cas de
pleurésie purulente avancée, ne peuvent servir à déterminer la nature séreuse ou purulente du liquide épanché avant
leur apparition. Un praticien distingué de Rome, le professeur Baccelli, dans un intéressant travail sur ce sujet (1),

---

(1) *Archives de médecine, de chirurgie et d'hygiène de Rome*, 1875.
— Voyez aussi *Union médicale*, 1876.

croit avoir trouvé un signe très-simple d'auscultation, d'une
constatation facile, et qui permettrait de reconnaître la nature du liquide épanché dans la plèvre : c'est *la transmis-*
sion par l'auscultation des vibrations respiratoires et
vocales, transmission variable suivant la nature des
épanchements.

« Si, dit Baccelli, les liquides endo-pleurétiques, dans
les épanchements d'une certaine abondance, se présentent
comme une masse compacte sous le plessimètre et donnent
un son constamment mat, quelle que soit leur constitution
intime, qu'ils soient séreux, séro-fibreux ou purulents, ils
ne se comportent pas de la même manière pour les phéno-
nomènes phonétiques. *Autant les liquides les plus épais*
augmentent la résonnance des ondes sonores pulmonaires,
autant ils diminuent la transmission périphérique des vi-
brations. De là vient que la voix et les râles présentent une
résonnance considérable dans les points où les poumons
sont accessibles à l'exploration, bien que refoulés par un
épanchement purulent; tandis que ces râles et cette voix
ainsi renforcés ne se transmettent pas à travers la collection purulente.

« Les liquides ténus agissent en sens inverse; ils n'élèvent pas notablement la résonnance broncho-pulmonaire ;
mais ils conduisent nettement le bruit respiratoire modifié
au niveau de la partie la plus élevée de l'épanchement.

« Ainsi, le milieu le plus approprié à la transmission des
vibrations est le liquide le plus ténu, le plus léger, le plus
homogène par conséquent; plus le liquide épanché se rapproche du sérum, plus la vibration, même la plus légère,
sera transmise facilement, complétement et au loin. *Il suf-*
fit alors, pour le constater, de faire articuler à voix basse
un seul mot pendant qu'on ausculte la poitrine; et, plus le
liquide épanché s'éloigne de la constitution du sérum, plus
il est épais, éloigné de l'homogénéité, par la présence de

substances protéiques amorphes, et d'éléments morphologiques ou corpusculaires, et moins sera facile, complète et étendue la transmission de la vibration, même la plus forte, comme celle qui est due à l'articulation d'un mot à haute voix. »

Le procédé du professeur de Rome est loin d'avoir une signification aussi nette qu'il le pense ; car l'on trouve, dans ses observations mêmes, des motifs de doute sur la valeur de ses inductions en faveur de sa méthode. Telle est l'observation de cette nouvelle accouchée affectée d'un épanchement du côté droit, au niveau duquel le retentissement aphonique du parler se transmettait avec une parfaite limpidité dans toute l'étendue du côté affecté, et qui néanmoins fournit à la ponction un *liquide jaunâtre, opaque, visqueux, acide, et qui avait l'apparence du pus*. Le liquide s'étant reproduit, *la voix dite aphone n'était plus transmise*, et une seconde ponction donna issue à un *liquide épais, filant, légèrement acide.* Ainsi voilà un liquide épais, purulent d'apparence, qui donne lieu à deux résultats contradictoires chez le même malade, ce qui infirme la loi posée par l'éminent clinicien. Pour tout le monde, l'état puerpéral de la malade expliquera cette purulence du liquide épanché. Pour le Dr Baccelli, il ne s'agissait, lors de la première ponction, au moment de laquelle la voix chuchotée était transmise à travers ce liquide non séreux, que d'un épanchement ne renfermant pas au microscope de cellules purulentes, mais des myriades d'éléments granulo-graisseux ; tandis qu'au moment de la seconde ponction, le liquide était franchement purulent. Il y a là une mobilité d'appréciation qui ne peut satisfaire, les éléments granulo-graisseux du premier liquide étant probablement des éléments pyoïdes dégénérés.

L'observation faite en France depuis cette publication, intéressante à plus d'un titre, n'a pas d'ailleurs généralement confirmé ces assertions de Baccelli. N. Guéneau de

Mussy (1), il est vrai, pense que « tous les faits sont venus lui donner raison » ; mais d'autres observateurs sont loin de partager son opinion. Tripier va jusqu'à déclarer inexactes les assertions de Baccelli et de Guéneau de Mussy, en faisant remarquer que la pectoriloquie aphone existe souvent dans les épanchements purulents, et qu'elle peut, d'un autre côté, manquer dans les épanchements séreux. Ce signe serait simplement, d'après les faits que Tripier a observés avec soin, *sous la dépendance du souffle*, qui est moins fréquent dans les pleurésies purulentes que dans les pleurésies séreuses. De là l'explication de l'erreur commise (2).

On doit donc considérer la question comme étant encore à l'étude, malgré la récente affirmation de sa doctrine faite devant notre Académie de médecine par le savant professeur de Rome (3).

Diagnostic différentiel. — Les signes physiques de la pleurésie, qui sont la base du diagnostic de cette maladie, sont assez fréquemment confondus avec ceux de plusieurs autres maladies.

Je ne reviendrai pas sur la confusion que l'on peut faire entre la pleurésie aiguë et la *congestion pulmonaire;* il en a été précédemment question. — Il est possible de croire aux signes d'une pleurésie, lorsque l'on est en présence de l'hyperhémie initiale d'une *bronchite.*

J'ai, en effet, observé à l'hôpital Saint-Antoine, en 1862, un malade chez lequel on avait cru d'abord à l'existence d'un léger épanchement pleurétique avec matité inférieure gauche en arrière, et faiblesse prononcée du bruit respira-

---

(1) N. Guéneau de Mussy, *Quelques considérations sur la valeur de la pectoriloquie aphonique dans les épanchements pleuraux (Union médicale,* 1876).

(2) Tripier, *De la valeur de la pectoriloquie aphone dans le diagnostic de la nature des épanchements pleurétiques.* (Lyon médical. n° 18, 1878).

(3) Séance du 10 septembre 1878 de l'Académie de médecine.

toire; mais le lendemain l'existence d'une respiration sifflante venant par moments se joindre à la faiblesse de la respiration, et se passant immédiatement sous l'oreille de l'explorateur, même vers la base, vint démontrer qu'il n'y avait pas de liquide interposé entre le poumon et les parois thoraciques. Ce diagnostic fut confirmé par la marche ultérieure de la maladie. C'était une bronchite à son début, avec congestion pulmonaire initiale, bronchite qui se caractérisa bientôt par des râles humides aux deux bases des poumons en arrière.

On voit que, dans cette bronchite, comme dans tous les faits analogues, ce n'est pas la bronchite elle-même que l'on pourrait prendre pour une pleurésie, mais bien la congestion pulmonaire qui l'accompagne, ou plutôt celle qui la précède à son début. — Quant à la *pneumonie*, la confusion serait facile si l'on s'en rapportait seulement aux phénomènes fonctionnels et généraux, comme l'a fait remarquer Béhier (1). Mais des signes caractéristiques de la pleurésie ne tardent pas ordinairement à se montrer.

Lorsque l'on compare les exemples types de la pneumonie de la base du poumon et de la pleurésie, il est facile de distinguer les deux maladies. La matité rarement absolue, avec souffle dur et superficiel, bronchophonie, râles crépitants, augmentation des vibrations thoraciques, existent dans la pneumonie; la matité plus absolue de la pleurésie, la faiblesse du bruit respiratoire, le souffle bronchique doux, l'égophonie, l'absence de vibrations thoraciques au niveau de la matité, forment un contraste bien tranché. L'erreur ne peut d'ailleurs être commise que lorsque le râle crépitant et les crachats pneumoniques viennent à manquer dans la pneumonie, comme l'égophonie et l'abolition des vibrations thoraciques dans la pleurésie.

(1) Béhier, *Conférences de clin. méd.*, 1864, p. 314.

On sait qu'il n'est pas rare de rencontrer réunies la pneumonie et la pleurésie avec épanchement peu abondant. Il en résulte que les signes de la pleurésie se constatent alors vers la base du poumon, tandis que, au-dessus, les signes de la pneumonie sont nettement accusés.

J'ai signalé précédemment au sommet du poumon, immergé à moitié dans un épanchement pleurétique, l'existence peu rare de phénomènes d'auscultation qui pourraient faire croire à l'existence d'une pneumonie du sommet, tandis qu'il existe un épanchement au-dessous. Ces phénomènes d'auscultation, qui n'ont pas attiré l'attention des observateurs, résultent du refoulement du poumon vers la partie supérieure de la cavité thoracique par l'épanchement. Ils ont consisté en effet, dans quelques cas, en une respiration forte, soufflante, avec bronchophonie; il peut y avoir en outre de la submatité à la percussion. Mais il suffit d'être prévenu pour éviter toute confusion. L'absence de tout râle crépitant même par la toux, la rareté de la toux, et le défaut de crachats caractéristiques de la pneumonie, montreront qu'il ne s'agit pas d'une inflammation du parenchyme pulmonaire. De plus, l'existence dominante d'un épanchement pleurétique au-dessous révèlera la véritable cause des signes observés au sommet du poumon.

Ce sont là des particularités différentes du souffle caverneux avec ou sans gargouillement, dont il a été précédemment question et qui, observé dans le cours de la pleurésie, pourrait faire croire à une phthisie pulmonaire arrivée à sa dernière période. C'est au sommet du poumon, en effet, que se constatent ces phénomènes, dus à l'aplatissement du poumon contre la paroi thoracique.

Dans une observation du mémoire de Vernay (1), dans

(1) Vernay, *Gazette méd. de Lyon*, 1864.

laquelle il semblait exister des râles humides et caverneux sous la clavicule, les prétendus râles n'étaient que des bruits de frottements pleuraux.

Enfin lorsqu'il existe un épanchement pleurétique compliqué de bronchite, les râles obscurs et le souffle qui se constatent à la base du poumon, au niveau d'un épanchement peu abondant, peuvent faire croire à une pneumonie mal caractérisée.

Je ne fais que mentionner l'hydrothorax rapide, qui survient dans la maladie de Bright ou dans les affections organiques du cœur, comme ne pouvant être pris pour un épanchement pleurétique, si l'on tient compte de l'existence de l'épanchement des deux côtés, et de la coïncidence des lésions primitives plus graves qui en sont l'origine.

Depuis que l'on connaît bien la signification du son tympanique sous-claviculaire dans la pleurésie, on ne peut plus le confondre comme autrefois avec le son tympanique du *pneumothorax*. Dans certains cas, l'erreur était d'autant plus facile, que le tympanisme pleurétique coïncide parfois avec une respiration caverneuse bien caractérisée; mais, dans ce dernier cas, il n'y a jamais de tintement métallique. Il peut arriver cependant que ce tintement métallique se montre dans le cours d'une pleurésie, mais alors il y a un véritable pneumothorax, dû à une perforation pulmonaire, qui est la complication d'une pleurésie purulente ou tuberculeuse.

Un autre signe de la pleurésie, mais celui-là est tout à fait exceptionnel, pourrait exposer à une autre erreur de diagnostic : je veux parler du bruit de frottement pleural provoqué par l'impulsion du cœur, et qui pourrait être pris pour un signe de péricardite, comme Barth l'a fait remarquer.

Le diagnostic différentiel de l'épanchement pleurétique et de *tumeurs solides*, présente des difficultés très-grandes.

On a rejeté, dans les cas de tumeurs intra-thoraciques,
dont le développement est chronique et lent, la possibilité
de les confondre avec un épanchement pleurétique aigu.
Mais il peut se faire qu'une tumeur quelconque soit latente pendant un temps assez long, puis qu'elle en vienne
à se compliquer de douleur et de quelques accidents aigus
faisant croire à une maladie récente, et provoquant pour la
première fois l'examen du malade. Il est clair que la question diagnostique se présente alors avec toutes ses difficultés.

Ce diagnostic paraît facile, comme je l'ai dit dans mon
Dictionnaire de diagnostic, lorsque l'on prend pour
terme de comparaison l'épanchement pleurétique avec sa
ligne de niveau régulière, susceptible de déplacement par
les mouvements ; avec sa matité procédant de bas en haut;
s'accompagnant d'égophonie ou de broncho-égophonie de
plus en plus profonde en descendant, et si l'on oppose
à ces signes les limites irrégulières de la matité des tumeurs, l'immobilité de cette matité avec absence de tout
bruit respiratoire à son niveau, tandis que ce bruit peut
quelquefois être entendu *au-dessous*. Mais toutes les pleurésies n'offrent pas les caractères que je viens de rappeler. L'épanchement, en effet, ne présente pas souvent
la mobilité de sa ligne de niveau ; l'égophonie ou la broncho-égophonie peuvent manquer, et enfin le liquide épanché est quelquefois limité par des adhérences de telle sorte,
qu'elles rendent irrégulières les limites de la matité, absolument comme dans les cas de tumeurs solides intra-thoraciques. Or, en pareils cas, un diagnostic précis est souvent impossible, comme l'ont démontré Moutard-Martin et
Oulmont (1).

(1) *Société méd. des hôpitaux de Paris;* mai 1856. Les deux faits de
Moutard-Martin concernaient deux malades, dont l'un était affecté
d'un kyste hydatique intra-pulmonaire suppuré, avec expuition de pus,

Ces difficultés se présentent surtout à la base du côté droit, où les tumeurs du foie, et principalement les kystes hydatiques, sont assez fréquentes. On peut par contre croire à une affection du foie lorsqu'il est refoulé vers l'abdomen par un épanchement de la plèvre droite, ne donnant qu'une matité inférieure limitée, que l'on peut attribuer au foie.

Une condition plus ordinaire d'erreur de diagnostic, est celle d'une *infiltration tuberculeuse généralisée* dans un poumon, et faisant croire à un épanchement pleurétique par suite de l'existence d'une matité généralisée avec faiblesse extrême du bruit respiratoire. E. Barthez a rappelé à la Société des hôpitaux (mai 1857) un fait de tuberculisation de ce genre qu'il avait pris pour un épanchement pleurétique. Verliac, dans sa thèse, a réuni cent vingt observations de pleurésies recueillies en onze années dans le service de Barthez, et il a montré les difficultés du diagnostic de cette affection chez les enfants, avec la pneumonie, la broncho-pneumonie à l'état aigu, et avec différentes formes de tuberculisation ou d'indurations pulmonaires chroniques.

Il y a peu d'affections qui puissent donner lieu à des erreurs de diagnostic aussi fréquentes que les pleurésies avec épanchement. J'ai cru à une phthisie aiguë chez une femme grosse qui offrait tous les symptômes d'une hémo-bronchite suffocante, et qui avait à droite, en arrière seulement, une matité du haut en bas, mais sans égophonie, et sans vibrations vocales ni à droite ni à gauche (voix grêle), tandis que

---

faisant croire à l'ouverture d'un épanchement purulent dans les bronches. Chez l'autre, l'épanchement était simulé par une tumeur fluctuante du rein refoulant très-haut le diaphragme dans la poitrine. Les trois observations d'Oulmont comprenaient : une énorme tumeur anévrysmale de l'aorte, remplissant le côté gauche du thorax ; une dégénérescence cartilagineuse de la plèvre avec abcès des parois thoraciques, et une hypertrophie considérable du foie, analogue à celle que Stokes a fait connaître.

dans tout le reste de la poitrine le bruit respiratoire était remplacé par des râles humides et des sifflements disséminés. Une douleur vive survenue tardivement aux extrémités du nerf diaphragmatique, et exaspérée par la pression entre les attaches du sterno-mastoïdien, me fit reconnaître une pleurésie diaphragmatique compliquée de bronchite grave. L'autopsie confirma ce diagnostic, rendu difficile par suite d'adhérences du poumon droit en avant, au sommet et à la base.

Évolution et marche. — C'est principalement sur le niveau plus ou moins élevé de la limite supérieure de l'épanchement perçu par la percussion, et sur la matité augmentée ou amoindrie, qu'on se base pour juger du progrès ou de la décroissance du liquide. Mais combien il est fréquent dans la pratique de trouver insuffisants les résultats de la percussion! La matité peut rester station-naire, malgré la marche croissante ou décroissante de l'épanchement. Le niveau de la matité peut baisser mal-gré l'augmentation du liquide. Il pourrait s'élever au con-traire par le fait de la décroissance de l'épanchement, si l'on admettait l'interprétation donnée par Damoiseau d'un fait rapporté dans son mémoire de 1843. Quoique dis-ciple de Piorry, il a si bien reconnu que le niveau su-périeur de la matité ne donne pas toujours la mesure des changements du liquide pleurétique en plus ou en moins, qu'il a cherché ailleurs, en dehors des signes four-nis par la percussion, les indices de l'évolution de l'épan-chement. Il avait cru, en ne s'appuyant malheureusement que sur des faits exceptionnels, que les signes du progrès de l'épanchement pleurétique se rencontraient dans une sorte d'*échelle graduée* de matité indiquée par le rebord inférieur du foie, refoulé vers l'abdomen par l'augmenta-tion du liquide, ou remontant vers le thorax avec sa résorp-tion. La plupart des pleurésies du côté droit, auxquelles

ces données seraient surtout applicables, sont en désaccord
avec cette théorie.

Le foie, en effet, n'est pas régulièrement refoulé par
l'épanchement dans toutes les pleurésies droites. J'ai vu des
épanchements abondants ne produire qu'un refoulement
médiocre de cet organe, dont le bord inférieur ne dépassait
les fausses côtes inférieures que d'environ deux centimètres.
Dans d'autres faits, malgré l'évolution croissante et décroissante de l'épanchement, le déplacement de l'organe
hépatique restait immobile. Enfin, j'ai rencontré des malades affectés de pleurésie droite, avec refoulement du foie
jusqu'au voisinage de l'ombilic, et chez lesquels cette
ectopie persistait, comme je l'ai dit déjà, après la résorption complète de l'épanchement.

Les difficultés nombreuses d'appréciation que présente
la marche de la pleurésie viennent de ce que l'on a considéré la cavité pleurale comme un vase inerte dans lequel
le liquide n'obéit qu'à la pesanteur, et donne une matité
toujours déclive, et par conséquent mobile, s'élevant et
s'abaissant régulièrement avec le progrès en plus ou en
moins de l'épanchement. Malheureusement, cette théorie
si simple, basée sur des expériences cadavériques peu
probantes, parce que les conditions physiques ne sont pas
les mêmes sur l'homme vivant et sur son cadavre (1), est
démentie par les faits dans lesquels le liquide, semblant
obéir presque uniquement à une autre force que la pesan-

---

(1) La démonstration sur le cadavre est erronée, parce que les rapports des poumons avec les parois thoraciques ne sont plus les mêmes
que pendant la vie. Chez l'homme vivant, la contraction tonique et
l'activité constante des muscles respiratoires tendent presque incessamment à agrandir la cavité thoracique, et à augmenter la tendance
au vide, surtout en avant et en dehors. Après la mort, toute contraction musculaire cessant, la pression atmosphérique refoule les organes
abdominaux et le diaphragme vers la cavité thoracique, et elle affaisse
ses parois, ce qui diminue beaucoup la tendance au vide et rend, par
suite, l'action de la pesanteur à peu près toute-puissante.

teur, s'étend en nappe mince jusqu'au sommet. Cette force est la tendance au vide qui existe dans la plèvre, et qui tend à faire remonter le liquide en nappe, tandis que la pesanteur l'attire dans les parties déclives. C'est ce qui explique pourquoi le niveau supérieur de la matité, au lieu d'être net, est si souvent vague. Au début de la pleurésie, la tendance au vide a son maximum d'intensité ; elle n'existe plus et la pesanteur est toute-puissante dès qu'une certaine quantité de liquide épanché a permis au poumon de revenir sur lui-même à son volume positif.

Cette théorie, que j'ai anciennement émise, me semble toujours permettre seule d'interpréter convenablement un certain nombre de faits. Sans doute, elle ne les explique pas tous, ceux par exemple dans lesquels Damoiseau a démontré que l'enkystement du liquide par des adhérences rend son niveau stationnaire ; mais cela prouve que les causes d'anomalie apparente sont multiples.

Hirtz, dont l'attention avait été attirée, avant celle de Damoiseau, sur les changements de rapports entre le liquide et le poumon, qui surviennent avec l'augmentation du liquide, les explique de la manière suivante. Le poumon, d'abord immergé complétement (matité complète), remonte ensuite à la partie supérieure de la poitrine, où sa présence donne lieu à un abaissement de la matité. C'est aussi par cette ascension du poumon dans le liquide que Notta expliqua, en 1850, la sonorité hydro-aérique sous-claviculaire. Plus récemment enfin, comme on l'a vu plus haut, R. Ferrand a expliqué ces phénomènes par l'hyperhémie initiale et temporaire du poumon.

Quelle que soit l'explication, le fait de la matité d'abord générale signalée par Laennec ne saurait pas plus être nié que le retour du son sous la clavicule lorsque le liquide augmente dans les premiers jours de la pleurésie.

C'est principalement lorsque le liquide s'enkyste, et plus

fréquemment *lorsque l'épanchement est complet ou généralisé*, qu'il est difficile de savoir s'il s'accroît ou s'il diminue. Je ne saurais trop insister sur l'embarras où l'on se trouve en pareille circonstance. Il n'y a certainement pas de praticien qui ne se soit trouvé dans l'indécision en pareille occurrence : je ne crains pas de l'affirmer. C'est d'ailleurs pour ces motifs, et pour ceux que j'ai rappelés plus haut, que les observateurs ont été portés à rechercher de nouveaux moyens de suivre la marche des épanchements pleurétiques.

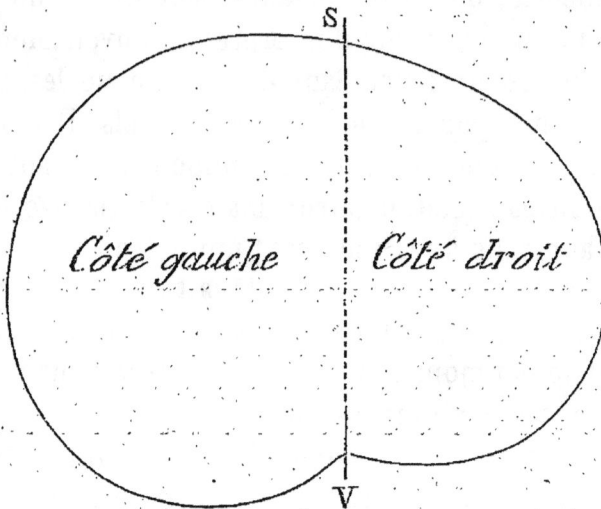

Fig. 82.

Tracé cyrtométrique de la poitrine dans un cas de rétrécissement pleurétique droit considérable.

Depuis 1857, j'ai signalé la mensuration comme le seul moyen d'investigation dont les signes permettent de suivre la marche de l'épanchement au jour le jour et dans tous les cas, même dans les cas dits latents, ainsi que le montrent les figures 80 et 81.

Dans la *période de résolution*, on reconnaît la résorption du liquide épanché à la diminution de l'étendue de la ma-

tité, aux signes d'auscultation qui annoncent une pénétration plus complète de l'air dans le poumon immergé dans
le liquide pleurétique ; à l'apparition du bruit de frottement
là où une couche de ce liquide écartait d'abord les deux
feuillets des plèvres ; au retour graduel des organes déplacés vers leur position première, à l'augmentation d'intensité
des vibrations thoraciques, d'abord diminuées ou abolies,
et quelquefois enfin, à une époque avancée de la mala-

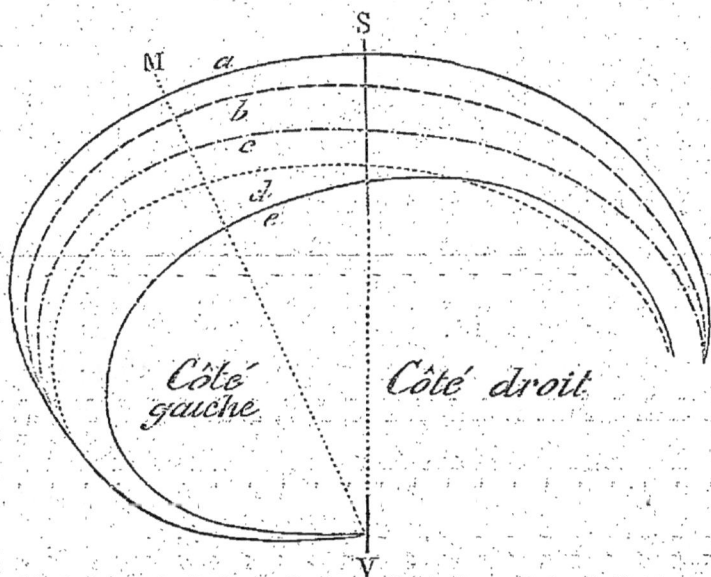

Fig. 83.

Lignes cyrtographiques de rétrocession thoracique pendant la résolution d'un
épanchement pleurétique gauche.

die, au rétrécissement visible du thorax du côté affecté.
(V. p. 429). La figure 82 donne une idée du degré de
coarctation que le côté rétréci peut atteindre.

Tel est le résumé des signes de la résorption de l'épanchement reconnus par les auteurs. Mais en présence des
données de la mensuration, ces signes deviennent secondaires. En effet, d'après les observations que j'ai recueillies,

lorsque les signes de percussion, considérés comme les plus positifs, ont annoncé le début de la résorption du liquide, la mensuration l'a toujours révélé de son côté en même temps, tandis que très-souvent la mensuration a permis de saisir le début de la résorption plusieurs jours avant que cette résorption ait été révélée par la percussion, ou même sans que la percussion ait pu l'indiquer, ainsi que nous l'avons démontré (*Ouv. cit.*). Elle seule permet de constater qu'un malade tardivement examiné est ou non à la période de résolution de sa pleurésie. Les tracés cyrtographiques de la figure 83 sont un exemple de pleurésie, dans lequel la mensuration a permis de suivre la marche décroissante de l'épanchement, suivant le diamètre vertébro-mammaire, à partir de la plus grande ampliation *a* jusqu'au rétrécissement *e*.

Signes consécutifs. — Il peut n'exister à la suite de la pleurésie qu'une faiblesse du bruit respiratoire, qui sert parfois au praticien, à l'étonnement du malade, pour découvrir le côté anciennement affecté. Cette respiration affaiblie peut en effet persister pendant des années. Elle dépend sans doute du défaut d'expansion relative des parois thoraciques par suite des adhérences pleurales consécutives.

On constate facilement la fin de la résorption du liquide épanché dans la plèvre à la fin de la maladie, lorsque la matité est disparue et que les organes ont repris leur position première, quand la respiration est redevenue vésiculaire, quand il existe un rétrécissement consécutif du thorax, et surtout un bruit de frottement à l'extrême base en arrière, du côté affecté. Mais ce ne sont pas là les conditions les plus ordinaires de la guérison, et il arrive souvent que la matité thoracique et le déplacement des organes persistent alors longtemps pendant la convalescence, comme j'en ai rapporté des exemples.

31.

En pareils cas, l'on n'a pour s'éclairer que la mensuration, qui peut empêcher de croire à la persistance de l'épanchement, et de plonger un trocart inutilement dans le poumon, lorsqu'il persiste une matité étendue. La mensuration fait alors constater une rétrocession lente et graduelle de la poitrine, que j'ai appelée rétrocession de la convalescence (1).

Anomalies des signes physiques dans la pleurésie.

J'ai rappelé précédemment les irrégularités que l'on rencontre fréquemment dans l'expression des signes de la pleurésie, et je n'ai pas à les rappeler ici. Mais, comme pour la pneumonie, je dois m'occuper de l'absence des signes ordinaires de l'épanchement pleurétique, dans des faits où cet épanchement existe.

De 1863 à 1870, j'ai observé sept cas de pleurésies véritablement latentes, et qui ont été vérifiées par la nécropsie. Les deux premières de ces observations ont été communiquées par moi à la Société médicale des hôpitaux (2). Dans

---

(1) Il ne faut pas non plus croire à la persistance de l'épanchement, lorsqu'il existe, pendant très-longtemps après la guérison, parfois plus d'un an après, une *douleur persistante* du côté de la poitrine précédemment affecté de pleurésie. Quand on examine le côté où siége cette douleur, on exagère rarement le mal par la pression des muscles; la douleur semble être plus profonde et dépendre de la difficulté apportée dans le jeu de la respiration par les adhérences pleurales. En effet, chez les quelques malades que j'ai vu entrer à l'hôpital pour être débarrassés de cette douleur très-pénible, j'ai toujours trouvé une matité générale du côté affecté, avec faiblesse prononcée du bruit respiratoire, sans persistance de l'épanchement.

Il ne faut pas confondre cette douleur, incommode par sa persistance à la suite de la pleurésie, avec une douleur accidentelle qui peut survenir dans les mêmes conditions, mais qui est temporaire et sous la dépendance d'une hyperémie accidentelle du poumon du côté anciennement affecté. J'ai rencontré cette hyperémie accidentelle chez plusieurs malades.

(2) *Note sur une cause particulière d'erreur de diagnostic dans certains cas d'épanchements pleurétiques* (Soc. des Hôp., 1866).

tous ces faits, la percussion produit un son clair du côté
affecté, dans sa plus grande étendue ; tandis que l'auscultation permet d'entendre le murmure respiratoire dans les
mêmes parties. Ces faits méritent d'autant plus d'attirer
l'attention, qu'ils ne sont pas aussi rares qu'on le pourrait
croire. Cette absence de la matité et de l'affaiblissement du
bruit respiratoire au niveau du liquide épanché s'explique,
en pareille circonstance, par des conditions anatomiques
particulières. Dans tous les faits sans exception, il y avait
cette condition anatomique commune : *condensation du
poumon* refoulé par le liquide épanché en abondance dans
la plèvre, et *adhérence de l'organe aux parois thoraciques*
dans une étendue plus ou moins grande.

Comment expliquer cette insuffisance des signes physiques
par la disposition anatomique dont il vient d'être question ? Comment d'abord concevoir que le son de percussion ait été exagéré plutôt que diminué au niveau de ces
épanchements pleurétiques ? Physiquement, on ne peut
donner une raison satisfaisante de l'exagération de sonorité
que l'on rencontre fréquemment au niveau d'un poumon
sain condensé, et encore perméable. Mais il faut forcément
admettre le fait avec Skoda, comme je l'ai démontré dans
mon mémoire sur le tympanisme pulmonaire. Dans une de
mes observations, la percussion pratiquée directement
après la mort sur le poumon refoulé et bridé par des adhérences, produisait un son tympanique manifeste comme
celui obtenu pendant la vie sur les parois thoraciques, malgré la présence sous-jacente du liquide. Or ces parois thoraciques étant, par les adhérences que j'ai signalées, en
communication intime et directe avec l'organe refoulé et
condensé par l'épanchement, il me semble que l'on peut
expliquer la sonorité insolite que l'on obtient, par la propagation aux parois costales du son provoqué dans le poumon par la percussion. Ces parois reçoivent et transmettent

à la fois les vibrations provoquées dans le poumon, vibrations exagérées dans l'organe par la condensation du tissu pulmonaire.

Quant à l'auscultation, qui fait quelquefois entendre un bruit respiratoire, même dans des points éloignés du poumon et au niveau de l'épanchement, l'explication n'est pas moins satisfaisante. L'exagération du bruit respiratoire dans le poumon condensé, exagération qui peut aller certainement jusqu'au timbre caverneux, fait très-bien concevoir que ce bruit respiratoire puisse s'entendre, plus ou moins atténué, à travers l'épanchement. Il est permis de penser que la propagation peut également se faire, comme pour les sons de percussion, du poumon adhérent dans l'épaisseur des parois costales.

Il est évident que l'on ne saurait invoquer avec Skoda la tension des parois thoraciques pour expliquer ces anomalies de percussion, comme on l'a fait dans ces derniers temps, sans citer mes recherches; car cette tension, d'ailleurs hypothétique, ne pourrait expliquer pourquoi le bruit respiratoire se fait entendre loin du poumon et au niveau de l'épanchement avec le son clair. — La simple transmission des bruits pulmonaires à travers le liquide épanché a été invoquée aussi par les auteurs, pour expliquer les faits analogues à ceux que je viens de rapporter, au point de vue des bruits respiratoires. Mais on méconnaissait la donnée la plus importante de la question : l'exagération des bruits pulmonaires par le fait de la condensation du poumon. Plusieurs observateurs ont noté la coïncidence des adhérences du poumon aux parois costales, mais sans lui donner sa signification. C'est ainsi que Legroux, rappelant les phénomènes anomaux que l'on peut rencontrer dans la pleurésie, a cité un fait d'épanchement considérable constaté seulement après la mort, avec transmission, pendant la vie, des bruits respiratoires à travers l'épanchement, et dans lequel on trouve signalée l'adhérence de la base du poumon au diaphragme et *aux parois costales*, le poumon étant refoulé contre le médiastin (1). Ch. Bernard a publié une observation de pleurésie suivie de mort par péritonite survenue après la thoracentèse, et dans laquelle la respiration, peu avant la mort, était entendue partout du côté affecté, malgré la reproduction considérable du liquide, qui repoussait le cœur à droite. Ici encore le poumon refoulé offrait une adhérence à la partie supérieure et antérieure de la poitrine (2). Voilà donc deux faits à ajouter à ceux que j'ai réunis, et qui sont d'autant plus importants que la condition anatomique s'y trouve relatée, sans que l'on ait songé à la faire servir à expliquer les phénomènes observés. Les signes fournis par la percussion ont été malheureusement omis dans l'observation de Legroux.

J'ai insisté un peu longuement sur ces épanchements pleurétiques véritablement latents, parce qu'il me paraît indispensable de les bien connaître. Dans tous les faits de ce genre que j'ai observés, il s'agissait de pleurésies *purulentes*. Leur terminaison fatale et inattendue, conséquence habituelle de cette purulence du liquide pleurétique, est un motif pour faire de nouvelles recherches. La mensuration rend en pareils cas des services incontestables, comme je l'ai démontré, en révélant une ampliation graduelle de la poitrine, malgré la fausse bénignité des autres signes physiques.

2° **Pleurésies partielles.** — Elles peuvent être costopulmonaires, interlobaires ou diaphragmatiques ; elles sont des variétés de la pleurésie purulente.

La pleurésie *costo-pulmonaire* est caractérisée par un épanchement pleural limité par des adhérences, et pouvant

_____

(1) *Bull. de la Soc. méd. des hôpit.;* juillet 1856.
(2) Cette observation a été communiquée, comme celle de Legroux, à la Société médicale des hôpitaux de Paris, en 1856.

produire une *voussure* extérieure avec effacement des espaces intercostaux, matité limitée, et absence du bruit respiratoire à son niveau.

La *pleurésie interlobaire* est limitée aux espaces interlobaires du poumon, et elle ne peut que se soupçonner, aucun signe ne la révélant à l'extérieur. Elle se limite parfois à l'espace interlobaire dans le cours d'une pleurésie purulente d'abord généralisée. La connaissance de la position anatomique des scissures et des lobes, que j'ai rappelée précédemment (p. 45) peut servir à la recherche des signes physiques.

La *pleurésie diaphragmatique*, limitée par des adhérences comme les précédentes, s'accuse plutôt par la gravité des phénomènes généraux ou dyspnéiques que par les signes fournis par la percussion ou l'auscultation, qui sont alors à peu près nuls.

VIII

PNEUMO-PLEURÉSIE

On sait que l'inflammation pleurétique accompagne souvent la pneumonie, en se caractérisant par un épanchement ordinairement peu abondant, et dont les signes viennent s'ajouter à ceux de la pneumonie. Dans un certain nombre de cas, les signes d'une pleurésie bien caractérisée se montrent, alors seulement que la pneumonie vient de se résoudre, et il en résulte une pleurésie d'une forme particulière, que j'ai cru devoir dénommer *pneumo-pleurésie*, parce que la pneumonie en est le point de départ, et qu'elle a pour caractère particulier de se développer d'abord d'une manière insidieuse, puis comme une pleurésie grave avec épanchement rebelle, lorsque la pneumonie est résolue.

Dans ces pneumo-pleurésies, la pleurésie est d'abord la-tente, comme je viens de le dire ; ce qui est une première particularité importante de la maladie. L'épanchement pleu-rétique qui se manifeste dans la convalescence de la pneu-monie est caractérisé, il est vrai, par de la matité, par la faiblesse du bruit respiratoire et même par du souffle bronchique ; mais ces signes peuvent être attribués à une condensation persistante du poumon à la suite de la pneu-monie, comme cela s'observe si fréquemment, et non à un épanchement pleurétique. Aussi arrive-t-il que l'on néglige de suivre et d'examiner suffisamment le malade, en le con-sidérant comme un convalescent de pneumonie. Ce n'est que lorsque la matité prend une extension manifestement plus considérable, que l'oppression augmente et que les signes de l'épanchement sont devenus incontestables, que l'on fait attention à la pleurésie. Or, en pareils cas, il est d'autant plus nécessaire de ne pas négliger le malade, que l'épanchement est le plus souvent rebelle.

La résistance de l'épanchement à la résorption tient alors à cette condition capitale : *l'épanchement est purulent.* Cette purulence est la règle générale, à laquelle je n'ai trouvé jusqu'à présent qu'une seule exception (*Ouv. cité*, p. 565).

IX

EMPHYSÈME PULMONAIRE

Les travaux de Laennec, qui le premier a décrit cette af-fection de main de maître, ont parfaitement établi que l'em-physème pulmonaire présentait toutes les conditions d'une maladie nettement caractérisée par ses symptômes, par son évolution, et sa lésion spéciale. De la dilatation per-manente des dernières subdivisions des tubes aériens, il résulte des modifications qui rendent compte des signes physiques caractérisant l'emphysème. Le poumon prend en effet un volume d'autant plus considérable que l'affection est plus prononcée et plus étendue, et cette augmentation de volume est la condition fondamentale des signes en question, dont on a cherché en vain d'autres explications.

Le poumon emphysémateux est à l'étroit dans la cavité qui lui est destinée, au lieu d'y être distendu, comme dans l'état sain, par suite de son extension forcée. De cet accroissement de volume résulte le relâchement des parois des conduits aériens, le défaut de béance continue de ces conduits, sur lequel j'ai précédemment attiré l'attention. Qu'en résulte-t-il ? C'est que l'inspiration la plus laborieuse ne peut amener le poumon à un degré de dilatation suffisant pour que l'air pénètre d'emblée de la glotte vers les vésicules. Les parois des bronches, relâchées, sont rapprochées ou accolées en une foule de points, et laissent par suite pénétrer moins d'air que dans l'état normal. De cette étroitesse, de cette flaccidité des conduits et de leurs interruptions de continuité, résultent les signes habituels, permanents, de la maladie. De là principalement aussi la dypsnée, permanente également, qui la caractérise.

Signes physiques. — Les conditions que je viens de rappeler expliquent les signes physiques que révèlent l'inspection, la palpation, la percussion, l'auscultation et la mensuration.

Inspection. — Laennec a signalé la forme globuleuse et comme cylindrique de la poitrine, bombée en avant comme en arrière, qui lui a suffi quelquefois pour lui faire diagnostiquer l'emphysèmes pulmonaire. Louis a étudié les *dilalations partielles*, et a trouvé la forme de la poitrine altérée chez tous les emphysémateux qu'il a examinés. Il a signalé des saillies relatives vraiment pathognomoniques : celle d'une région sous-claviculaire jusqu'au mamelon et même au delà,

et la saillie post-claviculaire. En démontrant l'existence des
hétéromorphies physiologiques, j'ai mis en défiance contre
l'interprétation qui pourrait les faire attribuer à l'emphysème. Telles sont les saillies du côté antérieur gauche et
postérieur droit, qui sont physiologiques, et que, dans l'emphysème pulmonaire, on ne pourrait attribuer à cette maladie que si on les avait vues se former à la longue. L'effacement des creux intercostaux au niveau d'une saillie antérieure gauche ne peut que faire présumer la nature emphysémateuse de l'hétéromorphie, car cette hétéromorphie
peut avoir préexisté au soulèvement des espaces intercostaux. Toutefois la saillie antérieure du côté gauche, se continuant supérieurement jusqu'à la clavicule correspondante
et au-dessus de cet os au niveau de l'espace post-claviculaire, devrait être attribuée à l'emphysème ; car une telle
saillie n'a pas d'analogue dans l'état physiologique.

Palpation. — L'application de la main constate la diminution d'intensité des vibrations thoraciques vocales, par
suite de la diminution de la béance des vides aériens.

Percussion. — Le son tympanique grave que rend ici la
poitrine percutée est des plus remarquables ; aussi ne sau-
rait-on le nier, à l'exemple de Skoda, qui prétend que le
poumon emphysémateux rend à la percussion un son sourd.
On ne peut certainement se refuser à admettre que la poitrine de certains emphysémateux ne rende un son peu clair
ou obscur ; il existe alors une distension extrême de l'organe, dans laquelle le son m'a paru être obtus par excès de
gravité ou d'abaissement. Dans les cas les plus ordinaires,
le son a une intensité manifestement exagérée, et l'exagération est d'autant plus prononcée que le thorax est plus
saillant. Ce son tympanique peut exister partout en avant, ou
dans tout un côté. Dans les cas où la maladie est prononcée,
cette sonorité envahit la région précordiale, le poumon distendu recouvrant la partie antérieure du cœur. La rigidité

des côtes contribue chez les vieillards à augmenter cette intensité du son.

La percussion, comme la palpation, fait quelquefois reconnaître au-dessous des fausses côtes l'abaissement du foie dû au refoulement du diaphragme par le poumon droit emphysémateux.

Auscultation. — Un *affaiblissement* prononcé du murmure respiratoire ; la *respiration granuleuse* ou rude ; *l'expiration prolongée*; des *sifflements* disséminés ou des *ronflements*, et très-rarement un *souffle bronchique* toujours léger, siégeant surtout vers l'origine des bronches, sont les signes permanents d'auscultation que présente le poumon emphysémateux. Ils sont plus ou moins étendus, généralisés ou partiels, et, dans ce dernier cas, plus prononcés qu'ailleurs au niveau des saillies dues à l'emphysème. Il est rare que la respiration soit puérile ou exagérée au lieu d'être affaiblie.

Ces signes, on le voit, sont ceux des respirations anomales.

Mensuration. —La marche de l'emphysème est trop lente pour que l'on puisse faire servir la mensuration à suivre les progrès de l'ampliation thoracique (1). Mais au point de vue de l'élasticité, la mensuration double, a révélé un fait intéressant, à savoir : que les emphysémateux sont (à part peut-être certains cas de pneumothorax) les malades qui présentent le chiffre le plus élevé de l'élasticité thoracique. Elle a été chez eux jusqu'à 11 centimètres.

Valeur diagnostique. —Les signes physiques que je viens de rappeler suffisent à faire reconnaître la maladie chez les sujets qui ont habituellement la respiration courte, et qui ont des accès passagers de dyspnée par une marche

---

(1) Chez les emphysémateux, la moyenne de la capacité circulaire générale de la poitrine a été trouvée supérieure à celle des sujets sains.

rapide, l'ascension d'un lieu élevé, etc., et de plus des accès nocturnes subits (asthme par emphysème).

L'exagération d'intensité du son thoracique, que Laennec n'admettait que dans le pneumothorax et l'emphysème, est loin d'avoir une signification aussi restreinte, comme nous l'avons vu à propos du tympanisme (v. p. 84). Les signes d'auscultation, isolément considérés, n'ont pas non plus de valeur pathognomonique. Ce n'est que par le groupement des signes physiques que l'on peut ici, comme toujours, formuler un diagnostic. Ce groupement est variable suivant les malades. — Les uns ne présentent qu'un son tympanique d'un seul côté ou des deux côtés de la poitrine, surtout en avant, avec un murmure respiratoire affaibli, au point d'être quelquefois à peine perçu, et de l'expiration prolongée, sans autre signe physique. — D'autres offrent une respiration sifflante qui remplace le murmure respiratoire, et toujours une expiration plus prolongée, souvent même plus durable que l'inspiration. Il n'est pas rare que cette expiration très-prolongée s'accompagne de sibilances entendues à distance.

On pourrait multiplier, mais sans profit, les conditions dans lesquelles on observe la réunion des signes physiques. Ce qu'il importe de faire remarquer, c'est que les signes d'auscultation se rapportent aux *respirations anomales* que j'ai décrites, respirations qui sont dues ici à une augmentation de volume du poumon, de même que dans la congestion pulmonaire. Ces deux affections offrent donc des signes semblables; mais la première est chronique et la seconde aiguë; elles ne sauraient par cela seul être confondues.

Parmi les maladies chroniques, il en est quelques-unes qui pourraient donner lieu à l'erreur. — On pourrait croire à la *phthisie pulmonaire*, par exemple, chez un sujet atteint d'emphysème, s'il est affaibli et atteint en même temps de bronchite chronique. La faiblesse du bruit respiratoire sous-claviculaire d'un côté, la différence relative du son sous-claviculaire, la toux et l'expectoration chronique peuvent en imposer. Cette confusion semble néanmoins difficile à commettre, si l'on tient compte des autres particularités de la maladie; et je l'aurais passée sous silence, si Louis n'avait eu à rectifier l'erreur plusieurs fois, chez des emphysémateux envoyés à tort comme phthisiques dans les pays chauds. — Une autre erreur plus facile à commettre est celle de l'emphysème avec la compression d'une bronche par une tumeur du médiastin, et en particulier par des ganglions bronchiques hypertrophiés. La dyspnée est un signe de l'emphysème et de l'adénopathie bronchique; mais cette dernière, loin de produire une voussure de la poitrine, en produirait plutôt la rétraction, comme nous le verrons plus loin.

L'évolution de l'emphysème, qui se fait très-lentement, donne lieu à quelques particularités qui méritent d'être mentionnées au point de vue des signes physiques. A la longue, ceux d'une *hypertrophie consécutive du cœur* viennent s'ajouter à ceux de l'emphysème. Il en est de même de deux complications très-fréquentes, mais aiguës et passagères, qui sont l'*hyperémie pulmonaire* et la *bronchite*.

Il est généralement admis, et avec raison, que l'emphysème pulmonaire se complique fréquemment de bronchite aiguë. C'est un terme général dans lequel on a compris l'hyperémie, dont on a confondu les signes avec ceux de la bronchite vraie. Leur distinction nécessaire est démontrée par les signes anatomiques, les symptômes, et les signes physiques observés (1). Cette congestion pulmonaire incidente, survenant par attaque, est loin d'être exceptionnelle. Elle

_____

(1) Ces sortes d'attaques d'hyperémie ou de bronchite viennent accidentellement s'ajouter à la dyspnée habituelle des emphysémateux.

se caractérise par une dyspnée très-prononcée, avec ou
sans fièvre éphémère, une augmentation manifeste de la
sonorité tympanique habituelle, et par l'exagération des
signes d'auscultation de l'emphysème : la respiration sibilante ou ronflante qui se généralise, et l'expiration prolongée. Ce qu'il y a de remarquable, c'est la rapide disparition
des accidents aigus de l'hyperémie en vingt-quatre heures
par l'administration d'un éméto-cathartique. Au lieu de la
respiration sibilante généralisée, il reste ensuite quelques
sibilances isolées du bruit respiratoire, qui redevient
simplement faible comme dans l'état habituel de l'emphysème (1).

La bronchite procède autrement. Aux signes de l'hyperémie que je viens de rappeler, il se joint un mouvement fébrile plus persistant, des râles humides disséminés ou localisés aux bases postérieures des poumons; et cet ensemble
de phénomènes résiste à un traitement perturbateur, pour
durer ce que durent les bronchites aiguës; parfois elles
prennent la forme d'hémo-bronchites asphyxiques. — Il ne
faut pas oublier que la bronchite chronique accompagne
quelquefois l'emphysème d'une manière permanente; car
chez un certain nombre d'emphysémateux il y a des râles
sous-crépitants habituels aux bases des deux poumons, avec
une expectoration journalière de crachats muco-purulents.

Il est rare de voir survenir une autre complication, à
invasion aiguë et subite, qui a été niée à tort par certains
observateurs : je veux parler de la *perforation des vésicules
pulmonaires*, et du pneumothorax consécutif. Le fait est
rare, mais incontestable, comme le démontrent plusieurs
observations publiées (2).

(1) L'hyperémie est quelquefois assez considérable pour causer la
mort, et l'on ne trouve aucune trace d'inflammation au niveau de la
muqueuse bronchique, qui est mince, résistante et seulement injectée.

(2) La 89e observation de mon *Traité clinique* (p. 645) en est un
exemple manifeste.

X

ASTHME

L'asthme nerveux, dit asthme vrai, spasmodique, se compose d'accès facilement confondus avec d'autres accès de dyspnée, ayant pour origine diverses conditions pathologiques que je n'ai pas à rappeler. La plus grande difficulté diagnostique est de dégager l'asthme vrai de l'emphysème pulmonaire, avec lequel il se confond fréquemment, soit comme un effet, soit comme une cause de cet emphysème.

Je n'ai qu'à m'occuper sommairement de la question de l'asthme, au point de vue des signes physiques qui résultent des accès. Ces accès, survenant habituellement la nuit, après un premier sommeil, sont caractérisés, en outre, par des phénomènes asphyxiques ou suffocants, qui cessent après l'expulsion de crachats caractéristiques. Ces crachats se répètent d'autant plus que l'accès est plus durable. Cette physionomie spéciale a été affectée à l'asthme par Lefèvre, Trousseau, G. Sée, Parrot, etc., et généralement acceptée (1).

Signes physiques. — Les signes physiques de l'asthme résultent directement ou indirectement du rétrécissement accidentel des conduits respiratoires, attribué au spasme momentané des muscles de Reissessein, et du défaut de béance des voies aériennes qui en est la conséquence. Le passage de l'air y est rendu difficile dans beaucoup de points et impossible dans d'autres. L'inspiration se faisant avec peine, mais avec toute la puissance des forces inspiratrices,

(1) Lefèvre, *Recherches médicales sur la nature, les causes et le traitement de l'asthme*, 1847. — Beau, Travaux divers sur l'asthme, résumés dans son *Traité d'auscultation*, 1866. — Trousseau, *Leçons de clinique médicale*. — Article ASTHME de G. Sée, dans le nouveau *Dictionnaire de méd. et de chir. prat.* T. III, 1865, et celui de J. Parrot dans le *Dictionn. encyclop. des sc. méd.* T. VI, 1867

fait pénétrer le peu d'air inhalé au delà des obstacles avec moins de difficulté que l'expiration, bien moins puissante, n'en éprouve à l'en faire sortir. De là les bruits respiraratoires écourtés de l'inspiration, relativement aux bruits expiratoires très-prolongés, dont la durée est quatre ou cinq fois plus longue que celle de l'inspiration.

La *percussion* fournit une sonorité tympanique remarquable, passagère comme l'accès, et qui a été attribuée exclusivement à l'emphysème temporaire du poumon, mais dans la production duquel on doit faire intervenir aussi la congestion pulmonaire. La *mensuration* fournit en même temps la preuve d'une ampliation de la poitrine, qui reste dans les conditions d'une inspiration forcée (1). Beau, ayant mesuré le périmètre thoracique avant et après l'accès, a constaté une différence variant entre 4 et 8 centimètres d'amplitude.

A *l'auscultation*, la faiblesse extrême ou l'abolition du murmure respiratoire est la première conséquence constante des conditions organiques que je viens de rappeler. Le bruit respiratoire est remplacé par des sifflements, entendus souvent à distance, et qui se perçoivent à l'auscultation pendant l'inspiration et l'expiration, mais surtout pendant cette dernière. Tout bruit manque parfois pendant l'inspiration, tandis que, dans l'expiration, la respiration sifflante et ronflante est toujours prolongée et très-accentuée, ressemblant à un vent de bise, à des bruits plaintifs, habituellement d'une tonalité élevée mais variable. Quand l'accès approche de sa fin, il survient des râles humides plus ou moins marqués, suivis bientôt de l'expectoration de crachats arrondis, d'un mucus très-épais, considérés comme spéciaux, et d'autant moins nombreux que l'accès est plus court. Dès lors, les signes stéthoscopiques révèlent une pénétration

(1) Winctrich a démontré que le poumon débordait inférieurement es limites habituelles, pendant les deux temps de la respiration.

de plus en plus facile de l'air dans les poumons, où la respiration reste faible pendant quelque temps après la disparition des bruits anomaux.

Diagnostic. — A ne considérer que les signes de percussion et d'auscultation qui se produisent au moment de l'accès, on constate qu'ils ne diffèrent pas par eux-mêmes de ceux qui accompagnent une dyspnée de bronchite ou d'hémo-bronchite graves, ou une hyperhémie prononcée survenant dans le cours d'un emphysème pulmonaire. Mais l'évolution, l'allure de ces différentes affections diffèrent essentiellement de celles de l'asthme par accès, dont l'invasion, la durée passagère et la terminaison de chacun des accès par l'expectoration indiquée, après laquelle tout rentre dans l'ordre, sont tout à fait caractéristiques.

Lorsque l'asthme est sous la dépendance de l'emphysème, les symptômes de cette dernière affection préexistent, et suivent leur cours continu caractéristique. Lors au contraire que l'emphysème est consécutif à l'asthme, il existe d'abord temporairement après chaque accès, puis il finit par devenir permanent. — Dans les *bronchites*, le développement graduel de la maladie diffère de l'invasion brusque de l'accès asthmatique.

D'autres affections dyspnéiques à phénomènes nerveux ont été rapprochées de l'asthme. Tel est le *catarrhe d'été* (Hay-Fever), dans lequel Dechambre a signalé l'importance de l'élément nerveux (1).

Néanmoins, le diagnostic de l'asthme nerveux est très-difficile à élucider, en raison des phénomènes pathologiques complexes au milieu desquels il se produit. La difficulté s'accroît si l'on songe que l'on n'a pas fait peut-être une assez large part à l'hypérémie pulmonaire dans la production des phénomènes symptomatiques de l'asthme. Je fais cette

---

(1) Dechambre, *Gazette hebdomad. de méd. et de chir.*, 1860, 1862.

remarque avec réserve; on pourrait m'accuser, en effet, de vouloir trop agrandir le rôle de la congestion pulmonaire, sur laquelle j'ai dû appeler l'attention dans une foule de conditions pathologiques, dans lesquelles elle était trop négligée ou encore inconnue.

XI

DILATATION DES BRONCHES

Cette affection a été décrite pour la première fois par Laennec, puis étudiée par Barth, dont un remarquable mémoire a été publié en 1856 (1). La dilatation des bronches est toujours une affection secondaire, qui succède le plus souvent, soit à une bronchite plus ou moins grave (2), soit à une pneumonie, soit enfin, comme Barth l'a signalé, à une pleurésie. La marche de l'ectasie bronchique est essentiellement chronique, et accompagnée, comme phénomène principal, d'une expectoration muco-purulente abondante et habituelle, expectoration due à l'inflammation chronique de la muqueuse bronchique au niveau des bronches dilatées.

Signes physiques. — Ceux qui sont fournis par la percussion sont peu importants, et consistent en une submatité ou

(1) Barth, *Recherches sur la dilatation des bronches.* (Mém. de la Soc. méd. d'observation, t. III, 1856.)

(2) Les efforts de toux et d'expiration agissant sur l'air emprisonné ou confiné dans certaines bronches dont les parois sont enflammées, me paraissent être la meilleure explication de la production de l'ectasie bronchique. Mais pour que les parois bronchiques s'écartent en perdant leur élasticité, il faut qu'elles soient altérées plus ou moins profondément par l'inflammation, ainsi que l'ont fait remarquer Andral, Stokes et Williams. Stokes fait aussi intervenir la paralysie musculaire comme facilitant la production de ces dilatations, paralysie qui agirait en faisant stagner les mucosités dans le point où la distension se produit. Barthez et Rilliet chez les enfants, et Fauvel chez l'adulte, ont signalé ces dilatations dans la bronchite capillaire aiguë grave.

un tympanisme localisés. L'auscultation fournit des signes variables, suivant les conditions de la béance intrabronchique.

Si l'air pénètre facilement dans les conduits aériens, on perçoit, au niveau de la lésion, une respiration rude, forte, soufflante, et, dans ce dernier cas, une respiration bronchique ou caverneuse (1), un retentissement exagéré de la voix, ordinairement avec des râles humides, à bulles plus ou moins volumineuses, et pouvant constituer un véritable gargouillement. Les râles sont modifiés par la toux et peuvent disparaître après l'expectoration. Il ne faut pas perdre de vue que ces signes stéthoscopiques sont rarement généralisés, et le plus souvent limités à une région d'un côté, ou des deux cotés de la poitrine.

Si, au contraire, il y a diminution de la béance intra-pulmonaire par suite de l'engorgement péri-bronchique dans les parties voisines de la dilatation, le bruit respiratoire peut se montrer affaibli, avec expiration prolongée, et d'autres respirations anomales ; ou bien des râles humides, peu développés et circonscrits, peuvent être presque le seul signe de l'affection.

Valeur diagnostique. — Les signes précédents n'ont de valeur que lorsqu'on les rapproche des autres particularités de la maladie. L'existence de crises d'expectoration, sur lesquelles Barth a insisté avec raison, l'abondance des crachats, et l'état d'ailleurs satisfaisant de la santé générale, malgré la longue persistance de la maladie, peuvent presque faire affirmer l'existence d'une dilatation bronchique. S'il s'y joint, dans un ou plusieurs points de la poitrine, des signes de cavités pulmonaires, il n'y a aucun doute à avoir. Néanmoins le siége des signes d'auscultation importe beaucoup ;

(1) Nous avons vu, à propos du souffle caverneux (1re partie), qu'il n'est pas toujours le signe d'une excavation caverneuse d'une grande étendue. Dans l'ectasie bronchique, ce souffle résulte simplement de la dilatation des bronches en fuseau et peut ressembler au souffle produit dans l'intérieur d'une vaste excavation.

car si les signes de cavité anomale occupent la base, il y a
de très-grandes probabilités pour qu'il s'agisse de dilatations
bronchiques, et non de cavernes tuberculeuses; tandis qu'au
sommet des poumons il est assez souvent difficile de se
prononcer, à moins que l'état général et une vigoureuse
constitution ne fassent éloigner l'idée de la tuberculisation.
Les antécédents peuvent éclairer dans ce cas le diagnostic,
si l'on évite de considérer les hémoptysies comme des signes
probants de la phthisie; elles ont en effet lieu fréquemment
aussi dans la dilatation des bronches (1), et elles ne peuvent
par conséquent constituer un phénomène distinctif des deux
maladies. — Parmi les autres affections thoraciques chroniques qui peuvent être confondues avec la dilatation des
bronches, comme étant caractérisées par des excavations
intra-thoraciques, on trouve la *gangrène pulmonaire*, dans
laquelle on constate les signes d'une cavité pulmonaire
accidentelle, et l'odeur fétide caractéristique des crachats.
Or, la gangrène à son début peut manquer de l'odeur caractéristique, tout en se manifestant par les signes d'une dilatation bronchique, ainsi que j'en ai vu un exemple; et, d'un
autre côté, l'odeur fétide de l'haleine et du produit de l'expectoration peut exister dans la dilatation des bronches, ce
qui résulte sans doute du séjour des mucosités sur le passage de l'air, et parfois de la gangrène réelle, signalée par
Briquet, de la superficie des parois des cavités bronchiques.
Mais c'est seulement dans cette dernière condition que l'on
pourrait croire à l'existence d'excavations gangréneuses du
poumon, vu la fétidité réelle de l'expectoration, si les antécédents propres à la dilatation des bronches ne venaient

---

(1) Barth n'a signalé les hémoptysies que dans deux cas de dilatation des bronches. D'après les faits nombreux que j'ai observés, cet
accident est beaucoup plus fréquent que ne l'a vu mon savant collègue. Je le considère comme un phénomène habituel caractéristique,
et très-important par conséquent.

lever tous les doutes sur la nature des excavations constatées. —Les mêmes signes locaux d'une cavité contenant un
liquide et communiquant avec les voies respiratoires se
rencontrent dans les cas d'*empyème circonscrit* communiquant avec les bronches ; mais ici les crachats sont plus
uniformément purulents, miscibles à l'eau, plus fétides, etc. ;
et c'est tout à coup, au moment de la perforation pleuro-
bronchique, qu'aura paru l'abondance des crachats puri-
formes.

Lorsque les signes d'auscultation ne sont pas ceux d'une
cavité intra-pulmonaire, et qu'il n'existe, comme signes de
la dilatation des bronches, que des râles disséminés, on peut
facilement admettre une simple *bronchite chronique* ; d'autant mieux que, d'après ma propre observation, il est habituel qu'il y ait coïncidence entre les deux affections. Cependant l'abondance des crachats et leur expulsion par
crises, surtout le matin, ne font guère défaut comme signes
de la dilatation, et ce caractère différentiel est suffisant
pour soupçonner au moins cette dernière affection. Un phénomène confirmatif de grande valeur est la constatation d'un
gros râle humide et inégal dans un point circonscrit de la
poitrine, et qui ne saurait s'expliquer par aucune autre
cause.

L'évolution de la dilatation bronchique ne présente par
elle-même rien qui puisse modifier ses signes physiques,
tant les progrès de l'affection sont lents et sa durée indé-
finie. La sécrétion si active du muco-pus, et son expulsion
par crises des bronches dilatées, y modifie sensiblement les
résultats de l'auscultation. L'accumulation du liquide rend
les râles plus abondants et les fait prédominer sur les autres
signes ; tandis que, dès que leur expulsion par la toux est
effectuée, les râles humides ayant disparu ou étant considérablement réduits, ce sont les signes d'excavation que l'on
entend, à moins que la béance des bronches fasse défaut.

XII

GANGRÈNE PULMONAIRE

Il y a des gangrènes pulmonaires *primitives*, dans lesquelles il est difficile de préciser la cause locale de la lésion, due le plus souvent à une oblitération artérielle, et des *gangrènes secondaires*, qui sont mieux connues à ce point de vue (1). Les gangrènes survenues spontanément débutent comme une affection pulmonaire fébrile, semblable à une pneumonie ; ce n'est qu'après quelques jours, lorsqu'il y a expectoration de crachats infects caractéristiques, que le diagnostic peut se formuler.

Signes physiques.—Les signes fournis par la percussion et l'auscultation sont ceux, d'abord de toute condensation du tissu pulmonaire, puis ceux d'une excavation résultant de la fonte suppurative de la partie gangrénée. Aucun de ces signes n'a par conséquent de valeur particulière.

La *percussion*, au niveau de la lésion et de la congestion inflammatoire qui l'entoure, fait percevoir une sonorité plus ou moins obscure, ou un son tympanique, comme je l'ai indiqué dans certaines pneumonies.

L'*auscultation* dénote, au même niveau, une faiblesse ou une absence du bruit respiratoire, parfois du souffle, des râles humides irréguliers et limités, avec ou sans retentissement exagéré de la voix. Plus tard, on constate les signes d'une caverne pulmonaire plus ou moins étendue : souffle caverneux, pectoriloquie, gargouillement. Tels sont les signes physiques dépendant de la gangrène du poumon.

(1) On a signalé la pneumonie, l'apoplexie pulmonaire et les infarctus comme étant quelquefois le point de départ de la gangrène localisée dans le poumon.

32.

Valeur diagnostique. — Ces signes ne pourraient révéler, malgré leur netteté, une gangrène pulmonaire, si l'on n'était mis sur la voie du diagnostic par l'expectoration fétide, dont l'existence a une valeur sémiologique de premier ordre. En dehors d'elle, on peut, à la première période, croire à une pneumonie, et, au moment de la seconde, à une caverne suite d'un abcès ou d'une tuberculisation. — L'affection qui est le point de départ des gangrènes secondaires met indirectement sur la voie du diagnostic. — On admet que la pneumonie peut se compliquer de gangrène ; mais alors aucun signe de percussion ou d'auscultation ne vient en aide à l'observateur, et les crachats purulents et fétides révèlent seuls la complication.

L'*apoplexie pulmonaire*, les *infarctus*, les *embolies* peuvent aussi se compliquer de gangrène et se manifester par les signes physiques rappelés plus haut ; mais il n'en est pas de même de la gangrène superficielle, sans noyau d'induration, qui a été signalée par Briquet au niveau de la muqueuse, dans la *dilatation des bronches*. Dans ce dernier cas, aucun caractère nouveau ne la révèle, si ce n'est l'odeur des crachats.

Si l'on peut suivre la gangrène pendant toute son évolution jusqu'à la mort ou la guérison, on constate successivement les signes de l'induration intra-pulmonaire et ceux de la caverne consécutive.

Dans les cas de guérison, les signes de la caverne peuvent être secs, c'est-à-dire sans râles humides ou gargouillement. On ne perçoit alors que le souffle et la voix caverneuse, coïncidant avec l'état général satisfaisant qui a suivi la maladie.

XIII

PHTHISIE OU TUBERCULISATION PULMONAIRE

Les études microscopiques, d'abord contradictoires, ont
fait rejeter la nature hétéromorphe des tubercules, comme
l'avaient conçue Bayle et Laennec, pour établir qu'ils résultent
de la simple hyperplasie d'éléments anatomiques normaux.
De plus, on en est arrivé aujourd'hui, après maintes discussions, à admettre que les tubercules pulmonaires affectent
deux formes différentes : la granulation, et l'état caséeux.
La meilleure distinction pratique n'est en définitive qu'une
question d'évolution, se formulant au lit du malade en deux
formes : la forme aiguë et la forme chronique (1).

1° **Phthisie aiguë** (2). — Au point de vue où je me
trouve placé, l'étude des signes physiques de la tuberculisation pulmonaire, j'ai peu de chose à dire au sujet de
la phthisie aiguë, dépendant du développement rapide de

---

(1) Il n'entre pas dans mon plan d'exposer longuement les phases
tourmentées par lesquelles est passée l'étude anatomique des tubercules, et la question si longtemps débattue de leur développement. On
semble avoir adopté leur origine inflammatoire interstitielle. J'emploie ce dernier mot à dessein, car en créant une *pneumonie caséeuse,*
se rapportant anatomiquement à l'infiltration plus ou moins étendue
des masses tuberculeuses, on n'a pu parvenir à rattacher à cette pneumonie particulière des signes spéciaux différents de ceux de la tuberculisation telle qu'elle a été décrite par Laennec. Cette pneumonie interstitielle n'est pas admise par tous les observateurs. Charcot a constaté qu'elle manquait dans le voisinage des masses caséeuses, et que,
lorsqu'il existait des exsudats pneumoniques, la caséification n'existait
pas à leur niveau (*Progrès médical,* 15 décembre 1877).

(2) La phthisie aiguë a été l'objet des travaux de Bayle (qui a le
premier signalé l'existence de cette maladie), de Laennec, Louis, Andral, Waller (de Prague), Walshe, Fournet, Leudet, Trousseau, Colin
(du Val de Grâce), Empis, etc.

granulations tuberculeuses dans les poumons, et se manifestant principalement par un ensemble de symptômes, parmi lesquels les signes physiques n'ont qu'un rôle très-effacé. Il faut en effet distinguer la phthisie aiguë, ainsi comprise, de la *phthisie rapide*, dont les signes ne diffèrent de la phthisie chronique que par la rapidité de son allure et de son évolution.

La phthisie aiguë proprement dite est une maladie fébrile, toujours accompagnée de dyspnée, et souvent d'une angoisse et d'une anxiété résultant de la difficulté de la respiration. Cette affection grave, puisqu'elle est toujours suivie de mort par asphyxie, se présente sous trois formes bien connues aujourd'hui : 1° la forme dite *typhoïde*; 2° la forme *catarrhale*, et 3° la forme dite *latente* (Leudet), dans laquelle prédominent les signes d'un simple embarras gastrique persistant jusqu'à la mort. On a indiqué la durée de la maladie comme variant entre dix-neuf jours et plus de deux mois; mais j'ai observé à l'hôpital Cochin une jeune fille de vingt et un ans dont la phthisie aiguë ne dura que quatorze jours (1).

Signes physiques. — Ces signes sont peu nombreux et diffèrent beaucoup de ceux que nous aurons à exposer à propos de la phthisie chronique. La percussion, dans la phthisie aiguë, donne tantôt un son obscur, une submatité manifeste, et tantôt un son tympanique. Mais les signes physiques les plus importants sont fournis par l'auscultation.

Dans la *forme typhoïde*, la faiblesse du bruit respiratoire, l'expiration prolongée, une respiration sifflante disséminée, ainsi que des râles sous-crépitants irréguliers, entendus le plus souvent dans toute l'étendue des poumons : tels sont les seuls signes constatés.

(1) *Gazette des hôpitaux* (Leçon clinique) 1864, n°s 66 et 67.

Dans la *forme catarrhale*, observée plus fréquemment chez les enfants au-dessous de dix ans que chez l'adulte, il en est à peu près de même que pour la forme typhoïde. Ce sont les signes d'une hémo-bronchite grave (catarrhe suffocant) qui dominent avec des râles plus nombreux au sommet des poumons qu'à leur base : circonstance importante à noter pour le diagnostic différentiel entre la phthisie aiguë catarrhale et le catarrhe dit suffocant.

Enfin dans la *forme latente* ou *muqueuse*, qui est la plus rare, on peut ne constater à l'auscultation de la poitrine que des signes de congestion pulmonaire, comme dans toute autre maladie fébrile.

En définitive, en outre de la submatité ou du tympanisme que fournit la percussion, on ne constate que des respirations anomales, dues plutôt à l'augmentation congestive du volume du poumon, qu'à la gêne apportée, par la présence des granulations tuberculeuses, à la circulation de l'air dans les conduits aériens. Quant aux râles humides, qui peuvent d'ailleurs manquer, ils n'offrent rien de particulier que leur plus grande abondance au sommet des poumons qu'à leur base.

Diagnostic différentiel. — L'expression vague des signes physiques que je viens de rappeler fait que le diagnostic de la phthisie aiguë présente des difficultés souvent insurmontables, surtout chez les enfants les plus jeunes. Il ne faut pas oublier, en effet, que la forme chronique rencontrée chez l'adulte ne s'observe guère qu'à partir de l'âge de huit à quinze ans; que la tuberculisation milliaire généralisée est plus fréquente avant dix ans qu'à un âge plus avancé; par conséquent que c'est surtout dans le jeune âge que l'on observe la phthisie aiguë généralisée, avec des signes de bronchite capillaire ou de broncho-pneumonie. De plus, on ne doit pas oublier que la tuberculisation pulmonaire est quelquefois unie chez les enfants à celle des ganglions bronchiques, que l'on a désignée sous le nom de *phthisie bron-chique* ou d'*adénopathie bronchique*.

Ce qui empêche d'accorder aux signes physiques thora-ciques toute leur importance dans la forme dite typhoïde, c'est la gravité de l'état général, la fièvre intense et les phénomènes cérébraux, ressemblant à ceux d'une fièvre typhoïde, et qui ont été si bien décrits par Empis (1). Dans les faits de ce genre, l'absence de phénomènes abdominaux est très-utile au diagnostic.

Dans la phthisie aiguë catarrhale, ce sont les signes d'une bronchite dite capillaire qui dominent, sans que l'on constate d'autre signe thoracique particulier que des râles disséminés. Aussi, dans les cas de bronchite analogue, faut-il se poser la question de la phthisie aiguë, surtout si les râles sont plus nombreux aux sommets des poumons qu'à leur base, et si les symptômes généraux ne peuvent s'expliquer par les symptômes thoraciques.

Dans la troisième forme, appelée *latente* par Leudet, on ne peut soupçonner la gravité de la maladie, qui est carac-térisée seulement d'abord par les signes d'un simple em-barras gastrique, sans fièvre intense, et l'on voit survenir la mort dans un accès de *suffocation* (Waller). Cette forme est la plus rare; aussi ne doit-on pas croire facilement à la phthisie dans les cas d'embarras gastrique où l'on rencontre des sibilances ou des ronflements disséminés. L'existence habituelle de ces respirations anomales, dont j'ai signalé l'existence dans l'embarras ou la fièvre gastrique simple, rend nécessairement le diagnostic de cette forme de phthisie aiguë plus difficile.

On peut commettre, à propos de la phthisie aiguë, des erreurs de diagnostic inévitables. Il m'est arrivé en 1872 d'avoir eu affaire à l'hôpital Lariboisière à un ivrogne de profession, présentant tous les symptômes d'un *delirium*

(1) Empis, *De la granulie ou maladie granuleuse*, 1865.

tremens qui s'accompagna pendant trois semaines de phénomènes cérébraux aigus avec fièvre. Il succomba à un
état comateux, *sans avoir toussé* pendant toute la durée de
sa maladie, et sans avoir présenté de signes stéthoscopiques,
si ce n'est le dernier jour, où je constatai une respiration
forte, généralisée des deux côtés, avec des râles sous-crépitants fins aux deux bases en arrière, sans souffle ni matité.
La nécropsie nous montra, outre de nombreuses granulations dans l'arachnoïde, des granulations tuberculeuses, la
plupart jaunâtres, criblant la substance des deux poumons,
principalement aux deux sommets. Celui du poumon droit
présentait une petite caverne à parois indurées. — Une
autre fois j'ai cru à une phthisie aiguë catarrhale qui n'existait pas, dans un cas de pleurésie latente dont il a été
question précédemment.

Nous allons trouver les signes physiques de la phthisie
chronique autrement caractéristiques.

2° **Phthisie chronique.** — L'étude des signes physiques
de cette grave maladie offre d'autant plus d'intérêt qu'elle
est extrêmement commune, et qu'elle se manifeste à son
début par des phénomènes variés, qui en rendent le diagnostic souvent difficile. Admettre l'existence de la tuberculisation pulmonaire alors qu'elle n'existe pas, ou la méco-
naître lorsqu'elle existe réellement : tel est le double écueil
dans lequel on peut tomber, si l'on n'a pas étudié avec soin
les signes initiaux de la maladie. Je ne parle pas ici seulement des signes physiques; mais aussi des autres phénomènes symptomatiques généraux et locaux, qui ont une
très-grande importance diagnostique. Ce n'est que par le
rapprochement des uns et des autres que l'on est suffisamment éclairé. Aussi je crois devoir attacher une importance
particulière à exposer d'abord et à discuter la valeur des
signes physiques.

Outre l'obscurité que ces signes peuvent présenter par eux-mêmes, il y a celle qui résulte de leur grand nombre. Ce nombre est tel, en effet, que l'on peut remarquer qu'il n'y a pas un seul signe de percussion ou d'auscultation observé dans l'ensemble des maladies des organes respiratoires, qui ne se rencontre dans la tuberculisation pulmonaire. Il sera donc indispensable de les examiner dans leur groupement.

Signes physiques. — Ces signes de tuberculisation pulmonaire doivent être étudiés à part dans les périodes anatomiques qui caractérisent l'évolution des tubercules dans le poumon : 1° à la période de crudité ; 2° à celle du ramollissement et de la destruction caverneuse du tissu pulmonaire.

A. — *Signes de la période de crudité des tubercules.* — Il faut d'abord se pénétrer de cette vérité qu'il peut y avoir absence de tout signe physique au début de cette période, jusqu'à ce que l'agglomération des tubercules dans les poumons soit assez considérable, ou que les signes d'hyperhémie du sommet des poumons soient bien manifestes (1).

Inspection et mensuration. — Il n'est pas indifférent de savoir si certaines formes de la poitrine doivent faire redouter le développement de la tuberculisation pulmonaire ; et en second lieu quelles sont les modifications que subit le thorax dans sa configuration et ses dimensions, par le fait de l'évolution de la maladie déclarée.

Les parents peuvent-ils transmettre à leurs enfants une organisation thoracique particulière qui prédispose au développement des tubercules ? Hirtz s'est prononcé catégoriquement contre cette possibilité, et il a cherché à démon-

---

(1) Le professeur Peter a ajouté récemment un nouveau signe à ceux que l'on pouvait attribuer à la congestion pulmonaire initiale de la tuberculisation. C'est une élévation relative de la température, sensible au thermomètre appliqué du côté affecté.

trer que l'étroitesse de la poitrine, chez certains phthisiques,
était toujours consécutive à la tuberculisation pulmonaire (1). Mais Hirtz se fondait uniquement sur des considérations physiologiques très-indirectes pour établir que le
poumon ne peut pas subir de compression dans une poitrine
étroite. On arrive à une conclusion différente, en étudiant
les faits de configuration thoracique constatés au début de
la maladie. Sans que l'on puisse admettre à beaucoup près
que l'étroitesse de la poitrine soit une condition absolue
dans le développement de la maladie, il est certain qu'il y
a beaucoup plus de sujets à poitrine étroite parmi les individus devenant phthisiques, que parmi ceux qui ne sont pas
atteints. J'ai trouvé la poitrine régulière et bien développée
chez le quart des phthisiques ; tandis que, chez plus du
tiers, la poitrine paraissait aplatie latéralement. Cet aplatissement tenait souvent à un défaut de longueur des côtes,
puisque la mensuration démontrait qu'en même temps il y
avait un développement circulaire moindre de la poitrine
que chez les individus sains. Plusieurs de ces phthisiques
étaient au début de leur maladie ; ce ne pouvait donc pas être
une conformation consécutivement modifiée. Les déformations rachitiques viennent à l'appui de cette manière de voir.

Le docteur Jules Guérin considère comme un fait certain
et constant que non-seulement les déviations latérales pré-
disposent à la phthisie tuberculeuse, mais que l'affection
se développe de préférence dans les points correspondant à
la convexité de la déviation. Il voit dans la grande quantité
de tubercules et de tubercules plus avancés dans les points
correspondant à cette convexité, une preuve que la déviation influe non-seulement sur la production des tubercules
dans le poumon, mais encore sur la rapidité de leur développement (2).

(1) *Thèse citée.*
(2) J. Guérin, *Ouvrage cité*, p. 158

Tous les observateurs qui se sont occupés de la mensuration de la poitrine des phthisiques ont aussi admis l'étroitesse de la poitrine dans un grand nombre de cas (1). Néanmoins on ne peut regarder comme prédisposant à la phthisie que l'étroitesse accompagnée de l'aplatissement latéral dû à l'insuffisance de longueur des côtes. Il en résulte, en dehors des cas de déviations dorsales rachitiques, une conformation particulière qui présente deux variétés. — Dans l'une, le sternum est la partie la plus saillante de la partie antérieure de la poitrine, et les régions latérales, à partir du sternum, se contournent presque aussitôt en dehors et en arrière, tandis que le sillon vertébral est peu ou point prononcé, les régions latérales du dos étant étroites et plus ou moins obliques en dehors et en avant; les épaules sont abaissées, les muscles grêles, les clavicules saillantes. — Dans la seconde variété, la configuration thoracique est la même, sauf sur les côtés du sternum, où les cartilages costaux sont saillants et forment à droite et à gauche des bourrelets verticaux, à partir desquels les côtes portent brusquement en arrière. En même temps la mensuration circulaire fournit les plus étroites dimensions que l'on puisse rencontrer. Hirtz a cru remarquer, dès le début de la tuberculisation, une étroitesse absolument plus prononcée au sommet de la poitrine qu'à la partie inférieure; mais le fait est loin d'être habituel, comme nous le verrons plus loin.

La *palpation* pratiquée selon la méthode du professeur Lasègue (v. Palpation) donne une sensation plus ou moins grande de résistance au niveau de l'infiltration tuberculeuse. Cette résistance est très-prononcée dans les cas extrêmes.

(1) Serraillier (de Cannes) a trouvé chez 24 phthisiques, sur 60 qu'il a examinés, une poitrine à forme cylindrique (*Étude sur quelques manifestations extérieures de la phthisie pulmonaire*. 1867).

De plus, nous verrons la palpation procurer d'autres signes au niveau des excavations tuberculeuses.

Percussion. — Lorsque la tuberculisation pulmonaire commence, la percussion pratiquée au sommet du poumon fournit des données diagnostiques de première importance; aussi mérite-t-elle une étude toute spéciale. Elle fournit, dans cette première période du développement tuberculeux, des signes divers qui sont intéressants par leur variété même, et qui résultent de la condensation du parenchyme pulmonaire. Il peut y avoir :

1° une simple hauteur de ton, une tonalité plus aiguë de la sonorité de percussion d'un côté par rapport à l'autre;

2° une diminution d'intensité plus ou moins prononcée constituant une submatité ou une matité avec sensation de résistance sous le doigt;

3° une exagération d'intensité du bruit de percussion;

4° enfin un bruit de pot fêlé.

1° On rencontre assez souvent des phthisiques au premier degré qui n'offrent comme signe de percussion sous-claviculaire qu'une sonorité plus haute et plus aiguë que celle du côté opposé, sans qu'il y ait de modification sensible dans l'intensité du bruit obtenu des deux côtés. J'ai suffisamment décrit ce signe (p. 68) pour ne pas entrer dans de nouveaux détails sur ses caractères. Chez les tuberculeux, il est limité dans la région sous-claviculaire d'un côté, et quelquefois aussi en arrière dans la fosse sus-épineuse correspondante. Je ne l'ai pas recherché au niveau des aisselles, en raison de la difficulté de la comparaison des deux côtés. C'est au niveau de cette sonorité relative aiguë que se perçoivent les signes d'auscultation qui peuvent être dus à l'infiltration tuberculeuse.

Cette acuité est tantôt légère, simplement relative, et tantôt évidente par elle-même. Lorsqu'elle est légère, cas le plus ordinaire, et qu'elle est le seul signe de percussion, la hauteur du son se perçoit seulement par comparaison avec le côté opposé. C'est dans des cas plus rares que l'acuité du son est évidente au premier abord par sa dureté, sa brièveté et son caractère superficiel, sans qu'il soit moins intense que le son moins haut du côté opposé, sans qu'il y ait de submatité en un mot. Dans les salles des hôpitaux, où les tuberculeux sont en si grand nombre, cette acuité simple sans diminution d'intensité est assez fréquemment rencontrée dans le premier degré de la tuberculisation pulmonaire, et je ne puis m'expliquer que par une erreur d'interprétation la méprise des observateurs distingués qui ont nié les faits de ce genre et qui les ont confondus avec les submatités (1).

2° Dans l'immense majorité des cas, c'est une submatité ou une matité complète avec acuité de plus en plus élevée, que l'on constate au sommet du poumon affecté, soit sous la clavicule, soit au niveau de la fosse sus-épineuse ou de l'aisselle. Ce signe peut exister des deux côtés dans les régions correspondantes, ou bien obliquement : sous une clavicule, et au niveau de la fosse sus-épineuse du côté opposé (Gerhardt).

Depuis la submatité la plus légère, relative, jusqu'à la matité la mieux caractérisée, on rencontre tous les degrés possibles de diminution d'intensité du son de percussion. La matité est limitée sous la clavicule, d'où elle s'étend plus ou moins au-dessous vers la base du poumon. Le poumon tout entier peut même être comme farci de tubercules, et former une masse compacte donnant lieu à une matité générale du côté correspondant avec résistance sous le doigt, ce qui a donné lieu plusieurs fois à de graves erreurs de diagnostic dont il sera parlé plus loin.

3° Andral, qui a le premier bien décrit les signes de la

____

(1) Hérard et Cornil, *De la phthisie pulmonaire, étude anatomo-pathologique et clinique*, 1867, p. 344.

première période de la tuberculose pulmonaire (1), a signalé l'exagération du son de percussion au niveau des tubercules crus. Ce son exagéré, que Lherminier avait constaté depuis longtemps, est quelquefois tellement clair, selon Andral, que l'on serait tenté de croire à l'existence du
pneumothorax. Ce tympanisme, dû à une légère condensation du tissu pulmonaire, est analogue à celui que l'on rencontre dans la peumonie et la pleurésie, au niveau du poumon légèrement condensé. Il n'est donc pas nécessaire,
pour expliquer ce signe, d'invoquer l'existence d'un emphysème pulmonaire local, comme l'a fait Andral, sans avoir
pu d'ailleurs démontrer anatomiquement cet emphysème.
Pour ma part, j'ai constaté plusieurs fois cette intensité
exagérée du son sous-claviculaire au début de la phthisie,
et il ne faut pas le perdre de vue, comme ne devant pas
faire exclure l'idée d'une infiltration tuberculeuse du poumon.

4° Je ne fais que rappeler la production du bruit du pot
fêlé, signalé au niveau de certaines cavernes pulmonaires
par Laennec, qui le considérait à tort comme un signe
pathognomonique.

Auscultation. — Les signes d'auscultation de cette première période sont nombreux et variés. Nous trouvons ici,
comme conditions organiques, une condensation du parenchyme pulmonaire et une augmentation de volume du
poumon, qui modifient la béance naturelle des vides aériens. Nous devons donc rencontrer ici toutes les variétés de
respirations anomales que j'ai décrites comme des signes
communs à plusieurs maladies. Et en effet, si nous consul-
tons les publications ayant pour objet le diagnostic de cette
première période, nous y trouvons que les signes d'auscultation y sont bien des respirations que l'on peut dire ano-

(1) Andral, *Clinique médicale.* T. II, p. 61.

males, quoiqu'on ait voulu en faire des signes particuliers,
pathognomoniques même, de la période de crudité des tubercules. En envisageant la question du point de vue où je
me place, je crois être arrivé à une appréciation plus juste
de la valeur de ces signes.

Laennec, préoccupé avant tout des phénomènes vocaux
dans la tuberculisation pulmonaire, ne parle d'aucun autre
signe d'auscultation que de la bronchophonie diffuse, à
rattacher aux tubercules crus ou miliaires. — Andral est
plus explicite, tout en conseillant de ne pas accorder à
l'auscultation une exclusive confiance. Il signale le bruit
respiratoire comme pouvant être *affaibli*, et constituer le
seul signe d'auscultation perçu, ce que l'on rencontre en
effet fréquemment. — Souvent, ajoute-t-il, le bruit respiratoire est au contraire *plus fort;* et il rapproche cette intensité exagérée du bruit respiratoire de l'augmentation
d'intensité du son de percussion. — On rencontre aussi
quelquefois une *respiration bronchique*, qui est l'exagération de la précédente (1). — Jackson a étudié l'*expiration
prolongée* comme un des premiers signes de la tuberculisation. — Hirtz a décrit en 1836, sous la dénomination de
bruit respiratoire râpeux, une « modification particulière
du bruit respiratoire dans la période de crudité des tubercules ». Ce bruit se rapproche par sa clarté de la respiration puérile, mais il est beaucoup plus rude et se passe
dans un plus petit nombre de vésicules. Hirtz insiste sur la
coïncidence remarquable de ce signe avec la matité, en faisant observer que cette coïncidence de la matité avec un
bruit respiratoire énergique ne s'observe pas dans d'autres
conditions (2).

Fournet a cru trouver aussi le signe caractéristique de
cette première période dans le signe multiple qu'il a appelé

(1) Andral, *Ouvr. cité.* T. II.
(2) Hirtz, *Thèse citée*, p. 16.

bruit de froissement pulmonaire, et qui serait : 1° au plus haut degré, un bruit de cuir neuf; 2° une sorte de bruit plaintif, gémissant, à intonations variées ; 3° un bruit léger, rapide et sec comme celui du froissement du papier végétal. Fournet a fait ici une confusion de bruits différents d'origine, parce qu'il lui a semblé qu'ils résultaient d'une cause unique : la lutte avec effort et avec bruit du tissu pulmonaire contre l'obstacle qui gêne son apparition, et qui résulterait de la colonne d'air *faisant effort* pour dilater le poumon. J'ai démontré expérimentalement que l'air n'agit que par la pesanteur, jamais avec effort en péné-trant dans la poitrine (v. p...), et que le seul effort se pro-duisait dans les parois de la cavité thoracique. On ne peut donc admettre l'explication donnée par Fournet. Son bruit de froissement me paraît dépendre, soit de la circulation difficile de l'air dans les conduits aériens, et se rattachant à la respiration sifflante ou à la respiration granuleuse, soit des frôlements ou frottements se produisant dans la plèvre (1).

Fournet place ces signes dans la seconde moitié de la première période, avec la respiration bronchique dans l'ex-piration (2).

Je borne là mes citations, les auteurs venus ensuite ayant reproduit, avec des nuances seulement, les signes que je viens de rappeler. Il résulte de l'ensemble de leurs travaux que tous les signes qu'ils ont reconnus dans la pé-

(1) Ce qui vient à l'appui de mes deux interprétations, c'est que le bruit de froissement existe ordinairement dans l'inspiration, et qu'un certain nombre de malades ont éprouvé, au niveau du point où se per-cevait le bruit anomal, une sensation de gêne, de picotement, qui doit faire penser à une pleurésie sèche, d'autant mieux qu'un de ces malades disait avoir le sentiment d'un *frottement intérieur*.

(2) La respiration saccadée de Bourgade (*Mémoire cité*) semble être plus légitime; mais nous avons dû conclure de l'examen des faits qu'il s'agit en pareil cas ou de respiration rude, ou de frôlement pleural, ou de bruit cardio-pulmonaire (extra-cardiaque).

riode de crudité des tubercules sont en réalité, comme je l'ai dit plus haut, *les respirations que j'ai groupées sous la dénomination d'anomales* (p. 188). En effet, la respiration faible, la respiration exagérée ou puérile, l'expiration prolongée, la respiration sifflante ou soufflante, ont été observées au niveau des tubercules crus. La respiration ronflante seule a fait défaut, parce qu'elle se produit, me paraît-il, lorsque le tissu pulmonaire, au lieu d'être compacte, comme dans l'infiltration tuberculeuse des poumons, a une certaine flaccidité au niveau des tuyaux bronchiques.

Les respirations anomales s'expliquent ici par l'état anatomique du poumon, qui subit, par le fait de l'infiltration tuberculeuse, une *condensation* de son tissu, et une *augmentation de volume*, c'est-à-dire la réunion des deux conditions par lesquelles j'ai pu expliquer leur production.

D'autres signes d'auscultation se rencontrent encore avec les tubercules pulmonaires à l'état de crudité. Ce sont d'abord des *râles humides* provenant d'un catarrhe bronchique, d'une congestion pulmonaire ou d'une hémoptysie intercurrente, et qu'il faut se donner de garde de considérer comme des signes de ramollissement des tubercules, comme nous le verrons plus loin. — Il y a en outre de la *bronchophonie*, qui s'explique par les mêmes causes, et qui existe assez souvent au niveau du sommet du poumon affecté. — Enfin il existe fréquemment au voisinage des tubercules une pleurésie sèche qui produit des *bruits de frottement* qui sont pris pour de la respiration granuleuse, pour des râles légers, pour du froissement pulmonaire, ou enfin pour des craquements se passant dans l'intérieur du poumon.

B. *Seconde période (fonte des tubercules et ulcérations caverneuses).* — Je ne fais ici qu'une seule période du ramollissement des tubercules et des cavernes formées, pour me faciliter l'exposé des signes physiques. Je reviendrai plus loin sur la distinction de ces deux états pathologiques.

Les signes dont j'ai à m'occuper ici sont fournis par l'inspection de la poitrine, la mensuration, la palpation, la percussion et l'auscultation.

Inspection et mensuration. — Il n'y a aucun doute que la configuration et la capacité thoracique ne soient modifiées par le développement de la tuberculisation pulmonaire.

La modification la plus constante est celle qui résulte de l'amaigrissement incessant que subissent les malheureux phthisiques, chez lesquels les formes squelettiques se montrent de plus en plus, surtout au niveau des côtes, rendues plus apparentes par le creux de plus en plus prononcé des espaces intercostaux. Laennec a signalé de plus l'aplatissement des régions sous-claviculaires au niveau des cavernes. Dans un autre ordre d'idées, Hirtz, rappelant que la poitrine, dans l'état normal, est plus large à sa partie supérieure qu'à sa partie inférieure, a cherché à démontrer que les phthisiques ont une conformation inverse. Il a voulu le démontrer par des mensurations nombreuses, au sujet desquelles il ne donne malheureusement que les moyennes. Sur 100 hommes adultes, non phthisiques, il a trouvé 7 centimètres à l'avantage de la circonférence supérieure, sur celle prise au niveau de l'aisselle. Et chez 75 phthisiques, il a trouvé une moyenne inverse de 2 à 4 centimètres à l'avantage de la circonférence inférieure. On ne saurait admettre avec Hirtz que cette anomalie « s'observe en général dès le début de la maladie ». Nous avons fait observer il y a déjà longtemps que cette étroitesse supérieure relative de la cage thoracique était un simple effet du progrès de la maigreur chez les phthisiques, l'émaciation des muscles qui donne son ampleur habituelle à la partie supérieure du thorax y faisant prédominer alors la forme conique du

33.

squelette thoracique. Il faut aussi tenir compte du développement graisseux du foie, qui tend chez beaucoup de
phthisiques à augmenter la circonférence inférieure de
la poitrine, tandis que l'amaigrissement diminue la circonférence sous-axillaire. D'un autre côté, des recherches
nouvelles sont venues contredire les résultats obtenus par
Hirtz. En pratiquant la mensuration sur 80 phthisiques,
Henri Gintrac a obtenu des moyennes tout à fait opposées (1), à savoir : « la circonférence supérieure (de la
poitrine) offre à toutes les périodes de l'affection tuberculeuse une étendue plus grande que les circonférences
mammaires inférieures ». Briquet était arrivé en 1842 (2),
à conclure de même. H. Gintrac a reconnu néanmoins,
comme je l'avais aussi établi, que la poitrine des phthisiques en général a une étendue circulaire moindre que
chez l'homme exempt de tubercules. Il admet aussi que
la poitrine tend à se rétrécir à mesure que la maladie fait
des progrès, de telle façon que la circonférence supérieure, plus étendue que l'inférieure, tend néanmoins à
diminuer davantage que cette dernière : comme 7 à 9 pour
la périmétrie supérieure, et 5 à 7 pour l'inférieure. Cet
amoindrissement de la poitrine concorde avec la constatation d'une moindre capacité de la poitrine chez les phthisiques en général.

Palpation. — Lorsque l'on applique les doigts au niveau d'une caverne assez vaste, on a quelquefois la sensation du gargouillement qui s'y produit. Andral a signalé,
dans les cas où la caverne est vide, la sensation que l'on
ressent le long des doigts appliqués au niveau de l'excavation, à chaque parole du malade, s'il a une voix grave,

(1) *Recherches sur les dimensions de la poitrine dans leurs rapports avec la tuberculisation pulmonaire* (Acad. de médecine, septembre 1862).
(2) *Revue médicale*, 1842. T. I, p. 161.

comme si l'on touchait un fil métallique en vibration. Cela revient à dire que la pectoriloquie, lorsqu'elle est très-prononcée, s'accompagne de vibrations énergiques des parois de la poitrine au niveau de la caverne.

Percussion. — Le plus souvent il existe dans le cours de cette période, même au niveau des cavernes, une *matité* qui est devenue de plus en plus marquée avec les progrès de la maladie. Cependant il peut arriver aussi que la sonorité, d'abord obscure, soit remplacée par une *résonnance plus grande* par suite de l'évacuation du liquide des cavernes (Laennec). En pareil cas, le son reste obscur en dehors des limites de la caverne, par suite de l'induration du tissu pulmonaire.

Le son clair au niveau d'une caverne vide et béante n'est pas le seul signe de percussion que l'on y puisse percevoir. Le *bruit de pot fêlé*, signalé par Laennec, mais qui est loin d'être pathognomonique (v. p. 102), est une conséquence de la présence de l'air et de la proximité des parois de la cavité accidentelle, dans des conditions dont il a été question dans la première partie.

Auscultation. — Les signes fournis par l'auscultation au niveau des tubercules ramollis ou des cavernes, sont de beaucoup les plus importants, puisque l'on a pu dire qu'ils étaient les seuls qui révélaient, d'une manière certaine, la présence des tubercules pulmonaires dans les poumons.

Quelques auteurs ont voulu faire deux divisions, distinctes par leurs signes physiques, de l'évolution des tubercules après leur état de crudité : 1° lorsqu'ils sont ramollis; 2° quand ils sont remplacés par des cavernes. Théoriquement cette distinction peut paraître légitime; mais au point de vue pratique, c'est une subtilité inadmissible. Le ramollissement tuberculeux, en effet, est un moment fugace qui ne peut avoir de caractère particulier, puisque, dès que l'air pénètre dans la cavité qui résulte de ce ramollissement pour y produire des bruits spéciaux à l'auscultation, il y a une caverne produite : une cavernule, dira-t-on ; mais nous verrons que les signes qui peuvent se rapporter aux petites cavernes se rencontrent aussi avec les grandes.

On a voulu spécifier les signes du ramollissement tuberculeux à son début par deux signes principaux : un râle dit *cavernuleux*, et les *bruits de craquement sec* ou *humide*, se produisant, soit pendant les mouvements respiratoires, soit pendant la toux, dans un point limité du sommet d'un des poumons, ou des deux.

Le râle cavernuleux (Hirtz) ressemble au râle sous-crépitant fin ou au râle crépitant, et il aurait parfois des éclats comme métalliques, que l'on doit rapprocher des bruits de craquement sec ou humide de Fournet. Le craquement sec se transformerait successivement en râles de craquement humides, cavernuleux et caverneux, lesquels envahiraient de plus en plus l'inspiration et l'expiration tout à la fois. Le râle caverneux constitue le gargouillement lorsqu'il est abondant, et qu'une bronche pénètre dans l'excavation au-dessous du liquide. En même temps, l'on peut constater la respiration caverneuse et la pectoriloquie, d'autant plus nettement prononcées l'une et l'autre que la caverne est plus vide et plus béante. Les phénomènes de respiration, de râle et de voix caverneuse ne sont en effet bien accusés que lorsqu'il y a béance des cavernes au moment de l'inspiration et pendant l'articulation de la voix. On n'a pas assez tenu compte jusqu'à présent de cette béance des vides morbides dus à la fonte des tubercules, dans l'explication des signes que je viens de rappeler. Les parois des cavernes peuvent être rapprochées, s'accoler pendant l'expiration, et s'écarter par le fait de la dilatation inspiratoire du poumon, ce qui permet d'expliquer certains craquements secs ou humides, auxquels donnent lieu les cavernes plus ou moins vastes, et les cavernes anfractueuses dont les parois se touchent en certains points et s'écartent subitement dans l'inspiration. Lorsque la béance existe dans une très-vaste caverne, il peut s'y produire une respiration amphorique, un retentissement amphorique de la voix et de la toux, et du tintement métallique. — A toutes les phases de cette période, il peut arriver que les signes d'un pneumothorax succèdent à la perforation pulmonaire d'une caverne superficielle du poumon, perforation annoncée par les signes que nous avons indiqués.

L'auscultation fait encore entendre quelquefois des bruits insolites au niveau des cavernes pulmonaires tuberculeuses. J'ai rappelé l'observation d'un phthisique qui présentait du souffle et des râles sous les deux claviculces, et qui offrait sous la clavicule gauche un renforcement saccadé du souffle qui répondait à chaque pulsation de l'artère sous-clavière. L'autopsie démontra qu'il y avait là une caverne en forme de gourde (fig. 84), et que le souffle renforcé était produit par le refoulement de l'air dû à la pulsation artérielle, et qui passait de la partie supérieure *a* dans

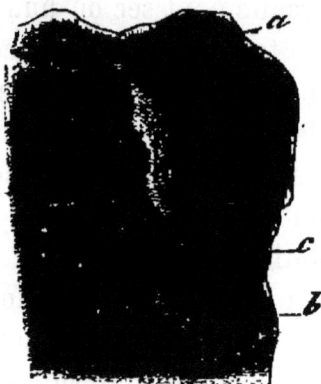

Fig. 84.

la partie inférieure *b*, à travers l'étranglement intermédiaire *c*.

Tels sont les signes physiques que l'on peut rencontrer dans le cours de la tuberculisation pulmonaire. Nous devons maintenant déterminer leur valeur.

Valeur diagnostique. — De tous les signes que je viens de passer en revue, on peut dire qu'il n'en est pas un seul qui soit par lui-même un signe pathognomonique de l'existence des tubercules, et cela est surtout vrai des signes de la première période, dont je vais m'occuper d'abord.

A. *Première période.* — La conformation cylindroïde et rétrécie de la poitrine peut ne constituer qu'une prédisposition à la maladie, et non servir à en affirmer l'existence. Les signes de percussion, considérés avec raison comme étant des plus précieux pour le diagnostic de la tuberculisation pulmonaire, n'ont de valeur que si l'inégale sonorité des régions sous-claviculaires ne dépend pas d'une congestion, d'une pleurésie ancienne, d'un emphysème, ou d'un tympanisme léger qui fait croire relativement obscur le son normal du côté opposé. Et quant aux bruits respiratoires, la rudesse du bruit respiratoire, son caractère granuleux, sa faiblesse ou son exagération d'intensité, l'expiration prolongée, la respiration soufflante, on a pu en modifier les termes, sans que ces bruits cessent de rentrer dans la catégorie des respirations anomales, dont la signification est très-variée, comme on l'a vu dans la première partie.

Il faut donc discuter la valeur de ces différents signes, sans oublier que, dans l'état sain, l'expiration peut être prolongée, la respiration moins douce, et la voix plus retentissante *au sommet du poumon droit* (Louis, Walshe). Par conséquent ces signes auront une valeur bien plus grande au sommet du poumon gauche qu'au sommet du poumon droit. C'est surtout en tenant compte du groupement de ces signes physiques, et des conditions dans lesquelles on les rencontre, que ces signes acquièrent de ce rapprochement une réelle importance, qui permet au praticien de se prononcer.

Voyons donc comment, à cet égard, les signes physiques de cette première période se présentent au clinicien.

1° Il peut exister simplement une *sonorité aiguë* ou une *submatité* légère à la percussion, avec une *faiblesse du bruit respiratoire.* Ces signes physiques, limités sous une clavicule et dans la fosse sus-épineuse sont, en effet, assez souvent les seuls avec lesquels on doive décider de l'existence des tubercules dans le poumon. La tâche est délicate, et il ne sera possible de se prononcer pour l'affirmative que si l'on est en présence d'un sujet jeune, qui s'est amaigri graduellement, et qui est affecté d'une toux sèche depuis un temps assez long. Néanmoins on devra songer que ces signes et ces conditions peuvent se rencontrer chez des anémiques ou des hystériques, chez lesquels il s'opère des congestions pulmonaires dont les signes peuvent en imposer pour ceux d'une tuberculisation commençante. Le diagnostic penchera, en pareils cas, vers la tuberculose, s'il y a eu récemment une hémoptysie, et s'il existe des antécédents héréditaires.

2° Au lieu de la faiblesse du bruit respiratoire, on peut rencontrer toute autre variété de respiration anomale, avec un des signes de percussion rappelés plus haut. Avec une submatité ou une matité manifeste, il peut y avoir une respiration soufflante et de la bronchophonie, de l'expiration prolongée, et une augmentation des vibrations thoraciques dans le même point. Selon Andral, ai-je dit, une sonorité claire de percussion coïncide quelquefois avec une respiration puérile. Il n'est pas très-rare, en effet, de constater une respiration exagérée au niveau de tubercules crus.

Toutes les coïncidences que je viens de rappeler offrent les mêmes difficultés d'interprétation, qui s'atténuent et se dissipent par le rapprochement des antécédents pathologiques et des symptômes généraux et locaux. L'existence préalable d'une toux sèche, de l'amaigrissement, et quelquefois des troubles digestifs persistants ne pouvant s'expliquer par une autre cause, la diarrhée, une fièvre quotidienne survenant dans l'après-midi, se constatent pendant cette première période de crudité des tubercules, et permettent au praticien de donner, même à de légers signes de percussion et d'auscultation, toute leur valeur. Leur localisation et leur limitation au sommet des poumons, sans être un caractère d'une absolue valeur, n'en doivent pas moins être prises en sérieuse considération.

3° Il y a des faits de phthisie pulmonaire, à la première période, qui méritent une attention particulière. Ce sont ceux dans lesquels *les signes de percussion coïncident avec des râles humides*, les uns et les autres localisés au sommet du poumon. La sonorité sous-claviculaire peut simplement être aiguë, ou consister en un certain degré d'obscurité ou de matité, avec un râle sous-crépitant fin ou gros, le tout coïncidant ou non avec une des respirations anomales que j'ai rappelées. On peut voir apparaître ces râles à toutes les époques de cette première période ; et quand on les rencontre, ils font croire au ramollissement des tubercules, s'ils se montrent après une durée assez longue des respirations anomales.

Les faits de ce genre demandent de la sagacité et une grande attention de la part du médecin qui doit les juger. Beaucoup pensent que, du moment où les râles humides existent, il y a ramollissement des tubercules, et par conséquent ils croient avoir affaire à une phthisie arrivée à sa seconde période. Cela est certainement vrai dans un certain nombre de cas ; mais comme proposition absolue, c'est une erreur dont on ne saurait trop prémunir le praticien. Hors les cas d'hémoptysie avec râles localisés, dont il sera question tout à l'heure, il peut se produire un exsudat muqueux, et par suite un râle sous-crépitant dans les bronchioles ou les vacuoles pulmonaires.

Ces râles me paraissent devoir être attribués à une *congestion pulmonaire* provoquée par la présence des tubercules. Cette interprétation me semble démontrée par ce fait que l'on voit quelquefois des tuberculeux présenter ces râles à leur admission dans les hôpitaux, et en sortir peu

après sans qu'il en reste de traces; c'est du moins ce que
j'ai depuis longtemps observé. Je crois donc que Briau
aurait pu être beaucoup plus affirmatif qu'il ne l'a été, à
propos de la congestion pulmonaire comme cause d'erreurs
diagnostiques dans la phthisie (1). Il faut donc tenir grand
compte de ces irritations de voisinage produites par les
tubercules.

Comment décider que l'on n'a affaire alors qu'à des tubercules crus? La solution de cette question offre souvent de
grandes difficultés. Si le râle est bien limité, s'il n'existe
pas de symptômes indiquant une tuberculisation avancée,
et si, par l'emploi des astringents, comme l'extrait de rata-
nhia ou le tannin pris à l'intérieur, on fait rapidement disparaître les râles humides, on aura la certitude, s'il existe
des tubercules pulmonaires, qu'ils sont encore à leur première période de développement.

Il y a, dans ces faits, des conditions symptomatiques
très-importantes; car l'on peut rencontrer la submatité
sous-claviculaire et des râles localisés dans une affection
autre que les tubercules. La *dilatation des bronches* occupant le sommet d'un poumon, par exemple, est une source
d'erreur d'autant plus difficile à éviter, que les hémoptysies
sont fréquentes avec la dilatation des bronches, et que
l'épuisement du malade peut résulter de l'abondance de
son expectoration et du caractère purulent du liquide. Aussi
la confusion a-t-elle été souvent commise. On doit en pareil
cas, tenir grand compte de l'évolution de la maladie, de
l'existence habituelle d'un état général relativement satisfaisant dans l'ectasie bronchique, de l'absence de la fièvre
hectique, qui ne manquerait pas d'exister si le pus expec-
toré provenait de vastes cavernes tuberculeuses, et enfin

_____

(1) Briau, *Sur quelques difficultés de diagnostic des maladies chroniques des organes respiratoires* (1859).

de l'existence d'une toux avec les crises d'expectoration caractéristiques de la dilatation bronchique.

Une autre cause d'erreur peut aussi se présenter à la suite de la *pneumonie aiguë* du sommet d'un poumon. J'ai vu une femme, très-amaigrie par la misère, et qu'au premier abord, à l'hôpital, je considérai comme atteinte de phthisie pulmonaire. Elle était sans fièvre; elle présentait une submatité manifeste au sommet d'un poumon, en avant comme en arrière, et sous la clavicule une respiration légèrement soufflante, avec quelques râles sous-crépitants. Mais le lendemain il résulta de l'interrogatoire qu'elle était convalescente d'une maladie aiguë, qui s'était accompagnée de douleur thoracique, d'une expectoration de crachats visqueux, caractéristiques d'une pneumonie, dont elle était évidemment convalescente. Ce diagnostic fut justifié par la disparition rapide des signes physiques qui avaient pu faire croire au premier abord à une phthisie pulmonaire.

Il peut arriver encore que, dans le cours de la convalescence d'une *pleurésie*, il y ait une submatité, une respiration faible, et quelques frôlements pleurétiques pouvant être pris pour des petits râles. Nous avons indiqué comment on pouvait faire la distinction de ces deux signes d'auscultation. Dans l'espèce, on trouvera ordinairement que des frôlements, ou des bruits de frottement nettement accusés, existent dans d'autres parties du côté correspondant de la poitrine, ainsi qu'une faiblesse du bruit respiratoire généralisée du même côté, par suite de l'ancienne pleurésie. Il ne faut donc que de l'attention pour éviter l'erreur.

Après une *fièvre éruptive*, et spécialement après la *rougeole*, il existe quelquefois aussi des signes qui peuvent faire croire à une tuberculisation qui n'existe pas. Ces signes dépendent d'un reste de la congestion pulmonaire qui a accompagné l'éruption fébrile. C'est ainsi que j'ai vu à l'hôpital Saint-Antoine, en 1861, une femme âgée de vingt

et un ans, qui fut atteinte d'une rougeole franche et bénigne, dans la convalescence de laquelle je constatai la
persistance d'une toux peu prononcée, avec respiration
granuleuse au sommet des deux poumons, sans aucun autre
signe anomal. Je crus d'abord à une phthisie pulmonaire
commençante, car ce signe persista pendant environ un
mois. Mais cette respiration anomale n'était qu'un indice
d'hyperhémie. A la sortie, en effet, qui eut lieu après un
séjour de six semaines, il n'existait plus rien à l'auscultation de la poitrine depuis plusieurs jours. Les faits analogues sont d'autant plus intéressants à connaître qu'il n'est
pas très-rare de voir la tuberculisation se développer dans
la convalescence de la rougeole.

J'ai encore à signaler les signes trompeurs de la phthisie à
son premier degré chez certaines *hystériques* qui sont sujettes
ainsi que je l'ai rappelé, à des hyperhémies pulmonaires.
J'ai donné récemment des soins à une jeune dame hystérique
très-anémique, très-amaigrie, éprouvant une dyspnée provenant d'une parésie diaphragmatique, avec une toux
sèche. Elle présentait sous la clavicule droite et au niveau
de la fosse sus-épineuse du même côté une submatité manifeste avec respiration forte, soufflante, et de l'expiration
prolongée. Or, cette toux et ces signes physiques dispa-
rurent complétement avec l'amélioration survenue dans
l'état général. Il y avait eu là certainement une hypérhémie
du poumon qui s'était dissipée avec la guérison de l'anémie, et l'amélioration des phénomènes nerveux. On sait
que Rilliet a signalé avec raison l'erreur où l'on peut tomber
en se prononçant pour l'existence de la phthisie au premier degré chez certains anémiques ayant une toux sèche.

4° Des signes de percussion coïncidant avec une *respiration rude, saccadée*, ou des *craquements*, ont été signalés
dans la phthisie au premier degré par plusieurs observateurs. Les uns ont considéré ces phénomènes d'auscultation

comme se produisant dans l'intérieur du poumon et d'autres comme se passant entre les feuillets des plèvres. Hirtz a décrit le bruit respiratoire râpeux comme une modification particulière de la période de crudité des tubercules, en signalant l'importance de ce signe lorsqu'il est constaté au niveau d'une matité sous-claviculaire. La respiration saccadée a été considérée comme un signe important de la phthisie à son début par Franz Zehetmayer et par Bourgade (1). On est porté à attribuer ces signes à une pleurésie sèche ou à des adhérences lâches de la plèvre; cependant J. Arnould a été trop loin, dans le travail intéressant qu'il a publié dans l'*Union médicale* (2), en considérant « les bruits de craquement, de froissement pulmonaire, la respiration saccadée, la respiration granuleuse, le claquement de soupape et quelques autres bruits non continus qui ne sont pas des râles, » comme se passant *tous* dans la plèvre altérée par l'inflammation. S'il en est ainsi dans certains faits, ce que l'on ne saurait nier, il s'en faut qu'il en soit constamment de même, et tous ces bruits sans exception peuvent aussi bien se produire dans le poumon qu'au niveau des feuillets des plèvres. En définitive, la détermination exacte du siège de ces signes dans la phthisie importe peu au clinicien si, dans les deux cas, ce sont les tubercules crus qui les produisent. L'important est de dégager des faits de ce genre ceux de pleurésie sèche simple ou de pleurésie avec épanchement résorbé, d'où résultent des bruits de frôlement ou de frottement, simulant une respiration granuleuse ou des râles intra-bronchiques, et dont il a été question tout à l'heure. Il faut aussi tenir compte des bruits extra-car-

---

(1) Bourgade, *Recherches pour servir au diagnostic du premier degré de la phthisie pulmonaire : de la respiration saccadée* (Arch. de médecine, 5ᵉ série, 1858. T. XII, p. 531).

(2) J. Arnoult, *Des bruits pleuraux dans la phthisie pulmonaire,* 1864. T. XXIII.

diaques qui ont le caractère saccadé, et qui peuvent occuper
la région antéro-supérieure de la poitrine. Potain a indiqué
ce signe comme pouvant induire en erreur.

5° On rencontre encore des conditions de diagnostic de
cette première période au moins aussi difficiles à élucider
que les précédentes, et dans lesquelles on peut même considérer l'erreur comme inévitable. Je veux parler des
phthisies à la période de crudité qui offrent tous les signes
d'une tuberculisation arrivée à sa dernière période, ainsi
que plusieurs observateurs, Hirtz entre autres, en ont observé des exemples. Dans les faits de ce genre, l'autopsie
seule a pu révéler le degré peu avancé de la tuberculisation.

6° Pour finir cet exposé des difficultés du diagnostic de
la première période, difficultés qui peuvent être en partie
atténuées par la connaissance qu'on en a, il me reste à
parler des *signes de percussion et d'auscultation* de cette
période de crudité des tubercules, *coïncidant avec une
hémoptysie*. Lorsqu'on est appelé à constater ces accidents
chez un malade pour la première fois, en dehors des cas
de phthisie avancée, le diagnostic de cette maladie se pose
forcément comme question à résoudre, parce que, dans la
très-grande majorité des cas, cette hémorrhagie est déterminée par le développement des tubercules dans le poumon (1).

Dans les faits de ce genre, il faut d'abord bien établir que le
sang provient de l'intérieur des voies respiratoires (2). Cette

---

(1) Les hémorrhagies pulmonaires dépendent non-seulement de la
présence des tubercules, mais encore de certaines hyperémies pulmonaires dues à des maladies du cœur, à la dilatation des bronches, à
des infarctus, etc.

(2) J'ai indiqué les signes d'une hémoptysie réelle, comparativement
aux hémorrhagies provenant d'autres origines anatomiques que le
tissu pulmonaire, dans mon *Dictionnaire de diagnostic médical*, article
HÉMORRHAGIES.

origine n'est pas douteuse si, le sang étant rutilant et spumeux, on ne trouve ni dans les fosses nasales, ni dans les voies digestives (bouche, pharynx, œsophage, estomac) la source de l'hémorrhagie, et s'il existe au niveau d'un poumon, soit en avant, soit en arrière, un son plus aigu avec ou sans matité, et une modification anomale du bruit respiratoire, avec des râles ou des craquements humides localisés dans le même point. Si l'on est en présence d'un sujet jeune, âgé de 15 à 20 ans, ces signes rendraient très-probable l'existence d'une phthisie au premier degré, dont l'évolution serait subordonnée à l'étendue ou à la limitation de la lésion tuberculeuse et à l'état général. On voit en effet un assez grand nombre de sujets, chez lesquels une hémoptysie plus ou moins abondante s'est produite, avec les signes physiques que je viens de rappeler, se rétablir complétement de ces accidents, et vivre un grand nombre d'années sans les éprouver de nouveau ; tandis que d'autres en sont à la première étape d'une tuberculisation pulmonaire qui fait, à partir de ce moment, des progrès incessants et plus ou moins rapides. Il n'y a aucun doute que, parmi les faits heureux dont il vient d'être question, on ne doive compter des infarctus pulmonaires ; aussi est-il nécessaire de songer à rechercher s'il existe des conditions qui puissent les produire.

B. *Seconde période*. — Nous avons remarqué précédemment que la caverne tuberculeuse, peu étendue lorsque s'effectuait le ramollissement du tubercule, et plus vaste lorsqu'elle résulte de la destruction ulcérative du tissu pulmonaire, était la base anatomique des signes de la seconde période de la phthisie. Quoique l'on ait admis des formes différentes de la tuberculisation, au point de vue de son origine scrofuleuse, arthritique, etc., les signes sont toujours les mêmes. Il n'y a par conséquent aucune distinction à faire pour les signes physiques, en vue de la cause de la maladie. La distinction la plus utile est celle qui tient compte de l'état des cavernes au début de leur formation et lorsqu'elles se sont ultérieurement plus ou moins développées.

1° Tout au début de cette seconde période, on a cherché les signes qui pourraient se rapporter au ramollissement des tubercules. J'ai rappelé déjà que ces signes ne pouvaient s'expliquer que par la formation de petites cavernes ou cavernules, dans lesquelles la matière tuberculeuse, liquéfiée par la transformation graisseuse, explique la production du râle humide, dit cavernuleux par Hirtz, ainsi que les craquements humides, qui éclatent au moment où l'air pénètre dans la petite cavité ou traverse le liquide qui s'y trouve. Cet air s'y insinue dans l'inspiration par un passage plus ou moins déchiqueté et inégal, traversant un corps ramolli ou un liquide plus ou moins épais; on conçoit dès lors que l'on puisse constater, comme signes localisés, des craquements secs ou humides, un râle crépitant léger, de la bronchophonie plus accentuée. Malheureusement les choses ne se passent pas toujours ainsi, et ces signes font souvent défaut. D'ailleurs ces signes, considérés comme révélant le ramollissement des tubercules, ont une signification multiple, qui empêche absolument de les considérer comme des éléments diagnostiques ayant une pareille précision. Voyons dans quelles circonstances on les rencontre.

Nous avons vu qu'il pouvait exister des râles humides à petites bulles et des craquements pleuraux, sans ramollissement des tubercules, et que l'on pourrait prendre pour des indices de ce ramollissement. C'est là une cause d'erreur de diagnostic assez facile à commettre. Les craquements secs ou humides peuvent par contre se produire avec des cavernes déjà développées, dont les parois sont accolées et se séparent brusquement au moment de chaque inspiration. Il en est de même dans les cavernes accidentelles anfractueuses, dont les parois peuvent être également accolées en quelques points, où se produisent, par l'écartement inspiratoire de ces parois, des craquements analogues. Enfin des mucosités visqueuses, en éclatant à l'orifice d'une bronche débouchant dans une grande caverne, peuvent produire aussi un craquement humide, de même que, dans certains cas d'hémoptysie, le même phénomène se rencontre lorsque le sang est traversé par l'air dans les conduits aériens.

On voit que l'on ne saurait attribuer aucun signe, et les craquements humides en particulier, au ramollissement initial des tubercules, ce qui doit empêcher de faire deux divisions, et du ramollissement des tubercules, et de la formation des cavernes tuberculeuses au point de vue des signes physiques. On en sera mieux convaincu si l'on songe que de toutes petites cavernes superficiellement placées dans le poumon et bien béantes, ont fourni des signes semblables à ceux d'une vaste excavation. Ce n'est que dans l'évolution graduelle des tubercules que l'on pourra trouver des signes de leur passage de l'état de crudité à celui de ramollissement, et à l'état d'ulcérations caverneuses.

2° Lorsque des cavernes tuberculeuses assez vastes se sont formées, la respiration et la toux caverneuse, le gargouillement et la pectoriloquie, sont des signes de première importance pour établir leur existence. Mais il ne faut pas oublier que ce sont les signes de toute cavité intra-pulmonaire, et que, par conséquent, ils ne peuvent révéler par eux-mêmes la nature tuberculeuse des excavations accidentelles que les phthisiques présentent dans leurs poumons. Seulement, en raison de la si grande fréquence des faits de cavernes tuberculeuses et de la rareté des excavations d'une autre origine, on doit toujours se poser d'abord la question des cavernes dues à la tuberculisation, en utilisant les éléments du diagnostic différentiel à établir avec les cavernes d'une autre nature, et que je rappellerai tout à l'heure.

Laennec, voulant attribuer un signe d'auscultation particulier à chaque affection, comme je l'ai fait remarquer, considérait la pectoriloquie, sur laquelle il s'est longuement étendu, comme le signe pathognomonique de la phthisie pulmonaire. Et comme il trouvait des cas dans lesquels elle faisait néanmoins défaut, il admettait une pectoriloquie imparfaite ou diffuse, lorsqu'elle se rapprochait du retentissement normal de la voix, chez les individus à voix grave. Il reconnaissait qu'elle pouvait faire défaut dans les plus vastes excavations, au niveau desquelles il a signalé la respiration amphorique et le tintement métallique. — Andral admettait que le souffle caverneux avec la pectoriloquie étaient les seuls signes pathognomoniques des tubercules pulmonaires. — Hirtz de son côté, déniant toute valeur à la pectoriloquie de Laennec, en quoi il a été imité pr Skoda, n'accordait d'importance qu'au râle caverneux, signe pathognomonique, selon lui, de la phthisie pulmonaire arrivée à sa dernière période.

En définitive, en donnant séparément leurs préférences, l'un à la pectoriloquie, l'autre au souffle caverneux, le troisième au gargouillement, ces éminents observateurs ont démontré que, si ces données diagnostiques ne sont pas des manifestations constantes de la production des cavernes tuberculeuses, elles en sont toutes les trois des signes de grande valeur.

La respiration caverneuse, qui n'est qu'une respiration bronchique très-exagérée, ne se perçoit nettement, de même que la respiration amphorique des plus vastes cavernes, que lorsque la cavité est béante au moment où commence l'inspiration. Il en est de même de la pectoriloquie. Le défaut de cette condition de béance porte atteinte à la production de ces deux signes, le souffle caverneux et la pectoriloquie, de même que les obstructions accidentelles des bronches par des mucosités. Ce défaut de béance explique comment on ne perçoit pas les signes caverneux dans tous les cas où il existe des excavations pulmonaires, et par suite les divergences d'opinion au sujet de la valeur sémiologique de ces signes.

Lorsque, en effet, la béance des excavations n'existe pas, par suite de l'augmentation de volume du poumon infiltré de tubercules, l'air y pénètre très-incomplétement, ou ne pénètre que dans les parties voisines. Il y a à cette insuffisance de pénétration de l'air deux degrés : 1° Les signes caverneux ne s'entendent pas dans les inspirations ordinaires, mais seulement pendant les grandes inspirations, parce que celles-ci suffisent seules pour produire l'écartement des parois accolées de l'excavation ; 2° les signes font défaut quelle que soit la façon et l'énergie avec lesquelles s'effectuent les mouvements respiratoires. Je reviendrai plus loin sur cette dernière particularité à propos des anomalies que présentent les signes de la phthisie pulmonaire.

Il faut distinguer cette insuffisance absolue de tous les signes caverneux, de l'absence isolée de l'un d'eux. La respiration caverneuse et la pectoriloquie ou voix caverneuse peuvent manquer dans les conditions que j'ai indiquées tout à l'heure. Le gargouillement fait défaut si la cavité a été débarrassée par l'expectoration des liquides qu'elle contenait. Hirtz a signalé, dès 1836, l'absence fréquente de la pectoriloquie, en l'expliquant par la situation profonde de la vomique, et par son éloignement des parois thoraciques par un tissu pulmonaire sain, crépitant et peu propre à conduire le son. Il pensait encore qu'elle faisait défaut lorsque les parois d'une caverne très-grande s'affaissaient pendant l'expiration, au moment de la production de la voix. Cette dernière explication rentre dans celle relative à la béance des vides aériens dont je viens de parler (1).

(1) Est-il possible, comme on le pense en Allemagne, de déterminer, par la percussion au niveau d'une caverne, si elle communique ou non

En supposant bien constatés ces signes caractéristiques de cavernes tuberculeuses, je dois rappeler la confusion que l'on en peut faire avec des signes analogues d'autres maladies. Toutes celles qui se caractérisent anatomiquement par des excavations pulmonaires sont dans ce cas. — Les rares *abcès qui surviennent dans le cours de la pneumonie*, si l'abcès occupe la région sous-claviculaire, pourraient être pris pour des cavernes tuberculeuses. L'erreur serait d'autant plus facile que les pneumoniques chez lesquels ces rares abcès se forment, sont habituellement dans un état général peu satisfaisant, qui serait pris facilement pour le marasme des tuberculeux.

La *gangrène pulmonaire*, à la période où s'est produite l'excavation intra-pulmonaire qui en est la conséquence, siégeât-elle au sommet du poumon, ce qui n'est pas l'ordinaire, ne saurait être confondue avec une caverne tuberculeuse, l'odeur infecte particulière des crachats étant caractéristique dans les cas d'excavation gangréneuse. Il peut bien arriver, dans le cours de la phthisie pulmonaire, comme je l'ai observé ainsi que d'autres, que le produit de l'expectoration ayant séjourné chez les phthisiques, dans des cavités accidentelles profondes, prenne une odeur gangréneuse ; mais ce ne serait que d'une façon passagère, et la marche de la tuberculose viendrait d'ailleurs suffisamment éclairer le praticien. — Les signes d'une excavation pulmonaire pourraient être simulés par une *pleurésie enkystée* de peu d'étendue, occupant l'espace sous-claviculaire, et communiquant avec les bronches où le pus se serait fait jour. Mais dans ce cas même, on constaterait la disparition caver-

au dehors? Suivant P. Niemeyer (*Gazette méd. de Paris*, du 4 janvier 1868), si la caverne rend un son plus aigu pendant que la bouche est ouverte que lorsqu'elle est fermée, la communication existe. Si la tonalité ne varie pas dans les deux conditions, la caverne ne communique pas avec l'arbre aérien. Cette observation subtile fût-elle vraie, nous ne voyons pas ce que la pratique peut en retirer d'utile.

neuse du gargouillement et de la pectoriloquie, et la méprise avec une caverne pulmonaire ne serait pas de longue durée. L'évolution des deux affections est d'ailleurs différente, l'expectoration purulente, dans le cas de vomique pleurale, se montrant tout-à-coup avant l'apparition des signes d'excavation. — Un *infarctus ramolli*, et communiquant avec une bronche, n'est pas souvent assez volumineux pour donner lieu à la production des signes d'une caverne. C'est d'ailleurs une lésion rare, survenant dans des conditions pathologiques très-différentes de celles de la tuberculisation.

A ces difficultés du diagnostic il s'en ajoute, dans des cas heureusement rares, deux autres d'une gravité exceptionnelle. D'abord tous les signes caractéristiques d'une caverne font absolument défaut malgré son existence réelle, comme nous le verrons à propos de l'anomalie des signes ; et d'autre part, ces signes peuvent exister sans qu'il y ait aucune excavation dans le poumon. Dans la première partie, (p. 218) à propos des souffles caverneux, j'ai indiqué les conditions organiques qui peuvent, sans excavation pulmonaire, donner lieu à ces signes ; je n'ai donc pas à les rappeler ici de nouveau.

Nous venons de passer en revue les signes des cavernes tuberculeuses, et de mettre le praticien à même de bien juger leur valeur diagnostique, en les utilisant dans les conditions si diverses où ces signes peuvent se présenter. Je dois ajouter qu'il existe des affections dans le cours desquelles la phthisie peut se développer sourdement et échapper à l'attention, qui est détournée sur la maladie principale, si l'on n'est pas prévenu. Si au contraire on s'attend au développement de la phthisie, les signes les plus légers de cette affection pourront avoir une grande utilité à ce point de vue. C'est ce qui arrive dans les cas de *rétrécissement de l'artère pulmonaire* et dans ceux d'*anévrysme de la crosse de l'aorte*.

Dans le rétrécissement de l'artère pulmonaire, Stokes, Constantin Paul, Solmon, ont constaté l'existence de la tuberculisation pulmonaire comme une complication très-fréquente. — L'anévrysme de la crosse de l'aorte paraît aussi favoriser le développement de la phthisie. Il faut donc redouter cette grave complication dans le cours de l'anévrysme aortique. La coïncidence des deux affections a été constatée par plusieurs observateurs : Stokes, Habersohn, Hérard et Cornil, Bucquoy, Hanot. La plupart d'entre eux subordonnent les lésions de tuberculisation à la compression du nerf pneumo-gastrique par le sac anévrysmal. Dans certaines observations, ce sac comprimait l'artère pulmonaire, et la rétrécissait par conséquent, comme dans les faits rappelés tout à l'heure (1).

Nous allons voir maintenant l'évolution des signes constatés dans l'ensemble de la maladie éclairer beaucoup mieux le médecin que la constatation de ces signes isolés à un moment donné de l'affection.

Évolution des signes physiques dans la phthisie pulmonaire. — Il faut distinguer, dans la pratique, les faits dans lesquels on doit diagnostiquer l'existence de la tuberculisation pulmonaire à un simple examen du malade, de ceux dans lesquels on assiste en quelque sorte à l'évolution plus ou moins complète de la maladie. Dans le premier cas, l'étude que nous avons faite précédemment permet de juger de la valeur des signes physiques constatés, et de se prononcer d'après eux, en en rapprochant les autres symptômes et les antécédents du malade. Mais lorsqu'on doit suivre l'évolution de la phthisie, il y a des particularités de succession des signes physiques nécessaires à connaître.

Il faut d'abord ne pas perdre de vue que la marche de la

(1) V. Hanot, *Du rapport entre l'anévrysme de la crosse de l'aorte et la pneumonie caséeuse* (Arch. de méd., 1876).

34.

phthisie est le plus souvent chronique et graduelle. Sa durée est très-variable, d'un à deux ans en moyenne, et subordonnée en général à la fièvre. Graves et N. Guéneau de Mussy ont fait remarquer que les troubles fonctionnels et la fièvre dépendent moins de l'obstruction du parenchyme pulmonaire par les tubercules que de l'état des tissus ambiants, et des conditions générales de l'organisme. C'est ce qui fait que parfois il survient des rémissions plus ou moins longues, qui permettent quelquefois aux malades de vivre plus de vingt ans ; d'autres fois au contraire la marche de la phthisie est rapide, sans toutefois affecter une allure semblable à celle de la phthisie dite aiguë.

L'infiltration tuberculeuse du poumon a lieu d'abord sans donner lieu à des symptômes ou à des signes physiques quelconques, ainsi que l'ont noté Bayle, Laennec, Louis, et d'autres observateurs. D'autres fois les signes physiques manquent seuls au début. Dans ce dernier cas, selon Louis, une toux survenue sans cause appréciable et sans être précédée de coryza, sèche ou avec expectoration de crachats clairs, mousseux, blancs, et des douleurs de poitrine, doivent faire craindre le développement des tubercules pulmonaires. Il en est de même de l'apparition d'une hémoptysie un peu forte ; réunie aux signes précédents, elle rend le diagnostic presque certain ; et si à cet ensemble de symptômes se joint une fièvre survenant surtout le soir, elle vient confirmer le diagnostic ; enfin le doute n'est plus permis si l'amaigrissement est sensible, sans qu'on puisse l'attribuer à des évacuations abondantes ou à une lésion manifeste des organes digestifs (1). H. Bourdon a signalé comme premiers symptômes de la phthisie des nausées et des vomissements, avec de la toux et un développement normal du foie ; une fièvre quotidienne avec sueurs noc-

---

(1) Louis, *Recherches anatomiques, pathologiques et thérapeutiques sur la phthisie.* 2e édit., 1843.

turnes, amaigrissement et perte des forces, rendraient alors
le diagnostic presque certain en l'absence des signes physiques (1). Cependant, l'ensemble de ces phénomènes est
loin d'être toujours aussi complet, et leur valeur sémiologique ne devient réelle que lorsque les signes physiques
apparaissent. C'est alors que les modifications même légères
des sons de percussion et des bruits respiratoires, acquièrent
une grande importance, lorsqu'on les trouve localisées
au sommet du poumon : sous la clavicule, au niveau de la
fosse sus-épineuse, ou de l'aisselle correspondante. Il faut
savoir que ces signes sont quelquefois d'abord sous la dépendance d'une congestion pulmonaire. Il peut alors arriver que l'on constate une sonorité tympanique sous la clavicule, au niveau de la région où commence le travail de la
tuberculisation, et où il n'existe que des granulations tuberculeuses. C'est ici que les modifications de la température
locale signalées par Peter pourront avoir une valeur particulière (2).

Lorsque l'engorgement tuberculeux se prononce, il s'affirme par des signes de percussion de plus en plus accusés.

La sonorité peut ne présenter d'abord, ai-je dit, qu'une
simple acuité, sans diminution d'intensité ; mais le plus
souvent il y a une submatité relative qui se prononce de
plus en plus et qui est par conséquent de plus en plus aiguë,
à mesure que se développent les tubercules. Cette matité,
habituellement obtenue au sommet du poumon, peut s'é-
tendre, comme je l'ai dit déjà, à tout un côté de la poitrine ;
mais ce sont là des faits exceptionnels.

Les signes d'auscultation s'accentuent aussi de plus en plus
avec les progrès de cette première période. A une simple
faiblesse du bruit respiratoire, avec expiration prolongée,
ou bien à une respiration puérile, succède un bruit respi-

_____

(1) H. Bourdon, *Actes de la soc. des hôp.*, 2ᵉ fascicule.
(2) Petter, *Recherches sur les températures morbides locales*, 1878.

ratoire bronchique de plus en plus accentué, une bronchophonie de plus en plus franche, une toux également de
plus en plus retentissante, avec des sifflements passagers.

Quand on est arrivé, par l'enchaînement de ces signes, à
constater le progrès de la première période de la maladie,
l'attention se trouve éveillée sur l'apparition prochaine de
la seconde période, et notamment de son début : le ramollissement des tubercules, phénomène anatomique initial
d'une marche le plus souvent fatale. La gravité comme l'importance de cette constatation, nous l'avons vu, a provoqué
des recherches intéressantes de la part des pathologistes.
Alors apparaissent des râles humides limités, se joignant
aux respirations anomales de la première période, et des
craquements. Ces signes peuvent ne se montrer dans le
principe qu'au moment de la toux ; puis à mesure que la
maladie marche, ils deviennent persistants au moment de
l'inspiration ou de l'expiration, ou bien pendant les deux
temps de la respiration. Avec les progrès du mal, ces râles
humides, étant survenus, se montrent de plus en plus volumineux, et gagnent en étendue ; le retentissement de la
voix et de la toux s'accusent également de plus en plus, et
les signes évidents de cavernes pulmonaires ne tardent pas
à être de la dernière évidence, par la respiration et la toux
caverneuses, le gargouillement et la pectoriloquie. Arrivé à
ce degré de la maladie, dont il a pu suivre les différentes
phases successives, l'observateur n'a pas à discuter la valeur de ces signes caverneux ; il ne peut les confondre avec
les excavations pulmonaires d'une autre nature.

Le diagnostic est devenu net et précis par le fait de
l'enchaînement des phénomènes observés. Chez certains
malades, dont l'excavation pulmonaire prend une très-
grande étendue, il finit par assister à la transformation des
signes caverneux en signes amphoro-métalliques ; et ici encore l'enchaînement des signes physiques suffira pour qu'il

ne puisse croire à des accidents amphoriques résultant d'une perforation pulmonaire. Cette dernière, en effet, se caractérise par des signes subits. C'est encore en suivant l'évolution des signes physiques qu'il aura à constater ceux de dépérissement et de marasme graduellement croissants jusqu'à la mort, ainsi que les rétrécissements du thorax, sensibles à l'inspection et à la mensuration, et l'aplatissement de la région sous-claviculaire.

Dans des cas heureux et malheureusement trop rares, que Laennec a fait connaître, une caverne tuberculeuse peut se cicatriser; et alors, avec une amélioration croissante dans l'état général, on constate une diminution, puis une disparition des râles humides, avec la persistance des autres signes caverneux; ces derniers sont d'autant plus intenses au niveau de la caverne béante, que le tissu pulmonaire ambiant est, en pareil cas, induré par suite d'une pneumonie chronique. J'ai observé un certain nombre de faits de ce genre (1).

Je viens d'exposer les cas d'évolution régulière de la tuberculisation pulmonaire. Il faut se garder de croire qu'au lit du malade les signes physiques, et principalement ceux d'auscultation, se montrent toujours dans leur succession classique régulière. Ils se manifestent avec des combinaisons et des modes d'expression variés. Nous en avons signalé, en exposant les difficultés que l'on rencontre pour les bien interpréter, et pour les attribuer à une période de la maladie plutôt qu'à une autre. Mais il y a d'autres manifestations qu'il est nécessaire de rappeler.

On voit des malades chez lesquels les signes de la première période persistent pendant toute la durée de la ma-

_____

(1) J'ai observé aussi les signes que je viens de rappeler dans un cas de phthisie pulmonaire survenue chez un diabétique. Les mêmes signes de guérison existaient chez un syphilitique au niveau d'une caverne résultant probablement de la fonte d'une gomme intra-pulmonaire.

ladie, ai-je dit, sans présenter les signes caverneux de la seconde période. Plusieurs observateurs ont observé des faits de ce genre. — D'autres, au contraire, offrent dès la première période, à l'auscultation et à la percussion, les signes des cavernes pulmonaires (souffle et râles). — Enfin rien n'est trompeur, ainsi que nous l'avons vu, comme les signes que l'on est porté à rattacher au ramollissement primitif des tubercules. Sous ce rapport, les petits râles humides au sommet du poumon ont une signification des plus incertaines. Si l'on peut suivre le malade, et que ces râles soient passagers, il n'y a aucun doute qu'ils ne sont pas dus au ramollissement tuberculeux. Dans le doute, j'ai indiqué une médication qui peut servir de pierre de touche (p. 593); et si le râle disparaît, par suite du traitement, on doit admettre qu'il s'agit d'un râle humide simplement congestionnel, dans le voisinage de tubercules à l'état de crudité. C'est chez des malades que l'on voit par hasard une seule fois, que la signification de ces râles est des plus difficiles à déterminer. En voici un exemple bien frappant.

J'ai vu il y a peu de temps, dans une ville de Bretagne, un jeune homme qui toussait et maigrissait depuis plus de deux mois, mais dont l'état général paraissait d'ailleurs excellent. Il présentait comme signes physiques : une poitrine largement conformée, un son plus aigu, sans submatité, sous la clavicule droite, ainsi qu'au niveau de la fosse sus-épineuse correspondante, avec quelques petits râles humides limités au niveau seulement du premier espace intercostal. Aucun signe n'existait au sommet du poumon gauche, ni ailleurs.

L'amaigrissement, sensible sans être prononcé, et la toux sèche, coïncidant avec les légers signes physiques constatés au sommet du poumon droit, sans aucun signe de fièvre, me firent penser à l'existence de tubercules crus

peu étendus encore, avec un état congestif produisant les
râles observés. Ce dernier signe, si peu important en
apparence, avait cependant une signification autrement
grave, puisque, huit jours au plus après la consultation, il
survint subitement une perforation du poumon avec pneumothorax, qui occasionna rapidement la mort. Cette perforation s'était sans aucun doute effectuée au niveau d'une
cavernule superficielle, qui donnait lieu seulement aux
râles humides constatés.

Je ne dois pas omettre de rappeler les *complications*
qui peuvent survenir dans le cours de la phthisie pulmonaire, au point de vue des signes physiques de la maladie,
soit que ces signes se trouvent modifiés par les affections
intercurrentes, soit parce que ces affections viennent ajouter
des signes nouveaux aux signes préexistants.

Parmi ces complications, les unes sont dues à la présence des tubercules dans les poumons. Telle est la *congestion pulmonaire,* qui vient augmenter l'intensité ou le
nombre des respirations anomales qui siégent au sommet
du poumon, et qui s'accompagne parfois d'une *névralgie*
dorso-intercostale dans la même région. — La *pneumonie*
du lobe supérieur du poumon vient aussi quelquefois
ajouter ses signes locaux à ceux des tubercules.

La *pleurésie* est une complication plus fréquente, soit
qu'étant sèche elle ne se manifeste que par des bruits de
frottement, ce que l'on observe fréquemment; soit qu'elle
ait lieu avec épanchement. Dans ce dernier cas, elle n'est
pas plus grave, ainsi qu'on l'a avancé à tort, que la pleurésie sans tubercules, chez la plupart des sujets.

D'autres complications résultent de la fonte des tubercules et de leur suppuration consécutive ; ce sont : *la laryngite ulcéreuse,* ou des cavernes dont les progrès produisent
des *perforations pulmonaires* diverses : dans la cavité pleurale (*pneumothorax*) ; dans le tissu cellulaire sous-cutané à

travers la plèvre adhérente et les muscles intercostaux, d'où résulte un *emphysème sous-cutané*, comme dans un cas très-intéressant publié par Cruveilhier (1); à travers la peau (*fistules pulmonaires*); dans l'œsophage (2). La *péritonite chronique* et la *méningite* doivent susciter l'idée de l'existence des tubercules pulmonaires, et donner une grande valeur aux légers signes physiques localisés au sommet de la poitrine, tant l'existence de ces complications est habituellement liée à l'existence des tubercules.

Pour terminer cette longue étude sémiologique de la tuberculisation pulmonaire, il me reste à rappeler des faits dans lesquels l'insuffisance des signes précédemment exposés met quelquefois le praticien dans le plus grand embarras, s'il ne tient pas compte de leur vraie signification.

Anomalies des signes d'auscultation dans la tuberculisation pulmonaire. — Je ne veux pas parler ici des irrégularités de manifestation des signes d'auscultation de la phthisie; ce serait revenir inutilement sur ce que j'en ai dit précédemment. Dans les anomalies que je veux signaler à l'attention des praticiens, il s'agit de la transformation trompeuse que subit l'ensemble des bruits d'auscultation assignés classiquement à la tuberculisation pulmonaire (3).

(1) *Gazette hebdomadaire*, 1856.

(2) Le travail ulcératif des cavernes tuberculeuses peut atteindre aussi les vertèbres, pénétrer jusqu'à la moelle épinière et occasionner une paraplégie. La perforation intestinale, la cirrhose du foie et les affections des différents organes envahis par la tuberculisation sont encore des complications fréquemment observées. Un œdème limité à la moitié inférieure du corps m'a fait diagnostiquer, chez un phthisique, la présence d'un tubercule comprimant la veine cave inférieure, sans tumeur appréciable à la palpation, ce qui fut vérifié par l'autopsie.

(3) Dès 1865, j'ai traité longuement cette question dans mon *Étude sur l'auscultation des organes respiratoires* (Arch. de méd. de juillet), où se trouve un appendice qui aurait dû être publié à part pour attirer l'attention, et qui avait pour titre : *De l'influence de la béance des*

Cette transformation résulte des modifications que la béance des voies aériennes subit par le fait du développement des tubercules dans le poumon ou autrement. Cette cause est en dehors de celle du silence des bruits respiratoires dû à des obstructions des conduits aériens signalées depuis longtemps ; Laennec les a expliquées en pareil cas par l'accumulation accidentelle de mucosités épaisses dans les bronches ; et Barth, dans d'autres cas, par le rétrécissement ou l'obstruction du larynx ou de la trachée artère. Tout autre est la modification des bruits dont je veux parler.

J'ai publié (*mémoire cité*) plusieurs faits dans lesquels, au niveau de cavernes plus ou moins étendues, la phthisie étant très-avancée, on ne percevait *aucun signe d'excavation*. Au lieu de la respiration soufflante, du gargouillement, de la pectoriloquie, on entendait une respiration simplement affaiblie, avec expiration prolongée, à l'un des sommets des poumons ou bien aux deux, et précisément au niveau de la partie où des cavernes plus ou moins vastes étaient constatées après la mort. Ces signes légers d'auscultation étaient les seuls signes stéthoscopiques dans la plupart des cas. Une fois il y a bien eu de simples râles sous-crépitants humides peu volumineux, avec retentissement exagéré de la voix, mais sans pectoriloquie au niveau du sommet du poumon gauche, où existait cependant une vaste caverne. Chez plusieurs malades observés plus longtemps, j'ai constaté d'abord les signes accentués de cavernes pulmonaires dans les deux poumons ; puis, avec les progrès du mal, et dans les derniers temps de la vie, le souffle caverneux et le gargouillement étaient disparus, et l'auscultation

vides aériens sur la production de certains bruits anormaux d'auscultation. C'est dans des faits de phthisie pulmonaire et de pneumonie que j'ai signalé ces anomalies. Ce qui est relatif à la pneumonie a été exposé à l'article consacré à cette maladie (p. 563).

ne faisait plus entendre qu'une respiration rude, avec expiration prolongée.

Dans tous ces faits, il y avait une condition anatomique commune, qui permettait d'expliquer ces transformations des bruits caverneux. C'était une *augmentation de volume des poumons* qui, dans tous les cas, remplissaient à l'ouverture du corps la cavité qui leur est destinée. Cette augmentation de volume était la conséquence première d'une infiltration tuberculeuse considérable (1).

Une autre conséquence, encore commune à tous les faits, c'est que l'accumulation des tubercules en dehors des cavernes avait rapproché les parois de ces excavations, et aboli la béance ou l'écartement de ces parois. Cet accolement des parois était d'autant plus remarquable, qu'il y avait des cavernes qui auraient pu loger une pomme.

Il est facile de comprendre comment la béance des vides caverneux, qui permet aux bruits caverneux de se produire dans les faits les plus ordinaires, devient insuffisante dès que les parois des excavations sont rapprochées par le fait de l'augmentation de volume du poumon. L'organe se dilate alors trop peu au moment de l'inspiration pour que l'air pénètre en suffisante quantité dans les cavernes, ou pour qu'il ne pénètre faiblement que dans les parties voisines. Telle est, je crois, la cause de cette absence des signes caverneux et de leur remplacement, soit par un murmure respiratoire faible, avec expiration prolongée, soit par un râle sous-crépitant n'ayant aucun caractère caverneux.

Dans tous les cas de ce genre, le malade est arrivé aux dernières limites d'une tuberculisation accompagnée de

(1) Dans une de mes observations, l'excès de volume des deux poumons est dit *monstrueux*. Ils étaient partout infiltrés de tubercules nombreux, et il existait, au sommet du poumon, quelques cavernes qui cessèrent de donner lieu aux signes caverneux quelque temps avant la mort.

marasme fébrile et d'un ensemble de symptômes donnant les plus grandes probabilités de l'existence de cavernes anciennes dans les poumons, malgré l'absence de signes d'auscultation révélant cette lésion.

J'appelle l'attention sur la fausse sécurité que peut donner cette absence de signes caractéristiques des cavernes tuberculeuses. Lorsque ces signes, d'abord bien constatés, disparaissent avec persistance, l'état général est essentiel à considérer pour l'interprétation de cette absence de signes. Alors en effet, cet état général reste grave ou devient moins satisfaisant, ce qui n'aurait pas lieu si la disparition des signes caverneux annonçait une amélioration. A ce dernier point de vue, il n'y a pas d'ailleurs d'erreur possible, les guérisons survenues dans la période avancée de la phthisie pulmonaire laissant persister, comme je l'ai rappelé plus haut, le souffle et la voix caverneuse.

Je dois ajouter que, dans aucune des observations d'anomalie dont il vient d'être question, je n'ai constaté d'oblitération bronchique à la nécropsie ; et que, l'absence de signes caractéristiques étant constatée, cette absence a persisté sans interruption jusqu'à la mort. Ce n'est pas ainsi que se comporte le silence respiratoire, absolu d'ailleurs, qui résulte de l'obstruction bronchique ; ce silence n'est que temporaire, et cesse par le déplacement ou l'expulsion de la mucosité obstruante.

La même absence de signes caractéristiques des cavernes tuberculeuses peut résulter du retrait ou de la compression du poumon par l'épanchement gazeux d'un pneumothorax. On a dit depuis longtemps que cette affection avait une action favorable sur la marche de la phthisie tuberculeuse ; mais c'est une interprétation erronée de l'atténuation et de la modification des bruits respiratoires que l'on constate par le fait de l'épanchement aériforme intra-pleural. J'ai vu un phthisique qui avait une caverne pouvant loger une pomme d'api, et dont les signes très-accentués firent place à une simple respiration rude avec une expiration prolongée, dès qu'il survint une perforation pulmonaire et un pneumothorax consécutif. Il est bien évident que, dans ce fait, il y avait accolement des parois de la caverne, de même qu'il a lieu par l'augmentation de volume du poumon infiltré de tubercules avec cavernes au sommet, et il est une preuve directe de la légitimité de mon interprétation des transformations des bruits respiratoires dont il vient d'être question.

XIV

PNEUMOTHORAX. — PNEUMO-HYDROTHORAX.

Les signes du pneumothorax dû à l'épanchement d'un fluide gazeux dans la cavité de l'une des plèvres, se constatent après deux phénomènes remarquables qui font rarement défaut : une douleur très-vive du côté affecté, et une dyspnée ordinairement considérable, l'une et l'autre survenant subitement (1). Le pneumothorax est habituellement

(1) Les causes de la pénétration de l'air dans la plèvre sont nombreuses. Ce sont : la *rupture d'une caverne tuberculeuse* dans la plèvre, qui est de beaucoup la cause la plus commune; un *empyème* s'ouvrant dans les bronches et donnant lieu d'abord à une expectoration purulente parfois très-abondante; une *gangrène pulmonaire;* certains noyaux ramollis d'*apoplexie pulmonaire;* la rupture d'ampoules ou vésicules *emphysémateuses;* un *cancer ulcéré* du poumon; une *tumeur hydatique* rompue; un *abcès des ganglions bronchiques* ouvert à la fois dans la plèvre et dans les conduits respiratoires; un *abcès* suite de pneumonie (Trousseau, Graves); des *corps étrangers* traversant les bronches et pénétrant dans la plèvre; enfin, très-rarement, des *ruptures de l'œsophage* dans cette séreuse, ou un *cancer ulcéré de l'estomac* y faisant pénétrer les gaz stomacaux; ou bien des *abcès des parois thoraciques* s'ouvrant au dehors et dans la plèvre à la fois. La production spontanée de gaz dans la séreuse (pneumothorax dit essentiel) n'est nullement démontrée.

simple. Ce n'est que dans des cas exceptionnels qu'on l'a vu survenir successivement des deux côtés (1).

Signes physiques. — Ils sont fournis par l'inspection, la palpation, la percussion, l'auscultation et la mensuration.

L'*inspection*, dans les cas de distension considérable par le fluide gazeux intra-pleural du côté affecté, fait constater une dilatation générale de ce côté, avec effacement des espaces intercostaux et refoulement des organes voisins, comme par le fait de la pleurésie avec un vaste épanchement. Mais les deux ampliations sensibles à la vue se distinguent facilement l'une de l'autre par la percussion et par l'auscultation.

Cette dilatation de la poitrine dans le pneumothorax a été diversement interprétée. On l'a attribuée à une tension du gaz intra-pleural supérieure à celle de la pression atmosphérique ; à l'accumulation de l'air résultant de sa pénétration facile dans la cavité pleurale et de sa sortie difficile (Stokes) ; et enfin à un état passif des parois thoraciques résultant de l'absence de leur retrait. La première explication n'est pas acceptable, tandis que les deux dernières ont une réelle valeur, suivant les faits observés. C'est à tort que Béhier a combattu l'opinion de Stokes en disant qu'une fois une profonde inspiration faite, il n'y avait plus possibilité d'une nouvelle pénétration dans la plèvre. Il ne s'agit pas, en effet, d'admettre la nécessité d'une pénétration continue de l'air dans la plèvre par les inspirations, pour expliquer la distension des parois thoraciques ; un certain nombre d'inspirations suffisent pour la produire, puis elle persiste par suite de l'obstacle que l'orifice en soupape oppose à la sortie de l'air. Il ne me paraît pas nécessaire d'ailleurs

(1) On ne connaît que deux faits authentiques d'un pneumothorax double : celui de Bricheteau (*Gazette des hôpit.*, octobre 1841), et celui publié récemment par Duguet (*France médicale* du 19 juin 1878). La mort a été rapide.

qu'il y ait réellement une soupape à l'orifice accidentel pour
expliquer l'emprisonnement graduel de l'air. Dans l'inspiration, le conduit fistuleux se dilate manifestement par
l'écartement des parois thoraciques, tandis que ce conduit
se rétrécit forcément dans l'expiration ; il n'y a donc rien
d'étonnant à ce qu'il entre plus d'air dans le premier temps
respiratoire qu'il n'en sort dans le second temps : de là une
distension graduelle de la plèvre.

La *palpation* constate l'absence des vibrations thoraciques au niveau de l'épanchement gazeux, à moins que la
voix amphorique ne soit très-retentissante. De plus la palpation sert à juger du déplacement du foie ou de la rate,
refoulés par le pneumothorax droit ou gauche.

La *percussion* permet aussi de constater les déplacements
dont je viens de parler, et qui donnent lieu à une matité
facile à constater entre la sonorité intestinale et le son tympanique que fournit le côté affecté. Ce son tympanique,
signe des plus importants du pneumothorax, a une tonalité
grave (1) ; il a en même temps le plus souvent une intensité exagérée. Il existe néanmoins des faits dans lesquels
l'intensité du son de percussion, au lieu d'être accrue, est
manifestement obtuse. Cela arrive quand la distension est
considérable, comme Hughes l'a observé. On attribue en
Allemagne à la différence de longueur de la colonne d'air
intra-pleurale les modifications du son de percussion selon
l'altitude du malade, la tonalité étant plus aiguë dans la
position horizontale et plus grave dans la position verticale
dans laquelle le diaphragme est refoulé. Nous croyons cette
explication physique un peu aventurée (2).

---

(1) C'est à tort que l'on a dit que cette sonorité tympanique est
aiguë. Elle ne peut jamais l'être, en raison de la vaste cavité close
qui la produit et de l'étroitesse habituelle de l'orifice d'entrée du
fluide gazeux, quand il n'est pas oblitéré.

(2) Voy. la note de Paul Niemeyer, *Gazette médicale de Paris* du
4 janvier 1868.

Quand le pneumothorax siége du côté droit et que le gaz envahit jusqu'à la base, la percussion peut faire percevoir le *claquement costo-hépatique* de Saussier (v. p. 100). — La sensation d'élasticité sous le doigt qui percute est très-prononcée.

A *l'auscultation*, on perçoit, dans une étendue plus ou moins grande, et quelquefois dans toute la hauteur du côté de la poitrine où siége le pneumothorax, une respiration amphorique, mélangée ou non de bruits ou de consonnances à timbre métallique (tintement, gargouillement, etc.). Et si l'on secoue le tronc du malade en maintenant appliquée l'oreille sur sa poitrine, on entend le bruit de *fluctuation* ou de *flot* si un épanchement liquide, comme c'est l'ordinaire, se joint au pneumothorax (pneumo-hydrothorax). Au moment de la toux, on constate quelquefois une sensation et un *bruit de choc* dû à l'impulsion du poumon contre les parois thoraciques (Aran). — Enfin la *percussion auscultatoire* (v. p. 406) produit un bruit métallique caractéristique.

J'ai assez longuement décrit les signes d'auscultation amphoro-métalliques (v. p. 220) pour n'avoir pas à y insister ici.

Mensuration. — Comme pour les épanchements pleurétiques, la mensuration peut faire suivre les progrès croissants ou décroissants de l'ampliation thoracique, et montrer que cette ampliation se fait dans le sens du diamètre vertébro-mammaire. Cependant ce moyen d'investigation est loin d'avoir ici l'importance qu'il présente dans la pleurésie. Une seule donnée est remarquable dans le pneumothorax, c'est la mensuration de l'élasticité thoracique, qui peut dépasser 10 centimètres.

Valeur diagnostique. — Considérés isolément, les signes de percussion et d'auscultation que je viens de rappeler n'ont pas une valeur absolue; ils peuvent seulement,

au premier moment, faire soupçonner l'existence du pneumothorax. Il n'y a d'exception que pour le claquement de
Saussier, et la résonnance amphoro-métallique obtenue par
le procédé Trousseau; mais on a très-rarement l'occasion
d'observer le signe de Saussier; pour le rechercher il faudrait déjà soupçonner l'existence d'un pneumothorax du
côté droit.

La dilatation visible d'un des côtés du thorax existe dans
l'emphysème. Le son tympanique, donné par Laënnec
comme signe de pneumothorax et d'emphysème pulmonaire,
a une signification beaucoup plus étendue, comme on l'a
vu (p. 84). La fluctuation hippocratique elle-même peut
parfaitement être simulée par le bruit de flot stomacal.
La respiration amphorique est également, par elle seule,
un signe incertain de perforation pulmonaire, puisqu'on
peut la rencontrer dans une autre maladie, comme on va le
voir.

Si la constatation des signes isolés est insuffisante pour
le diagnostic, ces signes groupés ont une tout autre valeur, lorsque l'auscultation révèle, non-seulement la respiration amphorique, mais aussi les bruits métalliques. Ce
sont alors le plus souvent des signes de perforation pulmonaire; mais il ne faut pas oublier qu'ils peuvent annoncer
aussi une *caverne considérable*. L'ensemble des signes
perçus au moment de la respiration, de la production de la
voix ou de la toux, ainsi que par le retentissement dans la
cavité anomale de bruits produits dans le voisinage, m'a
engagé à les désigner tous par la dénomination de bruits
amphoro-métalliques. Lorsque ces signes ne sont pas manifestement perçus, si l'on soupçonne un pneumothorax,
il faut avoir recours à la percussion auscultatoire de Trousseau. S'il l'on a réellement affaire à un pneumothorax,
l'oreille appliquée entend très-nettement un son argentin
caractéristique. On peut encore provoquer la production

de bruits amphoro-métalliques en faisant boire le malade pendant qu'on l'ausculte. Enfin j'ai observé un fait de pneumothorax dans lequel il n'existait que la voix amphorique comme signe d'auscultation (1).

Les signes physiques doivent donc être réunis en certain nombre pour acquérir une valeur suffisante. A la rigueur, deux pourraient suffire : le refoulement du cœur et le son tympanique (Gaide, Stokes, Legendre), ou bien cette sonorité tympanique avec l'extinction des vibrations thoraciques (Monneret). Cependant il est indispensable, dans la plupart des cas, de se baser sur un plus grand nombre de données, soit actuelles, soit commémoratives, soit anatomiques.

Le siége de la perforation sera quelquefois révélé par le point où les signes physiques caractéristiques auront leur plus grande intensité.

On peut aisément confondre le pneumothorax avec d'autres affections, si l'on observe légèrement le malade. La confusion avec une vaste caverne tuberculeuse, au niveau de laquelle se produisent des phénomènes amphoro-métalliques, est surtout facile. La distinction s'établit en faveur de la caverne tuberculeuse, si l'invasion n'a pas été brusque, et si le malade présente des signes locaux et généraux d'une phthisie très-avancée. Cependant on n'oubliera pas que le pneumothorax se produit quelquefois sans douleur. J'ai vu à l'hôpital Cochin un cas d'abord douteux de ce genre, et dans lequel j'avais cru d'abord à une vaste caverne, mais l'extension rapide des signes amphoro-métalliques du sommet vers la base de la poitrine me fit admettre l'existence d'un pneumothorax qui fut vérifié à l'autopsie. L'extension rapide des signes du pneumothorax devra donc être considérée comme un bon signe négatif d'une vaste

---

(1) Comme autres signes, on ne constatait dans ce fait qu'une respiration très-faible, et une dilatation générale du côté affecté, avec effacement des espaces intercostaux.

caverne tuberculeuse sans perforation. L'existence d'un tympanisme thoracique, en l'absence du pneumothorax, est la cause la plus fréquente des erreurs de diagnostic. — La *congestion pulmonaire*, avec l'exagération de la sonorité de la poitrine et la faiblesse extrême du bruit respiratoire, peut facilement en imposer au premier abord pour un pneumothorax. — La *pleurésie* s'accompagne souvent aussi d'un tympanisme sous-claviculaire qui pourrait d'autant plus en imposer pour un pneumothorax, que parfois le poumon, aplati et aminci par compression contre la paroi thoracique, peut être le siége de bruits caverneux à l'auscultation ; mais le plus souvent il y a alors absence des signes d'une perforation pulmonaire ; et d'ailleurs le caractère de la sonorité exagérée, ordinairement d'un timbre sec et bref au lieu d'être moelleux et prolongé, lèvera les doutes. — Le tympanisme qui se montre dans d'autres circonstances, et notamment dans la *pneumonie* (partie du poumon non envahie), est trop isolé de tout autre signe de pneumothorax pour faire croire à cette affection. Et cependant c'est sur des erreurs de diagnostic de ce genre qu'on s'est basé pour décrire un prétendu pneumothorax accidentel se développant dans le cours de la pneumonie. — Enfin, malgré l'invasion brusque des accès de dyspnée, malgré l'ampliation et le tympanisme de la poitrine dans l'*emphysème pulmonaire*, on ne pourra croire à un pneumothorax, le siége de ces derniers signes existant des deux côtés, en même temps que manque tout phénomène amphorique ou toute consonance métallique.

Évolution. — Les signes physiques du pneumothorax ne varient pas sensiblement dans le cours de la maladie. Il est rare que l'on assiste à une extension progressive de ces signes, sauf par la dilatation visible du côté affecté. Mais lorsque le pneumothorax guérit, ce qui arrive non-seulement dans les cas dus à l'empyème ouvert dans les bronches,

mais encore pour le pneumothorax d'origine tuberculeuse,
ainsi que je l'ai démontré (1), les signes peuvent entièrement disparaître. Dans d'autres cas, il y a persistance de
la sonorité tympanique et du bruit de flot par la succussion,
avec absence du bruit respiratoire et disparition des autres
phénomènes amphoriques. Les faits de ce genre s'expliquent
par la persistance de l'épanchement d'air pendant plusieurs
mois après la guérison. Il peut se faire alors qu'il y ait des
bruits de consonnance amphorique sans passage de l'air
dans la cavité pleurale; mais la possibilité de cette consonnance n'est pas constante, à beaucoup près, comme je l'ai
montré.

XV

AFFECTIONS LARYNGÉES.

L'auscultation seule, à part l'emploi de la palpation dans
l'œdème de la glotte, fournit des signes de diagnostic
au niveau du larynx et de la poitrine. Mais j'ai peu de
choses à en dire à propos de telle ou telle autre affection
particulière du larynx. La plupart de ces signes se manifestent, en effet, par suite du rétrécissement de la glotte,
quelle qu'en soit la cause. La *laryngite ulcéreuse*, l'*œdème
de la glotte*, qui peut compliquer toute espèce de lésion
laryngienne, le *croup*, l'*angine striduleuse*, les *polypes*,
les *végétations syphilitiques* laryngiennes, les *hydatides* et

- (1) *Mémoire sur la guérison des perforations pulmonaires d'origine
tuberculeuse* (Arch. de méd., 1853, t. II). Plusieurs auteurs ont publié
d'autres faits de guérison depuis la publication de mon mémoire.
Bernheim, dans le travail qu'il a publié dans la *Revue médicale
de l'Est* en 1875 (*Contribution à l'histoire du pneumothorax d'origine
tuberculeuse*), a rappelé les trois modes de guérison que j'ai signalés
dans mon mémoire de 1853.

le *cancer*, ont en effet des signes communs d'auscultation, dépendant de la diminution plus ou moins considérable de l'aire de la glotte. Je puis donc à la rigueur renvoyer à ce que j'ai dit (p. 268) des bruits laryngiens morbides, en le complétant ici par quelques particularités utiles à signaler.

Les signes de rétrécissement laryngien, en outre de l'affaiblissement ou de l'abolition du murmure respiratoire, consistent principalement en *tons* qui consonnent dans la poitrine, et sont perçus par conséquent, ainsi que je l'ai fait remarquer, non-seulement au niveau du larynx lui-même, mais encore dans toute l'étendue du thorax au niveau du poumon. J'en ai donné les raisons.

La respiration sifflante ou ronflante sont les phénomènes acoustiques les plus communs. Parfois on constate un cri de jeune coq dans la laryngite ulcéreuse, par exemple; un bruit de frôlement dans l'œdème de la glotte; un bruit de soupape avec des polypes (Ehrmann); et enfin, dans le croup, on a observé, en outre, un bruit de scie ou du souffle dans l'inspiration (Vauthier), de l'expiration prolongée (Gendrin, Hache), et le bruit de drapeau ou de tremblotement. Il n'existe malheureusement aucun signe stéthoscopique qui puisse faire diagnostiquer l'extension des fausses membranes diphthéritiques du larynx aux bronches; et cela de l'aveu d'observateurs des plus compétents, Blache, Vigla, Roger, Barthez et Rilliet, Millard, etc.

Quand la trachéotomie a été pratiquée, les signes se modifient. Le docteur Sanné, qui les a étudiés dans cette condition (1), fait remarquer que l'air, pénétrant dans la profondeur des poumons, y rencontre d'autres obstacles qu'au larynx, et qu'il s'y produit des bruits qu'il appelle *canulaires*. Ce sont des sifflements localisés, des claquements, du gargouillement. Ils peuvent être confondus avec

_____

(1) Sanné, *Étude sur le croup après la trachéotomie*, 1869, p. 126.

des bruits laryngiens propagés. Le meilleur moyen de les distinguer me paraît être l'auscultation comparative du larynx et des régions pulmonaires.

XVI

AFFECTIONS DE LA TRACHÉE ET DE L'ŒSOPHAGE.

Je n'ai que deux mots à dire de ces affections. La *trachéite* ne donne lieu à l'auscultation qu'à des sifflements accidentels dans quelques cas. Quant aux affections de l'œsophage, et notamment son *rétrécissement*, j'ai rappelé tout ce qu'il y avait à en dire, au point de vue de l'auscultation, dans la première partie (p. 270).

XVII

CORPS ÉTRANGERS DANS LES VOIES AÉRIENNES (1).

Lorsqu'un corps étranger pénètre inopinément dans les voies aériennes, il produit au niveau de la glotte des accidents immédiats : suffocation avec toux répétée, et parfois asphyxie rapidement mortelle. Le plus souvent la suffocation et la toux cessent dès que le corps étranger est passé dans les bronches, pour se reproduire toutes les fois que ce corps remonte au niveau de la glotte. Cette cessation des phénomènes de suffocation a souvent fait douter à tort de la présence réelle des corps étrangers dans les voies aériennes.

Signes physiques. — Ils varient suivant le moment où

(1) Le travail le plus complet publié sur ce sujet est celui de Bertholle : *Des corps étrangers dans les voies aériennes*, 1866. J'avais recueilli moi-même en 1865 un exemple remarquable de cette affection, que j'ai publié dans mon *Traité clinique*, p. 629.

l'on observe les patients, après les premiers accidents qui suivent la pénétration du corps étranger dans les voies aériennes. Parvenu au delà de la glotte, le corps étranger est tantôt mobile dans la trachée et tantôt fixé dans une des bronches où il est descendu, s'avançant plus ou moins, suivant son volume. De plus, sa présence détermine une congestion et une inflammation suppurative dans le tissu pulmonaire ambiant, et il en résulte de nombreux signes physiques.

Percussion. — Elle ne fournit d'abord aucune sonorité anomale; mais ensuite, la congestion inflammatoire du tissu pulmonaire donne lieu à une *matité* qui s'étend suivant l'étendue de cette lésion secondaire. Cette submatité ou matité complète s'observe principalement en arrière, à partir du niveau de la subdivision des bronches; elle peut aussi être perçue en avant.

Palpation. — La main, appliquée en avant du cou au voisinage du larynx ou de la trachée, perçoit une sensation de choc, de frottement, de soupape, produite par les mouvements de va-et-vient du corps étranger lorsqu'il se meut librement dans la trachée artère, ainsi que Boyer et Dupuytren l'ont constaté après Zuinguer. Dans le fait que j'ai observé, la palpation m'a révélé une *augmentation notable des vibrations thoraciques* au niveau de l'excavation pulmonaire provoquée par l'inflammation consécutive du poumon.

Auscultation. — Pratiquée au niveau de la trachée, l'auscultation fait percevoir le bruit de choc, de grelot, de clapotement, de soupape, dû au mouvement du corps étranger dont il vient d'être question. L'auscultation ne révèle alors rien de particulier du côté des poumons. — Il n'en est plus de même lorsque le corps étranger a glissé dans une bronche qu'il obstrue. On constate alors une faiblesse ou une abolition du murmure respiratoire dans le côté cor-

respondant ; dans tout le poumon, si la bronche principale
est obstruée, ou dans la zone bronchique secondaire, si
c'est une subdivision bronchique de moindre calibre. On a
noté en même temps une respiration ronflante. J'ai remarqué, dans mon observation d'obstruction d'une bronche
secondaire, un souffle tubaire très-net aux deux temps de
la respiration dans la bronche principale correspondante,
et, au moment de la toux seulement, un bruit donnant la
sensation d'un corps mobile qui se déplace, avec bruit de
cuir neuf et quelques bulles de râle humide. — Enfin quand
l'inflammation suppurative est développée, on observe les
signes d'une caverne avec gargouillement, si l'obstruction
bronchique par le corps étranger n'est pas complète, en
permettant à l'air de pénétrer dans la cavité suppurée.
Il y a alors une respiration caverneuse, de la pectoriloquie et du gargouillement (1). Lorsqu'une assez grosse
bronche est obstruée, comme dans le fait que j'ai observé,
les signes d'une excavation suppurante avec gargouillement
considérable, bronchophonie intense et augmentation notable des vibrations thoraciques dans le même point, n'apparaissent qu'après l'expulsion du corps étranger, expulsion
suivie d'une expectoration purulente plus ou moins abondante. — Enfin, du côté opposé à l'obstruction bronchique,
on a noté, dans certains cas, une respiration exagérée
d'intensité et dite puérile. Bertholle ne sait comment expliquer cette respiration exagérée. Elle me paraît dépendre
de l'hyperémie qui se produit dans les poumons par le fait
de la pneumonie due à la présence du corps étranger (2).

(1) Hamon de Fresnay a constaté, au niveau d'une vaste caverne
de ce genre, un son tympanique, une voix amphorique et du tintement
métallique (*Gaz. des hôpit.*, 1856).
(2) En outre de ces modes d'exploration physique, Bertholle conseille avec raison l'emploi du laryngoscope, comme pouvant fournir
des données utiles, lorsqu'on soupçonne la présence du corps étranger.

Diagnostic. — Les signes que je viens de rappeler acquièrent une grande valeur dès que l'on apprend qu'il y a eu, comme commémoratif plus ou moins récent, un brusque accès de suffocation avec toux convulsive, au moment où le malade tenait dans sa bouche un corps étranger susceptible de pouvoir s'introduire dans la trachée. La respiration devenue ensuite facile ne doit pas être considérée comme une preuve de l'absence du corps étranger dans les voies respiratoires. S'il existe une douleur vers le point où il se trouve, si l'on perçoit par la percussion un son obscur ou mat, avec une respiration affaiblie d'un des côtés de la poitrine; et si l'on perçoit par la palpation ou l'auscultation, au niveau de la trachée, les signes de mouvement du corps étranger que j'ai rappelés, il n'y a pas d'incertitude à avoir sur la cause matérielle des signes observés. Si enfin, dans l'évolution de la maladie, on en vient à constater les signes d'une pneumonie (douleur, crachats rouillés, râles crépitants, respiration bronchique, puis les signes d'une excavation pulmonaire avec gargouillement et une expectoration purulente), ce sera une confirmation des plus nettes de la justesse du diagnostic. Ce diagnostic se révélera quelquefois seulement par l'expulsion inattendue du corps étranger, comme dans le fait intéressant publié par Kuss (1), ainsi que dans celui que j'ai recueilli.

Au point de vue des signes physiques dont je m'occupe, il n'y a pas lieu de traiter du diagnostic différentiel des signes de la présence des corps étrangers dans les voies aériennes et des signes des autres affections asphyxiques, telles que le spasme rabique, l'œdème de la glotte, le croup ou le faux croup. —La confusion pourrait cependant se faire entre une pneumonie simple et la pneumonie occa-

(1) *Gazette méd. de Strasbourg*, 1876, n° 10.

sionnée par le corps étranger. Mais si l'on tient compte des accidents suffocants primitifs, on ne saurait commettre d'erreur. On n'oubliera pas qu'il peut s'écouler un long temps, des années mêmes, depuis que le corps étranger a pu rester fixé dans les conduits respiratoires sans produire d'accidents immédiatement menaçants. Il est d'autant plus important d'avoir un diagnostic précis, dans certains faits, qu'il peut y avoir gangrène du poumon, perforation de la plèvre et formation d'un abcès intercostal (1), par le fait du cheminement du corps étranger vers l'extérieur. La mort peut d'ailleurs survenir dans le marasme.

XVIII

INFARCTUS DES POUMONS.

On sait que l'on entend par infarctus des noyaux indurés qui sont la conséquence des *embolies capillaires*, c'est-à-dire produits par des corpuscules migrateurs dans le système circulatoire sanguin. Ces infarctus subissent des transformations anatomiques qui ont été bien étudiées dans plusieurs organes dont je n'ai pas à m'occuper ici, et qui sont les mêmes dans le poumon (2). Mais malheureusement ceux du poumon sont mal connus. On sait cependant que l'infarctus y a pour base, comme dans les autres

(1) Hévin a rapporté de nombreux exemples d'épis d'orge ou de fausse avoine qui ont eu cette évolution, que la forme de ces épis, introduits du côté de leur tige, fait parfaitement concevoir (*Mémoires de l'Acad. de chir.*, t. III).

(2) Parmi les travaux les plus intéressants, je dois citer : les études expérimentales de Prévost et Cotard (*Gaz. méd. de Paris*, 1866) faites sous l'inspiration du professeur Vulpian; la thèse remarquable de Ch. Lefeuvre (*Études physiologiques et pathologiques sur les infarctus viscéraux*, 1867); et surtout l'ouvrage de Feltz (1868 et 1870) ayant pour titre : *Traité clinique et expérimental sur les embolies capillaires.*

organes, un foyer hémorrhagique dépendant de la rupture des capillaires; qu'il y est susceptible de résorption, mais aussi de fonte et de ramollissement rapide, pouvant laisser un vide caverneux si une bronche s'y abouche (1). Feltz a démontré que les embolies capillaires peuvent, tantôt amener la mort dans un accès de dyspnée, tantôt produire un infarctus hémorrhagique, puis un abcès, ou enfin ne causer que des troubles fonctionnels passagers.

Les infarctus pulmonaires donnent lieu à des signes de percussion et d'auscultation qui méritent d'attirer l'attention, malgré leur incertitude, car ils peuvent être confondus avec ceux de plusieurs autres affections pulmonaires.

Au début, ces signes peuvent coïncider avec une hémoptysie quelquefois abondante. Il peut y avoir des signes physiques de *congestion pulmonaire* localisés ou généralisés, c'est-à-dire de la *submatité* ou du *tympanisme*, et les diverses respirations anomales : *respiration affaiblie, sibilante, ronflante, soufflante, expiration prolongée*, et enfin des *râles humides*. Si l'expectoration sanguinolente continue, elle peut devenir infecte, et faire croire à une gangrène pulmonaire. Plus tard, les noyaux d'infarctus pulmonaire subissent une transformation et un ramollissement central, constituant un véritable abcès clos ou bien ouvert dans les bronches, et donnant lieu alors aux signes de percussion et d'auscultation caractérisant les *abcès* ou les *cavernes pulmonaires*.

Pour se prononcer en pareils cas sur la signification des bruits constatés, il faut se demander s'il y a ou non probabilité d'un infarctus, et en rechercher soigneusement la cause. On peut craindre leur production quand il existe une affection ou une condition organique qui est l'origine des corpuscules (2).

(1) Les abcès dits métastatiques ne sont que des infarctus ramollis.
(2) Les corpuscules des embolies capillaires proviennent de sources

Les signes observés peuvent faire croire à une *tubercu-lisation*, soit à son début, soit à sa dernière période (caver-nes); à une *congestion pulmonaire*, et enfin à des affections qui peuvent être considérées comme simples, tandis qu'elles sont provoquées par les infarctus. Ce sont : l'*œdème* du poumon, la *pneumonie*, la *gangrène pulmo-naire* et même l'*hydro-pneumothorax*, qui sont autant de complications. C'est un sujet qui demande de nouvelles recherches.

XIX

OBLITÉRATIONS SANGUINES DE L'ARTÈRE PULMONAIRE.

Il ne saurait être ici question de la coagulation rapide du sang par le fait d'une embolie veineuse. Il en résulte des accidents trop rapidement mortels pour qu'ils puissent donner lieu à des signes d'auscultation utiles à l'observa-teur. Mais il n'en est pas de même dans les cas d'intercep-tion de la circulation pulmonaire par des infarctus dus au transport de corpuscules fins par les veines voisines de tu-

diverses : des thromboses périphériques; des tumeurs malignes enva-hissant rapidement les tissus ambiants; d'une phlébite traumatique; de la destruction ulcéreuse de la valvule tricuspide, où du chevelu de cail-lots anciens formés dans le cœur; de corpuscules sanguins desséchés par des brûlures, ou coagulés par une congélation des membres, comme l'a observé Feltz. Il admet également des infarctus du poumon par embolies capillaires graisseuses (fractures compliquées, ictère grave), par des leucocytes (dans la leucémie), et enfin par de l'air, la mort subite par pénétration de l'air dans les veines paraissant pro-duite par des petites colonnettes de fluide aérien jouant le rôle d'em-bolies capillaires, suivant le professeur Michel (de Strasbourg). Tous les infarctus de ces différentes provenances se font dans les radicules des veines pulmonaires; mais j'ai observé et publié un très-bel exemple d'infarctus par les artères bronchiques (obs. 84 de mon *Traité clinique*), dans lequel les corpuscules étaient fournis par la destruction des val-vules sigmoïdes aortiques, due à une endocardite ulcéreuse.

meurs cancéreuses ramollies, et allant obstruer les radicules de l'artère pulmonaire, d'où le coagulum se forme et s'étend de proche en proche jusqu'au ventricule droit. C'est un effet des embolies capillaires en deçà du tissu pulmonaire, comme les infarctus sont un effet dû à la même cause au sein de ce tissu.

Quelle que soit l'explication, j'ai cité un fait dans lequel la coagulation a été graduelle, et annoncée, pendant cinq jours avant la mort, par des défaillances, une syncope et une dyspnée sans *aucun signe d'auscultation anomal* au niveau des poumons. Dans des cas de pneumonie, cette liberté de la respiration, dans toutes les parties non hépatisées des poumons, doit faire admettre l'existence de coagulations sanguines dans l'artère pulmonaire, quand surviennent des dyspnées asphyxiques plus ou moins rapidement mortelles. J'ai observé deux faits de pneumonie de ce genre, et dont l'un a été publié (1).

Il est facile de s'expliquer comment le murmure respiratoire persiste avec les coagulations sanguines obstruant les dernières divisions de l'artère pulmonaire. Cette influence négative a été démontrée expérimentalement à l'aide de mon spiroscope, qui m'a permis de reproduire le murmure respiratoire normal après avoir injecté une solution de gélatine dans cette artère avant l'expérience, et qui était coagulée lorsque je fis pénétrer l'air dans le poumon (v. p. 172). Il y a plus : le bruit respiratoire fut plus nettement perçu par le fait de la présence du coagulum gélatineux dans les divisions de l'artère.

---

(1) En dehors de la pneumonie et des infarctus comme causes directes de thrombose de l'artère pulmonaire, on a invoqué aussi l'affaiblissement du cœur et le ralentissement de la circulation.

XX

TUMEURS INTRA-THORACIQUES.

Les signes communs aux différentes espèces de tumeurs ou condensations de tissu intra-thoraciques, sont ceux que détermine la présence de masses solides se développant à la place du tissu pulmonaire, qu'elles compriment ou qu'elles modifient dans sa structure.

Il peut y avoir une déformation thoracique résultant du développement expansif de la tumeur, ou au contraire de sa rétraction, et des signes de mensuration en rapport avec ces modifications du volume du thorax. — Le plus souvent, à la percussion, il y a une matité plus ou moins étendue, dont les limites irrégulières sont une donnée précieuse de diagnostic, et quelquefois au contraire une sonorité tympanique limitée.—A l'auscultation, une absence du bruit respiratoire, ou bien, lorsqu'il y a des bronches perméables dans la masse organique, un affaiblissement du bruit respiratoire, ou, ce qui est plus ordinaire, une respiration plus ou moins soufflante, sans râles humides, et avec des phénomènes de compression des organes voisins, sont des éléments très-utiles de diagnostic.

Ces généralités, qui se rapportent en définitive à toutes les condensations de tissu intra-thoraciques développées dans le poumon en le refoulant, ne sauraient suffire; c'est par l'étude des signes physiques dans les principales espèces de tumeurs que l'on arrivera à les bien connaître. Je renvoie donc aux articles que j'ai consacrés au *cancer* et aux *hydatides du poumon*, à l'*adénopathie bronchique*, dont il va être question, et à l'*anévrysme de l'aorte* (1).

(1) D'autres tumeurs intra-thoraciques devraient figurer dans cette courte énumération; mais elles n'ont pas été oubliées. Elles figurent

XXI

ADÉNOPATHIE TRACHÉO-BRONCHIQUE.

De nombreuses publications ont eu pour objet cette affection, intéressante à bien connaître ; mais le travail récent le
plus complet que l'on puisse consulter est celui du docteur
Baréty, de Nice, qui n'a laissé de côté aucune notion de
détail ou d'ensemble relative à cette affection (1). Il n'énu-
mère pas moins de 88 travaux plus ou moins importants
parus de 1780 à 1874, année de sa publication ; mais c'est
surtout dans les quarante dernières années qu'ont été publiés les documents les plus importants (2), parmi lesquels
il faut faire figurer ses recherches personnelles.

L'altération principale des ganglions bronchiques est leur
augmentation de volume par le fait de causes diverses :
la dégénérescence scrofuleuse, tuberculeuse, cancéreuse,
l'hypertrophie pigmentaire que j'ai signalée (3), et l'hypertrophie généralisée des ganglions (adénite). Ce sont ces
différentes formes anatomiques qui ont donné lieu aux
signes particuliers dont il va être question. Quant à la congestion et à l'inflammation des ganglions bronchiques, elles

dans le diagnostic différentiel des diverses affections que je viens
de rappeler.

(1) Baréty, *De l'adénopathie trachéo-bronchique en général, et en
particulier dans la scrofule et la phthisie pulmonaire*, 1874.

(2) Ces travaux sont dus, selon Baréty, à Ley, Andral, Barthez
et Rilliet, Becquerel, Berton, Marchal, Howmann, Schœffel, Duriau et
Gleize, Fonssagrives, Sottinel, Woillez, Verliac, Trousseau, Daga, Tau-
chon, Jolivet, Liouville et Noël Guéneau de Mussy.

(3) Rapport lu à la Société méd. des hôpitaux sur le mémoire de
Fonssagrives *sur l'Engorgement des ganglions bronchiques chez l'adulte*
(1861), rapport inséré dans le Bulletin de la Société et dans l'*Union
médicale*.

ne constituent que des lésions purement anatomiques, à part certaines complications dues à la suppuration des ganglions.

Signes physiques. — Leur importance ressort du volume hypertrophié des ganglions bronchiques et des effets mécaniques qui en résultent. L'ouvrage de Baréty fournit à cet égard tous les renseignements possibles.

Avant d'exposer l'étude de ces signes physiques, il est indispensable d'indiquer les régions du thorax qui doivent être considérées comme le siége principal des signes perçus. L'anatomie a bien fait connaître les rapports de la trachée, des bronches et des ganglions qui les avoisinent, avec les parois thoraciques en avant et en arrière. — L'exploration doit porter en arrière sur l'espace restreint inter-scapulaire, au niveau de la bifurcation de la trachée, et correspondant aux lames des trois ou quatre premières vertèbres dorsales de chaque côté, entre les deux crêtes des omoplates (1). — En avant, l'exploration doit porter au niveau de la partie supérieure ou de la première pièce du sternum, y compris les articulations sterno-claviculaires, l'extrémité correspondante des cartilages et les espaces intercartilagineux.

Baréty indique, comme devant être plus particulièrement explorée, l'articulation sterno-claviculaire *droite*, à laquelle correspondent le groupe ganglionnaire prétrachéobronchique droit et les ganglions qui le surmontent, entre le sternum et la veine cave supérieure.

Inspection. — Une voussure uniforme de la première pièce du sternum peut résulter d'une action directe des ganglions tuméfiés sur les parois thoraciques. — On a observé également une voussure plate et inégale au niveau des cartilages costaux voisins. — Une fois il y a eu un sou-

(1) Nous croyons avoir constaté que c'est surtout au voisinage de la 7e vertèbre cervicale que se trouve le maximum des bruits perçus.

lèvement de l'articulation sterno-claviculaire droite. Enfin, dans un fait qu'il a recueilli, Baréty a vu, à droite de la
partie supérieure du sternum, une saillie mollasse résistante, douloureuse à la pression, sans limites précises,
paraissant occuper surtout les espaces intercartilagineux, et
qui semblait due au volume considérable qu'avaient acquis les ganglions bronchiques; cette saillie était mate à la
percussion. — Comme donnée accessoire, il faut ajouter
qu'il existe dans certains cas, au-dessus de l'extrémité interne de la clavicule, des ganglions saillants qui peuvent se
relier profondément en chapelet aux ganglions bronchiques.

On peut voir la poitrine se dilater moins, du côté où la
bronche principale est comprimée par les ganglions, que du
côté opposé. Ce fait a été signalé par Noël G. de Mussy, qui
a fait confectionner un instrument, le *pnéomètre*, pour mesurer comparativement la dilatation respiratoire des deux
côtés. Baréty, qui dit l'avoir utilisé, considère ce défaut
d'ampliation thoracique comme le premier degré d'une
rétraction permanente du thorax (1).

Palpation. — Elle révèle parfois la présence des ganglions derrière les clavicules, et souvent une augmentation
de vibrations thoraciques localisée en avant et en arrière.

Percussion. — Elle doit être pratiquée légèrement en
avant au niveau du sternum, et plus fortement en arrière,
où elle a moins d'importance. On ne perçoit en effet de
matité dans la région dorsale que dans les cas où les ganglions ont acquis un grand développement au niveau de la
bifurcation de la trachée. En avant, on peut d'abord percevoir une submatité, ou une simple tonalité aiguë, sur la-

(1) Cette rétraction permanente de la paroi thoracique, due à la
compression de la bronche principale du poumon correspondant, n'a
jamais été observée chez l'homme. Elle a été signalée par Andral
sur un singe (*Clinique médicale*, t. III)

quelle je crois avoir le premier attiré l'attention (1). A une
période plus avancée, Baréty signale la matité sternale supérieure comme pouvant dépasser les bords du sternum,
avec résistance sous le doigt. — Dans la région inter-scapu-
pulaire supérieure, on ne rencontre le plus souvent que
des signes de percussion peu accusés, mais admis comme
réels.

Auscultation. — Elle fournit d'abord des signes locaux
en avant et en arrière, dans les points indiqués précédemment.

Le phénomène local le plus constant est la transmission
renforcée du bruit expiratoire, qui est souvent intense et
prolongé; c'est une véritable expiration bronchique, ayant
même parfois le caractère caverneux. Barthez et Rilliet ont
fait une étude spéciale de ce souffle expiratoire perçu chez
les enfants, en arrière, et Noël G. de Mussy l'a indiqué en
avant et en arrière. Baréty a signalé le premier l'expiration
à timbre amphorique (Obs. I, p. 258).

La voix est plus ou moins retentissante dans les mêmes
points, « ou bien, dit Baréty, chaque mot est accompagné
d'une sorte d'écho dit *voix soufflée* par le docteur Woillez ».
La toux est également retentissante et suivie d'un phénomène analogue à la voix soufflée, et auquel Noël G. de
Mussy a donné le nom d'*écho de la toux*. Enfin des *râles
humides* peuvent être renforcés et simuler des râles caverneux. Ces râles humides ont été attribués à la compression
du nerf pneumo-gastrique.

Selon Noël Guéneau de Mussy, l'auscultation plessimétrique qu'il a préconisée, et qui se pratique en arrière
pendant que l'on percute en avant, fournirait un signe
important de la présence des tumeurs adénopathiques. Ce

(1) Leçons cliniques à l'hôpital Cochin sur les *Tumeurs des ganglions
bronchiques, leur diagnostic, leur pronostic et leur traitement* (*Gaz.
des hôpit.*, des 27 octobre, 10, 15 et 22 novembre 1864).

serait l'atténuation, à leur niveau, du son argentin obtenu dans les parties saines voisines. Ce mode d'auscultation pratiquée de dehors en dedans de la fosse sus-épineuse jusqu'au rachis ferait percevoir dans le voisinage de ce dernier la disparition du son argentin, si en même temps l'on percutait légèrement en avant la partie supérieure du sternum au bord de son échancrure; tandis que si la percussion est pratiquée plus bas, le son argentin reparaîtrait. Le premier de ces signes serait dû à l'arrêt de la transsonnance horizontale par la tumeur, tandis que cette transsonnance aurait lieu en dehors de l'induration morbide quand on percute plus bas. Aucun autre observateur n'a encore constaté ces signes.

Outre ces signes perçus au sommet du sternum, en avant, ou en arrière dans l'espace inter-scapulaire, il en est d'autres non moins importants, dus à la compression des organes voisins par les ganglions. Ce sont, au niveau des poumons : la *respiration affaiblie*; la *respiration sifflante* ou *ronflante* (1), la *respiration rauque; le cornage broncho-trachéal ; le bruit de cornage; le râclement trachéal,* dus à la compression de la trachée ou des grosses bronches. Enfin la compression de l'aorte a pu donner lieu à un *souffle vasculaire intense,* dans un fait observé par J. Renaut.

Valeur diagnostique. — La localisation des signes physiques dans les régions qui correspondent au siége normal des ganglions trachéo-bronchiques, est une donnée très-importante. Les signes fournis par l'inspection ne pourront être confondus sans inattention avec les voussures phy-

(1) J'ai signalé la respiration ronflante en 1864 dans mes Leçons cliniques à l'hôpital Cochin citées plus haut, comme un très-bon signe de compression des bronches. Ce ronflement existait dans l'intéressante observation d'adénopathie bronchique cancéreuse publiée par Lereboullet (*France médicale,* janvier 1878).

siologiques qui ont été décrites (p. 417). Celles-ci ont pour centre l'articulation des deux premières pièces sternales, et non le manubrium sternal en particulier ; de même que la saillie isolée du deuxième cartilage costal ne ressemble en rien à la voussure plus étendue et plus irrégulière qui est due à l'adénopathie. Le soulèvement visible de l'articulation claviculo-sternale est pathognomonique, mais exceptionnel dans des cas extrêmes.

Lorsque ces signes et ceux fournis par la palpation existent, il y a ordinairement une matité localisée et des signes d'auscultation caractéristiques. La matité, l'augmentation des vibrations thoraciques, la raucité de la voix, parfois l'aphonie, le retentissement vocal exagéré et celui de la toux, sensibles à la palpation, l'expiration bronchique surtout, sont les phénomènes propres à dévoiler la présence des ganglions altérés autour de la trachée et des bronches, lorsqu'ils sont perçus dans les régions sternale et inter-scapulaire supérieures (Baréty). Les altérations du murmure respiratoire dans le poumon, sa faiblesse, son caractère sifflant, sont aussi des caractères d'une grande valeur diagnostique. Il faut se garder néanmoins de confondre l'expiration bronchique, perçue en arrière, avec le souffle spinal dont il a été question (p. 213), et qui se rencontre assez fréquemment en dehors de l'affection qui m'occupe. — La faiblesse du bruit respiratoire, dans un poumon dont la bronche principale est comprimée, pourrait d'autant plus facilement être attribuée à l'emphysème pulmonaire, que celui-ci est considéré comme pouvant être la conséquence de l'adénopathie des ganglions bronchiques.

Les symptômes qui accompagnent les signes physiques donnent à ces derniers une plus grande valeur. Ce sont : une sensation de striction du cou ou du thorax ; la difficulté de la respiration et une dyspnée habituelle, pouvant se traduire par des accès d'asthme, de suffocation, et même d'an-

gine de poitrine ; une toux quinteuse, rauque ; une expectoration variable (nulle chez les enfants), s'accompagnant
parfois de vomissements, comme dans la coqueluche (1).
Avec ces symptômes plus ou moins accentués, le pouls est
lent.

Il ne faut pas non plus perdre de vue les données diagnostiques indirectes, qui ont une grande importance, telles
que l'état général du malade révélant la *scrofule*, des *lésions cancéreuses*, ou une *adénite* révélée par la présence
de ganglions hypertrophiés dans d'autres parties du corps,
aux aisselles et aux aines principalement.

Noël G. de Mussy a signalé l'angine glanduleuse comme
pouvant aussi se compliquer d'adénopathie bronchique, et
il a rapporté des faits intéressants et curieux de maladies
aiguës, des pharyngites, l'érysipèle, et surtout la coqueluche,
dans lesquelles il surviendrait une adénopathie bronchique
temporaire. Celle de la pharyngite et de l'érysipèle serait
caractérisée par un chapelet de ganglions sensibles à la
palpation et occupant la partie latérale du cou à partir de
l'angle de la mâchoire, en s'étendant vers le médiastin. En
même temps il y aurait une obscurité de son à la percussion en avant et en arrière, au niveau de la partie supérieure du sternum et dans l'espace inter-scapulaire. On
constaterait de plus une sonorité aiguë tympanique au ni-

---

(1) Noël G. de Mussy a signalé la fréquence et l'opiniâtreté des vomissements dans les cas où les ganglions bronchiques *gauches* sont
affectés. Il les attribue à la compression plus facile du nerf récurrent
du côté gauche, qui passe entre la crosse aortique et la bronche-mère
gauche, entouré et comme enveloppé par des ganglions qui ne peuvent éprouver le moindre changement de volume sans comprimer le
nerf, tandis qu'à droite le nerf, en rapport beaucoup moins immédiat
avec les ganglions, n'est comprimé par eux que dans le cas où ces
ganglions subissent une tuméfaction beaucoup plus considérable
(*Quelques nouvelles études sur l'adénopathie trachéo-bronchique. —
France médicale*, juillet 1877).

veau du poumon correspondant, et une faiblesse du bruit respiratoire (1).

En dehors de ces derniers faits d'adénopathie aiguë, qui demandent une vérification, il faut s'attendre à une évolution lente de la maladie, dans le cours de laquelle on peut voir survenir des signes de complications plus ou moins graves. Baréty, qui a donné un tableau complet des complications directes ou indirectes dues à l'altération des ganglions bronchiques (2), conclut de ses recherches qu'il n'est pas un organe dans la poitrine qui ne puisse être gravement lésé par l'existence de ganglions intra-thoraciques altérés (3). Dans tous les cas, c'est une affection grave qui, lorsqu'elle est bien caractérisée et que la compression des ganglions fait des progrès incessants annoncés par les signes physiques, se termine par la mort.

XXII

CANCER DU POUMON ET DE LA PLÈVRE.

Le poumon et la plèvre correspondante sont affectés simultanément de cancer dans la plupart des cas. Aussi n'est-il pas nécessaire d'en faire deux affections distinctes. C'est un sujet qui a été l'objet de nombreux et importants tra-

---

(1) Noël G. de Mussy, *Article cité*. (*France médicale*, 1877.)
(2) *Ouvrage cité*, p. 107.
(3) Les principales de ces complications sont nombreuses : l'œdème de la glotte, l'asphyxie lente ou rapide, la syncope, une hémoptysie foudroyante, une hémorrhagie méningée, ont été observées comme causes de mort. Sans être immédiatement aussi graves, la compression des ganglions sur la veine cave supérieure, l'œsophage, et surtout sur les pneumogastriques et sur les nerfs phréniques, produit des accidents graves. Il en est de même des cavernes ganglionnaires, suite du ramollissement des ganglions, et dont la rupture peut causer une pleurésie ou même un pneumo-hydrothorax.

vaux (1). Les signes physiques de cette espèce de cancer, étant multiples, varient suivant les cas, ce qui en rend le diagnostic difficile. Longtemps on l'a cru impossible; mais les faits se sont multipliés, et leur rapprochement a permis d'arriver à une solution souvent favorable.

Le cancer du poumon, comme celui des autres viscères, est infiltré en masses distinctes, et il se rapporte au genre de tumeurs qui ne doit pas seulement comprendre celles qui sont désignées par la dénomination d'*encéphaloïdes*, mais encore celles dont les éléments microscopiques sont différents, et qui sont également susceptibles de généralisation.

Signes physiques. — Ils varient suivant que le cancer est constitué par des petites tumeurs isolées dans le tissu pulmonaire, ou par des masses plus volumineuses. — Dans le premier cas, les petites tumeurs ne diffèrent pas, au point de vue des signes qu'elles peuvent fournir à la percussion ou à l'auscultation, des tumeurs de petit volume de toute autre nature. Ou bien elles ne donnent lieu à aucun signe de percussion ou d'auscultation; ou bien elles produisent une submatité localisée et peu étendue, avec affaiblissement du murmure respiratoire; ou bien encore il existe à leur niveau un *son tympanique* comme au début de certaines pneumonies. J'ai constaté ce tympanisme près de l'angle inférieur de l'omoplate droite, au niveau d'une petite tumeur arrondie de 2 centimètres environ de diamètre, et qui était séparée de la paroi thoracique par un centimètre d'épaisseur de tissu pulmonaire sain, chez un sujet qui avait un cancer

(1) L'étude du cancer du poumon n'a pu être fructueuse que depuis l'utilisation qu'on a pu faire de la percussion, de l'auscultation, et des travaux anatomiques et microscopiques modernes, des observations en assez grand nombre, et des mémoires, parmi lesquels il faut distinguer ceux de Marshall Hughes, de Stokes, de Taylor et de Walshe, qui ont été publiés de 1841 à 1846. Plusieurs thèses ont été aussi publiées en France, et celles de H. Gintrac (1845), d'Aviolat (1861) et de Darollos (1877) méritent d'être particulièrement citées.

fibro-plastique envahissant le poumon opposé tout entier.
Le bruit respiratoire était soufflant aux deux temps de la
respiration dans le même point, avec bronchophonie et sans
aucun râle. Une dizaine de jours après, le bruit respiratoire
de bronchique devint caverneux, et le souffle était comme
voilé par une respiration vésiculaire superficielle ; dans son
retentissement, la voix était aussi comme double dans le
même point : elle avait quelque chose de retentissant, de
caverneux dans le lointain, et de plus naturel près de
l'oreille, ce qui tenait sans doute à l'interposition du tissu
pulmonaire sain (constaté par la nécropsie) entre la paroi
thoracique et la tumeur (1).

Les signes sont plus nombreux et moins exceptionnels au
niveau des masses cancéreuses plus considérables, occupant une grande partie du poumon ou le poumon tout entier. Il n'est pas rare que le cancer envahisse, outre le
poumon et la plèvre, les ganglions bronchiques, le médiastin et le diaphragme.

Inspection et mensuration. — Ces moyens d'exploration
fournissent des signes qui ont une certaine importance.
Les tumeurs peuvent produire une voussure partielle, ou,
s'il existe un épanchement pleurétique, complication très-
fréquente en pareils cas, une dilatation générale du côté
affecté, avec effacement des espaces intercostaux. Néanmoins la dilatation générale a été observée dans le cancer
pulmonaire, sans qu'il y eut de liquide accumulé dans la
plèvre. Ce n'est que lorsque l'affection est déjà ancienne
que l'on observe la diminution de volume du thorax, surtout une diminution partielle. Walshe, dans son important
travail sur le cancer du poumon, ne mentionne que le rétré-

---

(1) Ce fait présentait ceci de remarquable qu'il offrait du côté droit
les signes d'une tumeur peu volumineuse, et du côté gauche ceux d'une
dégénérescence du poumon tout entier (*Observation de fibroplastie généralisée :* Arch. de méd., août 1852).

cissement thoracique, sans parler de la dilatation. J'ai observé à la fois chez un malade une dépression sous-claviculaire, et une saillie de l'hypochondre du même côté, par le fait d'un épanchement occupant du même côté la partie déclive de la plèvre. — Les mouvements visibles de la respiration sont modifiés : ils sont souvent nuls ou à peu près nuls au niveau de la tumeur, ou bien, si la lésion avoisine ou atteint le diaphragme, les mouvements respiratoires sont costo-supérieurs, et la respiration diaphragmatique fait défaut, ainsi que je l'ai signalé.

La mensuration donne des résultats en rapport avec ces ampliations et ces rétrécissements, qui sont rendus bien manifestes par les tracés cyrtographiques (1).

Palpation. — Elle fait sentir une dureté, une résistance de la partie affectée, et l'application des deux mains à plat en avant et en arrière à la fois fait percevoir une plénitude sans élasticité. Tantôt la palpation constate l'absence des vibrations thoraciques (lorsqu'il y a épanchement), tantôt leur augmentation, lorsque la résonnance vocale est transmise par la tumeur solide. Celle-ci peut aussi être le siége de battements transmis par le cœur ou par les artères. La palpation fournit en outre un signe important : ce sont des petites tumeurs isolées sous la peau du thorax ou au niveau de l'aisselle, qui sont un des signes confirmatifs de la maladie généralisée.

Percussion. — La percussion ne fournit quelquefois que les signes observés dans la pleurésie simple. Mais s'il n'y a pas d'épanchement, il peut exister une matité plus ou moins étendue, irrégulière par ses bords lorsqu'elle est circonscrite, et dont les limites s'étendent avec les progrès de la maladie. La matité, en cas d'épanchement, s'étend

(1) Ce rétrécissement thoracique est parfois si considérable que Bouillaud, dans un fait qu'il a observé, l'a évaluée au tiers de la cavité thoracique.

quelquefois à tout le côté affecté. Je l'ai vue dans un cas de ce genre, ayant envahi le côté gauche, avoir tellement refoulé le cœur à droite, qu'il existait en avant et en bas du côté *droit* une matité circonscrite assez étendue qui se rapportait à cet organe. — Au lieu de la matité, on peut percevoir un son clair attribué à tort à la fonte, si rarement observée, des masses cancéreuses, et d'où seraient résultées des cavernes. Ce son clair localisé et parfois tympanique, dont j'ai parlé à propos des petites tumeurs isolées, peut indiquer, du côté non affecté, une congestion pulmonaire, comme je l'ai rencontré dans un cas.

Auscultation. — Les signes fournis par l'auscultation sont intéressants et assez nombreux. Le plus commun est une absence complète du bruit respiratoire au niveau de la lésion plus ou moins étendue du côté affecté. Rarement il y a une simple faiblesse du bruit respiratoire avec expiration prolongée ou une respiration sibilante. Le plus souvent quand le bruit respiratoire est entendu, il est soufflant et rude, léger ou fort, parfois caverneux, sans que l'on doive attribuer ces phénomènes à des excavations. Le bruit anomal d'auscultation, se produisant sans doute dans les bronches, et transmis jusqu'à l'oreille de l'observateur par le tissu solide cancéré, vient de ce que l'air est arrêté par la tumeur. — C'est dans des faits exceptionnels, comme celui de Leplat, que l'on rencontre tous les signes d'une vaste caverne, souffle amphorique et gargouillement au niveau d'une large excavation à parois cancéreuses, constatée à l'autopsie. Il n'est pas moins rare peut-être qu'il existe des râles muqueux, sous-crépitants, prenant ou non le caractère caverneux. Enfin l'auscultation fait entendre aussi, à titre d'exception rare, du bruit de frottement pleural; car il ne peut être dû à la résorption de l'hydrothorax, celui-ci tendant à se perpétuer ou à se reproduire si l'on pratique la thoracentèse pour remédier à la dyspnée considérable éprouvée par le malade. En pareil cas, le trocart donne issue quelquefois à un liquide sanguinolent.

Valeur diagnostique. — C'est à tort que l'on a considéré les signes physiques comme étant tout à fait insuffisants pour le diagnostic du cancer du poumon. D'abord cette localisation du cancer étant habituellement secondaire, l'existence avérée d'un cancer occupant un autre organe donne par cela même aux signes physiques qui apparaissent du du côté des poumons une valeur particulière. Il est clair qu'alors une matité à limites irrégulières, ou une sonorité tympanique partielle, survenant au niveau d'un des côtés de la poitrine, avec les altérations du bruit respiratoire que j'ai rappelées tout à l'heure, devra faire penser au cancer du poumon, si l'on ne peut rapporter les signes observés à une lésion vulgaire du parenchyme pulmonaire. Le développement d'un épanchement pleurétique chronique, comme complication d'un cancer éloigné de la poitrine, devra tenir en éveil, et faire rechercher avec attention les signes de cancer qui pourraient se montrer du côté du poumon. Une toux survenue, une expectoration ressemblant à de la gelée de groseilles, comme on l'a signalé dans un certain nombre d'observations, donneraient une grande probabilité à l'existence d'une localisation cancéreuse du poumon.

On a publié des observations dans lesquelles il y avait d'abord un cancer extérieur apparaissant au niveau des parois thoraciques, comme dans le fait cité par Valleix d'un cancer ayant débuté par la clavicule, s'étant étendu aux côtes voisines, et finalement ayant envahi la plèvre et le poumon voisins (1). En pareil cas, il ne sera pas difficile de rattacher à l'envahissement du cancer les signes qui apparaîtront du côté du poumon.

Le cancer du poumon est souvent difficile à reconnaître,

(1) Valleix, *Guide du médecin praticien*, t. II de la 5e édition, p. 686.

lorsqu'il ne se produit pas dans les conditions favorables
au diagnostic, que je viens de rappeler; mais ce diagnostic
n'est pas impossible, comme on l'a dit. Sans doute il n'y a
pas de signe pathognomonique de maladie, comme l'a fait
remarquer Marshall Hughes, mais on doit admettre avec lui
que l'on peut soupçonner l'existence du cancer du poumon
« s'il existe des signes de solidification étendue du poumon
sans commémoratif de pneumonie, ni phénomène de
ramollissement du produit accidentel, si le malade a eu des
hémoptysies, si l'ensemble des phénomènes généraux et la
marche diffèrent de ceux de la dégénérescence tuberculeuse,
si les crachats, parfois sanguinolents, ressemblent à de la
gelée de groseille, si les veines du cou, du bras, de la poitrine, ou de l'abdomen du côté malade, sont distendues, ou
s'il y a un œdème local, indice d'un obstacle à la circulation veineuse ». Il y a en effet des phénomènes de compression ou de refoulement d'organes par la tumeur qui,
par leur manifestation insolite, donnent quelquefois l'idée
de l'affection. Les signes physiques qui ont le plus de valeur,
à ce point de vue, sont la dilatation visible des vaisseaux
sous-cutanés au niveau de la poitrine, la résistance extrême
à la palpation de la partie affectée, la matité complète à la
percussion, l'absence absolue de tout bruit respiratoire, ou
bien la respiration caverneuse, sans aucun râle humide. La
réunion de ces signes en plus ou moins grand nombre
donne, on peut le dire, la certitude de l'existence du cancer
du poumon dans la large acception du mot, s'il existe en
même temps d'autres phénomènes concordants. La douleur,
qui est souvent tenace, très-vive, et dont le siège et les
caractères ne sont pas constants, est un des symptômes les
plus invariables, suivant Walshe, et il en est de même de
la dyspnée, qui est habituellement considérable et continue,
obligeant les malades à la position assise. Les troubles circulatoires résultant de la compression des vaisseaux et

même du cœur se révèlent par les dilatations des vaisseaux superficiels dont j'ai déjà parlé, et qui sont d'une
grande valeur diagnostique quand on a pu éloigner l'idée
de l'existence d'un anévrysme de la crosse de l'aorte. Quand
la maladie est avancée, le dépérissement, le teint cachectique, la rétraction thoracique, les souffles sans râles
humides, avec la dyspnée, constitueront un ensemble insolite qui fera reconnaître l'existence du cancer du poumon.

Il est souvent difficile, malgré les tentatives de formules
sémiologiques qui ont été faites, par Walshe entre autres,
de distinguer les formes du cancer, infiltré ou en masses
isolées. — On a cherché aussi quels étaient les signes qui
empêchent de confondre la *pleurésie chronique simple* avec
le cancer, ou plutôt avec l'hydrothorax cancéreux. Outre la
persistance de la douleur dans ce dernier cas, l'existence
des crachats sanglants (qui sont un excellent signe, mais
non constant), il y a absence du son tympanique sous la
clavicule, si le cancer occupe le sommet, absence également
d'égophonie (Heyfelder) et de frottement pleural. Enfin il
y a rétrécissement du thorax pendant les progrès croissants
de la maladie, tandis que le rétrécissement, dans la pleurésie simple, est une conséquence, une suite de la guérison. — La *phthisie tuberculeuse* ne sera pas confondue
avec le cancer du poumon, et il n'est pas nécessaire d'insister longuement sur la comparaison des signes des deux
maladies, quoique l'une et l'autre aient une allure chronique; la tuberculisation pulmonaire, en effet, a des signes
physiques bien connus, une évolution facile à suivre, en
raison de la formation et des progrès des cavernes, de ses
râles humides caractéristiques, et en raison des crachats purulents qui sont expulsés. Ce sont des signes qui manquent
habituellement au cancer du poumon. Il ne pourrait y avoir
de doutes que dans les faits tout à fait exceptionnels de

cancer avec des cavernes, comme celui de Leplat que j'ai rappelé plus haut.

Mais il est un ordre d'affections qu'il est souvent difficile de distinguer de celle qui m'occupe, c'est le groupe des diverses *tumeurs intra-thoraciques* qui se développent dans les poumons comme le cancer. — D'abord le cancer du médiastin présente des signes physiques qui occupent la région moyenne ou sternale de la poitrine, où il a pour conséquence des compressions de la veine cave supérieure (1), de la trachée, des bronches, de l'œsophage et des nerfs récurrents, absolument comme le font certains anévrysmes de la crosse de l'aorte. La tumeur du médiastin peut occuper les ganglions bronchiques et être le point de départ ou d'extension du cancer du poumon ; dans tous les cas, elle donne lieu aux mêmes compressions et aux mêmes signes physiques. — L'anévrysme de l'aorte bien caractérisé n'est pas ici en cause, en raison de l'impossibilité de le confondre avec une tumeur cancéreuse du poumon ; cependant la confusion serait momentanément possible en l'absence des signes directs de l'anévrysme, sans que l'erreur puisse toutefois persister avec les progrès de la maladie, différant trop dans les deux cas, et se révélant par la différence du siége et de la nature des signes. Néanmoins une tumeur cancéreuse du poumon, soulevée par l'impulsion du cœur ou des grosses artères, devra en imposer facilement pour un *anévrysme*, si l'on ne peut s'assurer du défaut d'expansion de la tumeur en mouvement.

(1) Voyez le mémoire d'Oulmont : *Des oblitérations de la veine cave inférieure*, inséré dans le 3e volume des *Mémoires de la société médicale d'observation*, 1856, et où se trouve (obs. VII, p. 450) un fait intéressant de cancer de médiastin que j'ai recueilli.

XXIII

HYDATIDES DU POUMON ET DE LA PLÈVRE.

Les tumeurs hydatiques méritent une mention spéciale. Comme toute autre tumeur intra-thoracique, elles donnent lieu à une dyspnée qui peut être considérable, à une matité et à l'absence du bruit respiratoire. La résistance des côtes empêche malheureusement la palpation et la percussion de constater les signes différentiels des deux espèces de tumeur : forme égale, arrondie, élasticité et parfois frémissement particulier à la percussion, avec la tumeur hydatique ; forme inégale, irrégulière, résistance dure, excessive, dans les faits de cancer. Mais, en dehors de ces caractères impossibles à vérifier, il y a un état général de plus en plus grave, et de nature cachectique, avec les tumeurs cancéreuses ; tandis que la santé générale reste relativement satisfaisante avec l'affection hydatique pendant un temps plus ou moins long. Vigla a publié un excellent mémoire *sur les hydatides de la cavité thoracique* (1), qui renferme des indications importantes de diagnostic, dont j'extrais l'analyse que j'en ai faite dans mon *Dictionnaire de diagnostic médical.*

Vigla a montré qu'en tenant compte de tous les signes locaux, on peut arriver à diagnostiquer ces tumeurs. Il distingue les hydatides intra-thoraciques développées : 1° dans la cavité même des plèvres ; 2° en dehors du feuillet pariétal ou viscéral des plèvres ; 3° dans l'un des médiastins ; 4° dans le foie ou la rate, et ayant envahi la poitrine après avoir refoulé et perforé le diaphragme.

Vigla insiste dans son travail sur les signes qui doivent

_____
(1) *Arch. de médecine*, 1855, t. VI.

fixer l'attention : sur la valeur sémiologique de la *dyspnée* constante, progressive, *sans symptômes généraux*; sur
la *dilatation inégale et partielle de la poitrine* du
côté affecté, avec *matité* procédant d'un point quelconque
de la circonférence, sans niveau régulier, indépendante des
lois de la pesanteur, pouvant s'avancer en pointe du côté
opposé, avec *absence de tout bruit respiratoire* au niveau
de la saillie, avec *refoulement des organes voisins*, marche
chronique et durée très-longue dès le début. Dans le fait
très-remarquable qui a été recueilli par lui, il insista sur

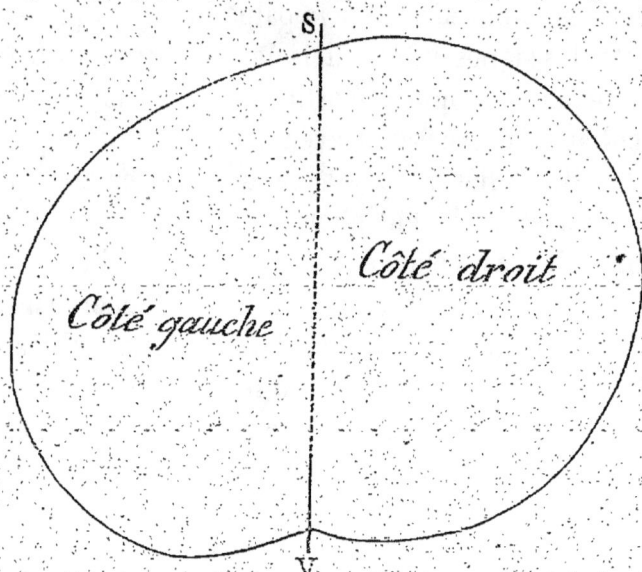

Fig. 85. Coupe de la poitrine dans un cas de tumeur hydatique intra-thoracique,
occupant le côté antérieur droit.

la saillie anomale qui siégeait en avant du côté droit de la
poitrine, sans s'étendre en dehors au niveau de l'aisselle,
comme dans les épanchements pleurétiques du côté droit,
ou comme les tumeurs volumineuses du foie, affections qui
se trouvaient ainsi exclues du diagnostic. Cette première
considération sur la saillie thoracique, à propos de laquelle
le docteur Vigla voulut bien me demander mon avis, qui

fut conforme au sien, fut le point de départ de son diagnostic par exclusion. La coupe de la poitrine, que je re-
levai avec mon cyrtomètre, me donna le tracé de la fig. 85.
La forme insolite de la matité fit également éloigner l'idée
d'un épanchement pleurétique, de même que l'absence de
battements vasculaires et de bruits respiratoires au niveau
de la saillie lui fit rejeter l'existence d'un anévrysme ou
d'une tumeur solide qui aurait transmis les bruits du cœur
et du poumon. Il arriva ainsi à admettre la probabilité d'un
kyste hydatique, et une ponction faite par Monod, sur la
demande de Vigla, vint donner la certitude à ses inductions, car le malade, après avoir eu d'abord des accès de
suffocation menaçants, guérit après l'évacuation, par le
trocart, de 2 450 grammes de liquide avec des fragments
de vésicules hydatiques.

Dans la plupart des faits observés, les hydatides, occupant
la base d'une des cavités latérales de la poitrine, ont été
prises pour des épanchements pleurétiques, et celles occupant le sommet pour des tuberculisations pulmonaires. La
rupture du kyste et l'expulsion des hydatides (liquide ou
éléments microscopiques) par l'expectoration, viennent ordinairement révéler la nature de l'affection intra-thoracique
jusque-là méconnue. C'est ce qui m'est arrivé pour un malade soumis à mon observation, et chez lequel l'expectoration subite d'un liquide séreux très-ténu me donna l'éveil.
Aucune autre affection qu'un kyste hydatique ne peut, en
effet, fournir un liquide transparent de ce genre, sa nature
étant facilement déterminée par l'addition de quelques
gouttes d'acide nitrique qui ne produisent aucun précipité, à
moins que le liquide expulsé ne contienne du pus. S'il y a
en même temps expulsion de débris de membranes des parois kystiques, la toux peut avoir un caractère d'opiniâtreté
quinteuse extrêmement pénible.

En supposant que l'on arrive à la connaissance du kyste

intra-thoracique, on ne saurait avoir la prétention de préciser s'il occupe le poumon, la plèvre ou le médiastin. Il y a plus : on a contesté la possibilité de distinguer d'un kyste intra-thoracique un kyste ayant son point de départ dans le foie ou dans la rate, et qui aurait envahi le côté correspondant de la poitrine. Cependant, s'il y a expectoration d'hydatides, il est clair que le mélange de la bile démontrera qu'il s'agit d'un kyste du foie ouvert dans les bronches. C'est ce que j'ai reconnu une fois chez une jeune femme qu expectorait des crachats tachés de sang et mélangés de débris membraniformes jaunâtres depuis plusieurs semaines. Ces débris, examinés par Ranvier, furent reconnus pour être des fragments de vésicules hydatiques avec des éléments biliaires. Outre une toux fréquente et extrêmement pénible, il n'existait, comme signes locaux, qu'un petit nombre de râles sous-crépitants à la base du poumon droit en arrière, et une matité du foie remontant de deux bons travers de doigt de plus que de coutume, sans que cet organe dépassât inférieurement le rebord des fausses côtes.

Il ressort de ce qui précède que les signes physiques des kystes hydatiques intra-thoraciques doivent être très-incertains dans la plupart des cas, et principalement s'ils occupent le voisinage du foie, cet organe étant comme on le sait, plus fréquemment qu'aucun autre, le siége de ces kystes, par suite de ses communications vasculaires directes avec l'intestin, d'où proviennent les germes des hydatides.

DEUXIÈME DIVISION

MALADIES DU CŒUR ET DES VAISSEAUX

Les travaux du professeur Bouillaud avaient fait faire un grand progrès à l'étude des maladies du cœur, après ceux de Sénac, de Corvisart, et de Laennec, lorsque l'emploi du cardiographe de Chauveau et Marey, et le sphygmographe de ce dernier observateur, sont venus révolutionner cette étude. La théorie nouvelle des mouvements et des bruits du cœur qui en fut la conséquence est venue fixer la physiologie mécanique du cœur, et donner ainsi, comme nous l'avons vu, une base solide aux investigations pathologiques.

C'est dans cette ère de progrès récents que l'on trouve le beau travail du docteur Maurice Raynaud, les recherches de Potain, qui a de plus publié avec Rendu une monographie importante des lésions valvulaires, celles de J. Parrot, Bucquoy (1), et de beaucoup d'autres observateurs qui ont traité des sujets particuliers, et que j'aurai à citer. C'est à ces diverses sources que j'ai dû puiser, au point de vue des signes physiques, pour l'étude des maladies du cœur, en y joignant mon observation personnelle.

L'importance du diagnostic des maladies du cœur à l'aide de la percussion et de l'auscultation, n'a pas besoin d'être défendue. Les signes physiques permettent de déterminer l'existence de la plupart des lésions cardiaques. En révélant

---

(1) Maurice Raynaud, *Nouveau Dictionnaire de médecine et de chirurgie*; article CŒUR, t. VIII, 1868. — Article CŒUR du *Dictionnaire Encyclopédique des sciences médicales*, t. I, par J. Parrot (p. 382) et par Potain et Rendu (p. 487). — Bucquoy, *Leçons cliniques sur les maladies du cœur*, 2e édit., 1870.

la lésion, ils ne se bornent pas uniquement à satisfaire la curiosité de l'observateur sur l'état anatomo-pathologiqne du cœur, sans profit pour le malade. Suivant le siége de la lésion, sa nature, ses degrés, il peut préjuger souvent quel est l'ensemble des phénomènes pathologiques en dehors de l'état anatomique local, et prévoir les conséquenees prochaines ou éloignées que peut avoir l'affection cardiaque. On sait qu'avec telle lésion à tel orifice, on ne doit pas s'attendre à des conséquences graves; que, pour telle autre lésion, on a à redouter des effets et des complications particulières. La thérapeutique elle-même profite de ces différentes données pour la formule des indications.

Ces conséquenses pratiques, qui découlent de l'emploi des moyens physiques d'investigation, ne suffisent pas néanmoins au clinicien. Il lui faut comme je l'ai dit au commencement de cette seconde partie, considérer les signes physiques comme une manifestation plus ou moins importante de la maladie, sans négliger les autres signes qui en complètent l'ensemble.

Cette manière de voir a fixé l'attention du professeur G. Sée d'une manière spéciale, et dans un ouvrage tout récent (1), il a eu pour but de réagir contre l'exclusivisme de ceux qui, dans la pratique, se basent exclusivement sur la détermination de la lésion. Il a insisté sur la nécessité d'étudier la *maladie* en même temps que la *lésion*, comme le font tous les vrais praticiens, et il a donné à ce principe de grands développements.

Je m'occuperai d'abord de l'endocardite et des affections valvulaires du cœur, en complétant la sécheresse des signes de percussion et d'auscultation par les données pratiques au

(1) Germain Sée, *Du diagnostic et du traitement des maladies du cœur, et en particulier de leurs formes anormales. Leçons recueillies par Labadie Lagrave,* 1879. — Cet ouvrage a été publié pendant que je faisais la correction de mes dernières feuilles.

milieu desquelles on les rencontre, et qui font mieux comprendre la maladie. Je traiterai ensuite de la cardite ou
myocardite, de la péricardite et des autres affections du péricarde ; de l'hypertrophie, des dilatations, de la dégénérescence graisseuse du cœur, et de quelques autres affections
cardiaques, secondaires, quant au rôle qu'y jouent les signes
physiques. Je passerai sous silence celles qui, jusqu'à présent,
ont constitué de simples lésions anatomiques.

I. — AFFECTIONS DES ORIFICES ET DES VALVULES DU CŒUR

Les orifices par lesquels le sang pénètre dans le cœur, et
ceux par où il en sort, peuvent se rétrécir ou se dilater
d'une manière morbide : soit d'une manière indirecte, soit
directement par suite de lésions qui atteignent principalement les valvules constituant les soupapes de ces orifices.
Ces valvules, par le fait de ces altérations, dues le plus souvent à l'endocardite, sont modifiées dans leur texture, leur
volume, leur forme et dans leurs rapports réciproques.

Il en résulte que l'ondée sanguine qui traverse les orifices produit des signes anomaux d'auscultation, soit au niveau de ces orifices, soit au niveau des cavités cardiaques,
soit enfin dans des parties éloignées du cœur.

L'ensemble des lésions diverses de ces orifices et de ces
valvules se résume, au point de vue diagnostique, en deux
genres : les *rétrécissements* et les *insuffisances*, qu'il faut
examiner à part, suivant leur siége, parce qu'il en résulte
des signes particuliers (1).

(1) On ne tient plus compte aujourd'hui des *indurations*, même inégales, qui caractérisent si souvent les lésions valvulaires du cœur, pour
expliquer physiquement les bruits anomaux qui se produisent au niveau
des orifices altérés. Cela tient à ce que l'on ne veut plus rien expliquer
par le frottement de l'ondée sanguine, comme nous l'avons vu dans la
première partie. Nous croyons qu'il y a là un excès de réserve peu

Pour se rendre bien compte de l'ensemble des lésions valvulaires du cœur, il faut songer que les souffles se produisent : 1° aux deux orifices artériels par où le sang sort du cœur; 2° aux orifices auriculo-ventriculaires par où le sang y rentre. Les conditions physiologiques ne sont pas les mêmes dans les deux cas. La sortie du sang des ventricules s'opère brusquement, dès le début de la systole ventriculaire dans les deux cœurs, sa rentrée au contraire se fait en deux temps pendant la diastole : d'abord par un écoulement passif de la cavité de l'oreillette dans celle du ventricule de chaque côté; puis plus brusquement à la fin de la diastole par la contraction de l'oreillette précédant immédiatement la contraction ventriculaire. Cette considération me paraît importante au point de vue de l'étude des signes des lésions des orifices.

Tout *rétrécissement*, outre les signes physiques qui en résultent, a pour conséquence l'accumulation en amont de l'obstacle, du sang qui doit le traverser. De là la stase et l'augmentation de la pression sanguine, d'où résultent la dilatation des cavités vasculaires en arrière de l'obstacle, et l'hypertrophie de la portion correspondante du cœur. Toutefois ces effets du rétrécissement peuvent être *compensés* par l'énergie contractile des parois des cavités qui précèdent l'obstacle. — Au delà du rétrécissement, il y a, au contraire, par suite d'une moindre pression, rétrécissement de la cavité, et amincissement de ses parois.

Les effets produits par le retour rétrograde du sang dans les *insuffisances* sont les mêmes, en définitive, que pour les rétrécissements. Seulement la dilatation qui prédomine, et l'hypertrophie se produisent différemment, par le retour concentrique de l'ondée sanguine par l'orifice insuffisant.

profitable, et que le brisement de la colonne sanguine du niveau des aspérités des valvules indurées et déformées, doit être pris en considération dans la production de certains bruits morbides.

37.

Si l'insuffisance est large, l'ondée rétrograde se fait avec violence. La compensation est d'ailleurs moins facile ici que pour les rétrécissements, car l'inocclusion des valvules est persistante.

Avant d'exposer l'étude des rétrécissements et des insuffisances des orifices du cœur, il convient de traiter d'abord de l'endocardite, origine habituelle de ces lésions.

XXIV

ENDOCARDITES (1).

L'endocardite aiguë, décrite pour la première fois par Bouillaud, n'est pas une maladie toujours nettement déterminée par une évolution plus ou moins régulière, et des premiers symptômes franchement accusés. Rarement primitive, elle apparaît le plus souvent comme complication du rhumatisme articulaire aigu ou des pyrexies, soit seule, soit avec la péricardite (endo-péricardite). On ne peut qu'en soupçonner d'abord l'existence à une recrudescence des phénomènes inflammatoires que ne peut expliquer, dans le cours du rhumatisme, la gravité des phénomènes articulaires. Suivant Jaccoud, la péricardite secondaire s'annonce en outre par des troubles fonctionnels du cœur, dont les battements deviennent énergiques, accélérés, irréguliers et tumultueux, en même temps que la température générale du corps s'élève *brusquement*, d'un demi degré à un degré et plus, signe auquel cet observateur attache une valeur ma-

(1) Parmi les travaux d'ensemble les plus récents publiés sur cette maladie, l'article ENDOCARDITE, de Jaccoud, dans le *Nouveau Dictionnaire de médecine et de chirurgie*, en 1870, est le plus important qui ait paru.

jeure. La maladie n'est toutefois franchement accusée que
lorsque l'endocardite atteint les valvules, et que des souffles
surviennent.

Signes physiques. — Ils sont fournis par l'inspection, la
palpation, la percussion et l'auscultation.

Inspection et palpation. — On ne saurait admettre que
l'endocardite puisse produire une voussure de la région
précordiale. S'il en existe une, elle est physiologique, ou
due à la coïncidence d'un épanchement péricarditique. —
L'énergie des battements du cœur est quelquefois sensible
à la vue, et surtout à l'application de la main à la région
précordiale.

Bouillaud explique par la turgescence inflammatoire du
cœur l'étendue plus considérable dans laquelle se perçoit
l'impulsion du cœur; Hope l'attribue à la violence des contractions de cet organe, et Niemeyer signale le contraste
que présente cette étendue des battements avec le pouls
petit et mou qu'il attribue à l'infiltration séreuse du tissu
musculaire du cœur, se contractant dès lors d'une manière
peu efficace.

La *percussion* ne semble pas devoir donner une extension
de matité par l'augmentation du volume du cœur, comme
le pense Bouillaud, en l'attribuant à la congestion inflammatoire de l'organe; du moins le fait n'a pas été accepté
par la généralité des observateurs.

L'*auscultation* seule donne au diagnostic de l'endocardite aiguë toute la précision que l'on puisse obtenir. La maladie contenant en quelque sorte en germe toutes les lésions
valvulaires du cœur, dès qu'apparaissent des bruits de
souffle, on peut affirmer l'existence de l'affection. Jusque
là l'auscultation ne révèle rien de bien utile. Cependant,
suivant J. Parrot, les bruits du cœur deviennent d'abord
plus sourds au commencement de la maladie, quand les
valvules se tuméfient et se boursoufflent, tout en restant

molles et suffisantes (1). Ce n'est pas à proprement parler une modification d'intensité; c'est un changement dans le mode de résonnance des bruits du cœur, qui devient plus tard plus sonore, plus rude, plus éclatant, lorsque les voiles membraneux valvulaires sont durs, sclérosés, et ont perdu leur souplesse.

Les souffles étant le résultat de ce boursoufflement et des autres modifications inflammatoires des valvules auriculo-ventriculaires ou artérielles, qui rétrécissent les orifices ou les rendent insuffisants, on conçoit qu'il faudrait rappeler ici tous les bruits de souffle qui se produisent dans ces deux conditions. Cette énumération serait sans utilité, puisque chaque rétrécissement et chaque insuffisance vont être traités à part. Ce qu'il importe de remarquer, c'est la plus grande fréquence des signes de lésions au niveau du cœur gauche. Il faut savoir aussi qu'un souffle peut se montrer dès les premiers jours de l'endocardite. Cuffer a constaté, dès le deuxième jour de la maladie, un souffle mitral qui fut passager. Il pense qu'en pareille circonstance, il y a une contracture inflammatoire des muscles papillaires du ventricule gauche, qui entraînent avec eux les cordages tendineux qui s'insèrent aux bords libres des valvules; ces bords ne pouvant plus s'affronter pendant la systole, il en résulterait un souffle d'insuffisance (2). Stokes avait déjà émis une opinion semblable en attribuant, en dehors des altérations inflammatoires des valvules, la production du souffle soit à la paralysie, soit au spasme inflammatoire des muscles papillaires de ces valvules (3). Jaccoud, pour expliquer les souffles du début, se demande aussi, en admettant avec

(1) J. Parrot, *art. cité*, p. 507.

(2) Cuffer, *Des causes qui peuvent modifier les bruits de souffle cardiaques, et en particulier de ces modifications sous l'influence des changements de position des malades* (Progrès médical, 1877, p. 221).

(3) Bamberger a également insisté en 1859 sur ces deux causes des souffles dans l'endocardite aiguë.

Bamberger, Ducheck et Niemeyer que l'endocardite aiguë est toujours accompagnée de l'inflammation des couches musculaires sous-jacentes, si l'on ne pourrait pas, dans ce cas, invoquer ces perturbations imprimées aux tenseurs valvulaires par la phlegmasie elle-même (1)?

Valeur diagnostique. — On voit que les souffles produits dans le cours de l'endocardite aiguë sont différemment interprétés; mais ces interprétations ne portent que sur la cause intime et non sur l'origine pathologique. La distinction la plus importante doit porter, au lit du malade, sur la confusion possible du souffle avec les bruits de frottement d'une péricardite concomitante, ou sur la nature organique ou inorganique des souffles observés; car l'anémie, avec ses conséquences stéthoscopiques, est chose commune dans le cours du rhumatisme articulaire. Nous renvoyons, à ces deux points de vue, à la distinction que nous avons faite précédemment des souffles cardiaques et des bruits de frottement, et à celle des souffles organiques et inorganiques. Notons ici, comme particularité utile, que l'état aigu de l'endocardite rhumatismale étant disparu, si le souffle est anémique, tandis qu'il disparaît avec le rétablissement du malade, tandis qu'il persiste au contraire comme lésion chronique s'il est organique et valvulaire.

Évolution. — Ce que je viens de dire en dernier lieu précise le point le plus important de l'évolution des signes stéthoscopiques de l'endocardite : elle engendre des lésions valvulaires qui deviennent persistantes et constituent des affections particulières, entraînent des modifications circulatoires de mieux en mieux connues, et qui sont propres à chacune des lésions produites. Là est la source de la gravité du pronostic de l'endocardite aiguë devenue ainsi chronique (2).

(1) Jaccoud, *art. cité*, p. 286.
(2) L'endocardite peut être primitivement chronique, et elle se révèle alors par les mêmes signes des lésions valvulaires des orifices.

ENDOCARDITE ULCÉREUSE. — Il s'agit ici d'une maladie
différente de l'endocardite vulgaire; car on lui a même
dénié le caractère inflammatoire (1). Je n'ai pas à discuter
ce point de pathologie, mais à rappeler que cette curieuse
affection peut survenir spontanément chez les individus affaiblis ou surmenés, et que le plus ordinairement elle se développe dans le cours d'un rhumatisme articulaire aigu,
d'une fièvre éruptive ou typhoïde, dans l'ostéomyélite, etc.
La lésion, encore mal interprétée dans son point de départ,
a pour caractère fondamental d'entraîner la destruction
graduelle des valvules auriculo-ventriculaires ou aortiques
du côté gauche. Leur désagrégation graduelle fournit des
corpuscules dont la dispersion ciculatoire va former, dans
les différents organes, des infarctus qui ne sont pas étrangers à l'apparition des symptômes généraux. Ces derniers
phénomènes ont motivé deux formes différentes de la maladie : 1° la *forme typhoïde;* 2° la *forme pyémique;* la
première due sans doute à une altération profonde du sang,
et la seconde caractérisée par des foyers métastatiques
comme dans l'infection purulente.

Signes physiques. — L'auscultation seule peut fournir
des données utiles au diagnostic. Lorsque chez un malade
présentant un état typhoïde grave, il survient au niveau du
cœur un *souffle au premier bruit* à la base, puis un *souffle
au second bruit,* on peut soupçonner l'existence d'une endocardite ulcéreuse de l'orifice aortique, ayant produit d'a-
bord un souffle systolique impulsif tant que les valvules sigmoïdes ont été suffisantes, puis un souffle diastolique initial
dès que la destruction du bord libre de ces valvules les a
rendues impropres à remplir leurs fonctions de soupapes.
Il peut arriver, comme j'en ai publié un exemple, que la valvule mitrale soit épaissie en même temps que les sigmoïdes

_____

(1) Jaccoud l'a décrite sous la dénomination d'*endocardite septique
ou infectieuse* (*Art. cité,* p. 294).

gauches sont ulcérées (1). Ces dernières paraissent être moins fréquemment affectées que la valvule mitrale (2). En définitive, l'existence de ces souffles successifs doit faire songer à l'existence de l'endocardite ulcéreuse.

Diagnostic. — Les souffles dont il vient d'être question acquièrent une grande valeur sémiologique dès qu'il survient des obturations artérielles, que l'on ne rencontre ni dans la *phthisie aiguë* à forme typhoïde, ni dans la *fièvre typhoïde* elle-même, maladies avec lesquelles on pourrait confondre l'endocardite ulcéreuse. Les foyers métastatiques seront donc extrêmement utiles à constater; mais ils peuvent manquer, et l'erreur est souvent inévitable. On peut croire, en effet, à une phthisie plus ou moins aiguë, lorsqu'il existe des phénomènes pulmonaires notables, comme dans le fait que j'ai observé et dans lequel il y avait des infarctus pulmonaires simulant des tubercules. Il y avait bien au niveau du cœur un double souffle qui aurait pu me faire soupçonner la lésion ulcéreuse; mais les symptômes du côté des poumons étant prédominants me semblaient devoir rendre compte de l'état du malade. C'était, il est vrai, un fait exceptionnel (3), mais il n'est pas moins digne d'attention que, dans les cas difficiles, il n'y a que l'évolution de la lésion, accusée d'abord par un souffle au premier bruit du cœur, et plus tard, par un souffle au moment du second bruit, qui puisse permettre de se prononcer; et encore ne

(1) Observation 84 de mon *Traité des maladies aiguës des organes respiratoires*, p. 608. Il s'agit d'un fait d'endocardite ulcéreuse qui a présenté ceci de remarquable qu'il s'était produit des infarctus pulmonaires présentant l'aspect de noyaux tuberculeux à tous les degrés, sans d'autres infarctus apparents dans d'autres viscères.

(2) Sur 14 faits d'ulcérations des valvules, Butaud (1869) a trouvé que la lésion atteignait onze fois la valvule mitrale et trois fois seulement les sigmoïdes de l'aorte (Jaccoud, *art. cité*, p. 269).

(3) C'est le seul exemple que je connaisse d'endocardite ulcéreuse avec formation d'infarctus par les artères bronchiques.

peut-on songer alors qu'à une destruction des valvules aortiques.

Évolution. — La succession des souffles au premier, puis
au second bruit du cœur, est le fait capital du diagnostic
par l'auscultation. Il est d'autant plus utile de reconnaître
l'endocardite ulcéreuse, qu'elle entraîne toujours la mort.
Les souffles sont quelquefois transformés en murmures continus, lorsqu'il se forme des coagulations sanguines dans le
cœur (parfois s'insérant d'abord sur les ulcérations), comme
je l'ai observé dans le fait rappelé plus haut.

XXV

RÉTRÉCISSEMENT DE L'ORIFICE AORTIQUE.

Ce rétrécissement résulte de l'épaississement, des déformations, des adhérences que subissent les valvules sigmoïdes
de l'orifice aortique par le fait de l'inflammation aiguë ou
lente (endocardite) qui les atteint, dans des conditions que
je n'ai pas à rappeler ici. Bien rarement le rétrécissement
est le résultat d'une coarctation sous-aortique (1). Dans leur
déformation, les valvules sigmoïdes peuvent conserver encore une certaine souplesse; mais le plus souvent elles sont
le siège d'adhérences, d'indurations pseudo-cartilagineuses
ou de matière crétacée. Des végétations peuvent aussi produire le rétrécissement dans l'endocardite aiguë. Il résulte
de ces lésions des valvules, qu'elles se raccornissent et ne
s'accolent plus contre les parois aortiques au moment de
la systole.

Signes physiques. — La *percussion* ne fournirait aucun

(1) Ce mode de rétrécissement a été signalé par Vulpian en 1868, et
observé depuis par Liouville, Chouppe, Budin et Decaudin. En général
il coexiste avec un rétrécissement mitral.

signe si le rétrécissement de l'orifice aortique n'entraînait
comme conséquence l'hypertrophie du ventricule gauche,
d'où résulte une matité plus ou moins étendue avec impulsion exagérée du cœur (XXXV, HYPERTROPHIE). Cette matité
peut suggérer l'idée du rétrécissement aortique, parce qu'il
est assez fréquemment la cause de cette hypertrophie. La
matité est surtout prononcée quand la dilatation du ventricule gauche s'unit à son hypertrophie. La main, appliquée
à la base du cœur, au niveau du bord droit du sternum à
la hauteur du 2e espace intercostal, fait quelquefois percevoir pendant la systole un frémissement plus ou moins fort.

A *l'auscultation*, on constate un souffle *systolique im-*

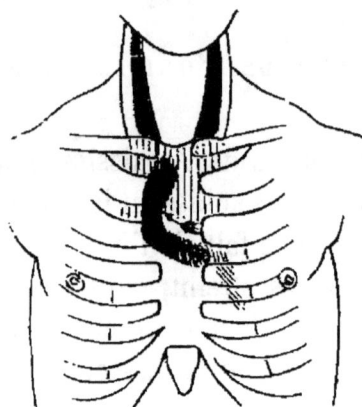

Fig. 86.

Localisation du souffle du rétrécissement de l'orifice aortique.

pulsif qui est le signe le plus important du rétrécissement
de l'orifice aortique. Il se perçoit au moment de la systole
cardiaque, et il a son maximum au lieu d'émergence de
l'aorte, au niveau du bord droit du sternum, ou plutôt dans
un espace qui s'étend de l'insertion du troisième cartilage
costal *gauche* jusqu'au deuxième espace intercostal droit
(fig. 86) et qui est le point où l'on perçoit à la palpation le
frémissement rappelé tout à l'heure. Ce souffle se prolonge
dans les artères du cou, et même dans d'autres régions

éloignées. Il ne faut pas s'étonner que, le niveau de l'orifice aortique correspondant anatomiquement au troisième cartilage *gauche*, on perçoive ce souffle avec plus de force *à droite* du sternum. Cela tient à ce que l'aorte, comme on l'a vu, est située profondément à son origine, et qu'elle ne devient superficielle que du côté opposé du sternum. Ce souffle est doux ou rude, ou très-rude ; il offre sous ce rapport tous les degrés possibles. Quelquefois l'oreille le perçoit à une certaine distance des parois thoraciques. Avec différents degrés d'intensité, ce souffle présente une tonalité et un timbre variés ; tantôt aigu, tantôt grave, parfois sonore, strident ; on l'a comparé à un bruit de scie, de lime, de râpe à bois, ou à un jet de vapeur. — Il ne faut pas croire que l'intensité et la rudesse du souffle, proportionnelles en général au rétrécissement avec induration des valvules sigmoïdes, soient toujours en rapport avec le degré plus ou moins prononcé de la lésion, comme je l'ai rappelé ailleurs (p. 316).

Enfin ce souffle a un caractère important ; c'est celui de se propager en aval de son centre de production, et d'être perçu dans les carotides avec des caractères semblables à ceux du souffle cardiaque. De la base à la pointe du cœur au contraire, le souffle a une intensité qui va en diminuant. Le second bruit du cœur peut être obscurci à la base de l'organe, mais non aboli, le claquement des sigmoïdes de l'artère pulmonaire le produisant, même en l'absence du claquement des sigmoïdes aortiques, par suite de leur induration. D'ailleurs les deux bruits sont perçus à la pointe du cœur, ainsi qu'à distance du foyer central du souffle.

Diagnostic. — On voit de quelle importance est le souffle systolique impulsif dans le rétrécissement aortique. Son siége, sa coïncidence avec un frémissement cataire (lorsqu'il existe), et sa propagation dans les carotides, lui donnent une signification des plus nettes. — Comme signes complémentaires, je dois rappeler l'état du pouls qui est petit, régulier, dur, mais comme prolongé, l'ondée pénétrant dans les vaisseaux avec une lenteur que présente par suite l'expansion des artères. Le tracé suivant, obtenu avec le sphygmographe de Marey est en rapport avec ces ca-

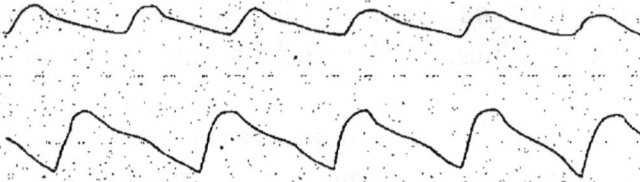

Fig. 87.

Tracés sphygmographiques du pouls du rétrécissement aortique (Marey).

ractères (fig. 87). Ce qui confirme encore le diagnostic du rétrécissement aortique, c'est le peu de retentissement qu'il a habituellement sur l'organisme. Pendant très-long-temps, lorsque l'hypertrophie, suppléant à l'étroitesse de l'orifice, est, comme on dit, compensatrice, la lésion n'a aucun inconvénient apparent sur la santé du malade. C'est seulement lorsque cette hypertrophie s'exagère, que l'attention se trouve attirée par les signes particuliers à la lésion.

Ce souffle systolique du rétrécissement aortique est si caractéristique lorsqu'il est rude, et bien accusé, qu'il ne saurait faire commettre d'erreur de diagnostic. Mais quand ce souffle est doux, il est possible de le confondre avec un souffle anémique. Son retentissement dans les carotides pourrait accréditer l'erreur. Il n'est pas jusqu'à l'hypertrophie du ventricule gauche qui ne puisse être prise pour la dilatation hydrémique que Beau attribue à l'anémie chlorotique. Les progrès lents mais graduels du rétrécissement, et l'existence antérieure d'un rhumatisme articulaire aigu (surtout dans la jeunesse ou l'enfance) ou de toute autre cause d'endocardite, le différencieront de l'anémie, qui ne se rattache pas ordinairement à des antécédents de ce genre,

et qui d'ailleurs s'accompagne de troubles nerveux qui font
défaut avec le rétrécissement de l'orifice aortique. — Dans
des cas très-rares, on a cru pendant la vie à l'existence de
ce rétrécissement (Hutinel, Maunoir, Martin) par suite de
l'existence d'un souffle systolique, alors que l'on ne trouvait
à l'autopsie qu'une malformation congénitale des valvules
sigmoïdes, qui n'étaient qu'au nombre de deux au lieu de
trois. La confusion ne saurait être évitée en pareil cas. —
On pourrait croire, non plus par suite de l'existence du
souffle, mais par celle du frémissement cataire qui l'accompagne, à une *aortite chronique*, comme l'a montré Sevestre.
— Enfin on peut confondre le rétrécissement de l'orifice
aortique avec une autre affection valvulaire du cœur se
caractérisant aussi par un souffle systolique impulsif ; ayant
rappelé dans la première partie (p. 339) les lésions que le
souffle systolique impulsif révèle, je ne crois pas nécessaire
d'y revenir ici

Évolution. — Lorsque les signes de rétrécissement aortique ne laissent pas de doute sur son existence, et qu'il
est simple, sa constatation ne fait pas porter un pronostic
très-fâcheux. C'est une sorte de privilège que nous ne re-
trouverons que rarement avec les autres lésions. Ici en
effet c'est très-tardivement que peut se montrer l'*asystolie*,
cette grave complication des lésions cardiaques en général.
Elle peut résulter de l'insuffisance de la valvule mitrale succédant à la dilatation du ventricule ; d'une complication pulmonaire ; ou enfin de l'altération graisseuse du cœur, due
à l'âge, ou bien au rétrécissement aortique lui-même. Il ne
faut pas oublier en effet que ce rétrécissement détermine
une *insuffisance de nutrition* dans les différents organes
de l'économie, et en particulier dans le muscle cardiaque,
lorsque la lésion est considérable.

XXVI

INSUFFISANCE DE L'ORIFICE AORTIQUE.

Cette affection, connue depuis les travaux de Hope et de Corrigan, résulte, comme son nom l'indique, de l'occlusion incomplète de l'orifice aortique par les valvules sigmoïdes au moment de la diastole, ce qui permet à la colonne sanguine intra-aortique de revenir en partie dans le ventricule par un mouvement de recul. Cette insuffisance d'occlusion provient des déformations ou des lésions semblables à celles du rétrécissement, et de plus de la simple perforation ou déchirure des valvules, dit *état criblé* lorsque les perforations sont multiples (1). Corrigan admettait, comme conditions de l'insuffisance, ces états réticulés, la rupture ou déchirure des valvules sigmoïdes, et leur endurcissement cartilagineux ou crétacé, ainsi que leur adhérence partielle.

Signes physiques. — Quelle que soit la cause de l'insuffisance aortique, elle se révèle par des signes physiques importants de percussion et d'auscultation.

Percussion. — Le cœur est dilaté et hypertrophié, consécutivement à l'insuffisance, par suite de la pénétration diastolique considérable du sang dans le ventricule, à la fois par l'orifice mitral et par la régurgitation du sang par l'orifice aortique. Il en résulte que la percussion fournit une matité étendue, avec impulsion forte de la pointe du cœur

(1) On a nié à tort l'existence de cet état réticulé ou fenêtré comme cause de l'insuffisance aortique, en arguant de l'existence des lacunes seulement aux bords des valvules où elles s'adossent naturellement. Mais l'observation de Derlon (*Société anat.*, 1867) suffit pour en démontrer la réalité.

qui peut battre jusque dans le sixième ou septième espace
intercostal, en dehors du mamelon gauche.

A l'*auscultation*, on perçoit un bruit de souffle remarquable, qui se manifeste au moment du début de la diastole,
et qui est par conséquent *diastolique initial*. Il remplace
le second bruit du cœur, en se prolongeant souvent pendant
le second silence. Aran, après Hope et Corrigan, a donné une
très-bonne description de ses caractères (1). Il était toutefois dans l'erreur quand il disait que ce souffle se montre
peu avant la diastole. J'ai montré qu'un tel souffle ne peut
se produire à ce moment de la révolution du cœur, attendu
qu'alors le sang n'entre ni ne sort par un des orifices de
l'organe. Ce souffle ne se montre donc pas avant la diastole.

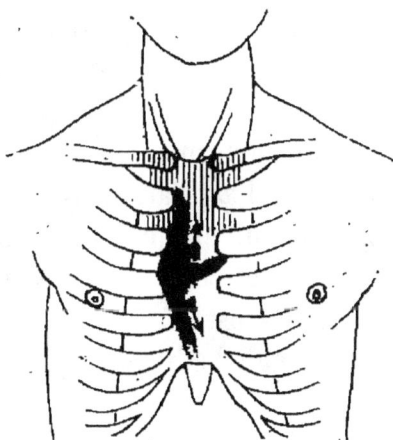

Fig. 88.

Localisation du souffle de l'insuffisance aortique, les flèches indiquant
sa double propagation.

Pour Maurice Raynaud, il commence exactement au moment du second bruit du cœur, ce qui ne saurait être contesté. Il est dû au reflux du sang dans le ventricule. Comme
le souffle systolique impulsif du rétrécissement, on le constate au niveau de la base du cœur. Son foyer de production

(1) *Arch. de méd.*, 1842, t. XV, p. 265.

(fig. 88) est au niveau de l'insertion sternale du troisième cartilage costal gauche; mais son maximum d'intensité, en raison des rapports affectés par l'aorte sur les parois thoraciques, se trouve dans le troisième espace intercostal droit et dans la portion correspondante du sternum. De là il se prolonge sur le trajet de l'aorte; et d'autre part vers la partie inférieure du sternum en perdant de son intensité. Il n'est pas très-rare qu'un second centre d'intensité se trouve à la pointe du cœur. Ce souffle a des caractères particuliers, dont les principaux sont d'être diastolique initial, doux, moelleux, aspiratif, prolongé, présentant quelquefois le caractère d'un piaulement caractéristique, d'un roucoulement de pigeon (Mac Adam, Watson). Banks a cité un fait dans lequel ce caractère de roucoulement était tellement intense qu'il l'entendait dans toute la poitrine, et à distance; il empêchait même le malade de dormir (1). Très-rarement, ce souffle est rude; cela tient alors à ce que l'ondée sanguine qui le produit n'est mise en mouvement que par le fait de la tension aortique et de l'aspiration ventriculaire. C'est le motif de la différence qui existe, avec les mêmes lésions locales, entre ce souffle et celui si dur, si râpeux du rétrécissement aortique, qui est dû à la force d'impulsion du sang par le ventricule gauche hypertrophié. Un dernier caractère à signaler, dans le souffle de l'insuffisance qui m'occupe, c'est que, remplaçant le second bruit normal se produisant au niveau des valvules sigmoïdes, on peut entendre ce second bruit normal à une certaine distance en dehors du point principal où il est habituellement perçu, parce qu'il est dû au claquement des sigmoïdes de l'artère pulmonaire.

Comment expliquer qu'avec ce souffle diastolique, il se produise quelquefois, comme signe apparent d'insuffisance, un souffle systolique qui le précède, cette insuffisance sem-

_____

(1) Il s'agissait ici, comme le montra la nécropsie, d'un état fenêtré des valvules sigmoïdes.

blant alors caractérisée par un double souffle limité aux
deux bruits du cœur? D'abord les faits de cette coïncidence
de deux souffles successifs sont incontestables, comme l'ont
prouvé les observations de Gendrin, d'Alvarenga, de Soul-
sen. On a donné de ce fait des explications insuffisantes,
en attribuant principalement le premier souffle à l'hypertrophie avec dilatation. C'est par un rétrécissement aortique
concomitant de l'insuffisance qu'il faut l'expliquer.

Quand le souffle de l'insuffisance, remplaçant le second
bruit, a un caractère de rudesse, sa cause la plus probable
me paraît être dans les rugosités des valvules indurées,
rugosités qui, pour être peu prononcées ou nulles dans un
certain nombre de cas observés, n'en existent pas moins
dans certains autres.

Un signe annexe de ceux de l'auscultation, et dont la coïncidence avec ces derniers a une grande valeur, c'est le pouls
plein, brusque et vibrant, dont les pulsations sont visibles
(Corrigan), quelquefois au niveau des artères temporales,

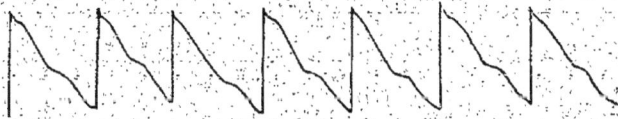

Fig. 89.

Tracé sphygmographique du pouls de l'insuffisance aortique.

des faciales, et presque toujours au niveau de la radiale et
de l'humérale, même lorsqu'on donne au membre supérieur
du malade une position verticale. Il semble que le doigt qui
le perçoit est repoussé avec la force et la rapidité d'un
ressort; et cependant ce pouls est facilement dépressible.
Le tracé sphygmographique qui précède, est des plus caractéristiques, et en rapport avec ces données (fig. 89) (1).

(1) On ne peut plus admettre, avec Marey, que le crochet qui marque
la ligne de descente dès son début, soit un signe propre à l'insuffisance

Le frémissement que l'on sent sous le doigt appliqué sur l'artère s'accompagne de *bruits artériels* dépendant, d'une part de l'abaissement de la tension artérielle, d'autre part de la rapidité du courant sanguin dû à l'hypertrophie du ventricule. Il en résulte que les artères fournissent des bruits qui méritent d'attirer l'attention. Ces bruits de propagation sont très-variables; dans les carotides, l'absence du souffle a une valeur moindre que l'absence du second bruit normal, car cette disparition démontre que le claquement des valvules aortiques altérées fait défaut (1).

Au niveau des artères crurales, les bruits anomaux ont une tout autre importance. Traube a appelé l'attention en Allemagne sur un double bruit artériel consistant en un double *bruit de choc,* perçu quand on applique le stéthoscope *légèrement* sur l'artère. Mais ce n'est là qu'un premier degré de l'auscultation avec pression faisant percevoir le double souffle qui a été antérieurement signalé par Duroziez (1861), sous la dénomination de *double souffle intermittent crural,* qu'il a considéré comme le signe pathognomonique de l'insuffisance aortique. On le constate lorsqu'on applique le stéthoscope sur l'artère fémorale en la comprimant suffisamment. Mais on a contesté l'importance attribuée à ce signe par Duroziez, qui l'a rencontré également dans certains faits de fièvre typhoïde, de chlorose, etc. Potain et Rendu (2) ont attribué ce double souffle crural ou plutôt le second souffle (car le premier se produit dans

aortique. Quinquaud (*Société anatom.*, 1868) a montré que le même caractère se rencontre dans plusieurs états pathologiques différents. On le constate toutes les fois que le levier du sphygmographe est très-sensible, et l'impulsion cardiaque très-forte.

(1) Maurice Raynaud pense que, si le second bruit s'entend, quoique diminué d'intensité, dans la carotide, cela indique que les valvules sigmoïdes aortiques ne sont pas complétement dégénérées (*Article cité*, p. 599).

(2) *Dict. encyclop.*, art. cœur, p. 561.

toute artère comprimée par le stéthoscope), au dicrotisme
normal. Néanmoins ils lui accordent une grande valeur diagnostique, parce « qu'il fait connaître qu'on a affaire à une
maladie cardiaque, dans laquelle une impulsion très-vigou-
reuse s'accompagne d'une tension artérielle très-faible, ce
qui rend déjà l'insuffisance aortique très-vraisemblable ».

On voit quels sont les signes qui résultent de l'insuffisance aortique, non-seulement au niveau de l'orifice aortique, mais encore en amont et en aval du cours du sang.

Diagnostic. — L'ensemble de ces signes donne au diagnostic, lorsque l'insuffisance est simple, une certitude sur
laquelle il est inutile d'insister. On ne doit pas s'attendre
à les rencontrer toujours, dans la pratique, avec cette
signification correcte. Ils s'obscurcissent dès qu'il existe
d'autres lésions valvulaires. La plus fréquente de ces affections concomitantes, est le rétrécissement aortique. Cela se
conçoit d'autant mieux que les mêmes lésions d'épaississement et de concrétions pseudo-cartilagineuses ou créta-
cées, des mêmes valvules sigmoïdes, produisent souvent à
la fois un rétrécissement et une insuffisance. Si le premier
bruit ou souffle est rude et râpeux et le second souffle au
contraire doux et moelleux, il y a lieu de croire à cette
coïncidence. Cependant il arrive quelquefois que le premier
bruit soufflant est prolongé et rejoint le second bruit, qui
peut être si faible d'ailleurs qu'il passe inaperçu : l'insuffisance échappe alors à l'observateur ; d'autant mieux que le
rétrécissement s'oppose aux manifestations artérielles de
l'insuffisance ; car le pouls n'a pas d'ampleur caractéristique, et les doubles bruits de choc ou de souffle crural
font défaut.

D'un autre côté, il peut arriver que le souffle caractéristique ne puisse se produire, suivant la remarque faite
par Potain et Rendu, par suite de la destruction complète
des valvules sigmoïdes de l'aorte. — Plus souvent les signes

de l'insuffisance peuvent tromper, et faire croire à une autre lésion, et principalement à un *rétrécissement mitral*, à un *anévrysme de l'aorte*, ou bien à la *dilatation* de ce vaisseau.

Nous verrons plus loin, à propos du rétrécissement mitral, comment on peut distinguer l'insuffisance aortique de cette lésion.

Quant à la confusion possible de l'insuffisance aortique avec l'anévrysme, il ne s'agit pas, bien entendu, des faits dans lesquels il y a des pulsations anévrysmales visibles extérieurement au niveau d'une tumeur, ou qui s'accompagnent de pulsations sensibles au doigt pressant dans le creux sus-sternal : ces faits ne sauraient être une occasion d'erreur. Il en est tout autrement dans les faits d'anévrysmes latents, sans signes évidents d'auscultation, et qui s'accompagnent d'un double bruit de souffle et d'un pouls brusque, comme bondissant. Le double souffle se perçoit dans la même région que les souffles de l'insuffisance, et seulement un peu plus haut vers l'extrémité interne de la clavicule droite. Il est clair qu'il ne peut y avoir alors de confusion avec l'insuffisance qui s'accompagne d'un seul souffle diastolique, mais seulement avec celle qui coïncide avec un rétrécissement aortique. Ici la distinction est très-difficile, lorsque l'anévrysme ne s'accompagne pas de signes de compression qu'il faut rechercher avec le plus grand soin (V. *Anévrysmes de l'aorte*). Une matité localisée, constatée dans les cas difficiles, est une précieuse donnée de diagnostic; car jamais elle ne se rencontre par le fait de la simple insuffisance aortique. Les phénomènes de compression et de matité existant, et l'anévrysme étant admis, il surgit parfois une autre difficulté, quand la tumeur occupe l'aorte ascendante : on peut méconnaître l'insuffisance aortique que l'anévrysme entraîne par l'élargissement de l'orifice artériel. Dans tous les cas, l'existence du double souffle crural de Duroziez devra être recherchée ; il constituera une donnée qui ne permettra pas sans doute de trancher la question dans tous les cas ; mais il donnera au diagnostic une grande probabilité pour l'existence de l'insuffisance. Il faudra tenir compte aussi des antécédents et des particularités de l'invasion, ainsi que des phénomènes fonctionnels ; de l'ensemble de la maladie en un mot.

Quant à la *dilatation aortique*, elle s'accompagne du même double souffle ; mais, comme dans l'anévrysme, le siége sous-claviculaire de ce signe du côté droit et la matité que l'on peut rencontrer au même niveau contribuent à mettre sur la voie du diagnostic. Le docteur Faure a cru trouver dans le soulèvement de l'artère sous-clavière sous le doigt, au-dessus de la clavicule droite, un signe de simple dilatation aortique (1) ; mais le même signe existe avec un anévrysme.

Évolution. — Si l'on étudie les signes de percussion et d'auscultation de l'insuffisance aortique pendant l'évolution de cette affection, on trouve que ces signes se rencontrent, dans la pratique, dans trois conditions différentes :

1° Ce n'est que par hasard que l'on découvre le souffle révélateur de l'insuffisance aortique, la maladie n'étant pas assez ancienne pour qu'il soit survenu des troubles fonctionnels du cœur, qui attireraient l'attention de l'observateur. Cela vient de ce que l'affection peut exister pendant un long temps sans altérer sensiblement la santé.

2° D'autre fois l'insuffisance est masquée par une autre lésion organique du cœur, dont les bruits anomaux couvrent celui de la lésion aortique.

3° Les signes de l'insuffisance apparaissent (inopinément) comme complication d'une maladie aiguë. C'est le plus souvent alors le fait d'une endocardite intercurrente qui

(1) *Arch. de méd.*, 1874.

produit le gonflement inflammatoire des valvules aortiques, dont l'occlusion devient incomplète. Alors, au milieu des troubles cardiaques, on constate du jour au lendemain l'apparition du souffle diastolique avec ses caractères spéciaux, c'est ordinairement dans le cours du rhumatisme articulaire aigu, et beaucoup plus rarement par le fait des phénomènes généraux de certaines fièvres graves, ou d'une endocardite ulcéreuse par destruction des valvules des orifices (v. *endocardite*).

4° Enfin l'insuffisance aortique, avec le même signe stéthoscopique caractéristique, survient au milieu d'une santé parfaite, sans maladie du cœur antérieure par conséquent. Ainsi un individu, se livrant à un violent effort (Henderson) ou bien à une course effrénée (Aran), est pris subitement de dyspnée et de syncope par suite de la rupture d'une ou plusieurs valvules sigmoïdes de l'aorte, et si l'on ausculte le patient, on trouve à l'auscultation la preuve de l'insuffisance produite.

Il est bon de ne pas oublier ces conditions dans lesquelles se manifeste l'insuffisance aortique. Quand elle se développe d'une manière latente, le souffle diastolique initial est l'unique signe de la lésion pendant un temps plus ou moins long. La percussion est d'abord muette : elle ne fait constater de matité qu'à une époque déjà avancée de l'affection, le ventricule gauche du cœur ne se dilatant et ne s'hypertrophiant qu'à la longueur du temps.

Les signes de l'insuffisance aortique constatés ont une grande importance au point de vue du pronostic, le malade pouvant mourir subitement, comme l'a signalé Mauriac (1), en attribuant cette terminaison subitement fatale à la dégénérescence graisseuse du cœur. Sans négliger cette donnée, on doit songer que la mort subite survient de

(1) Mauriac, *De la mort subite dans l'insuffisance des valvules sigmoïdes de l'aorte* (Thèse, 1860).

préférence dans le cas d'hypertrophie avec dilatation énorme du ventricule gauche, ce qui donne une signification grave au choc de la pointe du cœur à plusieurs centimètres en dehors de la ligne verticale du mamelon gauche, indice de l'accroissement considérable du volume du cœur.

XXVII

RÉTRÉCISSEMENT DE L'ORIFICE MITRAL
(AURICULO-VENTRICULAIRE GAUCHE).

Nous allons constater, à propos du rétrécissement et de l'insuffisance de l'orifice mitral, que ces lésions présentent des signes physiques moins simples que ceux du rétrécissement et de l'insuffisance aortiques ; et que, bien plus que ces dernières lésions, les altérations de l'orifice mitral se compliquent de phénomènes plus ou moins graves en dehors des troubles locaux du cœur.

Le rétrécissement de l'orifice gauche auriculo-ventriculaire est la lésion la plus commune de toutes celles qui occupent les orifices du cœur, et en même temps celle dont l'étude sémiologique est la plus difficile, et par conséquent la plus controversée. Cela tient à ce que l'on ne s'est pas mis d'accord sur les rapports des bruits et des mouvements du cœur (v. p. 336). Une autre cause de la difficulté d'interprétation des signes du rétrécissement mitral est dans la multiplicité habituelle des lésions des divers orifices autres que l'orifice auriculo-ventriculaire gauche, lésions concomitantes dont les signes physiques se confondent avec les siens.

Comme pour l'orifice aortique, c'est l'endocardite chronique qui produit graduellement les lésions du rétrécissement mitral ; elle en est, on peut le dire, la cause exclusive, et c'est en se développant de préférence à ce niveau que la fréquence de ce rétrécissement dépasse celle du rétrécissement des autres orifices.

Le professeur Bouillaud a constaté le premier que le rétrécissement ordinaire avait lieu par l'adhérence du bord libre des deux valves de la valvule, adhérence qui tend naturellement à se contracter de plus en plus, de façon à former une sorte d'entonnoir à sommet intra-ventriculaire. C'est une particularité anatomique de la plus haute importance dans l'étude des signes physiques du rétrécissement mitral. La rétraction porte aussi sur les cordages tendineux de la valvule. Avec le temps, la déformation peut devenir excessive, et réduire la fente auriculo-ventriculaire à une étroitesse extrême, en même temps que les plaques athéromateuses et les incrustations calcaires en augmentent la rigidité, et maintiennent béante l'ouverture ou la fente rétrécie, de façon à produire en même temps l'insuffisance mitrale. Cette coïncidence très-fréquente du rétrécissement et de l'insuffisance tend malheureusement de son côté à rendre l'expression des signes d'auscultation plus difficile.

Signes physiques. — L'enrayement de la circulation par le fait du rétrécissement mitral produit un rétro-engorgement sanguin dans l'oreillette gauche, les veines pulmonaires, les poumons, et en deçà des poumons, dans les cavités droites du cœur, qui subissent une dilatation avec hypertrophie.

Il en résulte, à la percussion, une *matité* de cause plus éloignée que pour l'hypertrophie du ventricule gauche avec le rétrécissement aortique; aussi cette matité est-elle moins étendue que cette dernière. L'augmentation de la matité normale du cœur porte surtout sur le diamètre transversal, mais elle peut aussi s'étendre en hauteur si l'oreillette dilatée (et elle peut l'être énormément) se met en rapport avec les parois thoraciques. En définitive, dans les rétrécissements les plus avancés, l'augmentation de volume du cœur peut devenir énorme et produire une matité précordiale très-étendue. — N'oublions pas, enfin, que les poumons présentent toujours ici un degré plus ou moins prononcé d'hyperhémie, et que leur engorgement sanguin doit, de son côté, modifier les données de la percussion thoracique en dehors de la région précordiale.

L'auscultation est ici une source de signes de la plus haute valeur, parmi lesquels le souffle qui se produit au niveau du rétrécissement occupe la première place. Un premier fait acquis et fondamental, c'est que ce souffle a lieu par le passage du sang de l'oreillette dans le ventricule, au moment de la contraction auriculaire qui en marque la production. Cette contraction *précède* immédiatement la contraction ventriculaire et doit théoriquement produire le souffle anomal *avant* le premier bruit du cœur, ou avant le choc, qui se rattachent à la contraction ventriculaire. Au lit du malade, si les mouvements du cœur sont assez lents, on peut percevoir le souffle immédiatement avant le bruit systolique du cœur, c'est-à-dire avant le bruit qui accompagne la contraction ventriculaire *coïncidant avec le choc* ou l'impulsion de la pointe du cœur. On a donc dit, avec raison, que le souffle se produit immédiatement avant ce premier bruit cardiaque normal. Mais si l'on songe que la contraction de l'oreillette fait pour ainsi dire corps avec la contraction du ventricule gauche, surtout lorsque les révolutions du cœur se succèdent rapidement, on comprend que plusieurs observateurs recommandables aient placé le souffle du rétrécissement mitral *pendant* le premier bruit. A ces deux opinions il faut en ajouter une troisième : celle qui fait apparaître le souffle pendant la diastole du cœur, avant par conséquent le moment de la contraction de l'oreillette. Cette opinion se base, en effet, sur le bruit normal qui doit se produire par l'écoulement continu du sang de l'oreillette dans le ventricule à travers l'orifice rétréci, *dès le début de la diastole et pendant son cours*, jusqu'à ce que l'oreillette gauche, se contractant, produise le souffle manifeste dont je viens de parler.

Ces considérations sont indispensables, non-seulement pour faire connaître les divergences des nombreux auteurs qui se sont occupés du rétrécissement mitral, en montrant que toutes ont un fond de vérité, mais encore pour permettre de mieux décrire les signes stéthoscopiques de ce rétrécissement.

Ces signes sont au nombre de trois.

1° Il y a d'abord un *ronflement* ou *murmure diastolique correspondant au passage du sang de l'oreillette dans le ventricule*, et sur lequel Duroziez a appelé l'attention. Ce bruit anomal consiste en un bruit sourd, prolongé, à timbre grave et ronflant, qui est caractéristique ; il donne à l'oreille plutôt la sensation d'une vibration tactile que celle d'une vibration sonore. La main étant appliquée au voisinage de la région où se produit le choc de la pointe du cœur ou du ventricule, on sent après la pulsation un frémissement plus ou moins rude, qui a ceci de particulier, qu'il se prolonge jusqu'à la fin de la diastole, et qu'il cesse dès que se produit le choc précordial ; il va en augmentant d'intensité à mesure que la diastole approche de son terme, et il cesse avec le bruit suivant (1).

2° Au moment de la contraction de l'oreillette on perçoit un souffle bref et plus rude que le précédent, et qui est *préimpulsif*. Il a son maximum *à la pointe du cœur* parce que c'est la partie du ventricule gauche la plus voisine des parois thoraciques. De là il se propage vers l'aisselle, mais surtout vers l'épigastre où il s'étend presque sans modifier son timbre.

(1) Duroziez, *Du rhythme pathognomonique du rétrécissement mitral* (Arch. gén. de méd., 1862).

3° Enfin, comme terminaison de la filiation des signes d'auscultation perçus ici pendant une révolution du cœur, il y a le *dédoublement* du second bruit du cœur (v. p. 332), sur lequel Bouillaud a attiré l'attention comme signe du rétrécissement mitral. On considère ce dédoublement comme constant dans cette affection. Il consiste en un double claquement qui résulte de la tension brusque successive des valvules sigmoïdes de l'aorte d'abord, puis de celles des valvules sigmoïdes de l'artère pulmonaire. Ce dédoublement diffère de celui de l'état physiologique, en ce qu'il n'est pas seulement perçu à la fin de l'inspiration et au commencement de l'expiration; il se fait sans interruption, et indépendamment des mouvements respiratoires.

Ces trois signes stéthoscopiques sont facilement saisissables dans les faits de rétrécissement mitral simple, le cœur effectuant ses révolutions avec une vitesse modérée. Ce sont malheureusement des cas rares. Dans les conditions les plus ordinaires, la vitesse et l'inégalité des révolutions cardiaques qui résultent de l'affection du cœur, rendent très-difficile la détermination précise du moment où les bruits normaux se produisent. Souvent, en outre, l'insuffisance mitrale s'ajoute au rétrécissement, quand il y a rigidité du canal ou du cône formé par les deux valves de la mitrale; et, dans une foule de faits, il y a, en outre, des lésions concomitantes aux autres orifices du cœur, lésions qui donnent lieu à des bruits dont la coïncidence obscurcit nécessairement le diagnostic du rétrécissement mitral.

En présence de ces difficultés multiples, on comprend comment il a pu surgir des controverses sans fin, que j'ai rappelées, sur la détermination des signes stéthoscopiques du rétrécissement mitral (v. p. 336). Dans les cas simples, par conséquent les plus facilement compréhensifs, les appréciations ont encore varié. Le signe principal, le souffle qui précède immédiatement la systole ventriculaire, a été surtout le sujet d'opinions qui, en définitive, se sont résolues en une qualification malheureuse : on a dit que ce souffle était *présystolique*. Nous avons déjà montré que cette qualification n'était pas acceptable.

Nous pouvons conclure des considérations dans lesquelles nous sommes entré, qu'au point de vue de la physiologie pathologique et de l'observation pratique, le souffle du rétrécissement mitral est diastolique, puis systolique : *diastolique*, puisqu'il est lié au passage continu du sang à travers l'orifice mitral rétréci, pendant le repos du cœur (murmure ou ronflement de Duroziez); *systolique*, puisqu'il constitue un souffle accentué au début de la systole, avant l'impulsion cardiaque qui révèle la contraction ventriculaire, souffle *systolique préimpulsif* par conséquent, *qui disparaît dès que l'impulsion a lieu*, ainsi que Fauvel l'a déjà fait justement remarquer. On a bien prétendu que le souffle pouvait se prolonger pendant toute la durée de la systole et même envahir la diastole ; mais n'est-il pas évident que cela est impossible? car la prétendue persistance du souffle pendant la contraction ventriculaire n'est autre chose que le souffle impulsif dû à l'insuffisance mitrale qui accompagne presque constamment le rétrécissement du même orifice; et sa prétendue prolongation pendant la diastole est une erreur d'appréciation qui provient, soit de la prolongation du souffle de l'insuffisance, soit de la confusion faite du souffle avec le murmure diastolique de Duroziez.

Une importante remarque à faire, c'est que le souffle systolique préimpulsif se manifeste quand on explore le malade couché, et que fréquemment il s'atténue ou disparaît, si l'on ausculte le malade debout ou assis (Potain). Il est donc indispensable de ne pas se contenter d'une exploration du malade debout (1).

(1) Cette recommandation est essentielle à observer. C'est surtout le médecin que l'on vient consulter dans son cabinet qui ne doit pas la

Diagnostic. — Il y a des cas de rétrécissement mitral latents par absence de souffles cardiaques, indépendamment de la position prise par le malade. Dans les faits nombreux de ce genre, l'absence de souffles peut dépendre de plusieurs causes. La contractilité de l'oreillette, trop dilatée, peut s'affaiblir au point de ne pouvoir produire le souffle. Et de plus il arrive souvent que la lésion n'est pas assez prononcée pour être localement bien distincte. On arrive au diagnostic, dans ces cas difficiles, en tenant compte des phénomènes concomitants fonctionnels, et principalement de ceux qu'offrent les poumons congestionnés d'une manière continue. Il en résulte une dyspnée et une sécrétion bronchique qui, avec les signes locaux d'une hyperhémie ne s'expliquant que par l'état du cœur, doivent faire penser au rétrécissement.

On soupçonnerait la lésion, selon quelques observateurs (Colin entre autres), simplement aux irrégularités des révolutions cardiaques; mais cette altération du rhythme cardiaque est commune à d'autres affections valvulaires. Dans tous les cas difficiles, il faut tenir grand compte du dédoublement du second bruit du cœur, avec les caractères indiqués plus haut; beaucoup de bons observateurs considèrent ce dédoublement comme ne manquant jamais (sauf pourtant dans certaines insuffisances aortiques), et comme révélant seul l'existence du rétrécissement mitral, en l'absence de tout autre signe spécial.

Le pouls, dans le rétrécissement mitral a une petitesse qui aide au diagnostic (fig. 90) et qui dépend de la petitesse de l'ondée artérielle. Il a en outre des irrégularités, que l'on attribue surtout à l'affaiblissement de l'oreillette.

perdre de vue. Chez beaucoup de malades, qui se croient à tort ou à raison affectés d'une maladie du cœur, une lésion cardiaque peut facilement échapper à l'attention de l'explorateur, si le malade est exploré seulement debout.

Ces irrégularités sont considérées comme étant ici beaucoup moins prononcées que dans l'insuffisance mitrale.

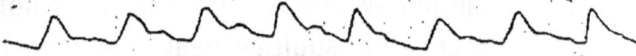

Fig. 90.

Tracé sphygmographique du pouls du rétrécissement mitral.

Évolution. — La première période du rétrécissement
mitral, dans laquelle la lésion n'a pas encore troublé les
fonctions mécaniques, par suite des contractions compen-
satrices du cœur encore suffisantes, est beaucoup plus
courte que dans les autres affections valvulaires. Il survient
de bonne heure le défaut d'équilibre d'où résulte la stase
du sang en amont de l'obstacle, et toutes ses conséquences
cardio-pulmonaires et veineuses, mais surtout cardio-pulmonaires. C'est dans ces conditions que survient la dilatation du ventricule droit, et particulièrement de l'oreillette
correspondante, se traduisant par la dilatation habituelle
des jugulaires, qui présentent des oscillations simulant le
pouls veineux de l'insuffisance tricuspide. Cette dilatation
s'en distingue par le moment où elle se montre; car ce
n'est pas en pleine systole ventriculaire que l'on voit le
soulèvement se produire, mais au moment de la systole de
l'oreillette droite, *immédiatement avant le choc de la
pointe du cœur*, pour cesser aussitôt ce choc produit. L'oscillation jugulaire est en un mot *pré-impulsive* comme le
souffle auriculo-ventriculaire gauche. C'est surtout quand
l'oreillette droite dilatée est en même temps *hypertrophiée*
que l'on constate ces arrêts brusques dans le cours du
sang veineux des jugulaires.

Aux signes fournis par les organes respiratoires se joignent, ai-je dit, ceux de l'hyperhémie des poumons ou d'un
catarrhe pulmonaire qui, à la longue, produit l'emphysème. On doit fixer dans sa mémoire cette coïncidence

importante. L'hyperhémie pulmonaire peut aller jusqu'à déterminer des *hémoptisies* et même des foyers d'*apoplexie pulmonaire*, dont les signes de percussion et d'ausculta- tion s'ajoutent à ceux de l'affection cardiaque. Enfin King a signalé la *compression d'une grosse bronche* exercée par l'oreillette gauche énormément dilatée, et il n'y a aucun doute qu'en pareil cas le bruit respiratoire ne soit modifié du côté correspondant. Friedreich dit avoir reconnu cette compression pendant la vie par l'existence d'un râle strident, intense, que l'on percevait à l'auscultation et même par l'application de la main sur le thorax, et dont le maximum d'intensité était à gauche de la colonne vertébrale, dans la région de la racine du poumon. Ce râle persista une année entière, et le diagnostic fut confirmé par l'autopsie.

Les signes du rétrécissement mitral ont une utilité pro- nostique incontestable en faisant reconnaître les progrès menaçants de l'affection, surtout s'il existe en même temps des signes d'hyperhémie grave des poumons, et ceux d'une stase veineuse généralisée, avec les infiltrations séreuses qui en sont la conséquence.

XXVIII

INSUFFISANCE DE LA VALVULE MITRALE.

L'insuffisance mitrale résulte de l'occlusion incomplète de l'orifice auriculo-ventriculaire gauche pendant la systole du ventricule correspondant.

Cette insuffisance a lieu le plus souvent par suite de la déformation des bords des valves de la valvule, qui sont devenus épais, durs, rugueux, ce qui les empêche de se juxtaposer exactement. Aussi l'insuffisance mitrale est-elle presque constamment liée au rétrécissement du même orifice, dans les cas si fréquents où ce rétrécissement résulte de la rigidité des valves altérées de cet orifice.

On a aussi admis une insuffisance mitrale sans lésions de la valvule. Marc Sée, dont j'ai rappelé la théorie physiologique de l'occlusion des orifices auriculo-ventriculaires, et qui explique cette occlusion par la tension des valvules mitrale et tricuspide, a expliqué ces insuffisances sans lésion par l'affaiblissement des contractions cardiaques, et, par suite, par le défaut de tension suffisante de ces valvules. Ainsi se comprendraient les insuffisances mitrales observées par Peacok, par Skoda dans le cours de la fièvre typhoïde, par Gangolphe dans certains ictères, et par Jaccoud, qui a rencontré cette insuffisance dans un fait ne présentant pas d'autre lésion qu'une dégénérescence graisseuse du cœur.

Signes physiques. — Lorsque l'insuffisance mitrale se rattache à une lésion anatomique, la *percussion* révèle, par la matité exagérée de la lésion précordiale, l'hypertrophie globuleuse du cœur gauche, qui accompagne toujours cette insuffisance. Cette matité peut mesurer jusqu'à 15 ou 16 centimètres en largeur, et 20 en hauteur. Il y a à son niveau un *frémissement cataire* débutant avec la systole ventriculaire ou le choc du cœur, et cessant au début de la diastole. On l'a considéré par cela même comme absolument caractéristique de l'insuffisance mitrale.

A l'*auscultation*, l'insuffisance mitrale se caractérise par un souffle dû au reflux du sang dans l'oreillette au moment de la systole ventriculaire, c'est-à-dire au moment de l'impulsion du cœur. Il est donc *systolique impulsif*. Ce souffle se propage de la pointe du cœur vers l'aisselle gauche, mais il présente cette singularité d'avoir son maximum d'intensité à la pointe du cœur, *contrairement au courant sanguin* (fig. 94). J'ai déjà discuté, dans la première partie, les causes auxquelles on a attribué cette anomalie

apparente; je n'ai donc pas à y revenir ici. L'intensité
de ce souffle est variable dans l'insuffisance mitrale, et il
est loin d'avoir une intensité qui soit toujours proportionnée à la gravité de la lésion anatomique. On rencontre en
effet quelquefois un souffle très-faiblement accusé avec un
rétrécissement très-étroit de l'ouverture rigide qui constitue l'insuffisance, ce qui dépend de la quantité très-mi-
nime de sang qui traverse ce rétrécissement. Le plus
souvent cependant l'induration inégale de la lésion s'accompagne d'un souffle rude et énergique (1).

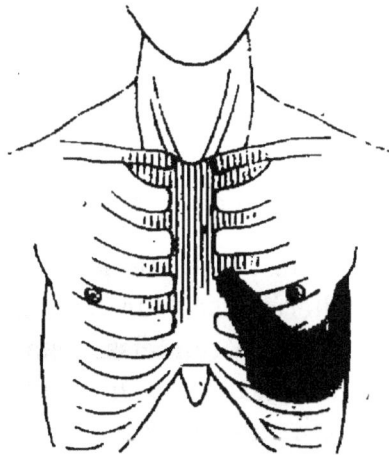

Fig. 91.

Souffle caractérisant l'insuffisance mitrale, ayant son maximum à la pointe
du cœur hypertrophié.

Quelle que soit l'intensité de ce souffle, ses caractères sont
très-variés comme tonalité ou comme timbre. Doux ou rude,
et dans ce dernier cas associé au frémissement cataire dont
il est question plus haut, ce souffle prend parfois un timbre
musical : celui d'un piaulement bien caractérisé, et d'autres

(1) Je dois ajouter que ce souffle n'est pas constant. Mais Hérard
n'est-il pas allé trop loin en disant que cette insuffisance mitrale ne
paraît pas, dans l'immense majorité des cas, susceptible de produire
un bruit de souffle? Ce n'est pas, je crois, ce que l'on admet généralement.

timbres difficiles à préciser. Potain et Rendu l'ont rencontré ressemblant aux sons d'une guimbarde. Ils pensent que ces bruits, surajoutés au souffle ordinaire, sont dus parfois à l'interposition, sur les bords de la valvule, d'un corps étranger pédiculé, dont les vibrations, lors de chaque systole ventriculaire, viennent renforcer celles de l'orifice lui-même. Lépine a constaté la coïncidence d'un piaulement systolique très-prononcé avec un anévrisme valvulaire, perforé à son sommet et à bords anfractueux (1).

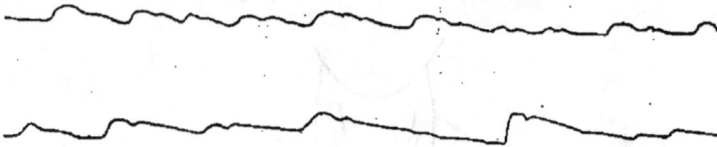

Fig. 92.

Tracé sphygmographique du pouls dans l'insuffisance mitrale.

En outre de ces signes, le rhythme des bruits du cœur est profondément altéré; car leur irrégularité extrême, plus accusée que dans le rétrécissement mitral, est un signe habituel de l'insuffisance qui m'occupe. Le sphygmographe montre à l'œil ces irrégularités en même temps que la petitesse du pouls (fig. 92), ce qui tient à l'ondée insuffisante qui pénètre à chaque systole dans le système artériel, une partie du sang étant détournée vers l'oreillette.

Diagnostic. — Il n'y a aucun doute sur l'existence d'une insuffisance mitrale lorsque, aux signes de percussion indiquant une hypertrophie du ventricule gauche avec dilatation et abaissement de la pointe du cœur, on perçoit à cette pointe le maximum d'un souffle systolique ventriculaire ordinairement bien caractérisé, avec frémissement cataire, et irrégularité dans le rhythme des révolutions du cœur. L'engorgement congestif des poumons et du foie, ainsi que

(1) Lépine, *Bull. de la Soc. anatom.*, 1875.

les troubles fonctionnels rappelés précédemment, viennent confirmer le diagnostic. Il ne faut pas perdre de vue que c'est à cette insuffisance que se rapportent le plus souvent les signes généraux d'affection du cœur : oppression, dyspnée par les mouvements ou les efforts, palpitations, constriction épigastrique, œdème des membres inférieurs.

Mais il faut pouvoir distinguer l'insuffisance mitrale des autres lésions du cœur si souvent concomitantes. Parmi ces coïncidences, il n'en est pas de plus ordinaire que celle du rétrécissement mitral. Cette association de l'insuffisance et du rétrécissement mitral est facile à constater, parce que leurs signes ne se produisent pas au même moment de la révolution du cœur. A la matité précordiale s'ajoute, on l'a vu, un frémissement cataire lié au souffle, et qui présentent l'un et l'autre ce caractère fondamental qu'ils sont limités au temps de la systole ventriculaire dans l'insuffisance, et qu'ils se montrent seulement en dehors de cette systole ventriculaire dans le rétrécissement mitral, où d'ailleurs le murmure diastolique et le souffle préimpulsif, puis le dédoublement du second bruit ne laissent aucun doute sur ce rétrécissement. En somme quand il y a à la fois rétrécissement et insuffisance de la valvule mitrale, on peut percevoir à l'auscultation de la pointe du cœur un souffle prolongé qui couvre tous les bruits anomaux, à l'exception du dédoublement du second bruit. J'emprunte à Maurice Raynaud la formule de l'analyse de ces bruits, en en modifiant seulement les termes explicatifs (1).

rrroû........ f .... foût .... ta-ta ...... rrroû

Roulement diastolique.	Souffle systolique préimpulsif.	Souffle systolique impulsif.	Dédoublement du second bruit.

Souffle prolongé de la pointe.

(1) J'ai remplacé les mots *souffle présystolique* par ceux de *souffle sys-*

Quoique les *souffles anémiques* s'entendent habituellement à la base du cœur, ils peuvent être perçus à la pointe et y présenter encore une rudesse particulière signalée par Dechambre et Vulpian. On ne croira pas à l'existence d'une insuffisance mitrale si les bruits du cœur sont réguliers, et si les souffles vasculaires de l'anémie existent sans les troubles fonctionnels cardiaques. Il n'y a d'ailleurs dans l'anémie ni le roulement diastolique, ni le dédoublement pathologique de l'insuffisance mitrale. — On a rencontré quelquefois dans les *fièvres* des souffles systoliques impulsifs du cœur, qui sont alors doux et prolongés ; ils caractérisent, pour les uns, une véritable insuffisance mitrale passagère, mais pour d'autres observateurs, ils se rattachent à une simple excitation fébrile. Ces souffles n'ont pas toujours leur maximum à la pointe du cœur ; ils se montrent également à la base et à la partie moyenne de l'organe. — Enfin l'on peut prendre pour le souffle systolique impulsif de l'insuffisance mitrale, des *bruits extra-cardiaques :* 1° un bruit de frottement du péricarde au niveau de la pointe du cœur ; 2° un souffle extra-cardiaque *pulmonaire*, ou un frottement pleural opéré par l'impulsion systolique du cœur. Le frottement intra-péricarditique a pour caractère de ne pas coïncider avec le début de la systole, d'être saccadé ; et si l'on ausculte vers les limites du cœur et au delà, on n'entend plus le bruit de frottement, et les bruits du cœur se perçoivent nettement. Ce moyen m'a toujours réussi pour distinguer le frottement du véritable souffle dans des faits où la confusion aurait été faite sans l'emploi de cet expédient.

Évolution. — Les signes de l'insuffisance mitrale varient dans le cours de son évolution. Ils peuvent disparaître pour revenir ; de là la nécessité de ne pas se contenter d'une

---

tolique préimpulsif, et ceux de *souffle systolique* par *souffle systolique impulsif*, par les raisons que j'ai données ailleurs (pp. 336 et 338).

seule exploration. Cette exploration doit être faite le malade étant couché, le souffle pouvant disparaître pendant que le malade est assis, par suite du refoulement en haut de la pointe du cœur (1). Quelquefois les signes apparaissent aussitôt après les accidents qui amènent la rupture des tendons de la mitrale (2); il s'y ajoute, dans certains cas, un murmure vibratoire avec renforcement. Si l'insuffisance est due à une endocardite ulcéreuse de la mitrale, le souffle caractéristique apparaît du jour au lendemain, dès que l'inocclusion de l'orifice auriculo-ventriculaire gauche a lieu.

Quand l'insuffisance mitrale est le fait d'une endocardite ordinaire, les signes de cette insuffisance doivent faire porter un pronostic fâcheux, surtout si la lésion est ancienne et s'accompagne d'un cortége de troubles circulatoires très-prononcés, qui sont habituellement observés, avons-nous dit, avec cette lésion, et plus fréquemment avec elle qu'avec toute autre lésion cardiaque. On ne doit pas oublier non plus que des concrétions sanguines intra-vasculaires peuvent, en se désagrégeant ou en se rompant, produire des embolies artérielles ou des infarctus; d'où la gangrène des membres ou le ramollissement du cerveau. L'asystolie vient quelquefois modifier les signes perçus, et ajouter à la gravité de l'insuffisance. Voici comment J. Parrot explique cette complication. A chaque systole du ventricule, son contenu reflue en partie dans l'oreillette, où il empêche le libre abord du sang qu'y déversent les veines; de là un enrayement de la circulation du sang dans le poumon, qui pro-

---

(1) Cuffer explique par ce refoulement la disparition du souffle de l'insuffisance mitrale; les cordons tendineux de la valvule, étant alors relâchés, lui permettraient de fermer l'orifice auriculo-ventriculaire. Il relate une expérience à l'appui de son opinion (*Loc. cit.*, p. 222).

(2) On a constaté alors au début une douleur précordiale ou épigastrique, ou bien une perte de connaissance avec oppression, cyanose, mouvements convulsifs.

voque d'abord une action plus énergique du cœur droit ; mais celui-ci finit par céder, l'obstacle pulmonaire augmentant par les progrès de la lésion mitrale, et la dilatation systolique du ventricule droit se produit. Dans ces cas, le souffle dénommé *asystolique* doux, peu retentissant, et perçu au bord gauche du sternum (v. ASYSTOLIE, XXXVIII) se confond d'abord avec le souffle mitral ; mais ce dernier s'atténue peu à peu et finit par s'éteindre, lorsque l'enrayement de la circulation pulmonaire devient excessif, et le cœur gauche ne reçoit plus qu'une faible quantité de sang ; dès lors le souffle asystolique serait seul perçu, et coïnciderait avec le pouls veineux de la jugulaire externe et tous les autres signes de l'asystolie. Si cette asystolie cesse, le souffle de l'insuffisance mitrale se montre de nouveau, comme Beau l'a démontré dans une de ses observations (1).

XXIX

RÉTRÉCISSEMENT DE L'ORIFICE DE L'ARTÈRE PULMONAIRE.

Il y a des rétrécissements de l'orifice de l'artère pulmonaire qui sont congénitaux, et qui diffèrent de ceux qui sont accidentellement acquis, par la cyanose qui les accompagne presque toujours, et par les troubles circulatoires qui se révèlent dès la naissance. Ce que je pourrais dire des signes physiques de cette variété du rétrécissement qui m'occupe, serait une répétition de ce qui va suivre à propos des rétrécissements acquis, dont les travaux de Constantin Paul, en 1871, et de Solmon, en 1872, ont contribué à éclairer le diagnostic (2).

(1) Beau, observation de la page 343 de son *Traité d'auscultation.*
(2) Constantin Paul, *Du rétrécissement de l'artère pulmonaire, et de la phthisie pulmonaire consécutive.* Société des hôpitaux, t. VIII,

Le processus qui peut engendrer le rétrécissement de l'orifice pulmonaire est variable. C'est tantôt l'endocardite, tantôt la dégénérescence athéromateuse. Le rétrécissement peut exister : 1° au niveau des valvules sigmoïdes ; 2° en même temps au niveau de l'orifice et au-dessous ; 3° sur l'infundibulum (rétrécissement préartériel de Constantin Paul) ; 4° enfin l'obstacle peut se trouver au delà de la valvule, dans l'une des branches de l'artère pulmonaire.

Signes physiques. — A la *percussion*, les signes obtenus se rapportent à l'augmentation de volume du cœur droit. Ils sont assez caractéristiques, et il faut bien savoir qu'ils sont ceux de la dilatation du cœur droit. La pointe du cœur n'est pas abaissée, ce qui arrive, au contraire, quand l'hypertrophie porte sur le ventricule gauche ; dans ces cas, en effet, le cœur tourne sur son axe comme dans le cas où un épanchement de la plèvre gauche vient refouler le cœur. La pointe n'étant pas abaissée, le bord inférieur du cœur, c'est-à-dire le bord diaphragmatique du cœur droit, se rapproche de plus en plus de l'horizontale ; ce qu'il est facile de constater en notant le bord supérieur du foie d'une part, et de l'autre, la pointe du cœur. En dernier lieu, la ligne verticale de matité fournie par le cœur dépasse notablement le sternum à droite et donne à la région occupée par la matité une étendue transversale supérieure à ce qu'elle est d'ordinaire, et qui peut atteindre 15 centimètres transversalement.

A l'*auscultation* de la poitrine d'un malade atteint de rétrécissement de l'orifice pulmonaire, on trouve constamment un bruit de souffle dont les caractères spéciaux avaient été déjà indiqués. Tout d'abord, dit Constantin Paul, ce

2ᵉ série, année 1871). — R. Solmon, *Du rétrécissement pulmonaire acquis* (Thèse, 1872). — Constantin Paul a réuni onze cas de ce rétrécissement ; Solmon en a recueilli neuf autres, ce qui lui a fait baser son travail sur vingt observations.

bruit est systolique; il remplace le premier bruit du cœur, qu'il couvre complétement. Ce bruit se prolonge, en outre, de manière à remplir le petit silence et couvre souvent le second bruit, qui est plus ou moins bien frappé. De plus ce bruit est souvent rude, et s'accompagne presque constamment d'un *frémissement cataire* perceptible à la main, et dont le maximum d'intensité correspond à l'orifice pul-

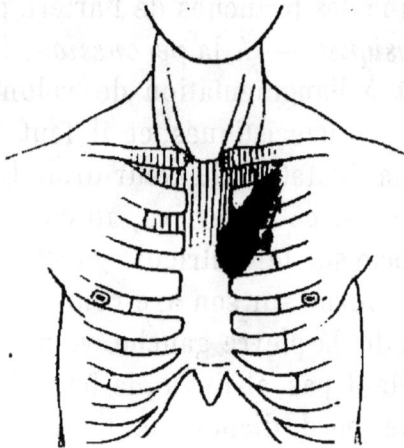

Fig. 93.
Localisation et propagation du souffle du rétrécissement de l'orifice
de l'artère pulmonaire.

monaire, c'est-à-dire à 2 ou 3 centimètres du bord gauche du sternum, dans le deuxième espace intercostal gauche (fig. 93). Mais ce qu'il y a de plus remarqnable, c'est la région dans laquelle il s'entend. Ce bruit couvre, en général, la région cardiaque, mais se prolonge d'une manière remarquable en haut et à gauche dans le sens de l'artère pulmonaire en se dirigeant vers la clavicule gauche, en outre que ce bruit diminue considérablement d'intensité au niveau de la bifurcation de cette même artère.

Solmon a trouvé, chez un malade, que ce souffle peut être entendu à plusieurs centimètres de distance des parois thoraciques. Il s'étend à toute la région du cœur. Lorsqu'il est très-prononcé, comme il voile le second bruit, on est obligé, pour percevoir ce dernier, d'appliquer le stéthoscope dans le troisième espace intercostal droit, assez loin du sternum. Le souffle s'entend peu dans les carotides; il arrive cependant quelquefois que le bruit de souffle est transmis à l'oreille bien loin de son foyer maximum avec une grande intensité; on l'entend à la pointe du cœur, dans l'hypochondre droit, dans les carotides, dans la région susclaviculaire, dans le dos; à ce dernier endroit il est même parfois assez intense pour couvrir les bruits pulmonaires (Constantin Paul).

Pour que ces bruits de transmission se produisent, il faut nécessairement qu'il y ait quelque chose de changé dans les conditions physiques des organes qui entourent l'orifice pulmonaire. Le bruit se propage vers le foie, par le ventricule droit hypertrophié; dans les carotides, dans le dos, par le poumon induré. Ce dernier organe est en effet souvent tuberculeux, et Constantin Paul a particulièrement insisté sur cette complication importante du rétrécissement de l'orifice de l'artère pulmonaire.

Un signe concomitant, malheureusement exceptionnel, a été rencontré encore par Solmon chez un des malades dont il a recueilli l'observation dans mon service à l'hôpital Lariboisière, lorsqu'il était mon interne. C'est un *soulèvement visible du deuxième espace intercostal gauche* à chaque systole du cœur. A ce niveau, le doigt percevait autre chose que le frémissement cataire; c'était un soulèvement absolument semblable à celui que produirait une tumeur rétrocostale. Il attribue avec raison ce signe à la dilatation singulière de l'artère pulmonaire, *au-dessus* et en aval de son rétrécissement, ce qui a été constaté par Constantin Paul, Philonze, Ch. Bernard, Solmon, etc. (1).

_____

(1) Le diamètre du tronc artériel était de 15 centimètres au niveau de

Diagnostic. — Le diagnostic de ces différents signes a été très-bien exposé par Constantin Paul et par Solmon. Ils rappellent la *péricardite*, le *rétrécissement aortique*, l'*anévrysme de l'aorte*, comme pouvant être confondus avec le rétrécissement de l'orifice pulmonaire par leurs signes physiques.

« Lorsqu'il y a péricardite avec épanchement, dit Constantin Paul, la matité précordiale pourrait en imposer pour une hypertrophie ventriculaire; mais alors l'épanchement éloigne le cœur de la paroi antérieure du thorax; les vibrations tactiles s'effacent, les bruits de frottement s'atténuent, puis disparaissent; le choc systolique, au lieu d'être violent comme dans l'hypertrophie, est amoindri et remplacé par un ébranlement ondulatoire. De plus, dans la péricardite avec épanchement, les changements de position du malade font varier les bruits. Rien de semblable dans le rétrécissement. Si la péricardite est sèche, on entend des frottements qui pourraient en imposer pour le souffle artériel.

» Je ne parle pas des cas où le frottement péricardiaque est tellement dur, tellement superficiel, qu'il est impossible de l'attribuer à une lésion valvulaire; mais il est des cas où le frottement est assez doux pour faire croire à un souffle « liquidien »; mais alors il correspond au siége des exsudats : il occupe presque toujours les points où la surface du cœur est en rapport plus direct avec la paroi thoracique, c'est-à-dire le troisième espace intercostal de chaque

l'ampoule qui donnait lieu au soulèvement du deuxième espace intercostal, dans le fait rapporté par Solmon. Il attribue cette dilatation à ce que l'artère pulmonaire étant, comme le dit Norman Chevers, un vaisseau flexible par son peu d'épaisseur et sa dilatabilité, on peut expliquer sa dilatation de la manière suivante. Cette dilatation n'ayant existé que dans les cas où il y a eu phthisie pulmonaire concomitante, c'est la condensation du poumon qui résiste à l'abord du sang; le ventricule hypertrophié ne se dilate pas en raison même de cette hypertrophie, tandis que l'artère pulmonaire, organe beaucoup moins résistant, cède à l'effort du sang.

côté du sternum et la partie correspondante de cet os. Son maximum n'est jamais au même endroit que le maximum du bruit pulmonal, le deuxième espace intercostal, à un ou deux centimètres à gauche du sternum. De plus, et c'est là le point principal, le bruit péricardiaque s'éteint à l'endroit où il est né, sans se propager à distance, tandis que toujours le souffle du rétrécissement s'étend dans la direction de l'artère.

» Le diagnostic avec l'anévrysme de l'aorte est simple lorsqu'il existe des phénomènes qui indiquent nettement la présence d'une tumeur intra-thoracique. On comprend cependant qu'une tumeur quelconque du médiastin pourrait comprimer l'artère pulmonaire, et donner lieu alors à des phénomènes d'une interprétation difficile; ce n'est du reste pas une vue de l'esprit. Les docteurs Carswell, Green et Stokes ont publié des observations dans lesquelles une tumeur comprimant l'artère pulmonaire avait produit la gangrène du poumon. Mais ce sont là des faits trop rares pour qu'on puisse, dans l'état actuel de nos connaissances, en préciser le diagnostic.

» Si l'anévrysme aortique retentit sur le cœur, il y produit une hypertrophie du ventricule gauche, qu'il est presque toujours facile de distinguer de l'hypertrophie du ventricule droit. Lorsqu'il y a dans l'anévrysme des pulsations ou un frémissement, leur siége le plus ordinaire est la partie supérieure du thorax, plus souvent même à droite du sternum. Les bruits stéthoscopiques de l'anévrysme ont leur maximum à droite du sternum, à la partie supérieure du thorax, le long de la colonne vertébrale, suivant que la dilatation porte sur l'aorte ascendante, sur la crosse, ou sur l'aorte thoracique. Ils se propagent dans les artères. La comparaison du pouls dans les deux radiales donne aussi de précieuses indications. »

Quant au rétrécissement de l'aorte, qui a pour caractère

commun avec le rétrécissement pulmonaire le frémissement et le souffle systolique à la base, il est facile de voir
qu'ils diffèrent sensiblement de part et d'autre. « Dans les
deux cas, en effet, dit Constantin Paul, le souffle a son
siège maximum dans le deuxième espace intercostal; mais,
dans le rétrécissement aortique, le maximum se trouve au
bord droit du sternum, tandis que dans le rétrécissement
pulmonaire il se trouve au bord gauche ou même plus à
gauche, à quelque distance du sternum. Le sens dans lequel se prolonge le bruit est encore plus différent. Dans le
rétrécissement aortique le bruit se prolonge en haut et à
droite, vers l'extrémité interne de la clavicule du même
côté. Tandis que le bruit du rétrécissement pulmonaire se
prolonge en haut et à gauche vers l'autre clavicule.

» D'autre part, dans le rétrécissement aortique, le bruit
va jusqu'à la clavicule et se prolonge au delà, dans les carotides, où il acquiert une grande intensité; il se prolonge
même dans l'aorte descendante. Dans le rétrécissement
pulmonaire, au contraire, le bruit s'arrête à la bifurcation
de cette artère, ne se prolonge pas jusqu'à la clavicule et
encore moins dans la carotide correspondante. » Cependant
Solmon fait remarquer qu'il peut y avoir un peu de doute
lorsque le poumon induré communique à une distance
assez grande de son point de départ le bruit né à l'orifice
pulmonaire; c'est ainsi qu'il a pu entendre nettement ce
bruit dans la carotide; mais, même dans ce cas, son intensité dans la carotide n'est pas du tout comparable à celle
du bruit aortique; du reste, il suffit de constater l'induration
du poumon pour se mettre en garde contre cette propagation du bruit pulmonal dans les carotides. On le voit donc,
les différents caractères de ce bruit permettent de reconnaître non-seulement un bruit artériel, mais encore il est
possible d'affirmer si ce bruit appartient à l'artère pulmonaire ou à l'aorte.

Cette symptomatologie appartient surtout, selon Constantin Paul, au rétrécissement qui siége sur les valvules sigmoïdes; elle est moins nette dans le cas de rétrécissement préartériel, et tout à fait confuse pour le rétrécissement qui siége sur les branches de l'artère.

Le diagnostic est quelquefois rendu plus difficile par les complications d'autres lésions valvulaires dans le cœur gauche. Ajoutons que le frémissement cataire ne peut en aucune façon éclairer le diagnostic; mais qu'il n'en est pas de même de ce battement isochrone à la systole qu'on remarque dans le deuxième espace intercostal, dans le rétrécissement de l'artère pulmonaire, et qui manque dans celui de l'aorte (Solmon).

Enfin il n'est pas rare que les malades présentent les signes généraux des cardiopathies, avec des pulsations qui dépendent de l'hypertrophie du ventricule droit consécutive à la lésion de l'artère pulmonaire.

Évolution. — Ce que j'ai dit, au début de cet article, sur le processus de cette lésion valvulaire indique le début de son évolution. Sa marche chronique est surtout remarquable par la fréquence du développement de la tuberculisation pulmonaire.

XXX

INSUFFISANCE DE L'ORIFICE DE L'ARTÈRE PULMONAIRE.

Cette affection est si bien une rareté pathologique, que certains observateurs prétendent qu'elle n'a jamais été constatée pendant la vie, indépendamment du rétrécissement du même orifice. Dans le petit nombre de faits observés et que l'autopsie est venu éclairer, on a trouvé qu'il y avait constamment une hypertrophie avec dilatation du ventricule droit, et par conséquent une matité précordiale. De plus il existait un signe d'auscultation particulier à cette insuffisance : un *souffle diastolique* doux, aspiratif, ayant selon Hope, une hauteur de ton qui n'a pas été vérifiée, et succédant au souffle systolique ventriculaire du rétrécissement pulmonaire, auquel on doit rapporter le frémissement cataire lorsqu'il existe. L'un et l'autre souffle ont le même siége maximum au niveau du deuxième espace intercostal

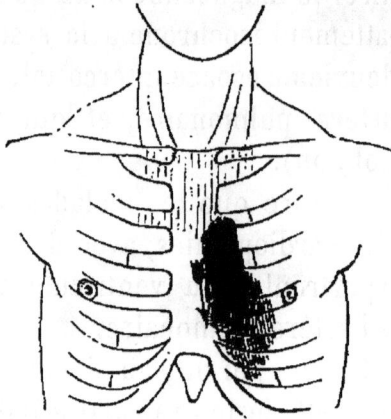

Fig. 94.

Localisation et propagation du souffle de l'insuffisance de l'orifice pulmonaire.

gauche. Le souffle diastolique, qui est le signe principal, a les mêmes caraetères d'expression que le souffle de l'insuffisance aortique; seulement il s'entend en descendant le long du sternum, dans le sens du ventricule droit, jusque vers le quatrième espace intercostal (fig. 94), sans se prolonger vers le cou, où l'on perçoit le second bruit normal. Ce dernier y manque lorsqu'il y a insuffisance aortique. Ajoutons que le pouls, au lieu d'être bondissant et dépressible comme dans cette dernière, a ses caractères normaux. Pour Maurice Raynaud, le souffle systolique ventriculaire ne serait pas toujours dû à un rétrécissement concomitant de l'orifice pulmonaire; il dépendrait de la même cause que certains souffles systoliques ventriculaires, observés aussi dans l'insuffisance aortique, et qui seraient dus, suivant Marey, à l'abaissement considérable de la tension artérielle occasionnée par le retour subit du sang.

Malgré la précision apparente de ces signes, l'extrême rareté de l'insuffisance de l'orifice pulmonaire, suivant la juste remarque de Stokes, fera hésiter le praticien à se prononcer d'une manière absolue. En tout cas, cette insuffisance est due aux lésions organiques des valvules sigmoïdes. Peut-elle dépendre d'un simple trouble fonctionnel, par suite d'obstacle pulmonaire au cours du sang, comme le pense X. Gouraud? Des faits cliniques probants n'ont pas encore répondu.

XXXI

RÉTRÉCISSEMENT DE L'ORIFICE AURICULO-VENTRICULAIRE DROIT OU TRICUSPIDIEN.

Cette affection est mal connue parce qu'elle est aussi rarement observée que la précédente (1). Elle est tantôt congénitale et rencontrée chez les enfants, et tantôt elle est acquise chez l'adulte. C'est principalement à la suite des affections du cœur gauche qu'elle se montre comme effet secondaire (2). Le rétrécissement tricuspidien n'est donc qu'une des manifestations d'affections complexes du

---

(1) Duroziez pense que le rétrécissement de la tricuspide est aussi fréquent que celui de la mitrale, sans toutefois l'avoir démontré.

(2) L'endocardite siégeant au ventricule gauche, cela est bien démontré aujourd'hui, peut se propager du côté droit du cœur, si elle siège au point de la cloison qui est dépourvu de fibres musculaires, et constitué par le simple adossement de l'endocarde gauche et droit. C'est ainsi que l'endocardite par propagation peut altérer la valvule tricuspide et la rendre insuffisante.

cœur; aussi les signes qui s'y rapportent, analogues à ceux du rétrécissement mitral, sont-ils fort obscurs, malgré cette ressemblance. Dans les faits rapportés par Duroziez à la *Société de médecine de Paris* (1868, 1869 et 1878), presque tous observés chez des femmes, l'insuffisance qui accompagnait le rétrécissement se manifestait par un *souffle en jet de vapeur* au niveau de la tricuspide, signe qui doit faire penser à une insuffisance organique. On est malheureusement forcé, dans l'état actuel de la science, de reconnaître qu'il n'a été constaté aucun signe de percussion ou d'auscultation qui ait pu faire diagnostiquer le rétrécissement de l'orifice tricuspidien. On ne peut même le soupçonner, lorsqu'il existe un souffle ou un frémissement cataire à l'extrémité du ventricule droit (à l'extrémité inférieure du sternum), ou bien lorsqu'il se produit du côté des jugulaires les soulèvements que j'ai rappelés à propos du rétrécissement mitral, et qui auraient lieu par un mécanisme analogue : par la contraction de l'oreillette hypertrophiée. Le choc veineux précèderait alors le choc carotidien.

XXXII

INSUFFISANCE DE L'ORIFICE AURICULO-VENTRICULAIRE DROIT OU TRICUSPIDIEN.

Cette lésion est la plus importante qui puisse siéger à l'orifice auriculo-ventriculaire droit. Quoique cette insuffisance soit, dans presque tous les cas, liée à d'autres affections du cœur, qui sont comme elle sous la dépendance de l'endocardite, elle n'est pas toujours une des conséquences de cette inflammation. Dans des cas exceptionnels, l'insuffisance tricuspidienne a été produite par la rupture des tendons de la valvule; mais la variété la plus importante est celle qui a lieu sans lésion de cette valvule. L'insuffisance tricuspide résulte, en effet, assez souvent de la dilatation prononcée du ventricule droit. C'est surtout avec le rétrécissement mitral que s'observe cette dilatation, par suite de la congestion pulmonaire passive qui résulte de la stase sanguine en amont de l'obstacle. On a considéré aussi l'insuffisance tricuspidienne comme une conséquence de la tuberculisation pulmonaire, plus souvent de l'emphysème du poumon, et enfin comme effet de certaines adhérences pleurales.

Dans les faits de ce genre, l'insuffisance est due, suivant Gendrin, à l'extension de la zone fibreuse du pourtour de l'orifice. Pour d'autres observateurs, elle serait produite par la tension exagérée des tendons valvulaires qui empêcherait les bords libres des valvules de s'accoler (Marc Sée). Je n'ai pas à discuter ici ces théories. Je dois seulement ajouter qu'un observateur anglais, King, a pensé (ce qui ne saurait être accepté) qu'il existait une insuffisance tricuspidienne *physiologique*, en se basant sur la fameuse expérience de Lover sur l'action des valvules auriculo-ventriculaires (1).

(1) L'expérience de Lower consiste à remplacer, sur le cadavre, l'impulsion sanguine par celle de l'eau. On enlève les deux oreillettes, on fait pénétrer deux tubes dans les ventricules par l'aorte et l'artère pulmonaire, qui sont liées sur les tubes, et l'on plonge le tout dans l'eau. A mesure que l'eau pénètre dans les ventricules, on voit les valvules auriculo-ventriculaires se soulever et combler les orifices ventriculaires. Mais cette occlusion, complète à gauche, est fréquemment incomplète à droite, où l'on voit des bulles d'air s'échapper, ce qui a fait admettre par King une insuffisance tricuspide physiologique, qui ferait de la valvule tricuspide une sorte de soupape de sûreté pour prévenir la congestion extrême des poumons. Marc Sée fait observer que s'il en était ainsi, le cœur serait un organe plus imparfait que la plus grossière pompe de nos jardins (*mém. cité*). On pourrait ajouter que l'insuffisance tient ici à l'absence de contraction des muscles papillaires et de tension des tendons de la valvule.

Signes physiques. — Dans l'insuffisance tricuspidienne,
la *percussion* révèle toujours la dilatation des cavités droites
du cœur, il y a alors une matité qui se perçoit surtout
transversalement et au niveau du sternum, qu'elle peut
même dépasser notablement à droite, en affectant une
forme carrée, sans abaissement sensible de la pointe du
cœur. Cette matité coïncide avec les signes d'un obstacle
dans la circulation veineuse; il y a en effet une stase considérable du sang, résultant de son retour ou de son arrêt,
qui a lieu de l'oreillette dans les veines caves, et surtout
dans la veine cave inférieure et ses dépendances.

L'*auscultation* fait entendre un bruit de souffle très-im-

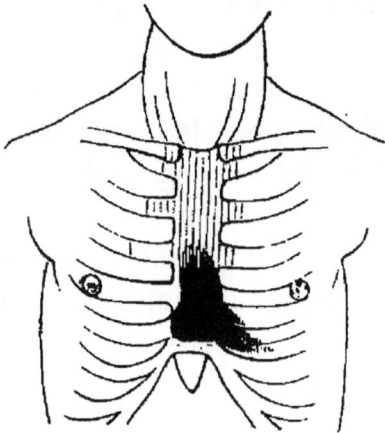

Fig. 95

Localisation du souffle de l'insuffisance
de l'orifice auriculo - ventriculaire
droit ou tricuspidien.

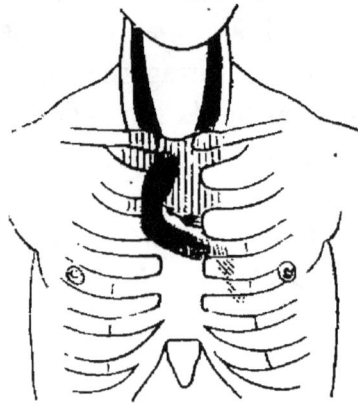

Fig. 96.

Localisation du souffle du rétrécissement
aortique.

portant à bien connaître; il existe aussi bien dans les insuffisances tricuspidiennes avec lésion de la valvule, que dans
celles qui sont sans lésion. Ce souffle n'a pas son maximum
à la pointe du cœur, mais vers les insertions des quatrième
et cinquième cartilages gauches du sternum, ou même au
niveau de cet os ou vers son bord droit, comme le montre
la figure 95. Il est systolique impulsif et présente des carac

tères qui varient suivant sa cause. Tantôt il est doux, et prolongé pendant le petit silence, ce qui a lieu dans les insuffisances sans lésions de la valvule ; tantôt au contraire il est rude, caractère qui coïncide avec les rugosités et les épaississements valvulaires qui sont la conséquence de l'endocardite. Durozicz l'a comparé à un jet de vapeur dans l'insuffisance qui accompagne le rétrécissement de la tricuspide. Pour bien entendre le souffle, il est nécessaire, comme pour la constatation de la plupart des souffles auriculo-ventriculaires, d'ausculter le malade couché sur le dos, ce souffle étant diminué ou supprimé dans la position droite. Comment expliquer cette atténuation du souffle tricuspidien dans la position assise ? Cuffer pense que cette atténuation ou suppression du souffle vient de ce que la pointe du cœur est a'ors refoulée en haut par le diaphragme, ce qui raccourcit le cœur et empêche la tension des valves de la tricuspide ; il en a vu la preuve dans le refoulement du diaphragme par une ascite qui produisit le même effet jusqu'à l'évacuation du liquide, chez une malade dont il a cité l'observation. Il appelle également l'attention sur l'influence de l'inspiration, pour faire réapparaître le souffle pendant la station assise. Cette réapparition du souffle serait due à la dilatation momentanée du ventricule droit du cœur, qui obéirait, en se dilatant, à la tendance au vide produite dans la cavité thoracique par les mouvements inspiratoires. Ces explications méritent l'attention ; si elles étaient contestées, il n'en pourrait être de même des faits d'observations qui leur servent de base, et qui font mieux connaître certaines irrégularités de manifestation du souffle tricuspidien.

La main, appliquée sur le point où siége ce souffle, aux insertions des cartilages de la troisième et de la quatrième côte au sternum, ressent quelquefois un léger frémissement cataire au niveau de la partie inférieure du sternum, et se percevant au moment du choc de cet organe. — Un

autre phénomène plus constant, et même caractéristique,
de l'insuffisance tricuspidienne, c'est l'existence du *pouls-
veineux*, ou du moins celle de la distension des jugulaires qui résulte de la stase sanguine dans les veines, tandis que le pouls veineux provient de la régurgitation systolique ventriculaire du sang dans l'oreillette droite et dans
la veine cave supérieure. A cette modification profonde de
la circulation se joint le signe d'auscultation de Bamberger.
Ce signe est perçu à la base de la veine jugulaire externe
au-dessus de la clavicule; il consiste en une *pulsation
brusque* au moment de la systole ventriculaire, et il serait
perçu immédiatement avant la production du pouls veineux.
Selon Bamberger, ce bruit de choc serait pathognomonique
de l'insuffisance tricuspidienne. Malheureusement il est difficile à percevoir, sauf chez les sujets maigres. Il s'entend
mieux du côté droit que du côté gauche, comme l'a fait
observer Maurice Raynaud. Mahot a publié un cas dans lequel le malade avait la conscience du claquement de ses
valvules jugulaires. Un autre signe rare, mais plus facile à
percevoir, et d'une valeur exceptionnelle quand il existe,
ce sont les *pulsations veineuses du foie* qui résultent de la
régurgitation sanguine dans la veine cave inférieure, pulsations qui pourraient exister, lors même qu'il n'y a pas de
pouls veineux jugulaire. A ce propos, je dois rappeler que
la récurrence du sang dans les veines caves supérieure et
inférieure ne se fait pas de même. Dans la veine cave supérieure, elle ne s'opère d'abord que dans les gros troncs veineux intra-thoraciques tant que fonctionne la valvule située
vers l'orifice des jugulaires à la base du cou; c'est seulement
lorsque cette valvule devient insuffisante par la dilatation
croissante des veines que la récurrence du sang se fait dans
les jugulaires. Dans la veine cave inférieure, il y a absence
de valvules jusqu'au niveau des veines iliaques; aussi la
récurrence sanguine s'y fait-elle sans obstacle, facilitée par

le fait de la position déclive (dans l'oreillette) de l'orifice de la veine cave inférieure, et, au niveau du foie, par la béance des veines sus-hépatiques. De là, avec l'ectasie veineuse plus ou moins considérable, ces pulsations du foie, si bien étudiées par Mahot, dans leurs conditions anatomiques et dans leurs caractères (1). Suivant lui, cette pulsation se perçoit lorsqu'on applique la main sur l'hypochondre droit et à l'épigastre. On sent, à chaque battement du cœur, une pulsation profonde soulevant largement la main; cette pulsation a son maximum au niveau du lobe gauche du foie. Ces pulsations se perçoivent immédiatement après le choc de la pointe du cœur et un peu avant la pulsation du pouls radial; elles sont simples, mais on ressent parfois une double pulsation.

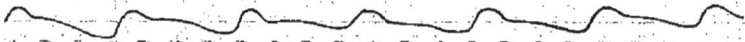

Fig. 97.

Tracé sphygmographique du pouls de l'insuffisance tricuspidienne.

Marey a fait remarquer que, dans l'insuffisance tricuspidienne, le pouls radial est régulier, sans présenter la petitesse qu'il offre dans l'insuffisance mitrale. C'est ce que montre la figure 97.

Les infiltrations séreuses, et l'ascite en particulier, sont

(1) Mahot, *Des battements du foie dans l'insuffisance tricuspide*. Thèse de Paris, 1869. Jusqu'à la publication de cet excellent travail, ces pulsations, constatées par Sénac (1778), Kreysig (1816), Seidel (1863) et Geigel (1864), étaient considérées comme l'effet du simple soulèvement du foie par les pulsations de l'aorte. Friedreich seul, en 1865, avait compris qu'il s'agissait d'une expansion du foie lui-même. En 1868, Maurice Raynaud signala ces battements avec expansion comme un des meilleurs signes de l'insuffisance tricuspide. C'est à cet appel que semble avoir répondu le docteur Mahot. Ajoutons que cette expansion bien démontrée du foie n'exclut pas son soulèvement par les battements aortiques dans certains cas, ainsi que Potain et Rendu l'ont démontré à l'aide du sphygmographe de Marey.

constantes avec l'insuffisance tricuspide (1), et se montrent beaucoup plus tôt que dans toute autre lésion des orifices.

Diagnostic. — La coïncidence de l'insuffisance tricuspide avec d'autres lésions des orifices du cœur étant habituelle, l'interprétation du signe fondamental, le souffle systolique impulsif, est souvent difficile, quand on ne constate pas d'une manière évidente les signes directs de la régurgitation du sang veineux : les pulsations du foie, le pouls jugulaire ou veineux, et le bruit de choc de Bamberger. On pourrait confondre l'insuffisance tricuspide avec le *rétrécissement aortique.* A la percussion, il y a, de part et d'autre, une matité étendue; et à l'auscultation, le souffle systolique impulsif existe dans les deux cas. Mais d'abord le siége maximum du souffle est bien différent : il occupe le bord gauche de la partie inférieure du sternum dans l'insuffisance tricuspide, et son bord droit supérieurement dans le rétrécissement aortique, comme le montrent les figures 95 et 96 mises en regard (p. 705). Ce qui différencie encore ces deux affections valvulaires, c'est la stase veineuse généralisée, qui accompagne l'insuffisance, et qui donne au malade une coloration plus ou moins foncée, violacée par places; tandis que, dans le rétrécissement aortique, la face est pâle, anémique plutôt que congestionnée.

L'insuffisance de l'orifice mitral, si souvent lié à son *rétrécissement*, a des signes qui ont une certaine analogie avec ceux de l'insuffisance tricuspide, et il est très-difficile de les distinguer sous ce rapport. On ne peut faire cette distinction que par les phénomènes concomitants : l'engorgement pulmonaire pouvant faire soupçonner que l'insuffisance est mitrale, et coïncide avec le rétrécissement mitral; et le

_____

(1) C'est à la suite de la ponction d'une ascite de cette espèce, que Mahot, chez sa première malade, a pu saisir le foie par son bord à travers les parois abdominales: il lui semblait qu'il tenait le cœur sous sa main, tant l'expansion du foie était bien caractérisée.

cortége des signes de régurgitation veineuse et d'engorgement généralisé des veines, dénotant d'une manière sûre
l'insuffisance tricuspidienne.

Évolution. — Cette insuffisance n'a pas une marche continue. Comme pour les autres affections valvulaires, ses
signes sont souvent passagers pour revenir plus tard. L'insuffisance tricuspide est en effet le plus souvent due à la
distension exagérée du ventricule droit; et elle cesse ou se
manifeste de nouveau par suite de la diminution de contractilité du cœur droit, ou de la reprise de son énergie.
C'est encore l'asystolie, l'asystolie momentanée qui intervient; et ce n'est qu'à la longue que l'insuffisance devient
continue et définitive. Les signes physiques révèlent alors
toute la gravité de l'affection due à l'asystolie permanente,
à l'engorgement veineux général, et aux conséquences qu'il
entraîne, principalement aux épanchements séreux, dont
l'ascite est le principal. L'asystolie permanente est alors
tellement liée à l'insuffisance de la valvule tricuspide, que
l'on a pu dire que cette insuffisance ouvre la porte à l'asystolie (Maurice Raynaud). D'un autre côté, Parrot a dénommé le souffle de l'insuffisance tricuspidienne *souffle
symptomatique de l'asystolie,* confondant ainsi la cause et
l'effet. On voit en définitive que, dans le diagnostic de l'insuffisance tricuspidienne, les phénomènes généraux et l'état
de la circulation périphérique ont autant de valeur que
l'exploration du cœur, dont il faut absolument les rapprocher.

La valeur pronostique des signes locaux de l'insuffisance
est subordonnée également aux phénomènes généraux et
aux progrès de l'asystolie.

II. — AFFECTIONS CARDIAQUES NON VALVULAIRES

XXXIII

CARDITE, MYOCARDITE.

Les anciens ont englobé sous le nom de cardite les affections inflammatoires de toutes les parties du cœur et même du péricarde. On le réserve aujourd'hui pour désigner l'inflammation du muscle ou des fibres musculaires cardiaques; la myocardite (1), l'endocardite et la péricardite ont été à juste titre décrites à part par Bouillaud.

La myocardite est partielle, et elle atteint principalement le ventricule gauche et la cloison interventriculaire. Elle se montre à l'état aigu dans le cours des *fièvres graves*, et se développe d'une manière latente et graduelle dans l'état chronique. Il résulte de la myocardite aiguë certains ramollissements, ou abcès du cœur, qui sont le point de départ, soit de *ruptures* ou de *perforation* de la cloison ou des parois de l'organe, soit d'*anévrysmes du cœur*. La *transformation graisseuse* est aussi une de ses conséquences, la seule appréciable même dans la myocardite chronique.

Je rappelle ces détails en raison des rapports utiles à connaître entre la myocardite et des lésions du cœur que ce rapprochement fait mieux apprécier. On voit que la myocardite est anatomiquement assez bien connue; mais elle est loin de l'être encore au point de vue des signes qui

---

(1) Aiguë ou chronique, la myocardite a été divisée en *parenchymateuse* et *interstitielle*, suivant qu'elle envahit les fibres contractiles ou la trame du tissu connectif.

l'accompagnent. Rien de net ne se dégage sous ce rapport des faits connus. Il y a même une forme syphilitique de myocardite admise par Lancereaux (1) en dehors des valvules, et ne donnant lieu à aucun signe stéthoscopique.

Desnos et Huchard ont été aussi loin que possible dans l'étude sémiologique des myocardites symptomatiques aiguës, sans pouvoir néanmoins en formuler l'ensemble avec une suffisante précision (2). Suivant eux, on peut diviser en deux périodes l'ensemble des signes physiques. La première (caractérisée par l'hyperhémie, avec un état granuleux de la fibre) se traduit par l'excitation et l'*impulsion énergique* du cœur, des *battements tumultueux*, un pouls fort et vibrant. La seconde période, qui répond à la dégénérescence graisseuse, est marquée par les signes d'un *affaiblissement du cœur* porté à un haut degré : les bruits sont sourds, surtout à la pointe ; les battements sont irréguliers et intermittents ; le pouls est faible, inégal et ondulant. De plus, il y aurait un désaccord manifeste entre les battements du cœur et les pulsations artérielles, et l'on constaterait un *souffle* doux, profond, diffus, non permanent, perçu d'abord à l'orifice mitral, puis à l'orifice auriculo-ventriculaire droit. Quand l'adynamie cardiaque a atteint son maximum, le murmure disparaîtrait (3).

(1) Lancereaux, *Traité histologique et pratique de la syphilis.* 1866, p. 384.

(2) Desnos et Huchard, *Des complications cardiaques dans la variole, et notamment de la myocardite varioleuse* (*Union médicale*, 1870). Voyez aussi, dans les *Archives de physiologie* de 1870, l'*Étude sur les myosites symptomatiques* de Hayem, et l'article CARDITE de J. Parrot dans le *Dictionnaire encyclopédique.*

(3) Suivant Hope, la *brièveté du premier bruit du cœur*, converti en un simple claquement, serait un bon signe du ramollissement du cœur atteint de cardite.

XXXIV

PÉRICARDITE. — HYDROPÉRICARDE.
HYDROPNEUMOPÉRICARDE.

Ces trois affections demandent une étude particulière.

Péricardite. — L'inflammation de la séreuse extra-cardiaque n'était pas anciennement connue. Elle est primitive ou secondaire, aiguë ou chronique (1), et le plus souvent la conséquence du rhumatisme articulaire aigu, comme l'endocardite, avec laquelle elle coïncide assez fréquemment. Son diagnostic est basé sur des symptômes aujourd'hui bien connus, parmi lesquels les signes fournis par l'*inspection* de la poitrine, la *palpation*, la *percussion* et l'*auscultation* sont certainement les plus importants. Ils résultent des exsudats pseudo-membraneux, et de l'épanchement qui occupent l'intérieur du péricarde.

Signes physiques. — L'*inspection* de la région précordiale fournit un signe de grande valeur, qui est malheureusement exceptionnel. C'est une voussure due à l'épanchement péricarditique, et qui est d'autant plus prononcée que cet épanchement est plus abondant. C'est une saillie ovalaire, s'étendant de la troisième ou la deuxième côte gauche à la huitième ou neuvième. Sa surface présente un effacement des espaces intercostaux, et ses bords ont des limites vagues (2). Elle a pour caractère d'augmenter et de

----

(1) Il est inutile de traiter à part de la péricardite chronique, ses signes *physiques*, à part leur évolution plus lente, étant analogues à ceux de la péricardite aiguë.

(2) Suivant Gendrin, ce ne serait pas à l'épanchement que serait due la voussure précordiale, mais à la paralysie des muscles intercostaux

diminuer avec les progrès et la résolution de l'épanchement.

La *palpation* fait constater quelquefois à la région précordiale le *frottement* intra-péricardiaque, et, s'il y a un
épanchement abondant, la *diminution* ou l'*absence* des
battements du cœur. Quand l'épanchement est médiocre,
la main peut sentir le frottement si le malade est couché sur le dos, et l'éloignement des bruits s'il est assis ou
levé.

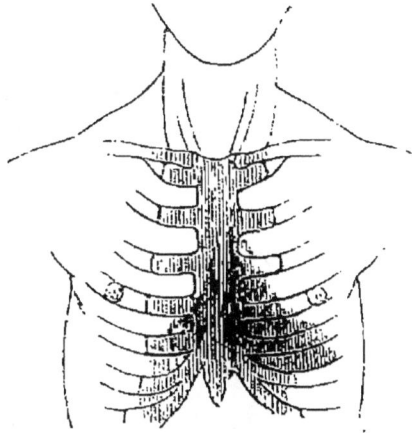

Fig. 98.
Matité due à l'épanchement du péricarde.

Percussion. — Elle fournit, au niveau de la région précordiale, une *matité* très-étendue, et dont la valeur sémiologique est très-grande. Cette matité occupe la place de
la voussure quand elle existe; et de plus elle a une forme
particulière (fig. 98) qui a été signalée par Piorry. Son
maximum se trouve au niveau du cartilage de la troisième
côte; sa limite inférieure est large, elle peut s'étendre à

et de la partie antérieure du diaphragme. Il croit avoir observé que la
saillie se montre avant que l'épanchement soit assez prononcé pour produire par lui-même la voussure (*ouv. cité*, p. 470). Il est très-probable
que Gendrin s'en sera laissé imposer par les saillies physiologiques
sterno-mamelonaires que j'ai décrites.

gauche jusqu'à une ligne abaissée du creux axilliaire, et à droite au bord droit du sternum. Cette largeur diminue en remontant, de manière à être pyramidale. Le décubitus à droite ou à gauche en fait varier les limites latérales qui, suivant Piorry, se déplacent vers le côté sur lequel le malade est couché (1).

Nous venons de supposer l'existence d'un épanchement péricarditique abondant; mais la matité n'est plus la même si l'épanchement est peu considérable. Cette matité peut occuper alors seulement la partie déclive de la région précordiale dans la position droite ou assise, puis disparaître dès que le malade est couché sur le dos, par suite du déplacement du liquide d'avant en arrière dont j'ai parlé tout à l'heure à propos de la palpation. Il est donc indispensable de percuter le malade couché, et ensuite assis, dans tous les cas où l'on recherche s'il existe ou non un épanchement dans le péricarde.

Auscultation. — L'auscultation révèle *l'absence du murmure respiratoire* dans toute l'étendue de la région précordiale, par suite du refoulement du poumon par l'épanchement. En même temps les *battements du cœur* sont d'autant *plus sourds*, plus atténués, plus lointains que la couche du liquide interposée entre le cœur et la paroi thoracique est plus épaisse. Si l'épanchement est médiocrement abondant, on peut percevoir cette atténuation des bruits du cœur dans la position assise du malade, tandis que dans le décubitus horizontal les bruits du cœur reprennent leur intensité normale. Il n'est pas rare de constater en même temps des *irrégularités* et des *intermittences* dans le rhythme des bruits cardiaques (2). De

(1) Bouillaud croit que la tuméfaction fluxionnaire du cœur peut contribuer, dans quelques cas, à produire une matité, lorsque l'épanchement est peu considérable: Cette matité sans épanchement aurait nécessairement une forme ovoïde comme celle de l'hypertrophie.

(2) Ces derniers phénomènes d'auscultation ne dépendent pas, sui-

plus, on a signalé, comme dépendant de l'augmentation
d'énergie des systoles cardiaques, un *bruit de souffle* à la
base du cœur (Hope), attribué par Bouillaud à l'endocardite. C'est un signe d'autant plus douteux qu'il pourrait
être confondu avec un bruit de frottement limité à la base.

Le bruit de *frottement* est un des signes les plus importants de l'auscultation dans la péricardite. On le perçoit,
quand la péricardite est sèche, dans les différents points de
la région précordiale, ou dans les parties du péricarde
non envahies par le liquide dans les cas d'épanchement :
vers la base, si l'épanchement occupe seulement la partie
inférieure du péricarde ; et en avant lorsque le malade est
couché, si le liquide se porte en arrière. Hache a constaté
le frottement se manifestant avant et après le développement de l'épanchement, qui interrompait la manifestation
de ce signe pendant toute sa durée (1).

Les caractères de ce frottement sont très-variés et, comme
les bruits anomaux du cœur, doux (frôlement) ou rudes
(comme les bruits de râpe, de scie). Ils présentent, lorsqu'ils
sont bien accentués, une sécheresse imitant le froissement
du parchemin ou le *bruit de cuir neuf.* Tantôt le frottement se produit au moment de la systole, et tantôt pendant
la diastole. Dans ce dernier cas, il a des caractères plus
nets, et c'est surtout lorsque se succèdent des saccades
irrégulières en dehors des bruits du cœur qu'il est très-
caractérisé. C'est à tort que l'on a nié l'isochronisme isolé
du bruit de frottement avec la diastole. J'ai vu un malade
chez lequel deux saccades étaient perçues immédiatement
après les deux bruits du cœur, à chacune de ses révolutions.
Il est évident que, dans les cas semblables, le frottement

---

vant Stokes, de la compression du cœur, comme on l'a dit, mais de l'influence de voisinage de l'inflammation sur les fibres musculaires de
l'organe.

(1) Hache, *Mémoire sur la péricardite* (Arch. gén. de méd., 1835).

se produit pendant que le cœur glisse contre le feuillet pariétal du péricarde pour reprendre sa place pendant la diastole.

Dans son déplacement systolique brusque, tantôt le frottement rapide peut se faire sans bruit, ou bien son bruit est annihilé par ceux du cœur; et tantôt les deux bruits sont entendus simultanément, et alors si le bruit de frottement est léger il peut être pris pour un souffle intra-cardiaque.

Diagnostic. — Les signes physiques de la péricardite constituent les éléments fondamentaux de son diagnostic. La matité, avec sa forme spéciale, est caractéristique, surtout lorsqu'elle se déplace par les mouvements; elle ne saurait être confondue avec la matité de l'*hypertrophie.* — Celle de l'*hydro-péricarde,* pourrait prêter à la confusion si, dans cette affection secondaire, il n'y avait pas absence de la douleur précordiale due à la péricardite, et s'il n'existait pas des épanchements d'autres séreuses révélant un enrayement de la circulation générale au niveau du cœur, ou une maladie de Bright.

Un *épanchement pleurétique* gauche peut envahir la région précordiale; mais la distinction est facile à faire en pareil cas, le cœur étant refoulé vers le bord droit du sternum, où sont perçus très-nettement les bruits de cet organe à l'auscultation. A peine est-il besoin de rappeler que l'on a signalé une *ascite considérable* comme pouvant produire une matité précordiale en refoulant le diaphragme. On ne saurait, en pareil cas, attribuer la matité à un épanchement du péricarde. Des *tumeurs* pourraient aussi donner lieu à une matité qui serait toutefois facile à distinguer d'un épanchement du péricarde; car leur évolution particulière, et le déplacement du cœur qui en résulterait, mettraient sur la voix du diagnostic.

Le bruit de frottement concomitant des bruits cardiaques

peut ne pas présenter de caractère expressif différent d'un
souffle, en se produisant soit pendant le premier bruit du
cœur, soit pendant le second, ou pendant les deux à la fois.
Ce frottement est seulement plus superficiel que les bruits de
souffle ; mais c'est une nuance souvent difficile à saisir. Cette
distinction, qui est de la plus grande importance, sera facilitée par la localisation plus limitée du bruit de frottement,
localisation remarquable en ce que le signe ne s'étend pas
habituellement aux parties circonvoisines, comme les souffles
cardiaques. Il est limité dans des points de la région précordiale *au delà desquels on perçoit les bruits du cœur
avec leurs caractères normaux.* Les souffles cardiaques,
au contraire, s'étendent plus ou moins loin, en s'affaiblissant dans les parties voisines. Si le frottement siége à la
pointe du cœur, on perçoit les bruits du cœur très-purs en
se rapprochant du sternum (1).

Évolution. — Les signes de la péricardite offrent dans
leur marche des particularités utiles au diagnostic. La
croissance et la décroissance de la voussure et de la matité ;
l'apparition du frottement, disparaissant avec le développement de l'épanchement, et revenant lorsqu'il est résorbé,
pour persister ensuite indéfiniment si des adhérences ne
se forment pas entre les deux feuillets du péricarde, sont
des particularités très-importantes lorsqu'on a affaire à une
péricardite aiguë. Lorsque les signes de résolution se
montrent, il est évident qu'ils concourent à faire porter un
pronostic favorable, de même qu'ils doivent influer sur la
direction du traitement.

(1) La *mensuration* ne fournit pas habituellement de signes utiles
dans le cours de la péricardite. Dans le petit nombre de faits dans lesquels je l'ai employée, elle m'a fait constater l'ampliation thoracique
générale de l'hyperhémie pulmonaire que l'on retrouve ici comme dans
toute affection intra-thoracique fébrile. Chez deux malades, la mensuration m'a révélé une rétrocession annonçant la résolution de la péricardite avant les autres signes.

ADHÉRENCES DU PÉRICARDE. — Les adhérences *partielles* des deux feuillets du péricarde ne donnent lieu à aucun trouble fonctionnel ni à aucun signe physique. Quant aux *adhérences générales* de la séreuse cardiaque, il semblerait que les symptômes en devraient être bien établis par suite des troubles présumés qu'elles doivent apporter au fonctionnement de l'organe central de la circulation; malheureusement il n'en est pas ainsi, et les opinions les plus contradictoires ont été produites à ce sujet. Hope attribue à ces adhérences les mêmes symptômes qu'à l'hypertrophie du cœur, hypertrophie qui, suivant lui, serait constamment liée à ces adhérences généralisées; les battements du cœur auraient lieu à leur place ordinaire, quoique l'hypertrophie doive faire battre la pointe plus bas, et il y aurait un mouvement de *ressaut du cœur*, une *secousse brusque* à chaque battement, par suite de la gêne éprouvée par le cœur dans ses contractions. Gairdner a constaté qu'il n'y a pas toujours hypertrophie concomitante comme le pensait Hope. Jaccoud a fait la même remarque; mais Stokes a trouvé qu'il y avait atrophie du cœur dans certains cas. Forget attribue aux adhérences des troubles fonctionnels graves de maladies du cœur, en reconnaissant qu'aucun signe n'est pathognomonique.

On n'a pas vérifié les deux signes particuliers signalés par Hope, et l'on a nié à tort l'existence d'un signe considéré comme positif par Heim et Sanders, et qui consiste en une *rétraction* qui se produirait, à chaque contraction cardiaque, immédiatement *au-dessous des derniers cartilages costaux du côté gauche*. Cette rétraction est attribuée à l'adhérence de la pointe du cœur au péricarde, et de celui-ci au diaphragme, lequel se trouverait entraîné à chaque systole. Quoique Laennec, Hope, Bouillaud, Stokes, n'aient rien observé de semblable, il ne s'ensuit pas que ce signe ne se produise pas dans des conditions particulières.

Skoda, qui a observé une rétraction analogue *au niveau des espaces intercostaux*, lorsqu'il y a simultanément des adhérences du péricarde et de la plèvre au même niveau, admet le signe de Sanders, mais seulement lorsque l'adhérence généralisée du péricarde coïncide avec la position verticale du cœur. Quoiqu'il en soit de la cause prochaine du phénomène, il est certain que, lorsqu'il existe, il a une grande valeur pour faire diagnostiquer les adhérences des feuillets du péricarde. C'est ainsi que Jaccoud a pu reconnaître l'existence de cette lésion (1), qui a été trouvée à l'autopsie du malade. Plus récemment enfin Desnos a diagnostiqué une symphyse cardiaque, qui fut vérifiée par l'autopsie, à une ondulation de l'épigastre qui se déprimait à chaque systole (2).

Le professeur Bouillaud a fait remarquer que la main ou l'oreille, appliquées sur la région précordiale, font reconnaître que le cœur ne se meut pas aussi librement que dans l'état normal, que ses battements sont en quelque sorte embarrassés, et que sa pointe ne frappe plus la poitrine par un coup net et bien détaché.

Hydropéricarde. — Les signes physiques de l'hydropéricarde sont les mêmes que ceux de l'épanchement péricarditique, si ce n'est qu'il n'y a pas de signes anomaux proprement dits, des bruits de frottement par exemple.

Hydropneumo-péricarde. — L'épanchement dans le péricarde d'un fluide gazeux n'a jamais été observé sans qu'il y eût en même temps du liquide dans la séreuse péricardiaque. Jaccoud a pu rassembler cinq cas de cette rare affection (3). Elle est le résultat d'un traumatisme

(1) *Bull. de la Soc. anat.*, 1858, et *Gaz. hebd.*, 1861.
(2) *Bulletin de la Soc. anat.*, 7 juin 1878.
(3) Ces cinq cas sont empruntés à Stokes, Soraner, Graves, M'Dowel et à Tutel (*Clinique médicale de Graves*, t. II, note, p. 269).

(Bricheteau), et en dehors de cette cause, les gaz proviennent des produits inflammatoires épanchés dans le péricarde, ou d'une perforation de la membrane fibro-séreuse
du péricarde, par laquelle s'y épanche un fluide gazeux provenant du poumon, de l'œsophage ou de l'estomac. C'est
donc dans des cas rares de péricardite et dans le cours
d'affections chroniques graves des organes pulmonaires ou
digestifs, que le médecin pourra rencontrer cette affection
secondaire, exceptionnelle par sa rareté.

Aux signes indiqués par Laënnec et par Bouillaud, la *résonnance tympanique* à la percussion de la région précordiale, le bruit de *fluctuation*, de *roue de moulin*, Jaccoud a ajouté *l'affaiblissement des bruits* du cœur, et un
tintement ou un *gargouillement à timbre métallique*.

Duchek, Jaccoud, Besnier ont fait connaître les résultats
trompeurs de la percussion, qui peut donner une matité
peu étendue avec un hydropéricarde considérable, ou au
contraire fournir une matité considérable avec l'état sain du
cœur et du péricarde, les poumons étant, dans ce dernier
cas, entraînés et maintenus en dehors par des adhérences,
et le cœur se trouvant dès lors en contact direct avec une
grande étendue de la paroi thoracique.

XXXV

HYPERTROPHIE DU CŒUR (1).

L'hypertrophie du cœur est le plus souvent secondaire, et
la conséquence de lésions valvulaires ; plus rarement cette

---

(1) Je ne consacre pas d'article particulier à l'atrophie du cœur : c'est
une affection purement anatomique. Aussi est-ce une idée simplement
théorique que de conseiller d'employer la percussion pour la constater.
Les symptômes de l'atrophie se confondent d'ailleurs avec ceux des autres lésions cardiaques qu'elle accompagne.

hypertrophie est due à des rétrécissements congénitaux ou acquis de l'aorte ou de l'artère pulmonaire, aux anévrysmes et aux athéromes de l'aorte, à des déformations de la poitrine, ou à diverses affections chroniques des poumons ou des plèvres.

Dans ces différentes conditions, l'hypertrophie s'effectue en amont d'un obstacle au cours du sang : au niveau du ventricule gauche dans les rétrécissements de l'orifice aortique, ou de l'aorte elle-même; au niveau de l'oreillette gauche dans le rétrécissement mitral, ou du ventricule droit, dans les altérations pulmonaires. Parmi ces dernières, l'emphysème est une cause fréquente d'hypertrophie cardiaque sans lésions des orifices; on la rencontre aussi dans les derniers mois de la grossesse (Lanker, Ménière, Blot). Maurice Raynaud est porté à attribuer l'hypertrophie cardiaque de la grossesse « à la tension de l'aorte occasionnée par la compression que l'utérus gravide exerce sur la partie inférieure de ce tronc et sur les artères iliaques ». Depuis 1869, Albult, Dacosta, Thurn, Myers et Fraenzel, ont admis une hypertrophie primitive due à la marche forcée chez les soldats. Enfin le docteur Traube a insisté sur la coïncidence de la maladie de Bright et de l'hypertrophie du cœur, sans que l'on admette généralement avec lui que cette dernière soit la conséquence de la tension exagérée du sang dans l'aorte, jusque dans le ventricule gauche.

Marey a expliqué l'hypertrophie du cœur des vieillards par la diminution, avec le progrès de l'âge, de l'élasticité des vaisseaux qui, selon lui, favorise l'action du cœur.

Il est nécessaire de rappeler ces conditions si diverses, pour que l'on sache dans quelles circonstances on aura à constater l'existence de l'hypertrophie cardiaque.

Signes physiques. — On a attribué à l'hypertrophie qui m'occupe une voussure précordiale sensible à l'*inspection*. C'est Sénac qui, au dernier siècle, l'a signalée dans les cas

d'hypertrophie considérable du cœur (1). J'ai déjà rappelé
que cette voussure a la plus grande ressemblance avec la
saillie physiologique sterno-mamelonnaire gauche, si fréquente dans l'état sain ; c'est donc avec réserve que l'on devra attribuer la dilatation précordiale à l'hypertrophie, dont
on ne saurait d'ailleurs dénier l'influence. On l'admettra sans
hésiter si l'on a antérieurement constaté la conformation
régulière de la poitrine. On n'oubliera pas d'ailleurs que la
saillie due à l'hypertrophie peut facilement être confondue
non-seulement avec celle des individus sains, mais encore
avec la voussure relative d'un rétrécissement pleurétique
du côté antérieur droit ou avec une saillie produite par un
emphysème pulmonaire antérieur.

Percussion. — Dans l'hypertrophie générale, le cœur
donne, à la *percussion*, une *matité* beaucoup plus étendue
que dans l'état sain, parce qu'il refoule les bords antérieurs
des poumons, et que sa paroi antérieure se met en rapport
avec les parois thoraciques dans une plus grande étendue.
Il en résulte que la matité, qui est de 4 à 6 centimètres
dans l'état normal (Bouillaud), occupe une étendue triple
ou quatre fois plus considérable. L'augmentation de volume
du cœur ayant lieu en tout sens, lorsque la poitrine est
étroite et que la matité est considérable, elle s'étend en
dehors à gauche jusqu'au niveau de l'aisselle. Dans les cas
moyens, cette matité a des limites simulant un ovale à large
extrémité inférieure (fig. 99), et dirigée obliquement de
droite à gauche et de haut en bas, au lieu de la forme
triangulaire à base supérieure que présente cet organe
sain. Le doigt qui percute sent une résistance prononcée
qui tient à la densité de l'organe hypertrophié. A l'*application de la main* à la région précordiale, on perçoit une

(1) Sénac, *Traité de la structure du cœur, de son action et de ses
maladies,* 1778, t. I.

impulsion énergique de la pointe du cœur, soulevant les parois thoraciques au niveau du 6ᵉ, du 7ᵉ ou du 8ᵉ espace intercostal, où le choc de la pointe est quelquefois visible. — Le pouls a aussi des pulsations énergiques.

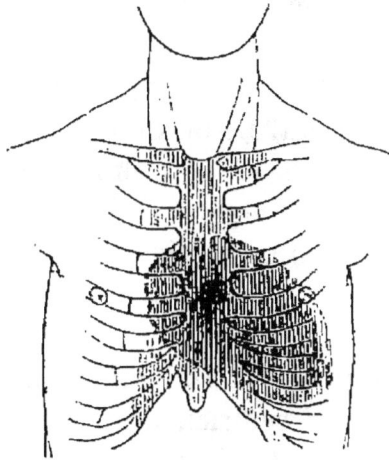

Fig. 99.

Matité de l'hypertrophie du ventricule gauche.

Auscultation. — L'oreille appliquée sur la région précordiale est fortement soulevée par cette impulsion du cœur, et suivant Skoda cette énergie d'impulsion s'exerce dans une limite moindre de va-et-vient que dans le fait de palpitations ordinaires, par suite du volume exagéré du cœur, dont l'épaisseur plus grande lui laisse moins de retrait pendant la diastole. Quoi qu'il en soit, on peut entendre, à l'auscultation, des bruits anomaux qu'il faut se garder d'attribuer en bloc à l'hypertrophie; le *cliquetis métallique* de Laennec est dans ce cas. Les bruits d'auscultation dus à cette affection sont très simples : le premier bruit du cœur n'a pas une intensité qui soit en rapport avec la contraction systolique énergique du cœur : au contraire, ce premier bruit est sourd; mais il est plus prolongé que dans l'état normal, et il se propage dans une plus grande étendue.

Le second bruit est en général aussi moins clairement entendu.

Il y a des *hypertrophies partielles* du cœur. Celle qui est bornée au ventricule gauche présente les signes que je viens de rappeler; mais l'hypertrophie limitée au ventricule droit offre des particularités intéressantes à connaître. Ainsi la matité précordiale, lorsqu'elle est étendue, dépasse le bord droit du sternum et peut même atteindre le voisinage du mamelon droit. Le maximum des bruits du cœur se perçoit en outre vers le bord droit du sternum comme l'a indiqué Laennec. Selon Friedreich, le second bruit s'entendrait plus accentué au niveau de l'insertion au sternum du 3e cartilage gauche, ou dans le 3e espace intercostal.

L'hypertrophie de l'oreillette, qui accompagne ordinairement l'hypertrophie ventriculaire, mais qui prédomine dans certains cas de rétrécissement auriculo-ventriculaire, n'a pas de signes directs manifestes. Les bruits obscurs du cœur en haut du sternum et sous la clavicule, indiqués par Laennec, à la place des battements normaux éclatants perçus dans la même région, n'ont pas, de l'avis de plusieurs observateurs, la valeur qu'il leur a attribuée. Maurice Raynaud regarde comme plus importante l'existence de battements isolés à la base du cœur, distincts de ceux de la pointe, et se manifestant un peu avant eux. Ce signe serait d'ailleurs très-rare, ce qui lui ôte une grande partie de son importance. L'oreillette droite hypertrophiée, en se contractant plus énergiquement que dans l'état sain, peut en outre produire une dilatation des jugulaires par arrêt systolique du sang veineux (pouls pseudo-veineux).

Dans la pratique, il n'est pas toujours facile de pouvoir utiliser les signes en apparence caractéristiques de l'hypertrophie. Des bruits anomaux valvulaires concomitants, et l'état emphysémateux des poumons, tendent surtout à obscurcir ce diagnostic. — On peut d'ailleurs confondre les signes de l'hypertrophie avec ceux de la *dilatation du cœur*, comme nous le verrons ci-après. Une matité étendue au niveau de la région précordiale existe aussi dans les *épanchements du péricarde*, et quoique, dans ce dernier cas, la forme pyramidale à base inférieure de cette matité diffère de la forme ovoïde de la matité de l'hypertrophie, il n'est pas toujours facile de saisir cette différence. Il est vrai que l'impulsion énergique du cœur fait absolument défaut dans les cas d'épanchement du péricarde ; cependant de part et d'autre les bruits sont amoindris à l'auscultation. Suivant Gubler, lorsqu'on perçoit le choc de la pointe du cœur, avec l'épanchement, on le trouve au-dessous de la limite inférieure de la matité. — Quand la matité de l'hypertrophie cardiaque est considérable et s'étend en dehors du côté gauche, on peut croire à un *épanchement pleurétique*, dont l'absence est cependant reconnue avec un peu d'attention ; car l'hypertrophie fournit une obscurité de son plus prononcée en avant qu'en arrière, où elle fait défaut, ce qui est le contraire dans la pleurésie avec épanchement, qui a d'ailleurs des signes particuliers. — Enfin, on a signalé la matité d'un *anévrysme de l'aorte* comme pouvant être prise pour celle d'une hypertrophie cardiaque. Il suffira cependant de limiter cette matité qui, dans le cas d'anévrysme, occupera une position plus élevée, pour la distinguer de celle due à l'hypertrophie cardiaque.

Évolution. — Cette hypertrophie est presque toujours consécutive à une affection valvulaire du cœur, comme on a pu le voir. A l'état simple, elle est souvent la conséquence de l'emphysème pulmonaire. Son développement est toujours très-lent, et l'intensité de ses signes varie suivant le moment de l'exploration.

XXXVI

DILATATIONS DU CŒUR.

Le cœur se dilate avant de s'hypertrophier; mais cette dilatation est alors compensée par l'épaississement des parois du cœur. Il en est autrement lorsque l'organe manque d'énergie pour résister à sa dilatation par suite de la tension du sang qui encombre ses cavités; alors la dilatation avec amincissement parfois extrême de ses parois se produit. Elle porte en particulier sur le cœur droit, dont la cavité peut considérablement être dilatée, et ses parois s'amincir comme une membrane. Alors le cœur, dans les cas extrêmes, va jusqu'à remplir la moitié de la cavité thoracique. Il s'étend en largeur en forme de besace, repoussant les poumons, se mettant en rapport avec le sternum et les cartilages costaux, et refoulant parfois le diaphragme au point de venir faire une saillie à l'épigastre.

Signes physiques. — Dans la constatation des signes physiques qui révèlent cette affection, il est nécessaire de se rappeler que les dilatations du cœur peuvent être dues aux affections pulmonaires aiguës, mais surtout chroniques, qui enrayent la circulation cardio-pulmonaire (1).

Signes physiques. — A la *percussion*, le cœur dilaté fournit une *matité* qui s'étend en largeur, débordant le sternum à droite où, dans les cas extrêmes, elle remonte jusqu'à la clavicule, et descend aux environs de la 7e côte. La forme de cette matité moyenne est à peu près carrée

(1) Certaines bronchites ou pneumonies, surtout l'emphysème pulmonaire et la stéatose du cœur, en sont les principales causes. La dilatation est favorisée par la faiblesse générale dans les maladies chroniques et dans les cachexies.

(fig. 100), le cœur ayant subi en largeur une augmentation plus considérable que dans le sens du diamètre vertical. En théorie, l'on dit que cette matité, signe important de la dilatation du cœur, s'accompagne d'une résistance moindre sous le doigt que celle de l'hypertrophie cardiaque; mais en pratique c'est une nuance difficile à bien saisir, et d'ailleurs d'une valeur secondaire.

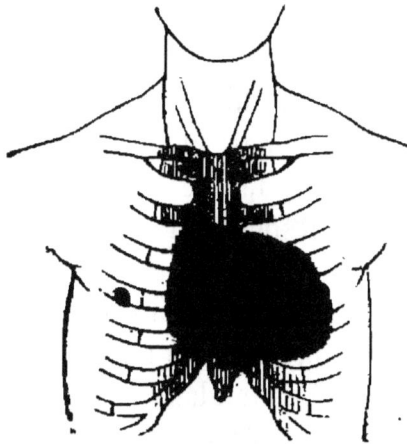

Fig. 100.

Matité de la dilatation du ventricule droit.

La *palpation* démontre que la pointe du cœur bat au-dessous du 5° espace intercostal gauche, et que son impulsion est faible et diffuse.

A l'*auscultation*, les signes perçus sont ceux de l'asystolie, lorsqu'il n'existe pas d'hypertrophie compensatrice. Cela tient à ce que les fibres musculaires du cœur sont trop faibles pour refouler le sang qui encombre forcément les cavités dilatées. Il y a une *diminution d'intensité* des bruits du cœur, qui sont en même temps d'une *tonalité élevée*, claire, et parfois comme *métallique*. Les bruits cardiaques, limités, sont entendus surtout à leur point d'origine, ce qui fait que le second bruit s'entend très-difficilement à la base du cœur. Le pouls est petit et faible comme

les bruits du cœur. Cette dilatation, portant sur le cœur
droit, distend ses orifices, et il n'est pas rare qu'il y ait
en même temps une *insuffisance tricuspidienne*, se caractérisant par un souffle au premier bruit au niveau de
la base du cœur, souffle perçu surtout pendant le décubitus, et pouvant augmenter d'intensité au moment des
mouvements inspiratoires. Sa signification n'est pas douteuse quand avec lui on observe la pulsation visible des
veines jugulaires (pouls veineux) (1). Certains observateurs
cependant ont pensé que l'impulsion systolique était trop
faible pour produire ce souffle.

Diagnostic. — Ces signes, qui n'existent jamais seuls,
sont souvent difficilement dégagés de l'ensemble des signes
physiques qui résultent des lésions des orifices, et des
affections d'où procède habituellement la dilatation cardiaque. A plus forte raison sera-t-il difficile de reconnaître,
à l'aide de la percussion, la partie du cœur qui est affectée
de dilatation. La matité s'étendant à droite ou en haut de
préférence est un signe différentiel trop vague pour être
facilement utilisé. Une oreillette, surtout la gauche, peut
acquérir un volume énorme, donnant lieu à une matité
difficile à interpréter. Il peut en résulter l'abaissement des
orifices du cœur, et par suite de la pointe de l'organe.

La dilatation peut être confondue avec l'*hypertrophie* du
cœur, à moins que celle-ci ne soit très-prononcée. Dans la
dilatation, la matité est de forme carrée, les battements du
cœur sont faibles ainsi que l'impulsion et le pouls; le bruit
systolique est bref. Dans l'hypertrophie au contraire, la
matité a une forme ovoïde, l'impulsion est énergique, le
pouls plein et dur, et le bruit systolique prolongé. —

(1) Cette dilatation de l'orifice tricuspidien a été expliquée par le fait
de l'accumulation du sang dans le ventricule droit, dont la paroi externe, la plus faible, entraîne en dehors les valves et les cordages de
la tricuspide, auxquels elle fournit des attaches.

Lorsqu'il y a un emphysème avec bronchite chronique, les râles humides laryngo-trachéaux peuvent empêcher d'ausculter le cœur; et lorsqu'on le peut faire, les signes d'obtusion des bruits, joints à la matité, peuvent faire croire à un épanchement du péricarde. G. Evans a cité un fait de dilatation qui fut pris pour un épanchement de cette espèce, ce qui entraîna à ponctionner le ventricule droit (1). On voit à quelle extrémité conduit quelquefois la difficulté du diagnostic de la dilatation. La forme pyramidale de l'épanchement péricardique devrait en pareil cas faire éviter l'erreur. — L'*insuffisance mitrale* a fréquemment pour conséquence la dilatation globuleuse du cœur gauche, ainsi qu'on l'a vu. Il en résulte une difficulté de diagnostic, dont il faut être prévenu.

L'évolution de la dilatation cardiaque est subordonnée à l'existence ou à l'absence de l'hypertrophie concomitante, le pronostic étant moins grave dans ce dernier cas.

XXXVII

STÉATOSE DU CŒUR

(SURCHARGE ET DÉGÉNÉRESCENCE GRAISSEUSES).

La stéatose du cœur comprend d'adord l'adipose cardiaque, l'obésité du cœur, dite aussi surcharge ou hypertrophie graisseuse, et qui se rencontre chez les personnes obèses, et très-rarement, à un moindre degré d'ailleurs, chez les individus amaigris. Une seconde variété, qui est interstitielle, et connue seulement depuis que l'on a pu faire l'exploration de l'intimité des tissus organiques à l'aide du

---

(1) G. Evans, *British. med. Journ.*, 1875. La ponction n'eut pas, heureusement, de suites fâcheuses.

microscope, c'est l'atrophie graisseuse du cœur. Les deux
variétés peuvent se rencontrer sur le même individu.

Les *signes physiques* de la stéatose du cœur sont très-
obscurs. Cela est d'autant plus fâcheux qu'elle est très-fréquente, qu'elle complique une foule d'autres affections, et
qu'elle entraîne par elle-même des accidents très-graves,
comme la rupture du cœur, qui se montre parfois comme le
seul signe révélateur de l'affection graisseuse.

En dehors de la *matité* de la région précordiale, qui peut
résulter de l'obésité du cœur, c'est seulement lorsque la
lésion est très-prononcée dans la stéatose interstitielle
qu'elle se manifeste par des signes symptomatiques cardiaques, encéphaliques et respiratoires plus ou moins graves.
Même alors, l'auscultation révèle simplement la *débilité des
battements* du cœur, un *affaiblissement du premier bruit*,
et parfois, selon Stokes, un *léger souffle* à la base, se propa-
géant sur le trajet de l'aorte, sans caractère de régurgitation,
et avec intégrité du second bruit. Suivant Beau, avec l'intégrité des orifices d'un cœur atteint de stéatose, l'organe se
distend par le fait du peu de résistance de ses parois, dont
l'abaissement de la puissance musculaire n'est plus en rapport avec la résistance des orifices, qui agissent comme
s'ils étaient rétrécis. On conçoit que tout obstacle réel dans
les poumons ou aux orifices d'un cœur atteint de transformation graisseuse favorisera à plus forte raison la dilatation
et l'*asystolie*, dont les signes concomittants viennent encore rendre plus obscurs ceux qui pourraient dépendre de
la stéatose cardiaque.

Le plus souvent cette affection est chronique et par conséquent a une évolution lente. Elle n'a une marche aiguë
que dans les cas où la stéatose cardiaque résulte d'un em-
poisonnement par le phosphore, ou dans le cours des
fièvres graves (1).

(1) Biermer a considéré la transformation graisseuse du cœur comme

XXXVIII

ASYSTOLIE.

Quoique l'asystolie ne soit pas une affection isolée, mais une complication fréquente de lésions cardiaques diverses, il me paraît indispensable d'en exposer les signes physiques connus, pour que l'on puisse les discerner de ceux qui caractérisent les affections originelles de l'asystolie.

Cet état pathologique, si bien décrit par Beau, consiste surtout en un affaiblissement des mouvements systoliques du cœur, s'accompagnant de phénomènes fonctionnels essentiels à connaître. Ils proviennent habituellement des obstacles circulatoires que j'ai rappelés à propos de la dilatation du cœur. Cette dernière lésion est celle qui provoque le plus fréquemment l'asystolie, que l'on rencontre également comme complication de l'insuffisance mitrale ou du rétrécissement aortique. L'insuffisance aortique ne se complique pas par elle-même d'asystolie.

Les phénomènes symptomatiques forment un ensemble remarquable. Les malades ont la face tuméfiée, les membres inférieurs œdématiés, les veines superficielles du cou tendues, et présentant des battements visibles. Il y a des vertiges, des étourdissements, une dyspnée prononcée, un pouls petit et irrégulier comme les battements du cœur.

Signes physiques. — Les signes de percussion et d'auscultation sont peu nets en raison des lésions concomitantes

la lésion fondamentale de la maladie qu'il a qualifiée *anémie progressive pernicieuse*. On a contesté à l'auteur que le cœur joue, dans ce processus morbide, le rôle qu'il lui assigne, la maladie étant probablement une affection cachectique qui entraîne secondairement la dégénérescence du cœur.

habituelles du cœur. Ils se confondent d'ailleurs avec ceux de la dilatation de cet organe.

La *percussion* indique habituellement cette dilatation; la pointe du cœur est abaissée.

A l'*auscultation*, outre les bruits affaiblis et désordonnés perçus jusqu'à l'épigastre, il y aurait fréquemment, suivant

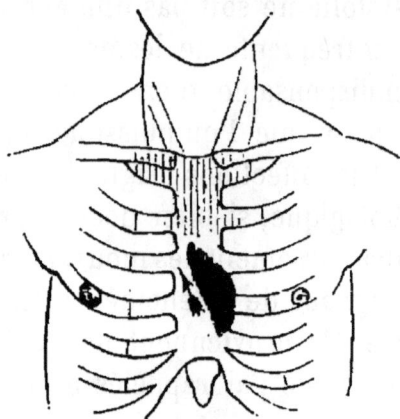

Fig. 101.

Localisation du souffle asystolique de J. Parrot.

J. Parrot, « un *murmure au premier temps* », doux, perçu entre les 3ᵉ et 5ᵉ côtes (fig. 101), au niveau du bord gauche du sternum, retentissant peu dans le voisinage, et se propageant de bas en haut et de gauche à droite. D'autres fois il existe à la région précordiale, mais vers la gauche, un souffle rude qui, s'il a lieu au premier temps, se confond avec le bruit précédent et le masque (1). L'auteur ne donne pas l'explication de la production de ces bruits anomaux, parmi lesquels il faut sans doute ranger le *souffle tricuspidien*, résultant de l'insuffisance auriculo-ventriculaire droite, que révèle le pouls des veines jugulaires superficielles. J. Parrot considère le murmure doux qu'il a dé-

(1) J. Parrot, *Dict. encycl.*, article ASYSTOLIE.

crit comme le premier signe de l'asystolie, et le qualifie
d'*asystolique*.

Ces signes sont habituellement permanents, l'asystolie
étant le plus souvent chronique. Cependant ils peuvent être
temporaires, cet état morbide étant parfois aigu et passager,
lorsqu'il y a, par exemple, obstacle pulmonaire à la circulation. Il en est ainsi dans l'*emphysème des poumons*, au
moment des complications d'hyperémie pulmonaire ou de
bronchite; mais en serait-il de même dans la *pneumonie*
avec hépatisation, comme le pense X. Gouraud? J. Parrot
le nie, les observations publiées ne lui semblant pas démontrer l'existence de l'asystolie. Il l'admet néanmoins
comme conséquence de la *phthisie aiguë*, et signale les
adhérences pleurales généralisées, ainsi que les adhérences
du péricarde comme favorisant l'apparition de l'asystolie (1).

Je rappelle ces différentes particularités pour montrer
les conditions variées dans lesquelles se montre l'état asystolique du cœur. On n'oubliera pas que les plus fréquentes
de ces conditions sont les affections valvulaires, dont le
même observateur a parfaitement indiqué le mode d'action.

XXXIX

ANÉVRYSMES PARTIELS DU CŒUR.

Aucun signe physique n'est particulier à ces anévrysmes,
dont le volume peut cependant égaler celui du cœur lui-
même (2). Il y aurait alors, selon Aran, une *matité* d'une

(1) J. Parrot a rapporté un exemple de cirrhose du poumon ayant eu
la même influence (*Gaz. hebdomadaire*, mars 1864).
(2) Dans le seul cas de ce genre connu, l'implantation de l'anévrysme du cœur était à la pointe de cet organe.

forme particulière, allongée transversalement, et remontant peu ou point vers la clavicule ; mais ce signe n'a pas encore été vérifié, vu la rareté extrême de cette affection. On a noté aussi une *accélération* et une très-grande *irrégularité de l'impulsion et des bruits* du cœur, ainsi que le *dédoublement* du second bruit (Aran, Potain). Malheureusement il n'y a là aucun signe pouvant faire diagnostiquer l'affection. Il y a aussi des *souffles* chez des sujets atteints d'anévrysmes partiels ; mais ces souffles dépendent des altérations valvulaires concomitantes, l'endocardite ulcéreuse par exemple, et ils sont confondus nécessairement avec eux.

XL

COMMUNICATIONS DES CAVITÉS DROITES ET GAUCHES DU CŒUR (1).

Il est admis aujourd'hui, depuis la publication du mémoire de Louis sur ce sujet (2), que la cyanose n'est pas, comme on le pensait, la conséquence de la lésion qui fait communiquer les cavités des deux cœurs, mais l'effet d'une stase veineuse due le plus souvent au rétrécissement de l'orifice pulmonaire, ainsi qu'à d'autres lésions d'orifices du cœur. Il en résulte que les signes physiques constatés en pareils cas sont variables, comme ceux des lésions d'orifices avec lesquels coïncide toujours la communication morbide des cavités droites et gauches du cœur. Nous n'avons donc pas à nous y arrêter plus longtemps.

(1) Le plus souvent, cette communication anomale est congénitale et dépend d'un vice de conformation ; quelquefois elle est due à l'inflammation et au ramollissement consécutif du tissu du cœur (myocardite) et déterminée dans certains cas alors par des efforts musculaires considérables, ou par une violence extérieure.

(2) Louis, *Mémoire sur les communications des cavités droites avec les cavités gauches du cœur* (Arch. gén. de méd., 1823).

XLI

AFFECTIONS ACCIDENTELLES DU CŒUR.

Je range ici les concrétions sanguines intra-cardiaques, les ruptures et les plaies du cœur.

1° **Concrétions sanguines intra-cardiaques.** — Nous n'avons pas à nous occuper ici des signes de la coagulation du sang dans les cavités du cœur qui sont la conséquence de l'agonie, ni de celle qui se limite, en se développant d'une manière chronique, à un point de l'endocarde altéré, ou bien des coagulations qui sont libres dans une des cavités du cœur, et que Laënnec a dénommées végétations globuleuses. Il ne doit être ici question que des coagulations ou thromboses qui surviennent comme complication grave ultime de diverses maladies, et dont l'évolution a une durée suffisante pour pouvoir être observée. C'est le plus souvent l'enrayement de la circulation cardio-pulmonaire qui en détermine la formation, lorsqu'elle n'est pas la conséquence d'une embolie veineuse.

Signes physiques. — Ils sont très-obscurs, de même que les symptômes fonctionnels, en raison du désordre organique qui existe avec le développement de ces concrétions sanguines. On peut simplement en soupçonner la formation à la brusquerie de l'invasion des accidents, au cours d'une affection grave des poumons ou de la plèvre, et d'une maladie générale ou d'une cachexie. Cette invasion se caractérise par une violente oppression, une anxiété extrême, et quelquefois par une douleur analogue à celle de l'angine de poitrine.

La *percussion* ne fournit aucun élément de diagnostic de

quelque valeur; mais l'*auscultation* révèle des mouvements très-précipités, très-irréguliers, avec impulsion du cœur tantôt forte, tantôt affaiblie; des *bruits sourds*, d'intensité et de rhythme variables. Il n'y a pas de souffle anomal, à moins que le caillot, obstruant seulement en partie un orifice, n'y produise une sorte de rétrécissement, ou plutôt une obstruction incomplète. Ce souffle peut être rude, râpeux ou sibilant. Le pouls est en même temps très-petit et irrégulier, comme les mouvements du cœur.

2° **Ruptures du cœur.** — Si l'on met à part les ruptures traumatiques du cœur, dues à des pressions accidentelles sur l'organe, lorsqu'il est distendu par le sang, les ruptures du cœur constituent un accident grave, survenant surtout chez les vieillards dans le cours d'une affection cardiaque. On les a observées avec la dégénérescence graisseuse du cœur, dont il a été question, et plus rarement comme la conséquence d'une inflammation avec ramollissement de l'organe. Ces ruptures s'effectuent dans différents points du cœur : au niveau des parois des ventricules ou des oreillettes, de la cloison ou des muscles papillaires et des tendons des valvules, ou bien enfin, mais très-rarement, au niveau des vaisseaux coronaires. Le microscope a démontré qu'elles résultaient toujours d'une altération préalable interstitielle au siége de la rupture.

Signes physiques. — Lorsque la mort n'est pas subite ou très-rapide, le patient peut vivre quelques heures ou même quelques jours. Dans ce cas, si du sang s'est épanché dans le péricarde, il y a à la percussion une *augmentation de la matité précordiale*, et à l'auscultation une *obscurité des bruits* du cœur, avec *absence de battements* perceptibles, et *petitesse* ou *absence du pouls radial*. — S'il s'agit de la rupture des tendons valvulaires, les malades vivent plus longtemps, et l'on constate le souffle

d'une insuffisance auriculo-ventriculaire due au relâchement des valvules, et des *bruits de souffle* intenses. Ces
ruptures tendineuses étant mortelles, il importe de ne pas
les confondre avec un premier accès d'angine de poitrine,
affection qui est rarement mortelle d'emblée.

3° **Plaies du cœur.** — On sait que les plaies du cœur
ne sont pas toujours immédiatement mortelles. Il peut au
contraire s'écouler un certain temps avant la mort, et même,
dans des faits très-graves au point de vue de la lésion, la
guérison peut avoir lieu. Si l'on excepte les simples pi-
qûres, dont le diagnostic ne saurait être établi d'une manière certaine, il est possible de constater des signes importants.

Ce sont d'abord des battements du cœur tumultueux,
parfois très-faibles, un pouls radial à peine ou non perceptible, et des signes de percussion et d'auscultation.

Signes physiques. — Ces signes varient suivant l'état de
la plaie du cœur, l'épanchement de sang qui se fait dans le
péricarde, et le développement d'une inflammation consécutive du péricarde ou de l'endocarde.

Lorsque du sang est accumulé dans le péricarde, il y a
matité manifeste (1). Quelquefois à *l'auscultation* on perçoit
un bruit de *susurrus* analogue à celui de l'anévrysme ar-
tério-veineux, et qui paraît exister tant que la plaie est
béante, en cessant dès qu'elle est obstruée par un caillot
(Dupuytren, Jobert). Les bruits cardiaques s'atténuent et
s'affaiblissent, lorsque le sang est accumulé en assez grande
abondance dans le péricarde. Enfin, lorsqu'il s'est déclaré
une péricardite ou une endocardite consécutives, il survient
des bruits de *frottement*, de *souffle*, de *râpe*, et le *bruit de
moulin* signalé par Bouillaud et bien étudié par Morel-La-
vallée.

(1) On a constaté dans un seul cas une sonorité tympanique à la région précordiale, difficile à expliquer.

III. — MALADIES DES VAISSEAUX

L'artérite considérée comme origine des lésions vasculaires a perdu toute l'importance qu'on lui accordait au commencement de ce siècle. Sans m'arrêter à un exposé, inutile ici, des travaux physiologiques qui ont modifié les idées sur cette question, je rappelle simplement que l'on a admis une *endartérie*, dont on a fait l'origine de la plupart des dégénérescences athéromateuses et calcaires des artères (Lancereaux).

Je n'ai à m'occuper, au point de vue du diagnostic physique, que de l'athérome des artères, de leurs anévrysmes, de leur dilatation, de leurs rétrécissements. Je ne m'occuperai ici que de l'aorte et de ses divisions, attendu qu'il a été précédemment question des affections de l'artère pulmonaire (rétrécissement et oblitérations sanguines, pp. 631 et 693).

XLII

ATHÉROME ET DILATATION DE L'AORTE.

L'athérome, suite de l'endartérie, comme les concrétions des valvules du cœur sont les suites de l'endocardite, détermine dans l'aorte une rigidité de ses parois et une dilatation résultant des incrustations pseudo-cartilagineuses et ossiformes, qui en diminuent la résistance et l'élasticité (1).

(1) Depuis les travaux de Broca, Richet, Le Fort, Lebert et Gouguen-

Comme *signes physiques* il peut exister une légère *matité*
en rapport avec la dilatation de l'aorte déterminée par l'athérome, et un *bruit de souffle* dur, râpeux, perçu pendant le
passage de l'ondée sanguine. Suivant Gendrin, un seul bruit
de choc sec et fortement impulsif, isochrone au bruit systolique du cœur, dont il est souvent difficile de le distinguer,
serait le signe particulier de la dilatation aortique. Mais
le fait n'est pas généralement admis, et, pour mon compte,
j'ai positivement constaté dans un cas deux bruits bien
distincts (1).

En définitive la dégénérescence athéromateuse de l'aorte
n'a que des signes vagues. Ni la résistance moniliforme des
artères, pouvant dépendre de pétrification non athéromateuse, ni l'existence de l'arc-sénile, ne paraissent suffisants
pour faire soupçonner cette affection.

XLIII

ANÉVRYSMES DE L'AORTE.

Il faut traiter à part des anévrysmes de l'aorte ascendante, de sa crosse, et de l'aorte descendante (pectorale et
abdominale) pour en bien exposer les signes physiques.
C'est d'ailleurs la marche pratique la meilleure à suivre,

heim, on n'attribue plus à cette perte d'élasticité la production des
anévrysmes vrais.

(1) Il y a aussi comme signes généraux de l'athérome envahissant
les artères secondaires, des troubles des grandes fonctions de l'économie par suite de la diminution de rénovation moléculaire continue
des éléments anatomiques par le liquide sanguin; mais il faut remarquer, avec le docteur Lécorché, que les faits observés se rapportent
à des vieillards, dont l'âge suffit pour expliquer ces effets. (Lécorché,
Des altérations athéromateuses des artères, Thèse de concours,
1869).

puisque ces signes se constatent dans des régions différentes pour ces trois variétés : en avant de la poitrine pour
les anévrysmes de la crosse; en arrière, au niveau de la
lésion dorsale, pour ceux de l'aorte descendante; et au
niveau de l'abdomen pour ceux de l'aorte abdominale. Les
divisions scolastiques, essentielles à connaître d'ailleurs,
des anévrysmes en vrais, faux, mixtes, etc., constituent des
variétés qui ne se manifestent pas toutes par des signes
particuliers pendant la vie. Je n'aurai donc qu'à en signaler
les caractères différentiels, lorsqu'il en existera. Ils ont
d'ailleurs tous, pour signes communs, l'existence d'une tumeur, et les souffles que produit le sang qui se meut dans
leur cavité.

1° Anévrysmes de l'aorte ascendante et de sa crosse.
— Leur développement lent et graduel est quelquefois
complétement latent, et leur existence peut ne se manifester
que par leur rupture mortelle. Mais plus fréquemment ils
se révèlent par des signes physiques particuliers.

Signes physiques. — Ils varient suivant les conditions
différentes que l'anévrysme peut présenter.

1° La tumeur peut être profondément située par rapport
aux parois thoraciques, et ne donner lieu alors à aucun
signe physique; 2° d'autres fois elle en est rapprochée sans
proéminer à l'extérieur; 3° enfin dans des cas plus rares,
elle a plus ou moins détruit les parois osso-musculaires
du thorax, et elle fait une saillie caractéristique à l'extérieur.

L'inspection, dans les cas d'anévrysme avoisinant les parois pectorales, fournit quelquefois un signe très-important :
des *battements*, tantôt soulevant la partie interne des espaces
intercostaux contre la partie supérieure droite du sternum,
et tantôt siégeant dans le creux sus-sternal où, suivant R. Gol-
ding, ces battements peuvent révéler un anévrysme de la

crosse aortique avant tout autre signe. J'ai vu un fait de ce
genre, dans lequel ces battements coïncidaient avec d'autres
signes caractéristiques. L'inspection fournit un autre élément local de diagnostic de très-grande valeur quand il
existe. C'est une *tumeur extérieure* plus ou moins étendue.
Elle peut se trouver bornée soit à un cartilage, soit à un espace intercostal entre la deuxième côte et la quatrième, à
droite du sternum, ou occuper un large espace à droite et
au niveau de la moitié supérieure du sternum. Elle a pour
caractères extérieurs d'être plus ou moins saillante, ordinairement semi-ovoïde si elle est médiocrement volumineuse,
plus arrondie et parfois bosselée si elle a un volume considérable; ce volume peut aller jusqu'à égaler celui de la tête
d'un enfant. Tantôt cette tumeur extérieure n'offre à son niveau aucun changement dans la coloration de la peau; tantôt
celle-ci est rouge, violacée, avec des arborisations vasculaires visibles à son pourtour. Il peut arriver que la tumeur
soit sans expansion par suite de la coagulation du sang dans
l'intérieur du sac anévrysmal. Deux faits intéressants de ce
genre ont été publiés par Moutard Martin et par H. Roger.
Mais le plus souvent elle est le siége de *pulsations expansives* visibles, isochrones aux contractions du cœur. Lorsqu'on ne fait que soupçonner une saillie produite par la
tumeur, il faut, suivant le conseil de Stokes, examiner
obliquement la poitrine dans le sens de la surface à explorer. — La position de la tumeur varie suivant son siége au
niveau de l'aorte. Elle est au niveau du sternum, si l'anévrysme siége à son origine; mais le plus souvent c'est au
niveau et en dehors du bord droit de cet os que l'on rencontre la tumeur, qui peut cependant se porter au-dessus
de la clavicule droite, dans l'anévrysme du tronc brachio-
céphalique, sans que les signes de l'anévrysme existent au-
dessous (Genest).

La *palpation* a une utilité non moins grande que l'in-

spection. Dans le cas de tumeur extérieure, l'application de
la main perçoit une *impulsion prononcée* avec sentiment
d'*expansion* ou de dilatation caractéristique, et parfois un
frémissement vibratoire simple ou double à chaque pulsation artérielle (1). L'autre main appliquée au niveau de la
pointe du cœur constate que l'impulsion cardiaque a lieu
immédiatement avant l'impulsion anévrysmale. Si la tumeur extérieure manque, ce qui est fréquent, la palpation
peut encore sentir le soulèvement de la paroi thoracique
au niveau de la tumeur intérieure, ou bien un soulèvement
en masse de la partie antéro-supérieure de la poitrine,
lorsque cette tumeur est profonde ; mais si ce dernier signe
est isolé, il n'a aucune signification au point de vue qui
m'occupe. La palpation, lorsqu'il y a lieu de songer à l'existence d'un anévrysme de la crosse de l'aorte, en l'absence
de toute tumeur, peut aussi percevoir les pulsations dont
il a été question tout à l'heure *dans le creux sus-sternal*,
ou bien contre le sternum en dedans du 3ᵉ ou du 2ᵉ espace
intercostal droit (2).

Percussion. — Une matité circonscrite peut exister au
niveau d'un anévrysme, dans les cas où il n'est pas visible
extérieurement. Cette matité circonscrite est un signe utile ;
il se perçoit le plus souvent à la partie supérieure du sternum, ou à sa droite. Dans des cas rares de tumeurs anévrysmales d'un énorme volume, la matité est au contraire
très-étendue, et elle s'accompagne d'une résistance marquée
sous le doigt. Dans les cas ordinaires, il faut se garder de

(1) Par la pression, on pourrait réduire le volume de la tumeur, et
sentir la mobilité et la crépitation des os ou des cartilages usés et per-
forés à son niveau. Mais il faut s'abstenir de cette manœuvre, qui est
dangereuse ; car elle pourrait faire désagréger les caillots et produire
une embolie.

(2) La palpation constate encore l'intégrité ou l'usure des côtes ou
du sternum, et, dans ce dernier cas, la mollesse de la tumeur. Dans un
fait exceptionnel cité par Delort (*Société anatomique*), il y avait une
véritable fluctuation par suppuration inflammatoire du sac.

donner à la matité une importance exagérée. Elle n'a de valeur particulière que dans le cas où l'auscultation fournit des signes concordants; car jusque-là l'incertitude est complète, quoique Piorry ait considéré une matité de ce genre comme suffisante pour arriver au diagnostic de l'anévrysme.

Au niveau de l'aorte descendante, un anévrysme peut également donner lieu à une matité circonscrite au voisinage et à gauche de la colonne vertébrale dorsale. Skoda a observé deux cas de ce genre, sans aucun signe stéthoscopique.

Auscultation. — Nous arrivons à des signes physiques remarquables et importants. Ce sont les *souffles* anomaux qui peuvent révéler l'existence de cette grave affection. Malheureusement ce ne sont pas des signes constants. Tantôt il n'y a qu'un seul souffle correspondant au bruit systolique impulsif du cœur, et tantôt deux souffles; l'un généralement attribué à l'arrivée du sang dans l'anévrysme, et l'autre à sa sortie. Cependant l'on n'est pas d'accord sur le mode de production du second bruit, quoiqu'il paraisse rationnel de l'attribuer au retour sur elle-même de la poche anévrysmale en vertu de son élasticité. Ces souffles se montrent d'ailleurs avec des caractères très-variés de bruits soufflants ou ronflants, doux ou rudes, de piaulement, de scie, de râpe, suivant les conditions anatomiques de la cavité anévrysmale, de l'ouverture du sac, etc. A côté de ces souffles anomaux, les bruits du cœur restent naturels, à moins de lésions valvulaires, qui sont loin en pareils cas d'être rares. — La compression du poumon se révèle à l'auscultation par des signes importants. Si la tumeur comprime la trachée, il y a une *faiblesse* générale du bruit respiratoire dans les deux poumons; si une seule bronche principale subit la compression, le poumon correspondant présente seul le signe que je viens d'indiquer; enfin le poumon lui-même peut être refoulé, ainsi que je l'ai observé dans un cas d'anévrysme volumineux de la crosse de l'aorte qui repoussait le sommet du poumon droit en arrière, où l'on percevait une *respiration soufflante* ou bronchique comme dans la pleurésie. L'autopsie montra le tissu pulmonaire parfaitement sain, mais ne subissant aucun retrait à l'ouverture du thorax. Le refoulement du poumon peut aussi donner lieu à la production d'un son tympanique.

A ces signes physiques se joignent des signes fonctionnels d'une grande importance : douleur du côté droit parfois très-intense, s'irradiant vers le cou et l'épaule, et pouvant simuler une angine de poitrine; dyspnée prononcée avec accès violents d'exacerbation; orthopnée, syncopes, pouls variable, souvent inégal aux radiales (1). Il y a en outre des phénomènes extrêmement importants pour le diagnostic, et résultant de la compression des organes avoisinant l'aorte ascendante ou sa crosse. J'ai rappelé tout à l'heure des effets de cette compression sur le poumon; nous la verrons plus loin s'exercer sur plusieurs autres organes.

Inductions diagnostiques. — Parmi les signes physiques de l'anévrysme de l'aorte, la tumeur saillante pulsatile est pathognomonique. Mais il peut exister des battements ou pulsations *sans qu'il y ait encore de tumeur visible*, à droite de la partie supérieure du sternum, ou au niveau du creux sus-sternal, ou enfin d'un ou de plusieurs espaces intercostaux. — Au niveau de ces pulsations sans tumeur, ou de la tumeur elle-même, la percussion donne une *matité* plus ou moins complète, localisée dans les mêmes points, et qui, si elle est assez étendue pour démontrer que l'anévrysme est volumineux, contraste quelquefois, ainsi que je l'ai observé, avec le son tympanique que rend le poumon réduit

(1) Cette inégalité a été démontrée par Marey par l'emploi du sphygmographe.

de volume en dehors des limites de la matité. Ces soulèvements sans expansion pourraient être dus à des *tumeurs
solides* soulevées par des battements artériels, comme celle
que Gordon a observée sous l'extrémité sternale de la clavicule gauche, et qui fut prise pour un anévrysme de la
crosse de l'aorte. Dans les cas de ce genre, il n'y a pas
expansion de la tumeur à chaque battement; il y a simple
propulsion de la tumeur de dedans en dehors, et absence
des autres signes de l'anévrysme.

Ce qui rend le diagnostic difficile et parfois impossible,
c'est l'absence des signes de l'anévrysme avec une tumeur
extérieure immobile. Il en était ainsi dans le fait publié
par Heyfelder (d'Erlangen), qui considéra comme due à un
cancer encéphaloïde une tumeur saillante, étendue de la
troisième à la sixième côte *gauche* du sternum à l'aisselle,
peu mobile, assez dure, indolente, sans fluctuation ni pulsation, ni altération de la peau, et qui n'était autre chose
qu'un énorme *anévrysme* d'une artère intercostale, démontré par l'autopsie. Quoique exceptionnels, les faits de
ce genre ne doivent pas être perdus de vue, comme exemples
d'absence des signes de l'anévrysme.

Quand il y a de simples battements sans tumeur, leur
siége, éloigné du cœur, donne lieu à deux foyers de battements distincts, au niveau de l'aorte et du cœur, et qui sont
un bon signe d'anévrysme. Mais ce signe ne saurait suffire
seul pour affirmer le diagnostic. Il y a des pulsations insolites localisées et dues à d'autres causes (1).

Les *tumeurs extérieures* faisant saillie à la surface de la
poitrine peuvent être confondues avec celles des anévrysmes,
si elles sont le siége de battements; mais il n'y a que des

(1) Une des variétés les plus curieuses est celle que produit l'empyème
et qui est connue sous la dénomination d'*empyème pulsatile*. On ne
pourra croire à un anévrysme si le siége de ces pulsations n'occupe pas
les régions aortiques.

anévrysmes qui aient des battements *expansifs*, les tumeurs de toute autre nature n'ayant que des battements de soulèvement, et se trouvant d'ailleurs rarement circonscrites dans les limites des anévrysmes. Toutefois elles peuvent y être limitées.

Les *battements artériels* sans tumeur, mais visibles extérieurement, ne sont pas non plus circonscrits comme ceux dus aux anévrysmes. Il faudra bien se garder d'attribuer à cette dernière cause les soulèvements visibles du cœur, au niveau des espaces inter-cartilagineux *gauches*, qui ont lieu à chaque systole, chez certains sujets maigres atteints de maladies fébriles, ou bien *à droite de la partie inférieure du sternum*, lorsque le cœur y est refoulé par un épanchement pleurétique gauche abondant. — Le siége du maximum des *souffles anomaux*, perçus en dehors des points où l'on entend ceux du cœur, ne permettra pas de les confondre avec ceux des affections cardiaques.

Les faits les plus embarrassants de diagnostic sont ceux où il n'existe que des troubles fonctionnels, à moins qu'ils ne résultent d'une compression d'organes avoisinant la tumeur. — Si la tumeur se développe de préférence *en arrière*, où elle est plus facilement latente, la trachée, les troncs bronchiques, les divisions de l'artère pulmonaire, les gros troncs veineux et l'œsophage peuvent être comprimés. *En avant*, la tumeur peut comprimer l'artère pulmonaire, si l'anévrysme siége immédiatement au-dessus des valvules sigmoïdes; et elle refoule les cartilages costaux, si elle siége plus haut. — Enfin *en dehors* la tumeur peut tirailler le nerf récurrent ou comprimer le poumon droit, soit en dehors, soit en arrière. Les effets de ces compressions doivent être rappelés, parce que leur existence donne une grande valeur à des signes de percussion ou d'auscultation d'abord douteux. Ces effets sont les suivants :

Compression de la *trachée* ou des *troncs bronchiques* :

dyspnée augmentée jusqu'à l'asphyxie dans le premier cas, et faiblesse des bruits respiratoires dans l'un des poumons ou dans les deux;

Compression des veines et surtout de la *veine cave supérieure* : congestion considérable et bouffissure violacée de la face, du cou (où les veines sont très-dilatées), du thorax et des membres supérieurs;

Compression de l'*œsophage* : *dysphagie*;

Du tronc de l'artère pulmonaire : *accès de suffocation* violents;

Du nerf récurrent droit : *faiblesse, rudesse de la voix* et *aphonie*.

Du poumon enfin : *son tympanique* et *respiration soufflante*, ainsi que je l'ai signalé.

Ces signes de compression, si importants dans le diagnostic, pourront bien être produits par des tumeurs intérieures autres que des anévrysmes de l'aorte ascendante; mais alors l'auscultation fera constater l'absence de tout bruit anomal caractéristique d'un anévrysme aortique. D'ailleurs, l'anévrysme aortique est la cause à laquelle il faut penser d'abord comme étant la plus commune; et il est rare qu'alors un examen attentif ne révèle pas les signes très-probables, sinon évidents, de l'affection aortique, lorsqu'elle existe.

Les modifications de la voix, si l'anévrysme est seulement soupçonné, provoqueront l'examen laryngoscopique, qui peut révéler la paralysie de la corde vocale gauche par compression du récurrent (Traube Jackson) ou le refoulement visible de la paroi trachéale par la tumeur, comme l'a observé Potain.

En outre de ces effets mécaniques des tumeurs anévrysmales de l'aorte, les souffles qui les accompagnent sont les signes physiques les plus utiles au diagnostic. Leur siége en dehors du cœur les empêche d'être confondus

avec ceux de cet organe, qui peuvent d'ailleurs s'observer
en même temps, les affections des orifices du cœur concomitantes n'étant pas rares. Il ne faut pas oublier que
lorsque l'anévrysme occupe le voisinage de l'origine de
l'aorte, il peut déterminer l'*insuffisance des valvules
sigmoïdes* en dilatant l'orifice aortique. Le souffle qui en
résulte ne devra pas être confondu avec un second souffle
de l'anévrysme.

Une dernière considération importante à signaler, et
qui est très-utile au diagnostic de l'anévrysme aortique si
les battements cardiaques ne sont pas très-fréquents, c'est
le défaut de synchronisme des bruits anévrysmaux aux
bruits cardiaques, ce qui est une preuve du siége de ceux-
là hors du cœur.

Les signes physiques peuvent-ils permettre de savoir
s'il y a simplement *dilatation générale* de l'aorte, ou un
anévrysme vrai ou *faux*, ou enfin un *anévrysme variqueux?* D'abord il est reconnu que l'anévrysme *vrai*, ou
dilatation partielle de l'aorte, ne donne lieu par lui-même
à aucun signe, et ne peut être constaté par nos moyens
ordinaires de diagnostic. Mais il n'en est pas de même de
la *dilatation générale* de l'aorte avec concrétions internes
de l'artère, et à laquelle on peut rapporter les signes indiqués à propos de l'athérome. Un signe négatif important,
signalé par Gendrin, c'est l'existence d'une tumeur anévrysmale extérieure, qui doit faire rejeter l'idée d'un anévrysme par simple dilatation. Presque toujours on a affaire
à un anévrysme *faux*, et c'est à lui que se rapportent tous
les signes rappelés plus haut; mais lorsque la tumeur
manque, comment le distinguer de la simple dilatation?
Une seule particularité différentielle, d'ailleurs assez subtile, a été indiquée : c'est que, dans la simple dilatation, la
poitrine est soulevée dans un plus grand espace, et que les

42.

bruits sonores de l'artère sont plus étendus. On conçoit l'insuffisance de ces distinctions.

L'anévrysme *variqueux*, qui résulte de la communication d'un anévrysme de l'aorte ascendante soit avec l'oreillette ou le ventricule droits, soit avec l'artère pulmonaire ou la veine cave supérieure, ne peut être soupçonné que par voie d'exclusion. Les phénomènes insolites qui en résultent, en effet, ressemblent à la fois à ceux que produit l'anévrysme aortique, qui est le point de départ de la communication variqueuse, et aux affections du cœur avec trouble extrême de la circulation. Cependant il en est un sur lequel Thurnam (1) a attiré l'attention, et qui a une grande importance; malheureusement il n'est pas constant. C'est un *bruit de souffle* ou de *scie* intense et superficiel, accompagné de frémissement cataire également marqué, au niveau de l'ouverture anévrysmale et dans le sens du courant sanguin; bruit qui est *continu*, plus fort pendant chaque systole du cœur. Cette intensité et cette continuité serviront à distinguer ce souffle des bruits anomaux ordinaires de l'anévrysme aortique ou des lésions valvulaires du cœur. Lorsqu'il y a, ajoute Thurnam, communication variqueuse entre l'aorte et la veine cave supérieure ou l'oreillette droite, sans déplacement du cœur, le bruit avec frémissement sera perçu *le long du bord droit du sternum*, avec son maximum au niveau du deuxième espace intercostal. Quand l'anévrysme s'ouvre dans l'artère pulmonaire ou au sommet du ventricule droit, les points correspondants *du côté gauche* seront au contraire le siége du bruit (2). Ern. Goupil,

---

(1) *Arch. gén. de méd.*, 1841, t. XI, p. 210.

(2) Lorsque ces signes se sont manifestés à la suite d'un *effort* extraordinaire, avec *douleur précordiale*, *lipothymies*, l'auteur regarde l'anévrysme variqueux de l'aorte ascendante comme presque certain. Il joint à ces symptômes ceux moins caractéristiques de l'*anasarque*, de la *congestion veineuse* avec dilatation variqueuse des veines sous-cutanées, une *dyspnée* allant jusqu'à l'orthopnée, une *toux* avec *crachats sangui-*

dans son excellente thèse, fait la remarque que le souffle peut n'être pas continu, et qu'il peut ne se montrer qu'au premier temps ou aux deux temps (1). Or, dans ce cas, le diagnostic doit présenter de très-grandes difficultés, car on pourrait croire alors à un anévrysme aortique comprimant simplement la veine cave supérieure. De son côté, le docteur Henry (de Nantes) a également constaté un souffle non continu dans un cas très-curieux d'anévrysme artériosoveineux traumatique de l'artère carotide droite, au niveau de son passage dans le sinus caverneux (1856).

Quoi qu'il en soit, le bruit anomal signalé par Thurnam, *souffle* ou *susurrus continu*, avec renforcement au premier temps, doit-être considéré, lorsqu'il existe, comme le signe le plus probant de l'espèce d'anévrysme qui m'occupe. Wade, au lieu de ce souffle continu avec renforcement, a constaté un fait dans lequel les deux bruits du cœur étaient remplacés par deux souffles, le second sifflant, et prolongé pendant le grand silence. Ce sifflement s'étendait jusqu'aux carotides, mais non à la pointe du cœur, qui battait au niveau du sixième espace intercostal. Il y avait un frémissement cataire. Wade admit une communication anévrysmale de l'aorte avec l'artère pulmonaire, se fondant sur les signes qui précèdent, et sur la fréquence bien plus grande de cette communication relativement à celle de l'aorte avec

nolens, un pouls parfois caractéristique par son bondissement particulier, moins fréquemment la *faiblesse générale*, la *diminution de la chaleur* animale. Mais ces derniers signes n'ont rien de caractéristique, excepté lorsque la communication a lieu *avec la veine cave supérieure*, parce qu'alors la congestion veineuse et l'œdème occupent la *moitié supérieure du corps*, comme dans tous les cas d'obstacle au cours du sang dans cette veine. Ern. Goupil, qui a examiné la question de l'anévrysme artérioso-veineux à ce dernier point de vue, a fait observer avec raison que l'ensemble des symptômes présente quelque chose d'insolite et d'inusité qui doit faciliter le diagnostic.

(1) Ernest Goupil, *De l'anévrysme artérioso-veineux spontané de l'aorte et de la veine cave supérieure.* (Thèse de Paris, 1855).

d'autres parties. L'autopsie confirma ce diagnostic (1).
Enfin Gallard a relaté un fait très-intéressant d'anévrysme
artérioso-veineux de la crosse de l'aorte, communiquant
avec la veine cave supérieure, et qui offrait, d'une part,
tous les signes d'une tumeur du médiastin *comprimant* au
moins cette veine, et d'autre part un souffle commençant
au premier bruit du cœur et couvrant le petit silence et le
second bruit, souffle surtout prononcé à la base du cœur,
ce qui lui fit soupçonner avec raison l'existence d'une communication anévrysmale avec la veine cave supérieure, ce
qui fut reconnu à l'autopsie (2).

Les affections avec lesquelles on peut confondre les anévrysmes de l'aorte ascendante et de sa crosse sont celles
qui ont avec eux quelques symptômes communs, principalement localisés dans la région thoracique située *à droite
de la partie supérieure du sternum.* Ce sont des tumeurs
faisant saillie, des battements insolites, des souffles anomaux, et enfin les symptômes de compression des organes
intra-thoraciques dont il a été question. Il y a en outre certaines lésions des orifices cardiaques dont les souffles
peuvent être confondus avec ceux de l'anévrysme. Tels sont
l'insuffisance aortique et le rétrécissement de l'artère pulmonaire, à propos desquels j'ai exposé le diagnostic différentiel des deux affections (pp. 675 et 698).

L'évolution des signes de l'anévrysme de la crosse de
l'aorte n'a rien de régulier. Tantôt, on l'a vu, ils font entièrement défaut jusqu'à la mort; tantôt ils progressent lentement jusqu'à l'issue fatale, en plus ou moins grand nombre.

2° **Anévrysme de l'aorte pectorale descendante.** —
Les signes physiques locaux sont ici à peu près les mêmes

(1) *Med. chir. Transact.*, 1861.
(2) J'ai extrait ce qui est relatif à l'anévrysme artérioso-veineux de
l'article ANÉVRYSME de mon *Dictionnaire de Diagnostic*, 2ᵉ édit., p. 72.

en général que pour les anévrysmes de la crosse de l'aorte, à part leur siége différent, qui occupe ici, à une hauteur variable, le côté gauche de la région dorsale, dans le voisinage de l'épine vertébrale, ce qui s'explique par la position anatomique de l'aorte descendante. Nous retrouvons ici, outre la douleur ou la gêne du côté gauche de la poitrine : la *tumeur extérieure*, parfois énorme, et avec destruction des côtes correspondantes; les *pulsations expansives*, isochrones au pouls, avec bruits sonores ou *souffle prolongé* plus ou moins rudes; parfois *le pouls est imperceptible* à gauche lorsque la tumeur siége très-haut. Dans ce dernier cas, la compression des vaisseaux peut occasionner un *œdème* localisé dans le membre supérieur gauche. La tumeur peut être assez considérable pour produire la compression du poumon, et par suite de la dyspnée et de l'oppression; plus rarement, il y a usure du corps des vertèbres avoisinantes, et une *paraplégie*, qui a lieu par compression de la moelle épinière (1).

S'il y a simple *dilatation* de l'aorte thoracique descendante, on trouve à son niveau les mêmes signes stéthoscopiques qu'au niveau de la dilatation de la crosse aortique, qui existe d'ailleurs en même temps dans ce cas, ainsi que Vallin l'a constaté dans les faits qu'il a rassemblés, et comme je l'ai observé moi-même deux fois.

Dans des cas exceptionnnels, une *tumeur solide* occupant en arrière la gauche de la colonne vertébrale est quelquefois soulevée par des pulsations dues au voisinage du cœur. Dans un fait de ce genre, une tumeur encéphaloïde fut prise par Bamberger pour un anévrysme, erreur bien excusable en pareil cas.

(1) Andral a communiqué en 1854, à l'Académie de médecine, un fait exceptionnel d'anévrysme latent de l'aorte pectorale descendante qui, en érodant les vertèbres, avait produit une incurvation à angle droit de la colonne rachidienne, au niveau de la septième dorsale (*Bull. de l'Acad. de médecine*).

3° **Anévrysmes de l'aorte abdominale.** — Quand l'anévrysme occupe la portion sous-diaphragmatique de l'aorte
ou ses divisions, il présente des signes communs avec les
anévrysmes pectoraux, et des signes particuliers remarquables.

Signes physiques. — Une tumeur plus ou moins volumineuse occupe ordinairement la région épigastrique ou
ombilicale; elle est appréciable au palper, qui peut la circonscrire et percevoir des battements *expansifs* isochrones
à ceux du pouls, et accompagnés, à l'auscultation, d'un
bruit ou d'un *souffle* simple très-sonore. On a cité un
malade qui croyait entendre un *sifflement* au niveau de la
tumeur. Ce qu'il y a de remarquable ici, c'est l'absence de
phénomènes fonctionnels ou physiques du côté de la poitrine, à moins de complications. Mais les rapports de la
tumeur avec les organes abdominaux déterminent des manifestations morbides particulières, qu'il ne faut pas oublier,
parcequ'elles contribuent à donner aux signes physiques
leur véritable signification (1).

Ces signes, en effet, n'ont pas toujours par eux-mêmes
une valeur assurée. Il semble par exemple que la constatation d'une tumeur à *battements expansifs* devrait suffire
au diagnostic; cependant de pareilles tumeurs peuvent
exister à l'épigastre sans qu'il y ait d'anévrysme. Un abcès
du foie (W. Moore) ou les battements épigastriques de cet
organe avec expansion dans les cas d'insuffisance tricuspidienne (p. 707) peuvent produire une tumeur analogue.

Il est vrai que cette expansion n'a pas lieu dans le cas

---

(1) Comme phénomènes concomitants importants, il peut y avoir des
douleurs très-vives, intermittentes, dans la région lombaire ou à l'hypogastre, et même aux extrémités inférieures (Reatty); des *vomissements* chez des sujets atteints d'une tumeur anévrysmale à l'épigastre,
des *selles involontaires; l'œdème des membres inférieurs; la paraplégie;*
des *douleurs dans le bassin,* et peut-être aussi des *pertes utérines* (Pea-
cock), suivant le siége occupé par la tumeur.

de tumeur solide soulevée par les battements de l'artère ; cependant il est impossible, dans certains cas, de décider s'il y a expansion ou simple soulèvement de la tumeur, comme dans un fait de tumeur cancéreuse du pancréas rapporté par Andral. La difficulté du diagnostic est plus grande si la tumeur est petite. Si l'on ne sent pas de tumeur, le diagnostic est impossible, attendu que l'on peut croire qu'il y a simplement des battements nerveux artériels, comme on les observe si fréquemment chez les anémiques. Ces battements nerveux ont eux-mêmes été pris fréquemment pour un signe de tumeur anévrysmale.

Le diagnostic de l'anévrysme est absolument impossible dans les cas où il est *disséquant*, parce qu'il ne se manifeste par aucun signe caractéristique. Il n'en est pas de même quand l'anévrysme est *variqueux* et ouvert dans la veine cave inférieure. Il existe alors un *bourdonnement continu* avec renforcements, se produisant au niveau de la tumeur pulsatile de l'abdomen.

Il ne faut pas oublier que les signes physiques de l'anévrysme n'occupent pas toujours seulement le tronc aortique. Le tronc cœliaque peut être anévrysmatique (1), mais son anévrysme n'a qu'une importance anatomique. Il en est de même de l'anévrysme des artères hépatique et stomachique, dans la plupart des cas (2). Cependant on a vu l'artère hépatique être le siége d'une tumeur pulsatile de la grosseur de la tête d'un enfant (Walmann), et une tumeur de même nature occuper l'artère mésentérique supérieure (3). La tumeur pulsatile était mobile dans ce

(1) On a cru longtemps que le tronc cœliaque était fréquemment atteint d'anévrysme, parce que l'on attribuait à cette lésion les battements épigastriques nerveux qui sont parfois si énergiques à l'épigastre.

(2) Souvent ces anévrysmes ne se révèlent que par des hémorrhagies rapidement mortelles : hématémèse, entérorrhagie, etc.

(3) Ces deux dernières tumeurs s'accompagnaient d'ictère par compression des conduits biliaires.

dernier cas, et elle occupait la région épigastrique; aussi ne peut-on pas dire avec Luton que la fixité est un caractère propre aux anévrysmes de l'abdomen.

XLIV

ANÉVRYSMES DES ARTÈRES DES MEMBRES.

Je ne parle ici de ces anévrysmes, qui sont du ressort de la chirurgie, que pour rappeler qu'ils se caractérisent par un *bruit de souffle* simple, qui n'a de valeur qu'au niveau d'une *tumeur pulsatile* facilement appréciable; car nous avons signalé des souffles artériels dépendant d'une affection du cœur, et l'on sait que l'on fait apparaître un souffle si l'on comprime suffisamment une grosse artère avec le stéthoscope.

XLV

RÉTRÉCISSEMENT ET OBLITÉRATION DE L'AORTE.

Cette lésion, bien étudiée pour la première fois par Barth (1), se révèle à l'observateur plutôt par des phénomènes fonctionnels que par des signes d'auscultation. C'est une affection secondaire, liée le plus souvent à l'existence d'un anévrysme de l'aorte ou de l'artère cœliaque, d'une affection cancéreuse (Velpeau), d'une thrombose ou d'une embolie. Il n'existe aucun signe physique particulier au niveau de la lésion. Il y a seulement au-dessus d'elle un bruit de *souffle* plus ou moins fort, dans l'aorte et les carotides. Les symptômes constatés aux membres infé-

(1) Barth, *Thèse de Paris*, 1837.

rieurs, dans certains cas, peuvent seuls faire soupçonner l'affection.. Ce sont : un sentiment de froid, d'engourdissement, la faiblesse, et des taches rouges, livides, annonçant la gangrène aux *deux* membres inférieurs.

XLVl

AFFECTIONS DES VEINES.

Les thromboses veineuses sont les seules affections qui puissent indirectement donner lieu à des signes physiques du côté de la poitrine. Elles sont en effet l'origine d'*infarctus pulmonaires* dont il a été question (p. 629) et d'*embolies* allant obstruer l'artère pulmonaire. La mort rapide survenant dans ce dernier cas, rend inutiles au diagnostic les résultats de l'auscultation, qui d'ailleurs paraissent avoir été négatifs, l'oblitération ne se produisant pas dans les voies aériennes des poumons.

TROISIÈME ET QUATRIÈME DIVISIONS

MALADIES DES ORGANES ABDOMINAUX. — MALADIES DIVERSES

L'exposé que j'ai fait, dans la première partie, des résultats obtenus par les moyens physiques d'exploration au niveau de l'abdomen, me dispense d'entrer ici dans de nouveaux développements au sujet des affections des organes abdominaux.

Je n'ai qu'à rappeler l'importance de la palpation, de la

percussion, et exceptionnellement celle de l'auscultation, dans les affections du tube digestif, dans celles du foie et de la vésicule biliaire, des reins, de la vessie, des organes génitaux de la femme, et enfin dans le diagnostic des tumeurs intra-abdominales si diverses que l'on peut avoir à constater (1).

Pour les mêmes raisons je dois abréger ce qui concerne les MALADIES DIVERSES. Aussi, pour terminer cette seconde partie, n'ai-je à parler que des signes physiques qui caractérisent l'*anémie*, et de ceux que l'on constate dans les différentes *fièvres* de nos climats.

XLVII

ANÉMIE.

L'anémie franche, due principalement à l'abaissement de la proportion des globules rouges du sang, a été l'objet de beaucoup de travaux, qu'il me paraît inutile de rappeler ici (2). On en a distingué des formes nombreuses, basées sur la diminution de la plupart des éléments du sang; mais cette distinction est purement théorique, car à chacune de ces divisions ne se rattachent pas des phénomènes symptomatiques particuliers. Les distinctions les plus utiles sont celles qui séparent, au point de vue de l'origine, les anémies primitives des anémies secondaires. Au point de vue des signes qui nous intéressent particulièrement, l'anémie avec abaissement de proportion des globules sanguins relativement au sérum, et l'anémie avec

(1) Il suffira d'avoir recours à la table analytique pour se renseigner facilement sur ces différents sujets, qui ont été traités à propos de la percussion, de l'auscultation, et des autres modes d'exploration décrits dans l'appendice de la première partie de cet ouvrage.

(2) L'historique le plus complet qui en ait été fait se trouve à la fin de l'article ANÉMIE du *Dictionnaire encyclopédique*, par Potain.

augmentation absolue ou relative du sérum du sang (1), est la seule distinction nécessaire.

Signes physiques. — Il est bien rare que la percussion de la région précordiale fournisse quelque renseignement utile. On ne saurait en effet considérer comme sensible à la percussion la plus attentive, une diminution du volume du cœur qui a été admise plutôt par le raisonnement que par l'observation. D'un autre côté, Piorry, Hamernik, Starck, ont signalé dans certaines anémies, ou dans la chlorose, une augmentation de volume du cœur qui, pour Beau, était un signe de pléthore séreuse. Dans les faits où cet accroissement de volume avec *matité* a lieu, celle-ci paraît dépendre d'une autre affection ; et en tout cas, elle a été exceptionnellement rencontrée.

A l'*auscultation*, dans l'anémie, on constate que les bruits naturels du cœur sont clairs et habituellement très-nets ; et l'on a signalé le second bruit comme se percevant dans une région très-étendue de la poitrine. Chez la plupart des anémiques, mais non chez tous, on rencontre en outre des *souffles* dans des régions différentes : des souffles cardiaques, et des souffles dans les vaisseaux. Ces souffles ont été reconnus comme très-rares chez les enfants.

Les souffles anémiques du cœur sont dits inorganiques, parce qu'ils ne dépendent pas d'une lésion d'orifices, de même que le bruit de souffle observé dans le cours des pyrexies. J'ai précédemment exposé les caractères cliniques et théoriques des souffles dits inorganiques et anémiques (p. 353) ; je n'ai donc pas à les reproduire ici. Il en est de même des souffles anémiques vasculaires dont il a été aussi question (p. 390).

(1) La première de ces deux dernières formes a été dite *aglobulie, hypoglobulie, olygocythémie* ; la seconde constitue l'*hydrémie* ou la *pléthore séreuse* des auteurs. On a aussi admis une anémie locale ou des différents organes, et une anémie générale, la seule qui puisse nous arrêter au point de vue où nous sommes placé.

Diagnostic. — Lorsque les souffles cardiaques et vasculaires se rencontrent chez des sujets présentant les symptômes caractéristiques de l'anémie, ils ne font que confirmer le diagnostic. On sait que ces symptômes principaux sont la pâleur de la peau et des muqueuses, la pâleur du sang accidentellement perdu, la faiblesse générale et les troubles nerveux très-divers qui caractérisent la maladie. Cependant il n'en est pas toujours ainsi. L'aspect de quelques anémiques semblerait devoir éloigner l'idée de l'existence de cette affection, de même que la prédominance de certains troubles nerveux. En pareils cas, la constatation des souffles a une plus grande importance. — D'un autre côté les souffles cardiaques, en acquérant une grande énergie, peuvent faire croire à une *maladie du cœur*, lorsque prédominent les palpitations, les étouffements, et parfois les syncopes. Ici le diagnostic se base sur la distinction, parfois si difficile, des souffles organiques et inorganiques, sur laquelle j'ai insisté dans la première partie. Je rappellerai seulement ici, à propos des souffles inorganiques, que la coïncidence de l'anémie avec le rhumatisme articulaire est fréquente ; elle fait hésiter à se prononcer, le souffle cardiaque pouvant être anémique, mais aussi pouvant être dû à une endocardite.

XLVIII

FIÈVRES DIVERSES.

Je ne doute pas que, dans les fièvres exotiques graves, les signes de l'hyperémie pulmonaire ne se rencontrent comme on les observe dans les fièvres de nos climats : dans la fièvre éphémère, dans la fièvre dite gastrique (embarras gastro-intestinal fébrile) dans la fièvre typhoïde et dans les fièvres intermittentes.

Les signes qui annoncent ici la congestion pulmonaire concomitante, sont les mêmes que ceux indiqués précédemment. Cependant leur évolution est différente. Après s'être montrée dès le début, l'hyperémie se prolonge en accompagnant la maladie dans ses différentes phases.

En outre des signes de congestion existant du côté des poumons, la fièvre intense, quelle que soit sa nature, peut s'accompagner de troubles cardiaques se manifestant par des *souffles* inorganiques (1), dont la production est difficile à expliquer.

Je ne m'occupe ici ni de la *fièvre* dite *éphémère*, que j'ai considérée comme marquant l'invasion de la congestion pulmonaire idiopathique, ni des *fièvres intermittentes*, dont l'hyperémie du poumon se constate dès le stade de frisson du début d'une manière constante, pour jouer ensuite, dans le cours des accès, un rôle prédominant dans la forme asphyxique des fièvres pernicieuses. Je dois rappeler d'une manière particulière la fièvre catarrhale ou *grippe*, la *fièvre gastrique* et la *fièvre typhoïde*, comme devant plus spécialement attirer notre attention, au point de vue de la congestion pulmonaire concomitante.

1° **Fièvre catarrhale, grippe.** — Parmi les hyperémies viscérales diverses qui se remarquent dans la grippe, celle des poumons est prédominante; aussi devait-elle nécessairement attirer l'attention des observateurs (2). Je n'ai pas à faire l'histoire de cette maladie; j'ai à rappeler seu-

_____

(1) Le souffle systolique impulsif des fièvres, ordinairement doux et prolongé, se perçoit aussi bien au niveau de la pointe, qu'à la base et à la partie moyenne de l'organe. Les uns l'ont considéré comme un signe d'insuffisance mitrale passagère; d'autres, comme le résultat d'une simple excitation fébrile. La plupart des observateurs se rangent à cette dernière opinion.

(2) Graves a signalé l'intensité de l'hyperémie pulmonaire dans cette maladie (*Ouvr. cité*, 21e leçon).

lement qu'elle peut se caractériser à la percussion et à l'auscultation par des signes variés, suivant son intensité et ses complications. Ces signes sont ceux de l'*hyperémie* avec ceux de la *bronchite* ou de l'*hémo-pneumonie*.

2° **Fièvre gastrique.** (*Embarras gastro-intestinal fébrile*). — Lorsque la fièvre du début de cette affection est éphémère, on constate les signes de l'hyperémie pulmo-monaire simple, auxquels se joignent ceux de l'embarras gastro-intestinal. Quand la fièvre se prolonge, les signes d'hyperémie persistent. Il y a assez souvent au début, sous la dépendance de cette congestion pulmonaire, un point de côté; et parfois, comme je l'ai signalé il y a longtemps, cette douleur initiale a la forme névralgique. Dans l'ensemble des faits nombreux que j'ai observés, les signes de *percussion et d'auscultation* de la congestion pulmonaire étaient, je suis obligé de le répéter, absolument les mêmes que ceux précédemment indiqués. Je crois devoir les rappeler encore : submatité thoracique ou tympanisme à la percussion; et à l'auscultation, respiration sibilante ou ronflante, respiration exagérée ou puérile, expiration prolongée, respiration soufflante à la racine des bronches, et enfin exceptionnellement des râles sous-crépitants passagers.

3° **Fièvre typhoïde.** — Depuis mes publications sur la congestion pulmonaire, on a accordé à l'hyperémie des viscères, dans la fièvre typhoïde, une importance bien méritée, après en avoir très-peu tenu compte auparavant. L'hyperémie du poumon, en particulier, joue un grand rôle dans tout le cours de la maladie, dont elle est un élément constant pendant les périodes de progrès, d'état et de décroissance, et en suivant une marche en quelque sorte parallèle à celle de la maladie.

Les signes de cette congestion pulmonaire sont encore ici les mêmes que ceux indiqués précédemment.

A la *percussion*, le tympanisme, et à l'*auscultation*, la faiblesse du bruit respiratoire et la respiration sifflante ou ronflante, sont les phénomènes observés le plus fréquemment. J'ai trouvé, trois fois sur quatre, la respiration soufflante occupant la racine des bronches. Les autres signes observés étaient encore l'expiration prolongée, les râles sous-crépitants, la respiration puérile, la respiration granuleuse, la submatité à la percussion.

Cette congestion pulmonaire, constante dans les fièvres typhoïdes, constitue, chez certains sujets, un ensemble de phénomènes thoraciques tellement prédominants, qu'ils ont fait considérer la maladie comme affectant alors une forme spéciale, la forme dite thoracique ou pectorale. En dehors des faits de ce genre, sans qu'il y ait par conséquent de prédominance extraordinaire des phénomènes thoraciques, l'hyperémie des poumons est parfois très-prononcée, comme l'a démontré la mensuration.

On a considéré trop longtemps ces signes de l'hyperémie de la fièvre typhoïde comme des signes de bronchite, quoique très-souvent la toux fasse défaut d'une manière absolue. On doit aussi expliquer par une simple congestion les prétendues pneumonies bâtardes, hypostatiques, catarrhales, qui s'observent chez certains malades atteints de fièvre typhoïde, comme le démontrent si bien les autopsies.

4° **Fièvres éruptives.** — Les fièvres éruptives présentent dans leur cours des signes de percussion, d'auscultation et de mensuration variés, dont la valeur n'a pas toujours été bien déterminée, et dont il importe par cela même de montrer la véritable signification (1).

(1) Corvisart attribuait le son contre nature (matité), signalé ici au niveau de la poitrine par Avenbrugger, à la matière morbifique de

A. ROUGEOLES. — Il est généralement admis, comme fait d'observation journalière, que les signes de percussion et d'auscultation observés dans le cours de la rougeole se rapportent à la bronchite. C'est un abus de mot qui, dans le plus grand nombre des cas, doit être remplacé par le mot *congestion*, la vraie bronchite étant bien moins fréquemment observée dans cette maladie.

D'abord l'hyperémie pulmonaire est constante au début de toutes les rougeoles, et les signes physiques de cette congestion peuvent persister seuls pour s'atténuer et disparaître au moment de l'éruption, ou bien ils se compliquent des signes de la bronchite : râles sous-crépitants aux bases des poumons, et expectoration muco-purulente.

L'hyperémie se révèle par une submatité ou un tympanisme thoracique parfois extrême, et par les signes d'auscultation ordinaires de la congestion : bruit respiratoire plus ou moins affaibli, plus rarement exagéré, rude ou granuleux, sifflant ou ronflant, plus rarement du souffle à la racine des bronches, tels sont les signes que j'ai trouvés habituellement généralisés (1). De plus il existe parfois quelques râles sous-crépitants isolés et passagers, bien différents des râles de la vraie bronchite, qui sont localisés aux bases des poumons. — La mensuration démontre qu'il y a une ampliation de la poitrine pendant l'existence de ces signes, ce qui leur donne leur véritable caractère.

Je pourrais citer un grand nombre d'exemples d'hyperémie sans bronchite dans la rougeole. Chez un malade entré au premier jour de l'éruption, j'ai constaté au niveau

l'éruption, comme le faisait ce dernier observateur, qui a fait la remarque très-juste qu'il peut arriver que ce signe (de congestion) se montre avant que l'éruption se fasse (*Ouv. cité.* p. 83).

(1) Ici la douleur initiale, constante dans l'hyperémie simple, fait habituellement défaut, comme dans la plupart des hyperémies pulmonaires secondaires.

de la poitrine, en arrière du côté droit, une submatité
manifeste, et une faiblesse très-prononcée du bruit respiratoire des deux côtés ; à droite, le bruit respiratoire était
de plus rude ou granuleux, et la toux y provoquait l'apparition de quelques sifflements. Nulle part, il n'y avait de
râles humides. Deux jours après, alors que l'éruption commençait à pâlir, la submatité avait complétement disparu
en arrière à droite, et il restait une faiblesse du bruit respiratoire, qui persista seule assez longtemps (1).

B. AUTRES FIÈVRES EXANTHÉMATIQUES. — Dans les *scarla-
tines*, les *varioles* confluentes et discrètes, et même dans
les *varioloïdes*, ainsi que dans la *fièvre miliaire*, j'ai signalé l'existence d'une hyperémie pulmonaire qu'on n'y
soupçonnait pas. Cette congestion est caractérisée par les
signes les plus nets ; elle présente comme condition remarquable d'apparaître dès le début de la maladie, et de diminuer d'intensité *dès que l'éruption cutanée s'effectue*, puis
de disparaître dans le cours de la maladie. La mensuration
fournit des résultats qui sont en rapport avec ces deux
phases de l'hyperémie du poumon.

Les mêmes signes de percussion, d'auscultation et de
mensuration se constatent dans le cours de l'*érysipèle de
la face*, et sont des preuves de l'analogie de cette maladie
avec les autres fièvres éruptives.

J'ai vu la submatité et la faiblesse du bruit respiratoire

_____

(1) Il faut observer que l'existence des crachats muco-purulents nummulaires de la rougeole coïncide quelquefois avec une simple hyperémie pulmonaire, aussi bien qu'avec la bronchite. Cela s'explique facilement. L'inflammation peut rester limitée, en effet, à la muqueuse
laryngienne, où se sécrètent les crachats nummulaires de la rougeole, en
même temps que, plus profondément, il n'existe que de l'hyperémie ; ou
bien l'inflammation s'étend à la muqueuse bronchique. Dans le premier
cas, les crachats muco-purulents sont isolés et nagent dans des mueo-
sités transparentes, dont la sécrétion doit être attribuée à la congestion
pulmonaire.

résultant de l'hyperémie pulmonaire des fièvres exanthématiques être prises pour des signes d'un épanchement
pleurétique à son début.

Je dois ajouter, pour finir, que Desnos et Huchard ont
signalé la *myocardite* comme une complication de la variole ; mais les signes d'auscultation de cette myocardite sont
malheureusement incertains ou confus (Voy. *Myocardite*).

Je pourrais rappeler encore un certain nombre d'affections dans lesquelles il existe des signes anomaux de percussion et d'auscultation. Je m'en abstiens, un plus long
exposé devant être sans profit pour le lecteur, qui trouvera
ces signes indiqués suffisamment dans différents chapitres
de l'ouvrage. Tels sont, par exemple, les signes qui résultent du rachitisme, et dont il a été question à propos
de la percussion, de l'auscultation et de la mensuration.

FIN

TABLE DES MATIÈRES.

TABLE DES MATIÈRES

FIN DE LA TABLE DES MATIÈRES

TABLE ANALYTIQUE

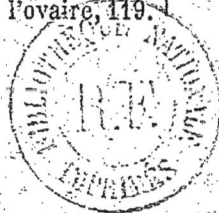

FIN DE LA TABLE ANALYTIQUE

PARIS. — IMPRIMERIE E. MARTINET, RUE MIGNON, 2.